高职高专规划教材
医学专业基础系列

总主编 沈玉先

病原生物学与免疫学

主　编　余　莉　刘　淼　叶　艳
副主编　蒋　斌　刘　萍　吕树娟
编　者（按姓氏笔画排序）
　　　　丁晓娟　王林定　计永胜　叶　艳
　　　　任翠平　刘　萍　刘　淼　刘伯玉
　　　　吕树娟　余　莉　吴　萍　吴亚欧
　　　　宋　蔚　张俊玲　芦宝静　陈　振
　　　　陈灵芝　孟德娣　罗庆礼　柳　燕
　　　　胡汪来　徐　龙　盛亚琳　储德勇
　　　　蒋　斌　楼　研

内容提要

本教材依据高职高专医学专业培养目标及病原生物学与免疫学的教学大纲编写而成，包括医学微生物学、医学寄生虫学和医学免疫学基础3篇，共分为细菌的基本性状、细菌的感染与免疫、球菌、真菌学、疱疹病毒、吸虫、抗原、免疫学应用等40章内容。本教材内容简洁、图文并茂，理论联系实际，有助于学生掌握重点知识。本教材可供高职高专医学院校各专业学生使用，也可作为医学本科院校各专业学生的参考用书。

图书在版编目(CIP)数据

病原生物学与免疫学/余莉，刘淼，叶艳主编. —合肥：安徽大学出版社，2018.11
高职高专规划教材. 医学专业基础系列
ISBN 978-7-5664-1624-7

Ⅰ. ①病… Ⅱ. ①余… ②刘… ③叶… Ⅲ. ①病原微生物—高等职业教育—教材 ②医学—免疫学—高等职业教育—教材 Ⅳ. ①R37②R392

中国版本图书馆 CIP 数据核字(2018)第 136212 号

病原生物学与免疫学

余 莉 刘 淼 叶 艳 主编

出版发行：	北京师范大学出版集团 安徽大学出版社 (安徽省合肥市肥西路3号 邮编230039) www.bnupg.com.cn www.ahupress.com.cn
印　刷：	安徽昶颉包装印务有限责任公司
经　销：	全国新华书店
开　本：	184mm×260mm
印　张：	34.25
字　数：	638 千字
版　次：	2018 年 11 月第 1 版
印　次：	2018 年 11 月第 1 次印刷
定　价：	69.00 元

ISBN 978-7-5664-1624-7

策划编辑：刘中飞　李　梅　武溪溪		装帧设计：李　军
责任编辑：刘　贝　武溪溪		美术编辑：李　军
责任印制：赵明炎		

版权所有　侵权必究

反盗版、侵权举报电话：0551—65106311
外埠邮购电话：0551—65107716
本书如有印装质量问题，请与印制管理部联系调换。
印制管理部电话：0551—65106311

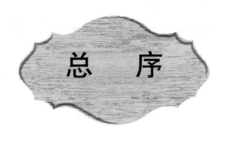

总 序

随着我国教育改革向纵深推进,医学类高职高专教育的培养目标从传统的"培养以疾病治疗为重点,从事临床医疗工作的医生"转化为"培养以疾病预防和健康促进为重点,能为农村和社区提供医疗、保健、预防、康复综合卫生服务的实用型医学人才"。为了顺应当前职业教育发展的形势和需要,规范高职高专医学类基础课程体系,根据医学相关高职高专教育的特色和要求,由北京师范大学出版集团安徽大学出版社组织出版了《高职高专规划教材·医学专业基础系列》教材。

该套教材以农村和基层的常见病、多发病所涉及的基础知识为重点,以培养农村、社区和基础医药卫生人才为目标编写而成,可供高职高专院校医学相关专业使用。本套教材在编写过程中紧扣高等职业教育有关医学基础课程的教学大纲,又兼顾相关执业医师考试的大纲,立足"三基"(基本理论、基本知识、基本技能)的同时,体现"五性"(思想性、科学性、先进性、启发性、实用性)的编写原则。针对高职高专医学相关专业学生职业教育的特点,围绕高职高专的培养目标,充分考虑学生的学习能力,从实际需要出发,根据"必需""够用"的原则,突出理论服务于应用的思想。在文字描述上注重科学性和可读性,把深奥的知识简单化,做到深入浅出、通俗易懂、简单明了。为了便于学生学习,抓住要点、掌握重点,做到有的放矢,每个章节前有学习目标,并对学习内容提出不同程度的要求,如了解、熟悉、掌握等,加强教材的针对性和实用性。在每个章节中设有案例分析、知识链接和知识拓展,便于学生理论联系实际,拓展思路。在每个章节后还有小节和思考题,便于学生巩固所学知识,达到举一反三的培养目的。另外,该套教材还注重经典内容与进展的结合、图与文的结合、理论与实践的结合、知识教育与素质教育的结合、课内与课外的结合等,同时也反映出该套教材的新思想、新知识和新方法。

本套教材的编者均为长期工作在教学一线的教师，具有丰富的教学实践经验。各分册的主编均为各种层次的学术技术带头人及青年骨干教师，大多有海外学习背景，学术严谨、知识丰富、视野开阔、学术水平高。参编人员既有来自普通本科院校的老师，也有来自高职高专学校的老师，是一支年轻、富有经验又有责任心的专业队伍。这套教材的出版，定能为促进我省乃至全国高职高专教育教学质量的提高发挥应有的作用。

安徽医科大学
沈玉先
2018 年 9 月

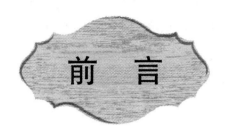

　　病原生物学与免疫学是医学专业的一门基础课程,主要介绍病原生物的生物学特性、致病性、免疫性、实验室检查和特异性预防,以及机体免疫系统与免疫应答等内容。本教材分为3篇,即医学微生物学、医学寄生虫学和医学免疫学基础。医学微生物学篇在介绍三大类微生物的基本生物学特性的基础上,重点介绍感染性疾病中常见病原微生物的"三性两法",适当增加关于新发传染病的病原体内容。医学寄生虫学篇突出实用性,以常见的人体寄生虫病为重点,并根据我国目前的国情,删去了一些不常见的寄生虫内容。由于医学免疫学基础篇内容抽象,相关技术发展迅速,因此,在编写上以基础理论为主,同时,简要介绍临床免疫学中最基本的概念和特点及常用的免疫学检测技术。

　　本教材在编写过程中紧扣高等职业教育病原生物学与免疫学课程的教学大纲,同时,坚持"三基五性"的教材编写基本原则,即基本理论、基本知识、基本技能和思想性、科学性、先进性、启发性、适用性。每个章节前有学习目标,从掌握、熟悉、了解等层次指导学生更好地把握相关内容;章节中设有案例分析、知识链接和知识拓展,便于学生理论联系实际,拓展思路;章节后有小结及思考题,便于学生掌握要点并巩固所学知识。

　　本教材可供高职高专医学院校各专业学生使用,也可作为医学本科院校各专业学生的参考用书。

　　本教材编写人员既有来自高职高专院校的教师,也有来自普通本科院校的教师,编写团队是一支年轻且富有责任心的专业队伍。在此,对各位编写人员在编写过程中付出的艰辛劳动表示衷心的感谢。

由于编者水平有限及知识更新很快,书中难免有疏漏和错误之处,恳请广大师生和读者提出宝贵意见。

编 者

2018 年 9 月

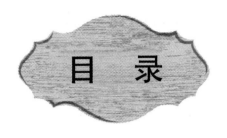

目 录

绪 论 ·· 1

第一篇　医学微生物学

第一章　细菌的基本性状 ··· 11

第一节　细菌的形态与结构 ··· 11

第二节　细菌的生理 ··· 21

第三节　细菌的遗传和变异 ··· 30

第二章　细菌的感染与免疫 ··· 37

第一节　正常菌群与机会致病菌 ··································· 37

第二节　细菌的致病性 ·· 39

第三节　机体的抗菌免疫 ··· 44

第四节　感染的发生与发展 ··· 48

第五节　医院感染 ·· 52

第三章　细菌感染的检查方法与防治原则 ······················ 55

第一节　细菌感染的检查方法 ······································ 55

第二节　细菌感染的防治原则 ······································ 59

第四章　消毒、灭菌与生物安全 ·································· 61

第一节　物理消毒灭菌法 ··· 62

第二节　化学消毒灭菌法 ··· 64

第三节　影响消毒灭菌效果的因素 ………………………………………… 65
第四节　生物安全 …………………………………………………………… 66

第五章　球菌 …………………………………………………………………… 69

第一节　葡萄球菌属 ………………………………………………………… 69
第二节　链球菌属 …………………………………………………………… 76
第三节　肺炎链球菌 ………………………………………………………… 81
第四节　奈瑟菌属 …………………………………………………………… 84

第六章　肠杆菌科 ………………………………………………………………… 90

第一节　概述 ………………………………………………………………… 90
第二节　埃希菌属 …………………………………………………………… 92
第三节　志贺菌属 …………………………………………………………… 98
第四节　沙门菌属 …………………………………………………………… 102
第五节　其他肠道杆菌 ……………………………………………………… 109

第七章　弧菌属 …………………………………………………………………… 113

第一节　霍乱弧菌 …………………………………………………………… 113
第二节　副溶血性弧菌 ……………………………………………………… 119

第八章　螺杆菌属 ………………………………………………………………… 121

第九章　分枝杆菌属、放线菌属和诺卡菌属 …………………………………… 125

第一节　结核分枝杆菌 ……………………………………………………… 125
第二节　麻风分枝杆菌 ……………………………………………………… 133
第三节　放线菌属和诺卡菌属 ……………………………………………… 134

第十章　厌氧性细菌 ……………………………………………………………… 138

第一节　厌氧芽孢梭菌属 …………………………………………………… 138
第二节　无芽孢厌氧菌 ……………………………………………………… 143

第十一章　动物源性细菌 ………………………………………………………… 145

第一节　布鲁菌属 …………………………………………………………… 145

第二节　耶尔森菌属 ··· 148

　　第三节　芽孢杆菌属 ··· 150

第十二章　其他细菌 ··· 155

　　第一节　白喉棒状杆菌 ··· 155

　　第二节　流感嗜血杆菌 ··· 157

　　第三节　铜绿假单胞菌 ··· 159

　　第四节　嗜肺军团菌 ··· 160

第十三章　支原体、衣原体、立克次体和螺旋体 ··················· 163

　　第一节　支原体 ·· 163

　　第二节　衣原体 ·· 167

　　第三节　立克次体 ··· 171

　　第四节　螺旋体 ·· 175

第十四章　真菌学 ·· 184

　　第一节　真菌学概述 ··· 184

　　第二节　主要病原性真菌 ·· 189

第十五章　病毒的基本性状 ·· 196

　　第一节　病毒的大小与形态 ··· 196

　　第二节　病毒的结构与化学组成 ······································ 198

　　第三节　病毒的增殖 ··· 200

　　第四节　理化因素对病毒的影响 ······································ 203

第十六章　病毒的感染与免疫 ··· 207

　　第一节　病毒的致病作用 ·· 207

　　第二节　抗病毒免疫 ··· 210

第十七章　病毒感染的检查方法与防治原则 ······························ 214

　　第一节　病毒感染的检查方法 ··· 214

　　第二节　病毒感染的防治原则 ··· 218

第十八章 呼吸道病毒 222

第一节 流行性感冒病毒 223
第二节 副黏病毒 227
第三节 其他呼吸道病毒 230

第十九章 胃肠道感染病毒 233

第一节 肠道病毒 233
第二节 急性胃肠炎病毒 237

第二十章 肝炎病毒 241

第一节 甲型肝炎病毒 242
第二节 乙型肝炎病毒 243
第三节 丙型肝炎病毒 251
第四节 丁型肝炎病毒 253
第五节 戊型肝炎病毒 254

第二十一章 逆转录病毒 256

第一节 人类免疫缺陷病毒 256
第二节 人类嗜T细胞病毒 262

第二十二章 虫媒病毒和出血热病毒 265

第一节 虫媒病毒 265
第二节 出血热病毒 267

第二十三章 疱疹病毒 271

第一节 单纯疱疹病毒 271
第二节 水痘-带状疱疹病毒 274
第三节 人巨细胞病毒 275
第四节 EB病毒 277
第五节 新型人类疱疹病毒 279

第二十四章　其他病毒及朊粒 282

第一节　人乳头瘤病毒 282

第二节　狂犬病病毒 283

第三节　朊粒 285

第二篇　医学寄生虫学

第二十五章　寄生虫学总论 288

第一节　寄生虫与宿主 288

第二节　寄生虫与宿主的相互关系 289

第三节　寄生虫病的流行与防治 291

第二十六章　吸虫 296

第一节　概述 296

第二节　华支睾吸虫 298

第三节　布氏姜片虫 302

第四节　卫氏并殖吸虫 305

第五节　日本血吸虫 309

第二十七章　绦虫 317

第一节　概述 317

第二节　链状带绦虫 320

第三节　肥胖带绦虫 327

第四节　细粒棘球绦虫 329

第五节　其他人体寄生绦虫 334

第二十八章　线虫 340

第一节　概述 340

第二节　似蚓蛔线虫 343

第三节　毛首鞭形线虫 347

第四节　蠕形住肠线虫 349

第五节 十二指肠钩口线虫和美洲板口线虫 ……………………………… 351
第六节 旋毛形线虫 …………………………………………………… 356
第七节 丝虫 …………………………………………………………… 359
第八节 其他人体寄生线虫 …………………………………………… 364

第二十九章 原虫概述 …………………………………………………… 373

第三十章 溶组织内阿米巴 ……………………………………………… 376

第三十一章 鞭毛虫 ……………………………………………………… 380
第一节 杜氏利什曼原虫 ……………………………………………… 380
第二节 阴道毛滴虫 …………………………………………………… 384
第三节 蓝氏贾第鞭毛虫 ……………………………………………… 385

第三十二章 孢子虫 ……………………………………………………… 389
第一节 疟原虫 ………………………………………………………… 389
第二节 刚地弓形虫 …………………………………………………… 396

第三十三章 医学节肢动物 ……………………………………………… 402
第一节 概论 …………………………………………………………… 402
第二节 昆虫纲 ………………………………………………………… 404
第三节 蛛形纲 ………………………………………………………… 413

第三篇 医学免疫学基础

第三十四章 抗原 ………………………………………………………… 420
第一节 抗原的概念和特异性 ………………………………………… 420
第二节 影响抗原免疫原性的因素 …………………………………… 422
第三节 抗原的种类 …………………………………………………… 424
第四节 超抗原和佐剂 ………………………………………………… 428

第三十五章 抗体 ………………………………………………………… 431
第一节 抗体的概念和结构 …………………………………………… 431

第二节 抗体的生物学功能 ·· 435
第三节 各类抗体的特性与功能 ·· 437
第四节 人工制备抗体 ·· 439

第三十六章 免疫系统 ·· 442

第一节 免疫器官和组织 ·· 442
第二节 免疫分子 ·· 447
第三节 免疫细胞 ·· 461

第三十七章 免疫应答 ·· 475

第一节 概述 ·· 475
第二节 适应性免疫应答 ·· 477
第三节 免疫耐受 ·· 486

第三十八章 超敏反应 ·· 489

第一节 Ⅰ型超敏反应 ·· 489
第二节 Ⅱ型超敏反应 ·· 494
第三节 Ⅲ型超敏反应 ·· 496
第四节 Ⅳ型超敏反应 ·· 499

第三十九章 临床免疫 ·· 502

第一节 自身免疫性疾病 ·· 502
第二节 免疫缺陷病 ··· 505
第三节 移植免疫 ·· 509
第四节 肿瘤免疫 ·· 513

第四十章 免疫学应用 ·· 518

第一节 免疫学检测技术 ·· 518
第二节 免疫学防治 ··· 526

参考文献 ·· 532

绪 论

> **学习目标**
> 1. 掌握：微生物和寄生虫的概念；免疫的概念和功能。
> 2. 熟悉：微生物的分类及与人类的关系。
> 3. 了解：病原生物学和免疫学发展史和所取得的重大成就。

一、病原生物学概述

病原生物(pathogenic organism)是指在自然界中给人类和动植物造成危害的微小生物,包括病原微生物和寄生虫两大部分。研究病原生物的生物学特性、致病性和免疫性及与机体和周围环境相互作用关系的学科称为病原生物学(pathogenic biology),包括医学微生物学和人体寄生虫学两门学科。

(一)医学微生物学

1. 微生物的概念与分类

微生物(microorganism)是存在于自然界的一大群体形微小、结构简单、肉眼不可见,须借助显微镜才能观察到的微小生物的总称。微生物的种类繁多,根据其细胞结构、分化程度和化学组成等分为三大类。

(1)非细胞型微生物　这是最小的一类微生物,能通过除菌滤器,无典型的细胞结构,无产生能量的酶系统,只能在活细胞内生长增殖。其核酸类型为DNA或RNA,两者不同时存在,如病毒。

(2)原核细胞型微生物　这类微生物有完整的细胞结构,但细胞核分化程度低,原始核为环状裸DNA团块结构,无核膜、核仁。细胞器很不完善,只有核糖体。DNA和RNA同时存在。这类微生物种类众多,有细菌、支原体、衣原体、立克次体、螺旋体和放线菌。

(3)真核细胞型微生物　这类微生物的细胞核分化程度高,有核膜和核仁,细胞器完整,如真菌。

2. 微生物与人类的关系

微生物在自然界中分布极为广泛,上至天空,下至土壤、江河、湖泊、海洋,以

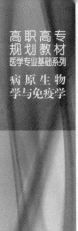

及人的体表和与外界相通的腔道中都有数量不等、种类不一的微生物存在。人类每时每刻都在与微生物打交道,与微生物的关系十分密切。同时,微生物是一把"双刃剑",与人类的关系表现在两方面:既对人类有益,也对人类有害。

绝大多数微生物对人类和动植物是有益的,而且有些微生物是必需的。自然界中N、C、S等元素的循环要靠有关的微生物的代谢活动来进行。例如,土壤中的微生物能将死亡动植物的有机氮化物转化为无机氮化物,以供植物生长,而植物又能被人类和动物食用。因此,没有微生物,植物就不能进行代谢,人类和动物也将难以生存。在工业、农业、医药工业及环境保护等方面,微生物也发挥着重要的作用。如临床使用的许多抗生素是微生物的代谢产物,也可选用微生物来制造一些维生素、辅酶、ATP等药物。

然而微生物在造福人类的同时,也能对人类和动植物产生病害,这些具有致病性的微生物称为病原微生物(pathogenic microorganism)。它们分别引起人类患伤寒、结核、麻疹、肝炎等,禽、兽患鸡霍乱、鸭瘟、牛炭疽等,农作物患水稻白叶枯病、小麦赤霉病、大豆病毒病等。有些微生物在正常情况下不致病,只有在特定情况下才致病,这类微生物称为条件致病微生物(opportunistic microorganism)。例如,一般情况下,大肠埃希菌在肠道不致病,但在泌尿道或腹腔中能引起感染。

3. 微生物学发展史

微生物学(microbiology)是生命科学的一个重要分支,是研究微生物的类型、分布、形态、结构、代谢、生长繁殖、遗传、进化,以及与人类、动物、植物等关系的一门学科。微生物学的发展过程大致可分为三个时期。

(1)经验微生物学时期　古代人虽未观察到具体的微生物,但早已将微生物知识用于工农业生产和疾病防治中。如民间常用的盐腌、糖渍、烟熏、风干等保存食物方法,实际上就是防止食物因微生物生长繁殖而腐烂变质的有效措施。明代李时珍在《本草纲目》中指出,将患者的衣服蒸过再穿就不会感染疾病,表明已有消毒的记载。古代人早已认识到天花是一种烈性传染病,一旦与患者接触,就会受到感染,且死亡率极高。但已康复者护理天花患者,则不会再得天花。古代人在这个现象的启发下,开创了预防天花的人痘接种法,这是我国在预防医学上的一大贡献。

(2)实验微生物学时期　首先观察到微生物并对其进行描述的是荷兰人列文虎克(Antony van Leeuwenhoek,1632—1723年)。他自制了一架能放大266倍的原始显微镜,可检查污水、齿垢、粪便等样本,发现许多肉眼看不见的微小生物,首次揭示了一个崭新的生物界——微生物界。然而在随后的200年间,微生物学的研究基本停留在形态描述和分门别类的阶段。直到19世纪中期,以法国人巴斯德(Louis Pasteur,1822—1895年)和德国人郭霍(Robert Koch,1843—1910年)为代表的科学家们才将微生物的研究从形态描述推进到生理学研究阶段,揭露了微生物是造成腐败发酵和人畜疾病的原因,并建立了分离、培养、接种和灭菌等一系列独特的微生物技术,从而奠定了微生物学的基础。

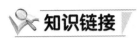 知识链接

郭霍法则(Koch's postulates)

微生物学奠基人之一的郭霍根据对炭疽芽孢杆菌的研究,提出了著名的郭霍法则:特殊的病原菌应在同一疾病中出现,在健康人体中不存在;该特殊的病原菌能被分离培养,并得到纯种;该纯培养物接种至易感动物体内,能产生同样的病症;自人工感染的实验动物体内能重新分离得到该病原菌。该法则是证明某种微生物是否为某种疾病病原体的基本方法。

1892年,俄国人伊凡诺夫斯基(Iwanovsky,1864—1920年)发现了第一个病毒,即烟草花叶病毒。随后许多人类和动物、植物致病性病毒相继被发现。随着病原生物学的发展,人类也在不断探索防治传染性疾病的方法。英国乡村医生詹纳(Edward Jenner,1749—1823年)创用牛痘预防天花,是近代抗感染免疫的开端。1929年,英国细菌学家弗莱明(Fleming,1881—1955年)发现青霉素,为感染性疾病的治疗带来了一次革命。随后微生物学家们开启寻找、发掘抗生素的热潮,于是链霉素、氯霉素、金霉素、土霉素、红霉素等相继被发现,使许多由细菌引起的感染和传染病得到控制和治愈,为人类健康作出了巨大贡献。

(3)现代微生物学时期 进入20世纪中期,随着分子生物学、细胞生物学、免疫学等学科的发展,微生物学也得到极为迅速的发展。在此期间,科学家们发现很多新的病原微生物,如轮状病毒、埃博拉病毒、人类免疫缺陷病毒、幽门螺杆菌、霍乱弧菌O139血清群、朊粒、SARS冠状病毒和MERS冠状病毒等。对病原微生物致病机制的认识已达到分子水平和基因水平。1994年,由美国能源部立项启动的微生物基因组计划(microbial genome projects,MGP)已取得了重要成果。该研究计划对揭示微生物的遗传机制,发现重要的功能基因并在此基础上发展疫苗、开发新型抗微生物药物,对有效地控制新老传染病的流行、促进医疗健康事业的发展产生了深远影响。

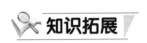 知识拓展

埃博拉病毒(Ebola virus)

埃博拉病毒是一种生物安全等级为4级,能引起人类和灵长类动物产生埃博拉出血热的烈性传染病病毒,死亡率高达90%。1976年,该病毒在扎伊尔北部的埃博拉河附近暴发流行,故称为埃博拉病毒。2014年流行的西非埃博拉疫

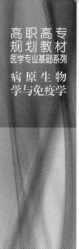

情是该病毒迄今规模最大的一次流行,截至 2014 年 12 月 17 日,在疫情最严重的塞拉利昂、利比里亚和几内亚等西非国家,共有 19031 人感染,7373 人死亡。

4. 医学微生物学

医学微生物学(medical microbiology)是微生物学的一个分支,主要研究与医学有关的病原微生物的生物学特性、致病性和免疫机制,以及特异性诊断、防治措施,以控制和消灭感染性疾病和与之有关的免疫损伤等,达到提高人类健康水平的目的。

人类在医学微生物学领域虽已取得不小成绩,但控制和消灭传染病的目标尚未实现。目前,新现(emerging)和再现(re-emerging)传染病不断出现;仍有一些感染性疾病的病原体未被发现;有些病原体的致病和免疫机制有待阐明;不少感染性疾病缺乏有效的治疗药物和疫苗。因此,人类与微生物的斗争还将继续,今后要继续加强对病原微生物的致病因子及其致病机制和免疫机制的研究,研制安全有效的疫苗,创建特异、灵敏、快速、简便的诊断方法;深入研究微生物的耐药机制,并积极开发抗微生物的新型药物。

(二)人体寄生虫学

1. 人体寄生虫学的概念与分类

寄生虫(parasite)是寄生于人体内或体表,获得所需营养物质及居住场所的单细胞原生动物和多细胞无脊椎动物。据鉴定,在人体发现的寄生虫有 340 多种,我国普查发现 229 种,常见的有 30 余种。人体寄生虫学(human parasitology)是一门研究病原寄生虫及其与人体关系的学科。人体寄生虫学主要研究寄生虫的形态结构、生活史、致病机制及寄生虫病的传播方式、流行规律、诊断与治疗方法,以达到预防和控制寄生虫病的目的。作为病原生物学的重要组成部分,人体寄生虫包括以下几类:

(1)医学蠕虫(medical helminth) 多细胞无脊椎的软体动物借助身体肌肉的伸缩做蠕形运动,寄生于人体的蠕虫有 160 多种,分别属于以下 3 个门类:①扁形动物门,常见的有华支睾吸虫、日本血吸虫、卫氏并殖吸虫、猪带绦虫和牛带绦虫等。②线形动物门,常见的有蛔虫、钩虫和鞭虫等。③棘头动物门,常见的寄生在人体的蠕虫是猪巨吻棘头虫。

(2)医学原虫(medical protozoa) 医学原虫是指寄生在人体并具有致病性,且能够完成全部生理功能的单细胞真核动物。寄生于人体内重要的原虫有 40 种,常见的有以下 3 个门类:①肉足鞭毛门,如蓝氏贾第鞭毛虫、阴道毛滴虫和溶组织内阿米巴等。②纤毛门,如结肠小袋纤毛虫。③顶复门,主要包括疟原虫、弓形虫和隐孢子虫等。

(3)医学节肢动物(medical arthropod) 医学节肢动物是指与人类健康有关

的昆虫及其他节肢动物,重要的医学节肢动物有以下两纲:①蛛形纲,分头胸部和腹部两部分,成虫有足4对,如蝎子、蜱、螨等,其中有些具有毒素,有些是重要的传病媒介。②昆虫纲,是一类最重要的医学节肢动物,体对称,分头、胸、腹三部分,成虫有足3对,重要的种类有蚊、蝇、蚤、虱等。

2. 寄生虫学的研究与发展方向

人体寄生虫学是研究病原寄生虫的形态、生态、与人体之间相互作用以及寄生虫病发生、发展与转归规律的科学。人体寄生虫学课程既是基础医学的重要课程,也是预防医学的主干课程。近年来,科学技术以前所未有的速度迅猛发展,尤其是分子寄生虫学的快速发展,在一定程度上推动了生命科学研究的发展步伐。越来越多的寄生虫基因组序列被解析,为在分子水平上研究寄生虫的发生、发展、亲缘关系、免疫、诊断、致病机理、基因结构与功能关系、疫苗、药物作用机理等奠定基础。目前,寄生虫病的防治也从防治单种寄生虫病向综合防治多种寄生虫病发展,并与其他传染病的防治结合在一起,构成综合的防治策略。互联网在寄生虫学的知识普及、教育、咨询、信息传递和疾病及时控制等方面起着重要作用。

寄生虫学的发展也为现代科学增加了新的内容。某些生命现象如封闭抗体及嗜酸性粒细胞在免疫中的作用,就是从寄生虫学研究中得到阐述的;慢性蠕虫感染对炎症性肠病、过敏性疾病和糖尿病等具有免疫调节作用,此类虫体感染与这些疾病呈现某种程度的负相关,也就是说,蠕虫及虫源性分子对自身免疫性疾病有保护作用,这也为开发治疗自身免疫性疾病药物提供了新的思路。寄生虫学的研究已成为现代科学的重要组成部分,今后将会向多个方向发展。

3. 寄生虫病对人类健康的影响

寄生虫对人类的危害是既可作为病原引起疾病,又可作为媒介传播疾病;包括损害人类健康和影响社会经济发展,特别是在热带和亚热带地区,寄生虫病一直是当地重要的公共卫生问题。联合国开发计划署、世界银行、世界卫生组织联合倡议的热带病特别规划要求重点防治的10类主要热带病中,除麻风病、结核病和登革热外,其余7类都是寄生虫病,它们分别是疟疾(malaria)、血吸虫病(schistosomiasis)、淋巴丝虫病(lymphatic filariasis)、盘尾丝虫病(onchocerciasis)、利什曼病(leishmaniasis)、非洲锥虫病(African trypanosomiasis)和美洲锥虫病(Chagas' trypanosomiasis)。2010年,在WHO首次全球NTDs报告《努力消除被忽视的热带病对全球的影响》中,WHO将17类疾病列为被忽视的热带病,其中11种为寄生虫病。上述17种被忽视的热带病的流行和分布具有明显的地方性,不会像流感、艾滋病、结核等传染病那样造成广泛的流行,而且目前有可行、有效的措施来控制甚至消灭此类疾病。

迄今为止,一些重要的寄生虫病如疟疾、血吸虫病和丝虫病等仍非常严重,这些寄生虫对药物的耐药性日益突出；食源性寄生虫病和肠道寄生虫病依然是影响人类健康的主要因素之一，其机会性致病寄生虫也有逐渐增加的趋势，如隐孢子虫、弓形虫等，特别是弓形虫感染，还会影响优生优育及人口质量。

根据 WHO 2011 年资料，疟疾仍在世界上 99 个国家流行，约 33 亿人受到感染的威胁。2010 年，全球疟疾病例为 2.16 亿，其中约 81% 病例发生在非洲，死亡人数近 70 万，且 86% 死亡病例为 5 岁以下儿童。迄今，疟疾仍居寄生虫病的死因谱之首。血吸虫病流行于 76 个国家，至少 2.4 亿人感染血吸虫病，超过 7 亿人生活在血吸虫病的流行区。严重危害人类健康的血吸虫包括曼氏血吸虫、日本血吸虫和埃及血吸虫。丝虫病流行于 80 多个国家，其中淋巴丝虫感染者有 1.2 亿人，因其致残的人数达 4000 万；盘尾丝虫感染者有 3700 万人，其中 27 万人失明和更多的人出现视觉障碍。利什曼病、非洲锥虫病和美洲锥虫病主要流行在非洲和中、南美洲，每年可导致数万人死亡。肠道寄生虫病也严重影响人类健康，阿米巴感染者约占世界人口的 1%，每年死亡人数为 4 万～11 万；贾第鞭毛虫感染者有 2 亿人；钩虫感染者有 7.4 亿人；蛔虫感染者有 10 亿人。

发展中国家的经济和卫生条件相对落后，寄生虫病的流行情况较发达国家严重。但在经济发达国家，由于人口流动、生活习惯及行为方式的影响，以及 HIV 感染、器官移植及免疫抑制剂的使用，寄生虫病也是重要的公共卫生问题。例如，美国阴道毛滴虫感染者约有 370 万人。被称为"旅游者腹泻"的病原之一的蓝氏贾第鞭毛虫病在美国也相当严重，有些地方几近流行。人体免疫缺陷病毒感染者数量在发达国家也较多，这些患者的免疫功能低下，常继发弓形虫病和隐孢子虫病等机会致病性寄生虫病，这些机会致病性寄生虫病往往是艾滋病患者的并发症并致其死亡的原因。因器官移植而长期使用免疫抑制剂，也会导致机会致病性寄生虫病的发生。

4. 我国寄生虫病的现状

我国在防治五大寄生虫病中取得了举世瞩目的成就。1958 年，我国宣布基本消灭黑热病。2006 年，我国宣布基本消灭丝虫病。截至 2009 年，全国报告疟疾发病数已下降到 1.4 万，24 个疟疾流行省（直辖市、自治区）中，仅有 81 个县（市、区）的疟疾发病率超过 1/10000，这标志着我国疟疾防治工作已具备从控制走向消除的条件。在新中国建立前后，日本血吸虫病流行于长江流域及其以南 12 个省（自治区），危害十分严重。至 2013 年底，中国有血吸虫病患者近 20 万人。2006—2013 年监测期间，土源性线虫病国家级监测点人群感染率从 20.88% 下降至 3.12%，呈逐年下降趋势。但仍应该认识到，一些重要的寄生虫病在局部地区仍未得到有效控制，甚至有所回升。同时，国际交往日益频繁，一些国外输入性的寄生虫病给我国疾病防治工作带来新的挑战，食源性寄生虫病已成为影响我国食品安全和人民健康的主要因素之一，机会致病性寄生虫也有逐渐增加的趋势。防治寄生虫病是一项长期艰巨的任务，将寄生虫病的防治纳入社会发展整体规划，才是控制乃至消灭我国人体寄生虫病的希望所在。

二、医学免疫学概述

医学免疫学(medical immunology)是一门研究人体免疫系统的组成和功能以及免疫应答的机制，并进一步探讨免疫功能异常所致的病理过程和疾病发生、发展的机制，从而进行诊断和防治的医学学科。医学免疫学起源于医学微生物学，以研究抗感染免疫为主，目前已渗透到医学科学的各个领域，成为生命科学和现代医学的重要前沿学科。

(一)免疫的概念、功能及免疫应答的类型

1. 免疫的概念

免疫(immunity)一词来源于拉丁文 *immunitas*，原意为免除赋税或差役，在医学上引申为免除瘟疫，指的是机体对传染病的抵御能力。随着免疫学研究的发展，人们逐渐意识到：免疫不仅局限于抗感染免疫，现代的免疫概念指的是机体免疫系统识别"自己"和"非己"，对自身成分耐受，而对非己的抗原物质予以破坏和清除的一种生理反应。

2. 免疫的基本功能

人体的免疫功能由免疫系统执行，免疫功能可以概括为三个方面：①免疫防御(immune defense)，指机体抵御病原体入侵和对已入侵的病原体及其他有害物质进行清除的能力。免疫防御反应过高或持续时间过长可能引发超敏反应，而反应过低或缺失可引发免疫缺陷病。②免疫监视(immune surveillance)，指机体及时识别并清除体内突变细胞和病毒感染细胞的能力。免疫监视功能低下可引发肿瘤或持续性病毒感染。③免疫自稳(immune homeostasis)，指机体免疫系统通过自身免疫耐受和免疫调节机制，及时清除衰老或损伤细胞，对自身成分耐受而对非己性异物产生适应性免疫应答的能力。免疫自稳功能失调可引发自身免疫性疾病或超敏反应性疾病。

3. 免疫应答的类型

免疫系统识别和清除非己性抗原异物的生理过程称为免疫应答(immune response)。根据识别特点和效应机制，免疫应答可分为固有免疫(innate immunity)和适应性免疫(adaptive immunity)两种类型。固有免疫是机体在长期的种系进化中逐渐形成的一种天然免疫防御机制，由固有免疫细胞和分子执行非特异性免疫应答(又称为先天性免疫或非特异性免疫)。适应性免疫是体内抗原

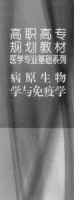

特异性的T淋巴细胞、B淋巴细胞接受某种抗原刺激后,产生针对该抗原的特异性免疫应答,又称为获得性免疫或特异性免疫。固有免疫和适应性免疫并非两种独立的应答形式,两者是相辅相成、密不可分的。固有免疫可启动适应性免疫,而适应性免疫的效应分子可提高固有免疫的应答水平。

(二)医学免疫学的发展简史

免疫学的发展大致经历了三个时期,即经验免疫学时期、科学免疫学时期和现代免疫学时期。

1. 经验免疫学时期(16—18世纪)

11世纪,我国民间就有利用人痘预防天花的做法。16世纪,我国明代隆庆年间已有记载接种人痘的医书,并在17世纪先后传入俄国、朝鲜、日本以及其他欧洲国家。接种人痘预防天花具有一定的危险性,但为日后牛痘的发现奠定了基础。

2. 科学免疫学时期(18世纪末至20世纪中叶)

该时期也是免疫学科真正建立的时期。18世纪末,英国医生爱德华·詹纳(Edward Jenner)发明了用牛痘预防天花,开创了人工主动免疫的先河,拉开了免疫学发展的序幕。19世纪70年代,大量病原菌被发现以及研制相应的疫苗均极大地推动了免疫学科的发展。1883年,俄国学者Elie Ilya Metchnikoff发现了吞噬细胞的吞噬作用,并提出了细胞免疫学说,开创了固有免疫,并为细胞免疫奠定了基础。Metchnikoff因此和另一位德国科学家P. Ehrlich(提出体液免疫理论和抗体生成的侧链学说)共享了1908年的诺贝尔医学奖。1890年,德国学者Emil von Bering和其同事研制了白喉抗毒素血清,并成功应用于治疗白喉,开创了人工被动免疫的先河。Emil von Behring也因此获得1901年第一届诺贝尔医学奖。对于体液免疫学说和细胞免疫学说,科学家们曾一度争论不休,直至1903年A. Wright和Douglas发现免疫血清能促进吞噬细胞的吞噬作用,才将两种学说统一起来。

在这一时期,一些经典的血清学技术得以建立。1896年,Durham等发现特异性凝集反应,同年,Widal建立了肥达反应。1898年,Kraus建立了沉淀反应。1900年,Bordet和Gengou建立了补体结合试验,同年,Landsteiner建立了检测ABO血型的玻片凝集试验。Bordet和Landsteiner也因此分别获得了1919年和1930年的诺贝尔医学奖。

20世纪后,人们对免疫反应有了比较全面的认识,一些经典理论的提出有力地促进了免疫学的发展。1958年,澳大利亚免疫学家Macfarlane Burnet在对天然免疫耐受和人工诱导的免疫耐受实验结果进行分析和思考后,提出了克隆选择学说(clone selection theory)。该学说认为抗原进入体内可筛选出能识别这种抗原表达的特异性受体的细胞克隆,并使之活化,从而产生免疫应答。该学说中提出的一个细胞克隆产生一种特异性抗体的预见，在1975年被Kohler和Milstein创建的B淋巴细胞杂交瘤技术和产生的单克隆抗体所证实，而Burnet和Kohler也因此分别获得了1960年和1984年的诺贝尔医学奖。另外，1959年，英国生化学家Rodney Porter和美国生化学家Gerald Edelman对免疫球蛋白基本结构的阐明，为以后抗体的多样性形成机制的研究奠定了理论基础，两位科学家也因此共享了1972年的诺贝尔医学奖。

3. 现代免疫学时期（20世纪60年代至今）

在这一时期，伴随着分子生物学和遗传学的发展，免疫学的研究逐步深入基因水平和分子水平，人们对免疫学的研究形成了基因－分子－细胞－器官的整体认识。在此时期，对免疫细胞表面膜分子的不断研究，深入地揭示了特异性免疫应答的分子机制；从分子水平研究证实主要组织相容性复合体及其编码产物在抗原提呈和淋巴细胞识别抗原中的作用；从基因水平阐明了抗体多样性和特异性的遗传学基础；根据对抗体分子独特型的认识，提出了免疫网络学说；对细胞因子及其受体的研究，使之成为免疫生物治疗的一项重要内容。另外，一些新的免疫学技术和其他相关技术（如杂交瘤技术和各种芯片技术）的建立和发展，极大地推动了免疫学的研究和应用。

（三）免疫学的应用

免疫学所具有的独特理论和技术，将成为未来医学和生命科学发展的重要技术平台，并进一步提高医学诊断和防治的特异性和敏感性。

免疫学检测技术是临床诊断疾病的重要手段之一。在免疫学诊断中，抗原-抗体反应具有高度特异性是其核心内容，同时，伴随着标记技术的应用，免疫学诊断的方法向着微量、自动、快速的方向发展，对抗原或抗体的检测已广泛应用于感染性疾病、早孕、内分泌疾病、超敏反应、血清肿瘤标志物以及血型检测等诊断中。淋巴细胞的分离和各种鉴定技术应用于白血病和淋巴瘤的免疫学分型，可使免疫学诊断更加全面。

通过接种牛痘，在全球范围内消灭天花是免疫学对人类健康作出的极其重要的贡献。目前，通过接种疫苗预防传染病仍然是免疫学的一项重要任务。计划免疫大大降低了一些重要传染病的发病率。通过接种减毒活疫苗，在全球范围内消灭脊髓灰质炎指日可待。随着对病原体全基因组信息的获取和抗原表位的深入研究，DNA疫苗、多肽疫苗等一些新型疫苗的不断问世，将为人类预防传染病带来更多的福音。

免疫治疗已成为临床疾病治疗的重要手段。根据疾病的发生机制，采用相关免疫分子或细胞来增强或抑制机体的免疫功能，从而达到治疗疾病的目的。目前，用于免疫治疗的生物制剂主要有单克隆抗体、细胞因子、干细胞、效应 T 细胞和肿瘤细胞疫苗等。

小 结

病原生物学是研究病原生物的生物学特性、致病性和免疫性及与机体和周围环境相互作用关系的学科，包括医学微生物学和人体寄生虫学两门学科。

医学免疫学起源于医学微生物学，是一门研究人体免疫系统的组成和功能以及免疫应答机制，并进一步探讨免疫功能异常所致的病理过程和疾病发生、发展的机制，从而进行诊断和防治的医学学科。

思考题

1. 简述三大类微生物的特点并举例说明。
2. 简述人体寄生虫学的概念与分类。
3. 简述我国寄生虫病的现状和流行特点。
4. 简述免疫的概念和功能、免疫应答的种类及其特点。
5. 简述免疫学发展的各个时期的主要成就。

（余　莉　刘　淼　叶　艳）

第一篇 医学微生物学

第一章 细菌的基本性状

> **学习目标**
>
> 1.掌握：细菌大小的测量单位和基本形态；细菌的基本结构，细胞壁的组成和功能；细菌的特殊结构及其医学意义；革兰染色的方法和意义；细菌生长繁殖的条件、方式和规律；细菌代谢产物及其意义。
>
> 2.熟悉：培养基的概念、分类和用途；培养基上细菌的生长现象；细菌的变异现象及细菌的变异在传染病的诊断、预防、治疗上的意义。
>
> 3.了解：其他细菌形态检查法；细菌的化学组成和物理性状；细菌分类与命名的原则。
>
> 4.其他：熟练掌握细菌革兰染色法及其医学意义；学会应用细菌结构特征解释常见抗生素的抗菌机制。

细菌（bacterium）属于原核细胞型微生物，具有细胞壁和原始核质，无核仁和核膜，形体微小，结构简单，除核糖体外无其他细胞器。掌握细菌的形态与结构，对研究细菌的生理、致病性和免疫性，以及防治细菌性感染等均有重要意义。

第一节 细菌的形态与结构

一、细菌的大小与形态

细菌个体微小，须借助光学显微镜放大数百至数千倍才能看见，一般以微米（μm）为测量单位。按照其外形，可将细菌分为球菌、杆菌和螺形菌三大类（图1-1）。

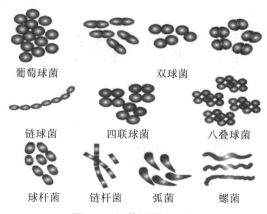

图 1-1 细菌的基本形态

（一）球菌

多数球菌（coccus）直径为 1 μm 左右，外观呈球形或近似球形。根据球菌繁殖时分裂平面不同，以及分裂后菌体之间相互黏附程度不一，可分为双球菌、链球菌、葡萄球菌、四联球菌和八叠球菌等。

（二）杆菌

杆菌（bacillus）呈直杆状。不同杆菌的大小、长短和粗细差异较大。大的杆菌如炭疽芽孢杆菌，长 3~10 μm；中等的杆菌如大肠埃希菌，长 2~3 μm；小的杆菌如布鲁菌，长仅为 0.6~1.5 μm。杆菌菌体两端大多呈钝圆形，少数两端平齐（如炭疽芽孢杆菌）或两端尖细（如梭杆菌）。有的杆菌末端膨大成棒状，称为棒状杆菌；有的菌体短小，近椭圆形，称为球杆菌；有的杆菌常呈分枝生长趋势，称为分枝杆菌；有的杆菌末端常呈分叉状，称为双歧杆菌。

（三）螺形菌

螺形菌（spiral bacterium）的菌体弯曲，可分为两类：弧菌和螺菌。弧菌只有一个弯曲，呈弧形或逗点状，如霍乱弧菌；螺菌有数个弯曲，菌体稍长，如鼠咬热螺菌。

细菌的形态受温度、pH、培养基成分和培养时间等环境因素影响，仅在合适的环境下才会呈现典型的形态，在不利环境或菌龄老时常出现梨形、气球状和丝状等不规则形态。

二、细菌的结构

细菌的结构分为基本结构和特殊结构。细胞壁、细胞膜、细胞质和核质等是每个细菌都具有的，称为细菌的基本结构；而荚膜、鞭毛、菌毛和芽孢仅某些细菌具有，称为细菌的特殊结构（图 1-2）。

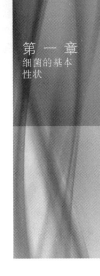

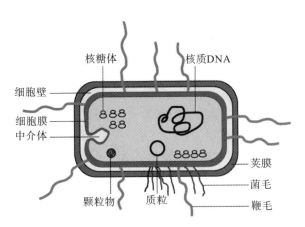

图 1-2　细菌的结构模式图

(一) 细菌的基本结构

1. 细胞壁

细胞壁(cell wall)位于细菌的最外层,是一种无色透明的膜状结构,组成较复杂,并随细菌不同而异。用革兰染色法可将细菌分为两大类:革兰阳性菌(G^+)和革兰阴性菌(G^-)。两类细菌细胞壁的共有组分为肽聚糖,但分别拥有各自的特殊组分。

(1) 肽聚糖(peptidoglycan)　肽聚糖为原核细胞所特有,是细菌细胞壁中的共有成分。G^+菌的肽聚糖由聚糖骨架、四肽侧链和五肽交联桥三部分组成(图1-3),G^-菌的肽聚糖仅由聚糖骨架和四肽侧链两部分组成(图1-4)。聚糖骨架由N-乙酰葡糖胺和N-乙酰胞壁酸交替间隔排列,经β-1,4-糖苷键连接而成。各种细菌细胞壁的聚糖骨架基本相同。

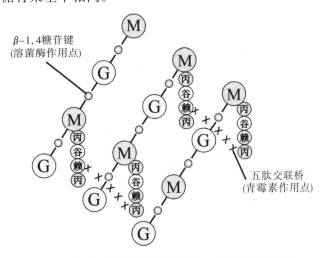

图 1-3　金黄色葡萄球菌细胞壁的肽聚糖结构示意图

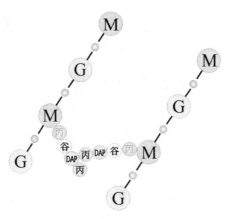

图 1-4 大肠埃希菌细胞壁的肽聚糖结构示意图

四肽侧链的氨基酸组成及连接方式随细菌不同而异。如葡萄球菌（G^+菌）细胞壁的四肽侧链的氨基酸由 L-丙氨酸、D-谷氨酸、L-赖氨酸和 D-丙氨酸构成；第三位的 L-赖氨酸通过由五个甘氨酸组成的交联桥连接到相邻聚糖骨架四肽侧链末端的 D-丙氨酸上，从而构成机械强度十分坚韧的三维立体结构。在大肠埃希菌（G^-菌）的四肽侧链中，第三位氨基酸是二氨基庚二酸（diaminopimelic acid，DAP），DAP 与相邻四肽侧链末端的 D-丙氨酸直接连接，无五肽交联桥，只能形成单层平面网络的二维结构。其他细菌的四肽侧链中第三位氨基酸的变化最大，大多数 G^- 菌的第三位氨基酸为 DAP，而 G^+ 菌的第三位氨基酸可以是 DAP、L-赖氨酸或其他 L-氨基酸。

（2）革兰阳性菌细胞壁的特殊组分　G^+ 菌的细胞壁较厚（20～80 nm），除含有 15～50 层肽聚糖结构外，大多数尚含有大量的磷壁酸（teichoic acid），约占细胞壁干重的 50%（图 1-5）。依据其结合部位不同，磷壁酸分为壁磷壁酸和膜磷壁酸[或称脂磷壁酸（lipoteichoic acid，LTA）]两种。前者与肽聚糖上的 N-乙酰胞壁酸共价结合，后者与细胞膜外层上的糖脂共价结合，两者的另一端均伸到肽聚糖的表面呈游离状态。此外，某些革兰阳性菌细胞壁表面尚有一些特殊的表面蛋白质，如金黄色葡萄球菌的 A 蛋白、A 群链球菌的 M 蛋白等，它们可能与细菌的致病性有关。

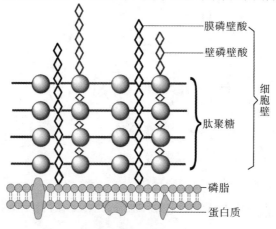

图 1-5 革兰阳性菌的细胞壁结构示意图

(3)革兰阴性菌细胞壁的特殊组分　G^-菌的细胞壁较薄(10～15 nm),但结构较复杂。除含有 1～2 层肽聚糖结构外,尚有含特殊组分的外膜,约占细胞壁干重的 80%(图 1-6)。

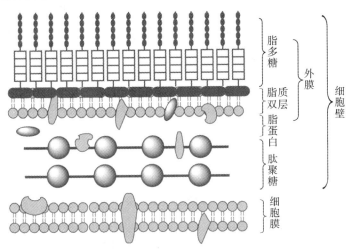

图 1-6　革兰阴性菌的细胞壁结构示意图

外膜由脂蛋白、脂质双层和脂多糖三部分组成。脂蛋白位于肽聚糖层和脂质双层之间,其蛋白质部分与肽聚糖侧链的二氨基庚二酸相连,其脂质成分与脂质双层非共价结合,使外膜和肽聚糖层构成一个整体。脂质双层的结构类似细胞膜,其上镶嵌多种蛋白质,称为外膜蛋白。由脂质双层向细胞外伸出的是脂多糖(lipopolysaccharide,LPS),即 G^-菌的内毒素,与细菌致病性有关。脂多糖由三部分组成:脂质 A、核心多糖和特异多糖。脂质 A 为一种糖磷脂,是内毒素的毒性和生物学活性的主要组分,无种属特异性,故不同细菌产生的内毒素的毒性作用均相似。核心多糖位于脂质 A 的外层,具有属特异性。特异多糖位于脂多糖的最外层,为革兰阴性菌的菌体抗原(O 抗原),具有种特异性。特异多糖的缺失可导致细菌从光滑型变为粗糙型。

G^+菌和 G^-菌的细胞壁结构差别显著(表 1-1),导致这两类细菌在染色性、抗原性、致病性及对药物的敏感性等方面有很大差异,这在细菌感染性疾病的诊断、治疗及检查等方面具有实际指导意义。如 G^+菌一般对溶菌酶和青霉素敏感,原因是 G^+菌的肽聚糖含量高,溶菌酶能裂解肽聚糖中 N-乙酰葡糖胺和 N-乙酰胞壁酸之间的 β-1,4-糖苷键,破坏聚糖骨架,导致细菌裂解,而青霉素能与细菌竞争合成肽聚糖过程中所需的转肽酶,抑制四肽侧链上 D-丙氨酸与五肽桥之间的联结,使细菌不能合成完整的肽聚糖,导致细菌裂解死亡。G^-菌有外膜的保护且肽聚糖层少,因此,溶菌酶和青霉素对其作用较弱。

表 1-1　G^+ 菌与 G^- 菌的细胞壁结构比较

细胞壁	G^+ 菌	G^- 菌
强度	较坚韧	较疏松
厚度	厚，20～80 nm	薄，10～15 nm
肽聚糖层数	多，可达 50 层	少，1～2 层
肽聚糖含量	多，占细胞壁干重的 50%～80%	少，占细胞壁干重的 5%～20%
糖类含量	多，约 45%	少，15%～20%
脂类含量	少，1%～4%	多，11%～22%
磷壁酸	＋	－
外膜	－	＋

（4）细胞壁的功能　①保护细菌和维持菌体形态。②参与菌体的物质交换。③与细菌的致病性有关。④与血清型分类有关。

（5）细菌细胞壁缺陷型（细菌 L 型）　细菌细胞壁的肽聚糖结构受到理化或生物因素的直接破坏或合成被抑制，这种细胞壁受损的细菌在高渗环境下仍可存活者称为细菌细胞壁缺陷型，或称细菌 L 型。L 型有两种类型：G^+ 菌细胞壁缺失后，原生质仅被一层细胞膜包住，称为原生质体；G^- 菌肽聚糖层受损后尚有外膜保护，称为原生质球。

细菌 L 型的形态因缺失细胞壁而呈高度多形性，大小不一。某些 L 型仍有一定的致病力，通常引起慢性感染和反复发作的感染，如尿路感染、骨髓炎、心内膜炎等，并常在使用作用于细胞壁的抗菌药物治疗过程中发生。临床上遇到症状明显而标本常规细菌培养呈阴性者，应考虑细菌 L 型感染的可能性。

2. 细胞膜

细胞膜(cell membrane)位于细胞壁内侧，紧包着细胞质，柔韧致密，且富有弹性。其结构与真核细胞基本相同，由磷脂和多种蛋白质组成，但不含胆固醇。细菌细胞膜的主要功能有物质转运、呼吸和分泌及生物合成等。

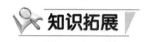

细菌 L 型

1935 年，英国学者 Klieneberger 在研究鼠咬热的病原体念珠状链杆菌时，意外地发现了一种肉眼可见的微小菌落，其菌体呈高度多形性，认为其是念珠状链杆菌的一个变种。因为该变种是在 Lister 医学研究所内发现的，即用其第一个字母来命名，故称为细菌 L 型。

细菌 L 型的形态因缺失细胞壁而呈高度多形性，大小不一，有球形、杆状和丝状等，着色不匀，革兰染色大多为阴性。细菌 L 型难以培养，其营养要求基本与原菌相似，但需在高渗低琼脂含血清的培养基中生长。细菌 L 型生长繁殖较原菌缓慢，一般培养 2~7 天后在软琼脂平板上形成中间较厚、四周较薄的"荷包蛋样"细小菌落，也可长成颗粒状或丝状菌落。

部分细胞膜内陷、折叠、卷曲形成的囊状物，称为中介体（mesosome），多见于革兰阳性细菌，其功能类似于真核细胞的线粒体，故亦称为拟线粒体。中介体的形成有效地扩大了细胞膜的面积，相应地增加了酶的含量和能量的产生，加强了细胞膜的生理功能。

3. 细胞质

细胞膜包裹的溶胶状物质称为细胞质（cytoplasm），细胞质的基本成分是水、蛋白质、脂类、核酸及少量糖和无机盐，还含有许多重要的超微结构。

（1）核糖体（ribosome） 核糖体是细菌合成蛋白质的场所，游离于细胞质中，数量可达数万个。它的化学成分为 RNA 和蛋白质；沉降系数为 70S，由 50S 和 30S 两个亚基组成。因真核生物核糖体沉降系数为 80S（由 60S 和 40S 两个亚基组成），故有些抗生素（如红霉素）能与细菌核糖体的大小亚基结合，干扰其蛋白质合成，导致细菌死亡，但对人体细胞无作用。

（2）质粒（plasmid） 染色体外的遗传物质为闭合环状双链 DNA，带有遗传信息，控制细菌某些特定的遗传性状。质粒具有自我复制功能，随细菌分裂而转移到子代细胞中。质粒不是细菌生长必需的。质粒除决定该菌自身的某种性状外，还可通过接合或转导作用等将有关性状传递给另一细菌，与细菌致病性和耐药性有关。

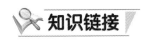知识链接

红霉素的抗菌机制

红霉素为大环内酯类抗生素，其抗菌谱和青霉素相似：主要是对革兰阳性菌如金黄色葡萄球菌、溶血性链球菌、肺炎链球菌、白喉棒状杆菌及梭形芽孢杆菌等有强大的抗菌作用；对革兰阴性菌如脑膜炎奈瑟菌、淋病奈瑟菌、布鲁菌、部分志贺菌及大肠埃希菌等有一定作用。其作用机制主要是与细菌核糖体的大亚基 50S 结合，抑制肽酰基转移酶，影响核糖体的移位过程，妨碍肽链延长，抑制细菌蛋白质的合成。其在临床上主要用于治疗耐青霉素及对青霉素敏感的金黄色葡萄球菌感染，亦用于治疗溶血性链球菌、肺炎链球菌、军团菌、支原体等病原体引起的感染。

（3）胞质颗粒 胞质颗粒大多为贮藏的营养物质，包括糖原和淀粉等多糖、脂类、磷酸盐等。胞质颗粒不是细菌的恒定结构，不同细菌有不同的胞质颗粒，同一细菌在不同环境或生长期亦可不同。胞质颗粒中的一种主要成分是 RNA 和多偏磷酸盐的颗粒，其嗜碱性强，用亚甲蓝染色时着色较深，呈紫色，称为异染颗粒，它有助于细菌的鉴定。

4. 核质

细菌的遗传物质称为核质(nuclear material)或拟核,集中于细胞质的某一区域,多在菌体中央,无核膜、核仁和有丝分裂器;大多数细菌的核质由单一的密闭环状 DNA 分子反复回旋卷曲盘绕,形成一松散网状结构,相当于一条染色体。个别细菌可有 3 个或 4 个不同的染色体,而某些疏螺旋体的染色体则为线性 dsDNA 分子。

(二)细菌的特殊结构

1. 荚膜

某些细菌的细胞壁外包绕一层黏液性物质。当厚度≥0.2 μm 时,边界明显者称为荚膜(capsule);厚度<0.2 μm 者称为微荚膜。若黏液性物质疏松地附着于细菌细胞表面,则边界不明显且易被洗脱者称为黏液层。荚膜对一般碱性染料的亲和力低,不易着色,普通染色只能见到菌体周围有未着色的透明圈。用特殊染色法可将荚膜染成与菌体不同的颜色。荚膜的形成受遗传和环境条件影响。一般在动物体内或营养丰富的培养基中易形成荚膜,在普通培养基中则不易形成。荚膜的化学成分随细菌种类不同而存在差异,多数细菌的荚膜为多糖,如肺炎链球菌;少数细菌的荚膜为多肽,如炭疽芽孢杆菌;个别细菌的荚膜为透明质酸。

荚膜具有抗吞噬功能,能保护细菌抵抗宿主吞噬细胞的吞噬和消化作用,抵抗溶菌酶、补体、抗体和抗菌药物等对菌体的损伤。另外,荚膜多糖可黏附于组织细胞或无生命物体表面,参与生物被膜的形成,是引起感染的重要因素。

荚膜是细菌致病的重要的毒力因子,也是鉴别细菌的重要标志。

2. 鞭毛

某些细菌菌体上附着有细长并呈波状弯曲的丝状物,该丝状物称为鞭毛(flagellum)。鞭毛长 5~20 μm,直径为 12~30 nm,需用电子显微镜观察,若应用特殊染色法使鞭毛增粗,则可在普通光学显微镜中观察到。

根据鞭毛的数量和位置,可将鞭毛菌分为:①单毛菌,只有 1 根鞭毛,如霍乱弧菌。②双毛菌,菌体两端各有 1 根鞭毛,如空肠弯曲菌。③丛毛菌,菌体一端或两端有一丛鞭毛,如铜绿假单胞菌。④周毛菌,菌体周身遍布许多鞭毛,如变形杆菌。

鞭毛的化学本质为蛋白质,具有抗原性,称为 H 抗原。鞭毛是细菌的运动器官,使细菌能够在液体环境中自由游动(常向营养物质处前进,而逃离有害物质)。有些细菌鞭毛与致病性有关,如空肠弯曲菌。同时,鞭毛可用于细菌的鉴定和分类。

3. 菌毛

许多 G^- 菌和少数 G^+ 菌菌体表面存在着一种比鞭毛更细、更短而直硬的丝状物,称为菌毛(pilus)。菌毛由结构蛋白亚单位菌毛蛋白组成,具有抗原性,其编码基因位于细菌的染色体或质粒上。菌毛在普通光学显微镜下看不到,必须用电子显微镜观察。根据功能的不同,可将菌毛分为普通菌毛和性菌毛两类。

(1)普通菌毛(ordinary pilus) 普通菌毛遍布于菌细胞表面,每菌可达数百根。普通菌毛具有黏附作用,细菌借此与宿主细胞表面的特异性受体结合,是细菌感染的第一步。无菌毛的细菌则易随黏膜的纤毛运动、肠蠕动或尿液冲刷而被排出体外,因此,普通菌毛与细菌的致病性有关。细菌一旦丧失菌毛,其致病力亦随之消失。

(2)性菌毛(sex pilus) 性菌毛比普通菌毛长而粗,中空呈管状,仅有1~4根。性菌毛由称为致育因子的质粒所编码,故性菌毛又称F菌毛。带有性菌毛的细菌称为F^+菌,无性菌毛的细菌称为F^-菌。当F^+菌与F^-菌相遇时,F^+菌的性菌毛与F^-菌相应的性菌毛受体结合,可将F^+菌体内的质粒或染色体DNA通过中空的性菌毛进入F^-菌体内,使F^-菌获得F^+菌的某些性状。细菌的致育性、毒力、耐药性等性状可通过此方式传递。

4. 芽孢

某些细菌在一定的环境条件下,细胞质脱水浓缩,在菌体内部形成一个圆形或卵圆形的小体,称为芽孢(spore)。芽孢不是细菌的繁殖体,而是细菌的新陈代谢处于相对静止的休眠体。芽孢壁厚,折光性强,不易着色。芽孢的大小、形状、位置等随菌种而异,具有重要的鉴别价值(图1-7)。

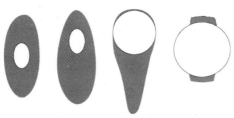

图 1-7 芽孢的形状和位置示意图

成熟的芽孢具有多层膜结构,含水量少,由内向外依次是核心、内膜、芽孢壁、皮质、外膜、芽孢壳和芽孢外衣。芽孢带有完整的核质、酶系统和合成菌体组分的结构,能保存细菌全部生命所必需的物质。芽孢对热力、干燥、辐射、化学消毒剂等理化因素均有强大的抵抗力。一般情况下,细菌繁殖体在80℃水中迅速死亡,而有的细菌芽孢可耐100℃沸水数小时;被炭疽芽孢杆菌芽孢污染的草原,其传染性可保持20~30年。用一般方法不易将芽孢杀死,因此,要严防芽孢污染用具、敷料、手术器械等。杀灭芽孢最可靠的方法是高压蒸气灭菌法,进行高压蒸气灭菌时,应以芽孢是否被杀死作为判断灭菌效果的指标。

(三)细菌形态与结构的检查法

1. 显微镜放大法

细菌形体微小,肉眼不能直接看到,必须通过显微镜放大后才能看到。普通光学显微镜以可见光(日光或灯光)为光源,波长为 $0.4\sim0.7~\mu m$,平均波长约为 $0.5~\mu m$。其分辨率为光波波长的一半,即 $0.25~\mu m$。$0.25~\mu m$ 微粒经油镜放大 1000 倍后成 0.25 mm,人的肉眼便能看清。因一般细菌都大于 $0.25~\mu m$,故可用光学显微镜观察。

电子显微镜是根据电子光学原理,用电子流代替可见光波,用电磁圈代替放大透镜。电子的波长极短,约为 0.005 nm,其放大倍数可有数十万倍,能分辨 1 nm 微粒,不仅能看清细菌的外形,还能看清内部超微结构。常用的电子显微镜有两类,即透射电子显微镜(transmission electron microscope,TEM)和扫描电子显微镜(scanning electron microscope,SEM)。SEM 的分辨率一般较 TEM 低,但可清楚地观察物体的三维立体图像。电子显微镜标本须在真空干燥状态下检查,故不能观察活的微生物。

此外,尚有暗视野显微镜、相差显微镜、荧光显微镜和激光共聚焦显微镜等,它们适用于观察不同情况下的细菌形态和(或)结构。

2. 染色法

细菌体形小、半透明,经染色后才能观察清楚。染色法是指染色剂与细菌细胞质的结合。碱性染色剂由有色的正电荷和无色的负电荷组成,酸性染色剂则相反。细菌细胞富含核酸,可以与带正电荷的碱性染色剂结合;酸性染色剂不能使细菌着色,而使背景着色形成反差,故称为负染。

染色法有多种,最常用和最重要的分类鉴别染色法是革兰染色法(Gram stain)。该法是丹麦细菌学家革兰于 1884 年创建的,至今仍在广泛应用。具体方法是:标本经固定后,先用结晶紫初染,再加碘液媒染,使之生成结晶紫-碘复合物,此时细菌均被染成深紫色;然后用 95% 乙醇脱色,有些细菌被脱色,有些不能;最后用稀释复红或沙黄复染。此法可将细菌分为两大类:不被乙醇脱色仍保留紫色者为革兰阳性菌,被乙醇脱色后复染成红色者为革兰阴性菌。革兰染色法在鉴别细菌、选择抗菌药物、研究细菌致病性等方面具有重要的意义。

目前,其他常用的染色法还有单染色法、抗酸染色法及荚膜、芽孢、鞭毛、细胞壁、核质等特殊染色法。

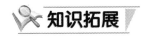

革兰染色法的原理

革兰染色法是细菌学中使用广泛的一种鉴别染色法,其染色原理存在三种假说:通透性学说、化学学说和等电点学说。近年来,由于对细菌细胞壁的结构有了较深入的了解,现一般认为革兰阳性菌的肽聚糖层较厚,经乙醇处理后发生脱水作用而使孔径缩小,结晶紫与碘的复合物保留在胞内而不被脱色;而革兰阴性菌的肽聚糖层很薄,脂类含量高,经乙醇处理后部分细胞壁可能被溶解并改变其组织状态,因细胞壁孔径大,不能阻止溶剂进入,故将结晶紫与碘的复合物洗去而被脱色。虽然如此,但是革兰染色的差异并不能完全认为由细胞壁的差异所致,也可能与其他因素有关。

第二节 细菌的生理

细菌的生理活动包括摄取营养物质及合成各种所需物质,进行新陈代谢及生长繁殖。整个生理活动的中心是新陈代谢,细菌的代谢活动十分活跃且多样化。了解细菌的生理活动,有助于细菌的人工培养、分离鉴定及判断病原菌的致病性,同时对细菌性疾病的诊断、治疗及预防都有重要的意义。

一、细菌的理化性状

(一)细菌的化学组成

细菌和其他生物细胞相似,由水、无机盐、蛋白质、糖类、脂质和核酸等组成。水分是细菌重要的组成部分,占细胞总重量的80%左右。细菌去除水分后,主要组分为有机物,包括碳、氢、氮、氧、磷和硫等元素;还有少数的无机离子,如钾、钠、铁、镁、钙、氯等,用以构成细菌的各种成分及维持酶的活性和跨膜化学梯度。

(二)细菌的物理性状

1. 光学性质

细菌为半透明体。当光线照射细菌时,一部分被吸收,另外一部分被折射,故细菌悬液呈混浊状态。细菌数越多,浊度越大。

2. 表面积

细菌体积微小,但相对表面积大,有利于同外界进行物质交换,故细菌代谢旺盛、繁殖迅速。

3. 带电现象

细菌的固体成分大多数是蛋白质,蛋白质由兼性离子氨基酸组成。G^+ 菌的 pH 为 2~3,而 G^- 菌的 pH 为 4~5,因此,在近中性或弱碱性环境中,细菌均带负电荷,尤以前者所带电荷多。细菌的带电现象与细菌的染色反应、凝集反应、抑菌和杀菌作用等有密切关系。

4. 半透性

细菌的细胞壁和细胞膜均具有半透性,允许水及部分小分子物质通过,有利于吸收营养和排出代谢产物。

5. 渗透压

细菌体内含有高浓度的营养物质和无机盐,一般 G^+ 菌的渗透压为 20~25 个大气压,G^- 菌的渗透压为 5~6 个大气压。细菌处在相对低渗的环境,但因有坚韧的细胞壁保护而不致破裂。

二、细菌的营养与生长繁殖

(一)细菌的营养物质

充足的营养物质可以为细菌的新陈代谢及生长繁殖提供必需的原料和能量,一般包括水、碳源、氮源、无机盐和生长因子等。

1. 水

细菌所需营养物质必须先溶于水,营养物质的吸收与代谢均需在有水的条件下才能进行。

2. 碳源

各种含碳的无机物或有机物都能被细菌吸收和利用,用于合成菌体组分和作为获得能量的主要来源。致病菌主要从糖类中获得碳。

3. 氮源

细菌对氮源的需要量仅次于碳源,其主要功能是作为菌体成分的原料。很多细菌可以利用有机氮化物,而病原性微生物主要从氨基酸、蛋白胨等有机氮化物中获得氮。

4. 无机盐

钾、钠、镁、钙、铁、磷、硫、钴、锌、锰、铜、钼等是细菌生长代谢所需的无机盐成分。各类无机盐的功用为:①参与构成细菌。②作为酶的组成部分,维持酶的活性。③参与能量的储存和转运。④调节菌体内外的渗透压。⑤某些元素与细菌的生长繁殖和致病作用密切相关。

5. 生长因子

某些细菌的生长还需要一些自身不能合成的生长因子(growth factor),通常是有机化合物,包括维生素、某些氨基酸、嘌呤、嘧啶等。少数细菌还需要特殊的生长因子,如流感嗜血杆菌需要 X、V 两种因子。

(二)细菌的营养类型

各类细菌的酶系统不同,代谢活性各异,因而对营养物质的需要也不同。根据细菌所利用的能源和碳源不同,将细菌分为两大营养类型。

1. 自养菌

自养菌(autotroph)以简单的无机物为原料,如利用 CO_2、CO_3^{2-} 作为碳源,利用 N_2、NH_3^-、NO_2^-、NO_3^- 等作为氮源,合成菌体成分。这类所需能量来自无机物的氧化的细菌称为化能自养菌,而通过光合作用获得能量的细菌称为光能自养菌。

2. 异养菌

异养菌(heterotroph)必须以多种有机物为原料,如蛋白质、糖类等,才能合成菌体成分并获得能量。异养菌包括腐生菌和寄生菌。腐生菌以动植物尸体、腐败食物等为营养物;寄生菌寄生于活体内,从宿主的有机物中获得营养。所有的病原菌都是异养菌,大部分属于寄生菌。

(三)影响细菌生长的因素

营养物质和适宜的环境是细菌生长繁殖的必备条件。

1. 营养物质

充足的营养物质可以为细菌的新陈代谢及生长繁殖提供必要的原料和充足的能量。

2. 酸碱度

多数病原菌的最适 pH 为 7.2～7.6,个别细菌如霍乱弧菌在 pH 为 8.4～9.2 时生长最好,结核分枝杆菌生长的最适 pH 为 6.5～6.8。

3. 温度

病原菌在长期进化过程中适应人体环境,它们均为嗜温菌,最适生长温度为人的体温,即 37 ℃左右。

4. 气体

根据细菌代谢时对分子氧的需要与否,可以分为四类:①专性需氧菌,仅能在有氧环境中生长,如结核分枝杆菌、铜绿假单胞菌。②微需氧菌,在低氧压(5%～6%)环境中生长最好,如空肠弯曲菌、幽门螺杆菌。③兼性厌氧菌,在有氧或无氧环境中都能生长,大多数病原菌都属于此类。④专性厌氧菌,只能在低氧分压或无氧环境中进行发酵,有游离氧存在时,不仅不能利用氧分子,还将受其毒害,甚至死亡,如破伤风梭菌、脆弱类杆菌。

(四)细菌的生长繁殖

1. 细菌个体的生长繁殖

细菌个体一般以简单的二分裂方式进行无性繁殖。在适宜条件下,细菌繁殖速度很快。多数细菌需 20~30 min 繁殖一代。个别细菌的繁殖速度较慢,如结核分枝杆菌需 18~20 h 繁殖一代。

2. 细菌群体的生长繁殖

细菌生长速度很快,若按 20 min 繁殖一代来计算,则一个细菌经 10 h 繁殖后,细菌数量约为 10 亿以上。但事实并非如此,由于营养物质逐渐耗竭,有害代谢产物逐渐积累,经过一段时间后,细菌繁殖速度逐渐减慢,死亡细菌数增多,活菌增长率随之下降并趋于停滞。

将一定数量的细菌接种于适宜的液体培养基中培养,以培养时间为横坐标,培养物中活菌数的对数为纵坐标,可绘制一条生长曲线(growth curve)(图1-8)。生长曲线可分为四期:

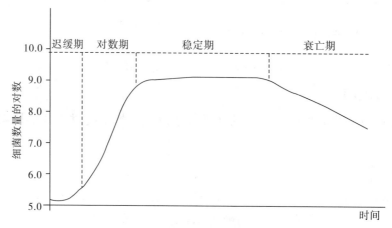

图 1-8 细菌的生长曲线示意图

(1)迟缓期 该期即细菌进入新环境后的短暂适应阶段。该期菌体增大,代谢活跃,但分裂迟缓,繁殖极少。迟缓期的长短不一,一般为 1~4 h。

(2)对数期 细菌在该期生长迅速,活菌数以恒定的几何级数增长,细菌数的对数呈直线上升。此期细菌的形态、染色性、生理活性等都较典型,对外界环境因素敏感。对数期是研究细菌的最佳时期,一般细菌的对数期在培养后 8~18 h。

(3)稳定期 由于培养基中营养物质消耗、毒性代谢产物积聚,该期细菌繁殖速度逐渐减慢,死亡数逐渐增加,两者大致平衡。细菌的形态、染色性和生理性状常有改变。一些细菌的芽胞、外毒素和抗生素等代谢产物开始产生。

(4) 衰亡期 该期细菌的生理代谢活动趋于停滞,形态显著改变,甚至发生自溶而难以辨认,陈旧培养的细菌难以鉴定。

细菌生长曲线只有在体外人工培养的条件下才能观察到。细菌在自然界或人类、动物体内繁殖时,受多种环境因素和机体免疫因素的影响,不可能出现培养基中那种典型的生长曲线。

三、细菌的新陈代谢

细菌是一类能独立生活的单细胞微生物,它们的新陈代谢是指细菌细胞内分解代谢与合成代谢的总和。其代谢的核心与哺乳动物的细胞代谢类似,其中糖酵解、三羧酸循环、氧化磷酸化、ATP 生物合成和氨基酸代谢等基本过程是不变的。

细菌的新陈代谢包括一系列复杂的生物化学反应,包括分解代谢和合成代谢两个方面。分解代谢是将复杂的营养物质降解为简单的化合物;合成代谢则是将简单的化合物合成复杂的菌体成分或其他物质,以保证细菌的生长繁殖。细菌在合成代谢和分解代谢过程中能产生多种代谢产物,这些产物在细菌的鉴定、生化反应及医学上有重要意义。

(一) 分解代谢产物及其检查方法

不同的细菌具有不同的酶系,对营养物质的分解能力也不同。根据此特点,利用生物化学方法来鉴别不同的细菌称为细菌的生化反应试验,常见的有以下几种。

1. 糖发酵试验

细菌对各种糖的分解能力和代谢产物不同,可借此来鉴别细菌。例如,大肠埃希菌能发酵葡萄糖和乳糖;而伤寒沙门菌可发酵葡萄糖,但不能发酵乳糖。即使两种细菌均可发酵同一种糖,其结果也不尽相同,如大肠埃希菌有甲酸脱氢酶,能将葡萄糖发酵生成甲酸,并进一步分解为 CO_2 和 H_2,故产酸并产气;而伤寒沙门菌缺乏该酶,发酵葡萄糖时仅产酸、不产气。

2. VP 试验

大肠埃希菌和产气杆菌均能分解葡萄糖,产酸并产气,因此,糖发酵试验不能区分两者。但产气杆菌能使丙酮酸脱羧并生成中性的乙酰甲基甲醇,后者在碱性溶液中被氧化生成二乙酰,二乙酰与含胍基化合物反应生成红色化合物,因此,VP 试验(Voges-Proskauer test)为阳性。因大肠埃希菌不能生成乙酰甲基甲醇,故 VP 试验为阴性。

3. 甲基红试验

产气杆菌分解葡萄糖时产生丙酮酸,后者经脱羧后生成中性的乙酰甲基甲醇,故最终酸含量减少,培养液 pH>5.4,甲基红指示剂呈橘黄色,此为甲基红试验(methyl red test)阴性。大肠埃希菌分解葡萄糖时,产生的丙酮酸不转变为乙酰甲基甲醇,故最终酸性较强,培养液 pH≤4.5,甲基红指示剂呈红色,此为甲基红试验阳性。

4. 枸橼酸盐利用试验

当某些细菌(如产气杆菌)利用铵盐作为唯一氮源,并利用枸橼酸盐作为唯一碳源时,可在枸橼酸盐培养基上生长,分解枸橼酸盐生成碳酸盐,并分解铵盐生成氨,使培养基变为碱性,因此,该试验为阳性。大肠埃希菌不能利用枸橼酸盐为唯一碳源,故在该培养基上不能生长,此为枸橼酸盐试验(citrate utilization test)阴性。

5. 吲哚试验

有些细菌如大肠埃希菌、变形杆菌、霍乱弧菌等能分解培养基中的色氨酸生成吲哚(靛基质),经与吲哚试剂中的对二甲基氨基苯甲醛作用,生成玫瑰吲哚而呈红色,此为吲哚试验(indol test)阳性。

6. 硫化氢试验

有些细菌如沙门菌、变形杆菌等能分解培养基中的含硫氨基酸(如胱氨酸、甲硫氨酸)生成硫化氢,硫化氢遇铅或铁离子生成黑色的硫化物。

7. 尿素酶试验

变形杆菌含有尿素酶,尿素酶能分解培养基中的尿素产生氨,使培养基变为碱性,若以酚红为指示剂检测,则培养基呈红色,此为尿素酶试验阳性。

(二) 与医学关系密切的合成性代谢产物

1. 热原质

由细菌合成的一种注入人体或动物体内能引起发热反应的物质,称为热原质(pyrogen)或致热原。产生热原质的细菌大多是革兰阴性菌,热原质即其细胞壁的脂多糖。

热原质耐高温,高压蒸气灭菌(121 ℃、20 min)不能将其破坏,250 ℃高温干烤才能破坏热原质。用吸附剂和特殊石棉滤板可除去液体中大部分热原质,蒸馏法效果最好。因此,在制备和使用注射药品过程中应严格遵守无菌操作,防止细菌污染。

2. 毒素与侵袭性酶

细菌产生外毒素和内毒素两类毒素,这两类毒素在细菌致病作用中甚为重要。外毒素(exotoxin)是多数革兰阳性菌和少数革兰阴性菌在生长繁殖过程中释放到菌体外的蛋白质;内毒素(endotoxin)是革兰阴性菌细胞壁的脂多糖,在菌体死亡崩解后游离出来,外毒素的毒性强于内毒素。

某些细菌可产生具有侵袭性的酶,酶能损伤机体组织,促使细菌侵袭和扩散,是细菌重要的致病物质,如产气荚膜梭菌的卵磷脂酶、链球菌的透明质酸酶等。

3. 色素

某些细菌能产生不同颜色的色素,有助于鉴别细菌。细菌的色素有两类,一类为水溶性色素,该类色素能弥散到培养基或周围组织,如铜绿假单胞菌产生的色素使培养基或感染的脓汁呈绿色;另一类为脂溶性色素,该类色素不溶于水,只存在于菌体,可使菌落显色而培养基颜色不变,如金黄色葡萄球菌的色素。细菌产生色素需要一定的条件,如营养丰富、氧气充足、温度适宜等。细菌产生的色素不能进行光合作用,且其功能尚不清楚。

4. 抗生素

某些微生物在代谢过程中产生的一类能抑制或杀死某些其他微生物或肿瘤细胞的物质,称为抗生素(antibiotic)。抗生素大多由放线菌和真菌产生,细菌产生的抗生素少,如多黏菌素、杆菌肽等。

5. 细菌素

由某些菌株产生的一类具有抗菌作用的蛋白质称为细菌素(bacteriocin)。细菌素与抗生素不同的是细菌素的作用范围狭窄,仅对与产生菌有亲缘关系的细菌有杀伤作用。例如,大肠埃希菌产生的细菌素称为大肠菌素,其编码基因位于 Col 质粒上。细菌素在治疗上的应用价值已不被重视,但可用于细菌分型和流行病学调查。

6. 维生素

细菌合成的某些维生素除供自身需要外,还能分泌到周围环境中。例如,人体肠道内大肠埃希菌合成的 B 族维生素和维生素 K 也可被人体吸收和利用。

四、细菌的人工培养

细菌的人工培养是指根据细菌生长繁殖的规律及生长条件,用人工方法提供细菌必需的营养物质和适宜的生长环境(酸碱度、渗透压及温度等)来培养细菌,进行细菌生物学性状的研究、疫苗的制备,以及感染性疾病的诊断和治疗等。

(一)培养基

培养基(culture medium)是由人工方法配制而成的,专供微生物生长繁殖使用的混合营养物制品。按照培养基的营养组成和用途不同,分为以下几类。

1. 基础培养基

基础培养基含有大多数细菌生长繁殖所需的基本营养成分。它是配制特殊培养基的基础,也可作为一般培养基使用,如营养肉汤、营养琼脂、蛋白胨水等。

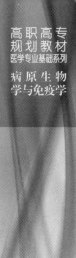

2. 营养培养基

在基础培养基中可加入葡萄糖、血液、生长因子等特殊成分，以供营养要求较高或需要特殊生长因子的细菌生长，最常用的营养培养基是血琼脂培养基。

3. 选择培养基

在培养基中加入某种化学物质，使之抑制某些细菌生长，而有利于另一些细菌生长，从而将后者从混杂的标本中分离出来，这种培养基称为选择培养基，如培养肠道致病菌的SS琼脂培养基。

4. 鉴别培养基

用于培养和区分不同细菌种类的培养基称为鉴别培养基。在培养基中加入特定的作用底物和指示剂，观察细菌在其中生长对底物的作用情况，从而鉴别细菌，如常用的糖发酵管、三糖铁培养基、伊红美蓝琼脂培养基等。

5. 厌氧培养基

专供分离、培养和鉴别厌氧菌的培养基称为厌氧培养基。这种培养基的营养成分丰富，含有特殊生长因子，氧化还原电势低，并加入美蓝作为氧化还原指示剂。常用的厌氧培养基有庖肉培养基、硫乙醇酸盐肉汤培养基等。

（二）细菌在培养基中的生长情况

1. 在液体培养基中的生长情况

大多数细菌在液体培养基中生长繁殖后呈现均匀的混浊状态；少数链状细菌则呈沉淀生长；枯草芽孢杆菌、结核分枝杆菌等专性需氧菌呈表面生长，常形成菌膜。

2. 在固体培养基中的生长情况

细菌在固体培养基中分离培养后可形成菌落，各种细菌形成的菌落大小、形状、颜色、气味、透明度、表面光滑或粗糙、湿润或干燥、边缘整齐与否，以及在血琼脂平板上的溶血情况等均不同，这些有助于识别和鉴定细菌。细菌的菌落一般分为三种类型：①光滑型菌落，新分离的细菌大多呈光滑型菌落，菌落表面光滑、湿润、边缘整齐。②粗糙型菌落，菌落表面粗糙、干燥，呈皱纹或颗粒状，边缘大多不整齐。③黏液型菌落，菌落黏稠、有光泽、似水珠样，多见于有厚荚膜或丰富黏液层的细菌，如肺炎克雷伯菌等。

3. 在半固体培养基中的生长情况

有鞭毛的细菌在半固体培养基中可以自由游动，沿穿刺线呈羽毛状或云雾状混浊生长。无鞭毛细菌只能沿穿刺线呈明显的线状生长。

(三)人工培养细菌在医学上的应用

1. 感染性疾病的病原学诊断

取患者的相关标本进行细菌分离培养、鉴定和药物敏感试验,其结果可指导临床用药。

2. 细菌学研究

细菌生理、遗传变异、致病性和耐药性等研究都离不开细菌的培养和菌种的保存等。

3. 生物制品的制备

预防用的疫苗、类毒素、抗毒素、免疫血清及供诊断用的菌液、抗血清等均需要进行细菌的人工培养。

4. 在工农业生产中的应用

细菌在培养过程中产生多种代谢产物,经加工处理,可制成抗生素、维生素、氨基酸、有机溶剂、酒、酱油、味精等产品,细菌培养物还可生产酶制剂、处理废水和垃圾、制造菌肥和农药等。

5. 在基因工程中的应用

将带有外源性基因的重组DNA转化给受体菌,使其在菌体内获得表达,如胰岛素、干扰素、乙型肝炎疫苗等已采用这种方法制备成功。因细菌操作方便、容易培养、繁殖快、基因表达产物易于提取纯化,故可以大大地降低成本。

(四)细菌的分类原则与命名原则

细菌分类学既是一个古老的、传统的学科,又是一个现代化的、发展的学科。细菌的分类在原则上分为传统分类和种系分类两种。前者以细菌的生物学性状为依据,后者以细菌的发育进化关系为基础。细菌鉴定和分类的方法包括表型分类、分析分类和基因型分类。

细菌的分类层次与其他生物相同,也是界、门、纲、目、科、属、种。目前,在细菌学中常用的是属和种。种(species)是细菌分类的基本单位。关于种的定义,目前较为广泛接受的观点是彼此间有70%或70%以上DNA同源性,同时也具有5℃或更低的ΔT_m值的细菌群体构成一个菌种。特性相近、关系密切的若干菌种组成一个菌属(genus)。同一菌种的各个细菌虽特性基本相同,但在某些方面仍有一定差异,差异较明显的称为亚种或变种,差异小的则称为型。例如,按抗原结构不同分为不同血清型;按噬菌体和细菌素的敏感性不同分为噬菌体型和细菌素型;按生化反应和其他某些生物学性状不同分为不同生物型。同一菌种的不同来

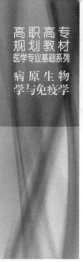

源的细菌称为该菌的不同菌株(strain)。具有某种细菌典型特征的菌株称为该菌的标准菌株(standard strain)或模式菌株(type strain)。

细菌的命名采用拉丁双名法,第一个为属名,用名词,第一个字母大写;后一个为种名,用形容词,小写。中文的命名次序与拉丁名相反,种名在前,属名在后,如 Escherichia coli,大肠埃希菌。

第三节 细菌的遗传和变异

一、细菌的遗传与变异

遗传(heredity)和变异(variation)是细菌的基本属性。遗传是指亲代的特性可通过遗传物质传递给子代。细菌的遗传性保证了物种的稳定性。变异是指子代和亲代之间的生物学特征的差异。细菌的变异分为两类:遗传变异与表型变异。遗传变异只发生在少数个体,但能稳定地传给后代,可导致变种或新种的产生,有利于物种的进化;而表型变异则由外界因素所致,常波及同一环境中的大多数个体,因遗传物质的结构未改变,其变化为可逆的,故表型变异不能遗传。

(一)细菌遗传变异的物质基础

1. 染色体

大多数细菌的染色体为一条环状双螺旋的双链 DNA(dsDNA),少数细菌的染色体由两条环状 dsDNA 分子组成,如霍乱弧菌、问号钩端螺旋体等。不同细菌的染色体的 G+C 含量不同,据此可分析细菌种属关系或基因来源。随着测序技术的发展,越来越多的细菌的全基因组序列被注释,分析显示细菌的种内和种间存在着广泛的遗传物质交换。

2. 质粒

质粒是细菌染色体外的遗传物质,存在于细胞质中,为环状闭合或线性 dsDNA,具有自我复制能力。质粒不是细菌生命活动不可缺少的遗传物质,质粒携带的信息可赋予宿主菌某些特定的生物学性状,如致育性、耐药性、致病性等。细菌中存在大量的不同种类的质粒,根据质粒的不同特性可分类为以下几类。

1)根据质粒是否通过细菌的接合作用进行传递,分为接合性质粒和非接合性质粒两大类。接合性质粒带有与接合传递有关的基因,如 F 质粒、R 质粒等;非接合性质粒的分子量小,一般低于 15 kb,接合性质粒可转导非接合性质粒或染色体。

2)根据质粒在宿主菌内的拷贝数,可分为严紧型质粒和松弛型质粒。严紧型质粒的拷贝数低,仅为数个,一般分子量较大。松弛型质粒的分子量小,拷贝数高。

3)根据质粒的相容性,可分为不相容性质粒和相容性质粒。结构相似、密切相关的质粒不能稳定共存于一个宿主菌的现象称为不相容性,反之则为相容性。

4)根据质粒基因编码的生物学性状分为致育质粒(或称 F 质粒)、耐药性质粒、毒力质粒、细菌素质粒和代谢质粒等。

3. 噬菌体

噬菌体是感染细菌、真菌、放线菌或螺旋体等微生物的病毒。

(1)噬菌体的生物学性状　噬菌体广泛分布在自然界,个体微小,需用电子显微镜观察,其形态有蝌蚪形、微球形和细杆形。大多数噬菌体呈蝌蚪形,由头部和尾部两部分组成。头部呈二十面体立体对称,由蛋白质衣壳包绕核酸组成;尾部是一管状结构,由一个中空的尾髓和外面包裹的尾鞘组成,尾髓具有收缩功能,可将头部的核酸注入宿主菌体内。尾部末端尚有尾板、尾刺和尾丝,尾板内可能含有裂解宿主菌细胞壁的溶菌酶。尾丝为噬菌体的吸附器官,能识别宿主菌体表面的特异性受体。噬菌体具有抗原性,能够刺激机体产生特异性抗体。噬菌体对理化因素的抵抗力比一般细菌繁殖体强。

(2)噬菌体与宿主菌的相互关系　根据噬菌体与宿主菌的相互作用的结果不同,可将噬菌体分为两种类型:一种是能在宿主菌细胞内复制增殖,产生许多子代噬菌体,并最终导致细菌裂解,这种噬菌体称为毒性噬菌体(virulent phage);另一种是噬菌体基因组整合于宿主菌染色体中,随细菌基因组的复制而复制,并随细菌的分裂而分配至子代细菌的基因组中,这种噬菌体称为温和噬菌体(temperate phage)或溶原性噬菌体(lysogenic phage)。

毒性噬菌体在宿主菌内以复制方式进行增殖,增殖过程包括吸附、穿入、生物合成、成熟与释放四个阶段。从噬菌体吸附开始至宿主菌裂解、释放出子代噬菌体止,称为噬菌体的复制周期或溶菌周期。其复制周期与病毒的复制周期相似,只是缺乏脱壳阶段,即其衣壳仍保留在被感染的菌体细胞外。

温和噬菌体的基因组整合于宿主菌基因组中,这种整合在细菌染色体上的噬菌体基因称为前噬菌体(prophage)。前噬菌体可随细菌染色体的复制而复制,并通过细菌的分裂而传给下一代,不引起细菌裂解。前噬菌体偶尔可自发地或在某些理化和生物因素的诱导下脱离宿主菌染色体而进入溶菌周期,产生成熟的子代噬菌体,导致细菌裂解。

4. 转位因子

转位因子是存在于细菌染色体或质粒 DNA 分子上的一段特异性核苷酸序列。它能在 DNA 分子中移动,不断地改变其在基因组中的位置,即从一个基因组移动到另外一个基因组中。转位因子主要有三类:

(1)插入序列　插入序列(insertion sequence,IS)是细菌中最简单的一类转座元件,其长度不超过2 kb,不携带任何与转位功能无关的已知基因。其共同特征为:两侧末端有反向重复序列,为重组酶的识别位点,中心序列编码转座酶及与转录有关的调节蛋白。

(2)转座子 转座子(transposon,Tn)除了两端的IS和携带与转移作用有关的基因外,还携带其他基因(耐药性基因、抗重金属基因、糖发酵基因、毒力基因等)。转座子携带的基因可随转座子转移而发生转移重组,可导致插入突变、基因重排或插入点附近基因表达改变。基因转移在促使生物变异及进化上具有重大意义。

(3)整合子 整合子(integron,In)是一种可移动的DNA分子,具有独特的结构,可捕获和整合外源性基因,使之转变成为功能性基因的表达单位;可通过转座子或接合性质粒,使多种耐药基因在细菌中进行水平传播。整合子存在于许多细菌中,定位于染色体和质粒或转座子上。

(二)细菌变异机制

基因突变是指DNA碱基对的置换、插入或缺失所致的基因结构的变化,可分为点突变、插入或缺失突变、多点突变。细菌突变可以是自发的,也可以通过理化因素诱导。

1. 基因突变规律

(1)突变率 细菌在生长繁殖过程中经常发生突变,细胞内错配修复酶可减少突变发生的概率,自发突变率为每一世代 $10^{-10} \sim 10^{-6}$。

(2)突变与选择 彷徨试验证明突变是随机的、不定向的。发生突变的细菌只是大量菌群中的个别细菌。要从菌群中找出个别突变菌,必须将菌群放在一种利于突变菌而不利于其他菌生长的环境中,才能将突变株选择出来。

(3)回复突变与抑制突变 从自然界分离的未发生突变的菌株称为野生型(wild type);发生某一性状改变的菌株称为突变型(mutant type)。细菌由野生型变为突变型是正向突变;有时突变株经过第二次突变可恢复野生型的性状,称为回复突变(reverse mutation)。回复突变不一定能恢复原来的基因型,再一次突变可以是一个抑制基因突变代偿了第一次突变在性状上的改变,即第二次突变没有改变正向突变的DNA序列,只是在第二个位点发生突变,从而抑制第一次突变效应,称为抑制突变。

2. 基因的转移和重组

遗传物质由供体菌进入受体菌体内的过程称为基因转移(gene transfer)。转移的基因与受体菌DNA整合在一起,称为重组(recombination)。重组使受体菌获得供体菌的某些特性。根据DNA片段的来源及交换方式等不同,将基因转移和重组分为转化、接合、转导和溶原性转换等。

(1) 转化 转化(transformation)是指受体菌直接摄取供体菌的 DNA 片段而获得新的遗传性状的过程。转化试验最初由 Griffith 于 1928 年在研究肺炎链球菌时发现。在其试验中,将无荚膜的Ⅱ型肺炎链球菌(ⅡR 型)与有荚膜的Ⅲ型肺炎链球菌(ⅢS 型)的 DNA 混合后注射到小鼠体内,结果发现一部分ⅡR 型肺炎链球菌转化为有毒的、有荚膜的ⅢS 型肺炎链球菌,并且其后代都具有荚膜。

(2) 接合 接合(conjugation)是指细菌通过性菌毛相互连接沟通,将遗传物质从供体菌转给受体菌从而获得新的生物学性状的过程。通过接合可以传递的特性包括毒力相关基因、代谢性基因、耐药性基因等。质粒是最常被转移的遗传物质,能通过接合方式转移的质粒包括:①F 质粒,具有编码性菌毛的功能,有 F 质粒的细菌相当于雄性菌(F^+),接合时可作为供体菌;无性菌毛的菌株相当于雌性菌(F^-),接合时作为受体菌。在适宜条件下,将 F^+ 菌和 F^- 菌混合培养,F^+ 菌性菌毛与 F^- 菌表面受体接合,使两菌之间形成通道,受体菌获得 F 质粒后即成为 F^+ 菌(图 1-9),长出性菌毛。②R 质粒,由耐药传递因子(resistance transfer factor, RTF)和耐药决定子(resistance determinant, r-det)组成。耐药传递因子的功能与 F 质粒相似,耐药决定子则决定菌株的耐药性。这两部分可整合在一起,也可单独存在,但单独存在时无接合传递耐药基因的功能。

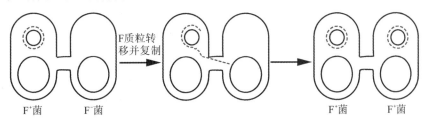

图 1-9 F 质粒从 F^+ 菌转移到 F^- 菌,使 F^- 菌变成 F^+ 菌

(3) 转导 转导(transduction)是指由噬菌体介导,将供体菌的 DNA 片段转入受体菌,使受体菌获得供体菌的部分遗传性状。转导可分为普遍性转导和局限性转导:①普遍性转导,在噬菌体成熟装配过程中,由于装配错误,误将宿主(供体菌)的染色体片段或质粒装入噬菌体内,产生一个转导噬菌体。当其感染其他细菌时,便将供体菌的 DNA 转入受体菌(图 1-10)。因供体菌中的任何 DNA 片段都有可能被误装入噬菌体内,故称为普遍性转导。普遍性转导有两种结果:完全转导和流产转导。②局限性转导,温和噬菌体基因组(前噬菌体)从宿主菌染色体上脱离时发生偏差,连同相邻的一段细菌染色体基因装入噬菌体衣壳内,当再感染受体菌时,可将供体菌基因带入受体菌。例如,λ 温和噬菌体能整合在大肠埃希菌染色体的半乳糖苷酶基因(*gal*)与生物素基因(*bio*)之间,在脱离时可能发生偏差,带走其两侧的 *gal* 基因或 *bio* 基因,并转入受体菌(图 1-11)。由于被转导的基因只限于前噬菌体两侧的供体菌基因(*gal* 或 *bio*),故称为局限性转导。

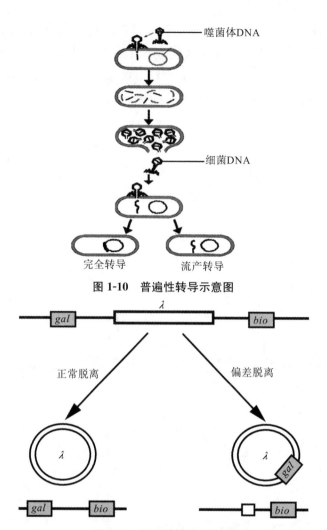

图 1-10 普遍性转导示意图

图 1-11 局限性转导示意图

（4）溶原性转换　溶原性转换（lysogenic conversion）是指宿主菌在感染温和噬菌体后，以前噬菌体形式整合在细菌基因组中，使宿主菌成为溶原性细菌，从而获得由噬菌体基因编码的某些性状。例如，白喉棒状杆菌无毒株感染 β 棒状杆菌噬菌体后成为溶原性细菌，便可获得产生白喉毒素的能力。A 群链球菌的红疹毒素、金黄色葡萄球菌的 α 溶血毒素和肠毒素 A、肉毒梭菌的 C 毒素和 D 毒素等均来自溶原性转换。

二、细菌的遗传变异在医学中的实际意义

1. 在疾病诊断方面

细菌的形态、大小和结构受外界环境因素或基因突变的影响可发生变异，细菌失去其典型特性，如按常规细菌鉴定，则易被忽视，因此，需充分了解细菌的变异现象和规律，才能正确诊断细菌性感染疾病。随着分子生物学技术的发展，选

取细菌保守、稳定、具有种特异性的基因组片段,利用PCR技术和测序等快速诊断方法对不易培养或生长缓慢的细菌进行鉴定。

2. 在疾病治疗方面

从抗生素广泛应用以来,耐药性细菌不断增加,给临床治疗带来很大的麻烦。为了提高抗菌药物的疗效,防止耐药菌株扩散,常用药物敏感试验选择敏感抗生素。临床上通过耐药监测,注意耐药谱的变化和耐药机制的研究,将有助于指导抗菌药物的选择和合理使用,降低耐药性突变和防止耐药菌扩散。

3. 在疾病预防方面

为预防传染病,从自然界分离或人工方法获得减毒株或无毒株,如卡介苗,已成功地用于预防某些细菌性疾病。随着细菌全基因组测序工作的推进,通过比较基因组学分析,可进行定点突变,靶向性地降低细菌毒力而保留其免疫原性,并且回避毒力回复突变的可能性,从而研制出更理想的有效疫苗。同时,将分子生物学的分析方法应用于流行病学调查,从而追踪传染源或相关基因的转移和播散,具有独特的优势。如脉冲场凝胶电泳质谱分析、PCR产物-限制性片段多态性分析等方法的应用,有助于确定感染流行菌株或基因的来源。

4. 在致癌物检测方面

一般认为,能诱导细菌突变的物质也可能诱发人体细胞突变,该物质是潜在的致癌物。因此,细菌可用于筛选可疑致癌物。Ames试验就是根据致细菌突变试验原理设计的,广泛用于检测致癌物质。

5. 在基因工程应用方面

用人工方法将目的基因重组于载体(质粒或噬菌体)上,通过载体将目的基因转入受体菌,使受体菌表达目的基因的性状。目前,许多不易从天然生物体内大量获取的生物活性物质,如白介素、干扰素、胰岛素、生长激素等,均可采用基因工程进行大量生产。

小 结

　　细菌属于原核细胞型微生物,其基本的形态有球形、杆状和螺形,可通过显微镜观察和区分。细菌的基本结构有细胞壁、细胞膜、细胞质和核质。肽聚糖是细胞壁的主要成分。细菌的特殊结构有荚膜、菌毛、鞭毛和芽孢。细菌经革兰染色可分为革兰阳性菌和革兰阴性菌。细菌可分为自养菌和异养菌,所有的病原体都是异养菌。细菌的个体以二分裂方式进行生长繁殖,其群体生长曲线分为迟缓期、对数期、稳定期和衰亡期四期。培养基是人工配制的适合细菌生长繁殖的营养基质,可分为液体培养基、半固体培养基和固体培养基。细菌在分解和合成代谢过程中能产生多种代谢产物,在细菌的鉴定、生化反应和医学上有十分重要的意义。

思考题

1. 名词解释:肽聚糖,接合,转化,转导。
2. 试比较革兰阳性菌和革兰阴性菌的细胞壁结构的差异及其在致病性、抗原性、染色性和药物敏感性方面的意义。
3. 细菌的特殊结构有哪些?各有何主要功能及医学意义?
4. 细菌分离培养和生化反应在感染性疾病诊断中有何意义?为什么?
5. 试述噬菌体感染细菌的可能结果。
6. 试述接合、转化与转导的主要特点。

(刘伯玉)

第二章　细菌的感染与免疫

> **学习目标**
> 1. 掌握：细菌致病性的组成，毒力的物质基础，内毒素和外毒素的区别；全身感染的常见类型。
> 2. 熟悉：感染的途径与种类，细菌致病性的影响因素。
> 3. 了解：机体抗菌免疫的组成，抗感染免疫的特点，医院感染中常见的微生物及防控。
> 4. 其他：学会阐述感染性疾病的发生机制，能区分感染的常见类型。

细菌的感染(infection)是指细菌突破宿主的防御机制，侵入机体进行生长繁殖、产生毒性物质，并与机体相互作用，引起的一系列病理变化过程。能引起宿主感染的细菌称为病原菌(pathogen)或致病菌(pathogenic bacterium)。

抗感染免疫是指宿主的免疫系统对入侵的微生物产生免疫应答，以抑制或避免微生物的致病作用，从而发挥免疫防御功能。

细菌侵入机体是否引起感染取决于细菌的致病性与机体的抗菌免疫，两者力量的强弱决定了疾病的发生、发展和结局。此外，感染的发生还受社会和环境因素的影响。

第一节　正常菌群与机会致病菌

一、细菌在正常人体的分布

正常人的体表以及与外界相通的腔道，如口腔、鼻咽腔、肠道、泌尿生殖道等都存在着不同种类和数量的微生物，其分布情况见表 2-1。但是，人体的内脏、骨骼、肌肉、血液等部位是无菌的。

表 2-1　人体各部位常见的微生物群

部位	主要细菌种类
皮肤	葡萄球菌、类白喉棒状杆菌、链球菌、铜绿假单胞菌、丙酸杆菌、非结核分枝杆菌、白假丝酵母菌
眼结膜	葡萄球菌、干燥棒状杆菌、非致病性奈瑟菌
外耳道	葡萄球菌、类白喉棒状杆菌、铜绿假单胞菌、非致病性分枝杆菌
口腔	葡萄球菌、甲型和丙型链球菌、肺炎链球菌、非致病性奈瑟菌、乳杆菌、类白喉棒状杆菌、梭杆菌、放线菌、白假丝酵母菌、螺旋体
鼻咽腔	葡萄球菌、甲型和丙型链球菌、肺炎链球菌、非致病性奈瑟菌、类杆菌
肠道	大肠埃希菌、产气肠杆菌、变形杆菌、铜绿假单胞菌、葡萄球菌、肠球菌、类杆菌、产气荚膜梭菌、破伤风梭菌、双歧杆菌、乳杆菌、真杆菌、白假丝酵母菌
阴道	乳杆菌、非致病性奈瑟菌、类白喉棒状杆菌、白假丝酵母菌
尿道	葡萄球菌、类白喉棒状杆菌、非致病性分枝杆菌

二、正常菌群

(一)正常菌群

正常人体的体表以及与外界相通的腔道黏膜上寄居着不同种类和数量的微生物,这些微生物一般对人体无害,故称为正常菌群(normal flora)。

(二)正常菌群的生理作用

正常菌群不仅与人体保持一个平衡状态,而且菌群中各种微生物之间也相互制约,构成一种生态平衡。正常菌群的主要生理作用包括:

1. 生物拮抗作用

正常菌群通过竞争营养、产生有害的代谢产物、屏障作用等方式阻止病原菌侵入与繁殖,从而保护宿主。例如,大肠埃希菌产生的大肠菌素可抑制痢疾志贺菌生长;口腔中唾液链球菌产生的 H_2O_2 能抑制其他细菌生长。

2. 营养作用

正常菌群参与机体的物质代谢、营养转化和合成,以产生有利于宿主吸收、利用的物质。例如,大肠埃希菌能合成 B 族维生素和维生素 K 等,以供机体利用;双歧杆菌产生的酸性环境能促进机体对钙和铁的吸收。

3. 免疫作用

正常菌群可作为抗原促进机体免疫器官发育和成熟,刺激免疫系统发生免疫应答,同时产生的免疫物质能抑制或杀灭具有交叉抗原成分的病原菌。

4. 抗衰老作用

人在不同阶段,其肠道正常菌群的构成与数量是不同的。儿童期肠道的乳杆菌和双歧杆菌较多,而到老年后肠道的产气杆菌较多。因此,维持肠道健康的生态环境有益于人体健康和长寿。

此外,正常菌群还有一定的抗癌作用,其机制可能是激活了巨噬细胞,促进其吞噬作用或将某些致癌物质转化为无害物质。

三、机会致病菌

人体的正常菌群一般无致病作用,但在特定条件下,当正常菌群与宿主之间及正常菌群中各种微生物之间的生态平衡失调时,这些正常菌群可引起疾病,称为机会致病菌(opportunistic bacterium)或条件致病菌。其特定的条件有:

1. 寄居部位改变

当某一寄居部位的正常菌群由于特殊的原因进入其他非正常部位时,可引起疾病。例如,大肠埃希菌在肠道通常是不致病的,但若因外伤、手术或留置导尿管等进入血液、腹腔、泌尿道等,可引起相应部位的病变。

2. 机体免疫功能低下

若使用大剂量的皮质激素、抗肿瘤药物,以及放射治疗、大面积烧伤、慢性消耗性疾病等导致机体免疫功能降低时,某些正常菌群可引起感染而使人出现各种疾病,甚至因败血症而死亡。

3. 菌群失调

由于某些因素使正常菌群的种类、数量和比例发生较大幅度的变化,致使微生态失去平衡,称为菌群失调(flora disequilibrium)。严重的菌群失调可使宿主产生一系列临床表现,称为菌群失调症(dysbacteriosis)。菌群失调症多是在使用抗菌药物治疗原有感染性疾病过程中产生的另一种新感染,即表现为两种或两种以上病原体的混合感染,临床上称为二重感染。引起二重感染的常见细菌有金黄色葡萄球菌、白假丝酵母菌和革兰阴性杆菌,临床表现为假膜性肠炎、肺炎、鹅口疮、泌尿道感染或败血症等。若发生二重感染,则应停用原来的抗生素,并根据药敏试验,选择有效的药物治疗。

第二节 细菌的致病性

细菌的致病性(pathogenicity)是指细菌能引起宿主感染疾病的能力。不同的病原菌对宿主可引起不同程度的病理过程或导致不同的疾病,如伤寒沙门菌引起伤寒,结核分枝杆菌引起结核病。同种细菌对不同宿主的致病性也可以有所差别。细菌的致病性与细菌的毒力、侵入数量、侵入途径及机体的免疫力有密切的关系。

一、细菌的毒力

细菌的毒力(virulence)是指细菌致病性的强弱程度。毒力是量的概念,常用半数致死量(median lethal dose,LD_{50})或半数感染量(median infective dose,ID_{50})作为测定毒力的指标,即在一定条件下,能使50%实验动物死亡或50%组织培养细胞发生感染的最小细菌数或毒素剂量。细菌毒力越强,则LD_{50}或ID_{50}数值越小。构成细菌毒力的物质基础主要包括侵袭力和毒素,此外还有体内诱生抗原和超抗原等。

(一) 侵袭力

侵袭力(invasiveness)是指病原菌突破宿主的防御功能,侵入机体并在宿主体内定植、繁殖和扩散的能力。侵袭力与菌体表面结构及侵袭性物质有关。

1. 菌体表面结构

(1) 荚膜　细菌的荚膜具有抵抗宿主吞噬细胞和阻止体液中杀菌物质的作用,使致病菌在宿主体内繁殖、扩散并产生病变。同时,荚膜在细菌的免疫逃逸现象中起着重要的作用。此外,有些菌体表面结构如金黄色葡萄球菌的A蛋白、A群链球菌的M蛋白、伤寒沙门菌的Vi抗原及大肠埃希菌的K抗原等也有类似的功能。

(2) 黏附素　黏附素(adhesin)是一类存在于细菌表面,具有黏附作用的蛋白质。黏附素分为菌毛黏附素和非菌毛黏附素两类,前者由菌毛分泌,存在于菌毛顶端,如大肠埃希菌和淋病奈瑟菌的菌毛黏附素。非菌毛黏附素是存在于菌毛之外的与黏附有关的细菌组分,如鼠疫耶尔森菌的外膜蛋白、A群链球菌的LTA-M蛋白复合物及肺炎支原体的P1蛋白等。黏附素与宿主细胞表面的黏附素受体发生特异性结合,有利于细菌黏附于宿主细胞上,从而导致感染的发生。

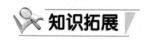

细菌生物被膜

细菌生物被膜(bacterial biofilm,BBF)是细菌黏附于接触表面,分泌多糖、纤维蛋白和脂质蛋白等,将其自身包绕其中而形成的大量细菌聚集膜状结构,是细菌为适应周围环境而形成的一种保护性状态。形成生物被膜的细菌无论其形态结构、生理生化特性、致病性以及对环境因子的敏感性等都与游离细菌有明显的不同,尤其对抗生素作用和机体免疫系统具有很强的抵抗力,可引起许多慢性和难治性感染疾病(如慢性呼吸道感染、心内膜炎、牙周炎、慢性泌尿系统感染等)反复发作。细菌生物被膜可黏附在各种医疗器械及导管上且极难清除,可引起医源性感染。表皮葡萄球菌和铜绿假单胞菌是形成生物被膜的常见致病菌。细菌生物被膜的耐药性极强,高浓度的抗生素也很难将其清除,其耐药机制尚待进一步研究。

2. 侵袭性物质

细菌可产生一些损伤宿主细胞的侵袭性物质,主要是胞外酶,它能协助病原菌抗吞噬作用并向周围组织扩散。如金黄色葡萄球菌产生的血浆凝固酶能使血浆中的纤维蛋白原转变为纤维蛋白,纤维蛋白包绕于菌体表面,具有抗吞噬细胞的吞噬作用;A群链球菌产生的透明质酸酶、链激酶、链道酶可分解细胞间质的透明质酸、液化脓液中的DNA,具有协助病原菌扩散的作用。此外,有些细菌还能产生分解IgA的蛋白酶,可破坏黏膜的防御功能。

(二) 毒 素

毒素(toxin)是细菌在生长繁殖过程中产生和释放的毒性物质,能损伤宿主的细胞、组织和器官。根据其来源、性质和作用不同,分为外毒素(exotoxin)和内毒素(endotoxin)两类。

1. 外毒素

外毒素是细菌在代谢过程中合成并分泌(或释放)到菌体外的毒性物质。外毒素主要由革兰阳性菌产生,如金黄色葡萄球菌、A群溶血性链球菌、破伤风梭菌、肉毒梭菌、产气荚膜梭菌、白喉棒状杆菌等。部分革兰阴性菌也可产生外毒素,如产毒性大肠埃希菌、痢疾志贺菌、霍乱弧菌、铜绿假单胞菌、鼠疫耶尔森菌等。大多数外毒素是在细菌细胞内合成并分泌到细胞外的,但也有少数外毒素存在于菌体内,当菌体裂解后释放出来,如痢疾志贺菌和肠产毒型大肠埃希菌的外毒素。

外毒素的特性包括:①大多数外毒素的化学成分是蛋白质,由A、B两个亚单位构成,A亚单位是毒素的活性单位,决定其毒性作用;B亚单位本身无毒性,是结合亚单位,能与宿主靶细胞上的特异性受体结合,介导A亚单位进入靶细胞内。②性质不稳定,易被热、酸等理化因素破坏,如破伤风外毒素加热至60 ℃时20 min即被破坏,但葡萄球菌肠毒素例外,能耐受100 ℃ 30 min。③抗原性强,能刺激机体产生抗体,称为抗毒素(antitoxin),可中和外毒素的毒性。外毒素经0.3%~0.4%甲醛处理后可失去毒性,但保留其免疫原性,成为类毒素(toxoid),类毒素能刺激机体产生抗毒素,因此,类毒素可用于人工主动免疫。④毒性很强,对组织器官具有高度的选择性,与特定靶细胞表面的受体结合能引起特殊的临床症状。如肉毒梭菌的肉毒毒素是目前已知的毒性最强的物质,1 mg肉毒毒素即能杀死2亿只小白鼠,比氰化钾的毒性强1万倍;破伤风痉挛毒素作用于脊髓前角运动神经细胞,导致肌肉强直性痉挛。

根据外毒素对靶细胞的亲和性及作用机制不同,可将其分为细胞毒素、神经毒素和肠毒素三大类,见表 2-2。

表 2-2 细菌外毒素的种类和毒性作用

类型	毒素名称	产生的细菌	所致疾病	作用机制	症状和体征
细胞毒素	表皮剥脱毒素	金黄色葡萄球菌	烫伤样皮肤综合征	表皮与真皮脱离	表皮剥脱
	白喉毒素	白喉棒状杆菌	白喉	抑制细胞蛋白质的合成	肾上腺出血,心肌损伤,外周神经麻痹
	致热外毒素	A 群链球菌	猩红热	血管扩张,破坏毛细血管内皮细胞	皮疹、发热
神经毒素	痉挛毒素	破伤风梭菌	破伤风	阻断抑制性神经递质释放	骨骼肌强直性痉挛
	肉毒毒素	肉毒梭菌	肉毒中毒	抑制胆碱能运动神经释放乙酰胆碱	肌肉松弛性麻痹
肠毒素	肠毒素	霍乱弧菌	霍乱	激活腺苷酸环化酶,提高细胞内 cAMP 水平	小肠上皮细胞内水及电解质平衡失调,腹泻、呕吐
		产肠毒素型大肠埃希菌	腹泻	不耐热肠毒素同霍乱肠毒素,耐热肠毒素使细胞内 cGMP 升高	呕吐、腹泻
		产气荚膜梭菌	食物中毒	同霍乱肠毒素	呕吐、腹泻
		金黄色葡萄球菌	食物中毒	作用于呕吐中枢	呕吐、腹泻

2. 内毒素

内毒素是革兰阴性菌细胞壁中的脂多糖(lipopolysaccharide,LPS)成分,只有当细菌死亡裂解后才能释放出来。内毒素的分子结构由 O 特异性多糖、非特异性核心多糖和脂质 A 三部分组成。

内毒素的特性包括:①化学成分是脂多糖。②对理化因素稳定,耐热,需加热到 160 ℃、2~4 h 或用强酸、强碱、强氧化剂煮沸 30 min 才被破坏。因此,在临床医疗中,若内毒素污染了药品或生物制品,则很难通过加热方法将其灭活。③抗原性较弱,不能用甲醛脱毒制成类毒素。④毒性作用较弱且对组织无选择性,因其主要毒性组分(脂质 A)的结构基本相似,故各种内毒素的毒性作用大致相同。

内毒素引起的病理变化和临床表现大致相似,主要有:①发热反应,极微量(1~5 ng/kg)内毒素入血,即可导致机体产生发热反应。其机制是内毒素作用于巨噬细胞和血管内皮细胞等,使之释放 IL-1、IL-6、TNF-α 等细胞因子,这些细胞因子作为内源性热原质作用于机体下丘脑的体温调节中枢,引起发热反应。②白细胞数量变化。内毒素入血后,能使大量白细胞黏附于毛细血管壁,首先引起血液循环中白细胞数减少,数小时后,由于脂多糖可诱生中性粒细胞释放因子刺激骨髓,使骨髓释放中性粒细胞大量入血,导致中性粒细胞的数量显著增加。但伤寒沙门菌内毒素例外,它始终能使血液循环中的白细胞数减少,目前机制尚不清楚。③内毒素血症与内毒素休克,当革兰阴性菌释放大量内毒素入血时,可导致内毒素血症(endotoxemia)。内毒素作用于中性粒细胞、巨噬细胞、血小板、内皮细胞、补体系统和凝血系统等,诱生组胺、5-羟色胺、前列腺素、激肽、IL-1、IL-6、TNF-α等血管活性介质,使小血管功能紊乱而造成微循环障碍和低血压,致使组织器官有效循环血量灌注不足、缺氧、酸中毒等而导致休克。④弥散性血管内凝血(disseminated intravascular coagulation,DIC),高浓度的内毒素可激活补体的替代途径,引起高热和低血压,并通过活化凝血系统导致广泛性血管内凝血,引起皮肤、黏膜及内脏出血,严重者可导致死亡。由此可见,内毒素一般不是直接损伤组织细胞,而是通过一些天然免疫细胞、内皮细胞及黏膜细胞诱生各种炎症因子、细胞因子、急性期蛋白等,激活了特异性免疫细胞,从而引起多种病理、生理反应。外毒素与内毒素的主要区别见表2-3。

表 2-3　外毒素与内毒素的主要区别

区别	外毒素	内毒素
来源	革兰阳性菌及部分革兰阴性菌分泌或裂解后释放	革兰阴性菌细胞壁成分,菌体裂解后释放
化学成分	蛋白质	脂多糖
稳定性	不耐热,加热60～80℃后30 min即被破坏	耐热,加热160℃后2～4 h被破坏
抗原性	强,刺激机体产生抗毒素;经甲醛处理后脱毒而形成类毒素	较弱,刺激机体产生的中和抗体作用弱,经甲醛处理后不形成类毒素
毒性作用	强,对组织器官有选择性毒害作用,引起特殊的临床症状	较弱,各种细菌内毒素的毒性作用大致相同,引起发热、白细胞数变化、微循环障碍、休克、DIC等

二、细菌的侵入数量

病原菌侵入机体引起感染,除必须具备一定的毒力外,还需要足够的数量。一般情况下,细菌毒力愈强,引起感染所需的菌量愈少;反之,则引起感染所需的菌量愈多。如毒力强的鼠疫耶尔森菌,只需几个细菌侵入机体就可引起鼠疫;而毒力弱的沙门菌,则需数亿个细菌侵入才能引起食物中毒。

三、细菌的侵入途径

除了以上两个因素外,细菌需要通过合适的侵入途径进入机体才能引起感染。如破伤风梭菌必须侵入缺氧的深而窄的伤口才能致病,痢疾志贺菌必须经口

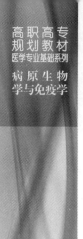

侵入肠道才能引起痢疾。此外,也有一些病原菌可通过多种途径侵入机体,如结核分枝杆菌可经呼吸道、消化道、皮肤创伤等多个门户侵入机体引起感染。

第三节 机体的抗菌免疫

抗菌免疫是指机体抵抗病原生物感染的能力,包括非特异性免疫和特异性免疫两大类。病原生物侵入机体时,首先发挥抵抗作用的是机体的非特异性免疫,一般经7～10天后,机体产生特异性免疫,两者相辅相成、紧密配合,共同发挥抗菌免疫作用,从而杀灭病原生物。

一、非特异性免疫

非特异性免疫又称为固有免疫(innate immunity),是机体在长期的种系发育和进化过程中逐渐形成的一种天然防御功能。其特点是:生来就有,可以遗传;作用无特异性,对各种病原生物均有一定的防御功能,且不因相同抗原的刺激而增强。非特异性免疫主要由机体的屏障结构、吞噬细胞及正常体液中的抗菌物质组成。

(一)屏障结构

1. 皮肤黏膜屏障

覆盖于体表的皮肤及与外界相通的腔道的黏膜共同构成皮肤黏膜屏障,其免疫功能如下:

(1)阻挡与排除作用 健康完整的皮肤和黏膜是构成机体抗感染的第一道防线。例如,呼吸道黏膜上皮的纤毛运动和口腔吞咽等,有助于排除侵入呼吸道的病原体。当皮肤和黏膜受损时,机体易受病原体感染。

(2)分泌杀菌物质 皮肤和黏膜能分泌多种杀菌物质。例如,皮肤汗腺分泌的乳酸使汗液呈酸性,不利于细菌生长;皮脂腺分泌的脂肪酸能杀灭细菌和真菌;胃黏膜分泌的胃酸对肠道致病菌有很强的杀灭作用;唾液、乳汁等分泌液中的溶菌酶能溶解革兰阳性菌。

(3)正常菌群的拮抗作用 存在于皮肤黏膜上的正常菌群构成了微生物屏障,能拮抗病原体。如肠道中的大肠埃希菌能分解糖类产酸,抑制肠道致病菌生长。

2. 血脑屏障

血脑屏障是血-脑脊液屏障的简称,主要由软脑膜、脉络膜、脑毛细血管和星状胶质细胞构成。因其组织结构致密,故能保护中枢神经系统。婴幼儿的血脑屏障发育不完善,较易发生中枢神经系统感染,如流行性脑脊髓膜炎、乙型脑炎等。

3. 胎盘屏障

胎盘屏障由母体子宫内膜的基蜕膜和胎儿绒毛膜共同构成,其作用是防止母体内的病原生物或其毒性产物进入胎儿体内,保护胎儿免受感染。妊娠早期(前3个月),胎盘屏障尚未发育完善,若此时母体感染某些病原体(如巨细胞病毒、风疹病毒等),则可通过胎盘感染胎儿,影响胎儿正常发育,导致流产、胎儿畸形甚至死胎。此外,某些药物也可经胎盘影响胎儿。因此,孕妇在妊娠早期,应尽量防止感染并尽可能不用或少用副作用较大的药物。

(二)吞噬细胞

当病原生物突破机体的屏障结构进入体内后,吞噬细胞即可发挥强大的吞噬作用。

1. 吞噬细胞的种类

吞噬细胞分为两类,一类是小吞噬细胞,即外周血中的中性粒细胞;另一类是大吞噬细胞,即单核吞噬细胞系统,包括血液中的单核细胞和组织器官中的巨噬细胞,如肝脏中的库普弗细胞、肺脏中的尘细胞、骨中的破骨细胞等。

2. 吞噬过程

病原菌侵入机体后,首先被中性粒细胞吞噬破坏,少数未被吞噬的病原菌到达淋巴结后,被其中的巨噬细胞杀灭。吞噬细胞的吞噬、杀菌过程一般分为三个阶段(图2-1)。

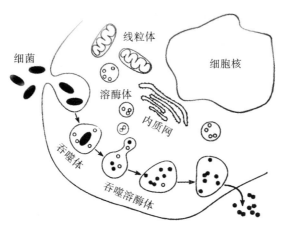

图 2-1 吞噬细胞吞噬和消化细菌的过程示意图

(1)接触 吞噬细胞与病原菌的接触可以是两者偶然相遇,也可通过趋化因子(如补体活化产物 C3a、C5a、C567、白细胞介素、炎症组织分解产物等)的吸引。趋化因子使吞噬细胞向炎症部位做定向移动,有利于吞噬细胞接触细菌。

(2)吞入 吞噬细胞吞入病原体有两种方式,一种是吞噬(phagocytosis),即对较大的颗粒物质如细菌等,吞噬细胞与病原体接触部位的细胞膜内陷,伸出伪足将细菌包绕并摄入细胞质内,形成由部分细胞膜包绕的吞噬体(phagosome);另一种是吞饮(pinocytosis),即对较小的物质如病毒等,其附着处的细胞膜内陷将其包裹在内,形成吞饮体(pinosome)。

(3)杀灭 吞噬体形成后,吞噬细胞胞质中的溶酶体与之靠近,融合形成吞噬溶酶体(phagolysosome),溶酶体内的溶酶体酶(如髓过氧化物酶、碱性磷酸酶、溶菌酶等)可杀灭细菌,而蛋白酶、酯酶、核酸酶、多糖酶等能分解蛋白质、多糖,最后将不能消化的残渣排出吞噬细胞外。

3. 吞噬作用的后果

病原体被吞噬后,由于病原体的种类、毒力和机体的免疫状态不同,可出现不同的吞噬后果,同时造成组织损伤。

(1)完全吞噬 多数细菌被吞噬后,可完全被杀死、消化,称为完全吞噬。如化脓性球菌被吞噬后,5～10 min 死亡,30～60 min 被消化分解。

(2)不完全吞噬 虽然某些胞内寄生菌(如结核分枝杆菌、伤寒沙门菌、军团菌等)或病毒等病原体在缺乏特异性免疫的机体内被吞噬,但病原体不会被杀死,反而在吞噬细胞内生长繁殖,导致吞噬细胞死亡。未破裂的吞噬细胞可保护病原体,抵抗体液中的抗菌物质和抗菌药物的破坏作用,还可随游走的吞噬细胞经淋巴液和血液扩散到其他部位,造成广泛的病变。

(3)组织损伤 在吞噬过程中,吞噬细胞中的溶酶体可释放多种蛋白水解酶和杀菌物质,破坏周围的组织细胞,从而导致组织损伤和炎症反应。

(三)体液中的抗菌物质

正常机体的体液中存在多种抗感染物质,主要有补体、溶菌酶和防御素等。

1. 补体

补体是存在于正常机体血清中的一组具有酶活性的球蛋白,由巨噬细胞、脾细胞和肠上皮细胞产生。补体系统由经典途径、旁路途径或 MBL 途径激活,在机体感染早期、抗体未出现时,发挥趋化、溶解细胞、调理及免疫黏附等作用。

2. 溶菌酶

溶菌酶(lysozyme)是一种低分子碱性蛋白质,广泛存在于人体的血清、唾液、黏膜分泌液等体液中。溶菌酶主要由吞噬细胞产生,作用于革兰阳性菌细胞壁的肽聚糖,破坏细胞壁,从而溶解细菌。革兰阴性菌对溶菌酶不敏感,但若有特异性抗体参与,则溶菌酶也能破坏革兰阴性菌。

3. 防御素

防御素是一类含精氨酸的小分子多肽,其杀菌机制是破坏细菌细胞膜的完整性,导致细菌溶解死亡,主要作用于胞外感染的细菌。

二、特异性免疫

特异性免疫又称获得性免疫(acquired immunity)或适应性免疫(adaptive immunity),是指人出生后,在生活过程中与病原生物及其代谢产物等抗原物质接触后产生的免疫。其特点是:后天获得,经抗原刺激后产生;有明显的特异性,只对相应的病原生物感染有防御作用,免疫效应可因再次接触相同抗原而增强。特异性免疫包括 B 淋巴细胞介导的体液免疫和 T 淋巴细胞介导的细胞免疫两大类。

(一)体液免疫

体液免疫主要通过产生抗体而发挥效应,在抗微生物感染中起着极其重要的作用。B 细胞受抗原刺激后,活化、增殖、分化为浆细胞,浆细胞合成并分泌抗体。体液免疫的效应作用主要表现为以下几个方面:抗毒素对细菌外毒素的中和作用;调理吞噬作用;分泌型免疫球蛋白(secretory immunoglobulin A,sIgA)可阻止病原体黏附;抗体介导的溶菌作用;抗体依赖性细胞介导的细胞毒作用(antibody-dependent cell-mediated cytotoxicity,ADCC)。

(二)细胞免疫

细胞免疫是通过产生效应 T 细胞和细胞因子而发挥效应的免疫应答,主要效应细胞是细胞毒性 T 细胞(cytotoxic T cell,CTL)和 $CD4^+$ Th1 细胞。当效应 T 细胞再次接触相同抗原时,通过 CTL 直接杀伤病原菌。$CD4^+$ Th1 细胞能产生多种细胞因子,通过趋化作用或活化巨噬细胞而吞噬、杀灭病原菌。

(三)抗菌免疫的特点

感染人体的细菌既可寄居于细胞外,也可寄居于细胞内,前者占绝大部分,称为胞外菌,后者称为胞内菌。针对不同类型的细菌感染,机体的特异性免疫通过不同的方式发挥免疫效应。

1. 抗胞外菌感染的免疫

胞外菌主要寄居于细胞外的血液、组织液、淋巴液等体液中或宿主细胞表面,抗胞外菌的免疫以体液免疫为主,通过抗体及补体的调理作用杀灭细菌而发挥抗胞外菌感染的免疫效应。

2. 抗胞内菌感染的免疫

宿主细胞的屏障作用使特异性抗体不能进入细胞内发挥免疫作用,因此,抗胞内菌感染主要依靠细胞免疫。如结核分枝杆菌、伤寒沙门菌等侵入宿主细胞内,被

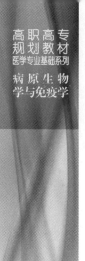

吞噬细胞吞噬后产生不完全吞噬，主要通过 Th1 细胞和 CTL 细胞清除胞内菌。

3. 抗外毒素感染的免疫

外毒素感染机体后产生的抗毒素能中和外毒素的毒性作用，且外毒素和抗毒素结合而成的免疫复合物可被吞噬细胞吞噬清除。

第四节　感染的发生与发展

一、感染的种类与传播途径

(一)感染的种类

根据病原体的来源不同，将感染分为外源性感染(exogenous infection)和内源性感染(endogenous infection)。

1. 外源性感染

感染的病原体来源于宿主体外，多见于毒力较强的病原体，称为外源性感染。外源性感染的传染源有：

(1)患者　患者是传染病的主要来源，从疾病的潜伏期到恢复期，均有可能具有传染性。对患者及早作出诊断和隔离，并采取防治措施，对控制传染病有重要意义。

(2)带菌者　有些人感染病原体但无临床表现或症状很轻，称为带菌者(carrier)。带菌者能将病原体传给他人，且无临床症状，不易被察觉，是重要的传染源，故其危害性超过患者。因此，及时发现带菌者并进行隔离和治疗，对防控传染病的流行具有重要意义。

(3)病畜及带菌动物　因一些引起人兽共患病的病原体可由被感染的动物传染给人，如鼠疫、炭疽等，故应对动物传染源加强管理。

2. 内源性感染

感染的病原体主要是指来自机体内的正常菌群，少数是以潜伏状态存在于体内的病原菌。当机体长期大量使用广谱抗生素导致菌群失调或机体免疫功能降低时，如艾滋病患者、癌症晚期患者及器官移植使用免疫抑制剂者等，均易发生内源性感染。

根据感染发生的场所不同，将感染分为社会感染和医院感染。社会感染是指患者在医院外发生的感染，自然因素(季节、气候、温度、湿度和地理条件等)和社会因素(战争、灾难、卫生状况等)均对社会感染产生影响。

(二)传播途径

不同的传染源可经不同的传播途径在人、动物和环境之间进行传播,常见的传播途径包括:

1. 呼吸道传播

如肺结核、白喉、百日咳等呼吸道传染病患者或带菌者通过咳嗽、喷嚏或大声说话等方式,将含有病原菌的飞沫散布到空气中,易感者通过吸入而感染。此外,也可通过气溶胶或吸入含有病原菌的尘埃而引起感染。

2. 消化道传播

伤寒、痢疾、霍乱等胃肠道传染病往往经消化道摄入被患者或带菌者排泄物污染的食品、饮水而感染,即"粪—口传播途径"。

3. 皮肤黏膜创伤传播

某些细菌如金黄色葡萄球菌、链球菌、铜绿假单胞菌等可入侵皮肤黏膜的微小伤口而引起化脓性感染。存在于土壤、机体粪便中的破伤风梭菌、产气荚膜梭菌等可进入深部伤口,芽孢发芽形成繁殖体而使机体致病。

4. 性接触传播

性接触传播指通过人类性行为引起的传播,所致疾病统称为性传播疾病(sexually transmitted diseases,STD),包括淋病、梅毒等。

5. 节肢动物媒介传播

有些传染病可通过节肢动物叮咬传播,如鼠蚤叮人吸血可传播鼠疫,虱传播流行性斑疹伤寒等。

6. 多途径传播

某些细菌可经多途径传播而引起疾病,如结核分枝杆菌、炭疽杆菌等能通过呼吸道、消化道、皮肤创伤等方式感染。

二、感染的类型

在感染的发生、发展与结局中,病原菌的致病性和机体的抗菌免疫相互作用,根据双方力量的对比,感染可出现不同的类型和临床表现,并处于相互转化的动态之中。

(一)不感染

当机体的免疫力强,或侵入的病原菌毒力弱、数量少,或侵入的门户不合适时,病原菌很快被机体的免疫力消灭,即不感染。

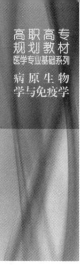

(二)隐性感染

当机体的免疫力较强,或侵入的病原菌数量较少、毒力较弱时,感染后对机体的损害较轻,不出现明显的临床症状,称为隐性感染或亚临床感染。在大多数传染病的流行中,隐性感染者占人群总数的90%以上。隐性感染后,机体一般可获得特异性免疫,能防御同种病原菌的再次感染。结核、伤寒、白喉等疾病常有隐性感染。

(三)潜伏感染

当机体与病原菌双方的力量暂时处于平衡状态时,病原菌潜伏于病灶内,通常不出现在血液、排泄物或分泌物中,称为潜伏感染。但当机体免疫力降低时,潜伏的病原菌可繁殖而致病。

(四)显性感染

当机体的抗菌免疫力较弱,或侵入的病原菌数量较多、毒力较强时,机体的组织细胞受到不同程度的病理损害,生理功能也发生了改变,并出现明显的临床症状和体征,称为显性感染。显性感染的具体类型如下:

1. 根据病情缓急不同,显性感染可分为急性感染和慢性感染

(1)急性感染　发病急,症状明显,病程较短,一般数日至数周;病愈后,病原菌可从宿主体内消失,如霍乱弧菌引起的霍乱、脑膜炎奈瑟菌引起的流脑等。

(2)慢性感染　发病缓慢,病程较长,可持续数月至数年;多由胞内寄生菌引起,如结核分枝杆菌、麻风分枝杆菌等。

2. 根据感染部位不同,显性感染可分为局部感染和全身感染

(1)局部感染　病原菌侵入机体后只局限在机体的一定部位生长繁殖,从而引起局部病变,如金黄色葡萄球菌引起的疖、痈等。

(2)全身感染　病原菌侵入机体后,病原菌或其毒素向全身播散,引起全身性症状。临床上常见以下几种情况:

1)菌血症(bacteremia)。病原菌由原发部位侵入血流,但未在血流中繁殖,只是短暂地通过血流到达体内合适部位后再繁殖而致病,如伤寒早期出现的菌血症。

2)毒血症(toxemia)。病原菌侵入宿主机体后只在局部生长繁殖,细菌不进入血流,但其产生的外毒素可进入血流,到达易感的组织和细胞,引起特殊的毒性症状,如白喉、破伤风等。

3)败血症(septicemia)。病原菌侵入血流并在其中进行大量的生长繁殖,产生毒性产物,引起全身中毒症状,如高热、皮肤和黏膜淤斑、肝脾大等。

4)脓毒血症(pyemia)。化脓性细菌侵入血流后大量繁殖,并通过血液循环扩散至其他组织或器官,引起新的化脓性病灶。如金黄色葡萄球菌引起的脓毒血症,常导致多发性肝脓肿、皮下脓肿或肾脓肿等。

5)内毒素血症(endotoxemia)。革兰阴性细菌侵入血流并在其中大量繁殖,裂解后释放内毒素,或病灶内细菌死亡后释放内毒素入血,引起中毒症状。

(五)带菌状态

机体在显性感染或隐性感染后,病原菌并未立即消失,而是在体内继续存留一定时间,与机体免疫力处于相对平衡状态,称为带菌状态。处于带菌状态的人称为带菌者。带菌者包括以下两种:

1. 健康带菌者

健康带菌者即机体内携带有病原菌的健康人。

2. 恢复期带菌者

恢复期带菌者即机体患传染病后,在短期内仍留存病原菌。人在患伤寒、白喉等病后常出现带菌状态。

带菌者虽无临床症状,但会经常或间歇排出病原菌,是重要的传染源。因此,及时检出带菌者并进行隔离和治疗,对控制传染病的流行和消灭传染病具有重要意义。

案例分析

伤寒玛丽——带菌者

案例:"伤寒玛丽"出生于爱尔兰。1906年夏天,纽约的银行家华伦带着全家去度假,雇用玛丽做厨师。不久,华伦的一个女儿最先感染了伤寒。接着,华伦夫人、两个女佣、园丁和另一个女儿相继感染。他们的房子住了11个人,其中有6个人患病。房主想方设法找到了有处理伤寒疫情经验的专家索柏。索柏经过调查,将目标锁定在玛丽身上。他发现玛丽在7年中更换7个工作地点,而每个工作地点都曾暴发过伤寒病。玛丽相继传染多人,医院检验后证实玛丽感染了伤寒沙门菌,最终被隔离在纽约附近一个小岛的传染病房。医生对玛丽使用了可以治疗伤寒病的所有药物,但伤寒沙门菌却一直顽强地存在于她的体内。最终玛丽于1938年11月死于肺炎而非伤寒。为何玛丽自己不发病,却能感染别人呢?

解析:"伤寒玛丽"是健康带菌者,细菌与其免疫力处于相对平衡状态,本身无临床表现,但体内携带病原菌,仍可作为重要的传染源,而她的职业恰好是厨师,通过污染的食物传染给他人而导致感染。

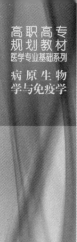

第五节 医院感染

医院感染(hospital infection, nosocomial infection)是指各类人群(包括住院患者及门诊患者、医务人员、陪护者和探视者等,但主要是患者)在医院内所获得的感染,又称为医院内感染或医院内获得性感染。医院感染发生的时间是指患者住院期间及出院后不久,因此,医院感染不包括患者在入院前已发生的或入院时处于潜伏期的感染,若此次入院发生的感染与前次住院有直接关系,也称为医院感染。

在复杂的医疗活动中,各种医疗手段、抗生素的不合理使用和一些侵入性诊疗操作的应用,都会使患者的免疫力下降、耐药菌株及条件致病菌感染增加,导致医院感染率和死亡率居高不下,严重影响医疗质量,加重患者和国家的经济负担。据世界卫生组织公布的数据,全球医院感染率为 7.4%~10.94%,其中,我国的医院感染率为 10%,支出的医疗费用为 100 亿~150 亿美元,每年医院感染的病例大约为 500 万。由此可见,医院感染已成为一个突出的公共卫生问题,加强对医院感染的预防和控制具有极其重要的临床意义。

一、医院感染的分类

根据感染的病原体不同,将医院感染分为外源性医院感染和内源性医院感染两大类。

1. 外源性医院感染

外源性医院感染是指患者在医院内因非自身存在的微生物入侵而发生的感染,包括交叉感染和医源性感染两种,前者可由患者之间或患者与医护人员之间直接或间接接触引起,尤其是经手方式而发生的感染;后者指患者通过污染的空气或接触到污染的设施而发生的感染。

2. 内源性医院感染

内源性医院感染是指患者在医院内由体内正常菌群和潜伏的病原微生物在一定条件下繁殖而引起的感染。

二、医院感染常见的微生物

引起医院感染的病原体种类很多,包括细菌、病毒、真菌、衣原体、支原体和寄生虫等,其中细菌占 90% 以上,以革兰阴性杆菌居多,这些微生物的种类可随抗菌药物品种不同而发生改变。引起医院感染的病原体主要是条件致病菌,既有来自患者体内的机会致病菌,也有来自医院环境中的病原微生物。这些微生物大多具有耐药性,有些还具有多重耐药性。导致医院感染的常见微生物见表2-4。

表 2-4　医院感染常见的微生物

感染类型	常见的微生物
呼吸道感染	金黄色葡萄球菌、肺炎链球菌、流感嗜血杆菌、结核分枝杆菌、鲍曼不动杆菌、呼吸道病毒等
胃肠道感染	沙门菌、宋内志贺菌、肠道病毒、甲型肝炎病毒等
泌尿道感染	大肠埃希菌、变形杆菌、克雷伯菌、沙雷菌、铜绿假单胞菌、肠球菌、白假丝酵母菌等
伤口及皮肤感染	金黄色葡萄球菌、链球菌、变形杆菌、厌氧菌、铜绿假单胞菌、凝固酶阴性葡萄球菌等

三、医院感染的预防和控制

目前,国际上普遍认为易感人群、环境和病原微生物是发生医院感染的主要因素,而医院感染的危险因素是易感对象、诊疗技术、侵入性检查与治疗,因此,预防和控制医院感染最有效的措施是控制医院感染的危险因素。我国制定和颁布了一系列法规来防控医院感染,具体措施包括:

1. 健全和完善相关管理制度

加强宣传教育,使医务人员充分认识到医院感染的危害性和广泛性,认真执行有关制度,降低医院感染的发生率。

2. 消毒灭菌

在常规医疗过程中,严格执行无菌操作技术;加强对医院中心供应室和各临床科室的消毒;对接触人体组织器官的医疗用品进行灭菌;对污染的医疗器械和物品应先消毒后清洗,再消毒或灭菌;注意手部皮肤的消毒;消毒灭菌后应进行效果监测等。

3. 隔离预防

隔离预防是防止病原体由病人或携带者传给其他人群的一种保护性措施。医院感染的隔离预防应以切断传播途径为制定措施的依据,同时考虑病原体和宿主因素的特点。

4. 合理使用抗菌药物

抗菌药物是医院内应用最广泛的一类药物,抗菌药物使用不当是造成医院感染的重要原因。因此,合理使用抗菌药物是降低医院感染率的有效手段。医生应根据药敏试验结果,合理选药,规范给药途径,避免耐药菌株的产生。护士应了解各种抗菌药物的药理作用和配伍要求,准确执行医嘱,并注意观察患者用药后的反应。

除以上措施外,还应加强对医院重点部门的密切监测和预报,如急诊室、重症监护室、手术室、婴儿室、治疗室、检验科、供应室等。另外,对一次性使用的医用器具、医院污物等应按照有关规定和要求进行规范化管理或销毁处理,从而切断医院感染的传播途径,有效地预防和控制医院感染。

小结

微生物广泛分布于土壤、水、空气等自然界及人体中。正常人体的体表以及与外界相通的腔道的黏膜上存在着正常菌群。正常菌群在特定条件下可引起疾病,称为条件致病菌。正常菌群中的种类、数量和比例发生较大的变化,称为菌群失调。菌群失调严重时可产生一系列临床表现,称为菌群失调症。

细菌的致病性与细菌的毒力、侵入数量和侵入途径有密切的关系。构成毒力的物质是侵袭力和毒素。细菌的外毒素与内毒素的主要区别包括来源、化学成分、稳定性、抗原性及毒性作用的差异。

机体的抗菌免疫分为非特异性免疫和特异性免疫,前者包括屏障结构、吞噬细胞和体液因素;后者包括细胞免疫和体液免疫两种。

感染的来源分为外源性感染和内源性感染,它们通过各种不同的途径传播。感染的类型可分为隐性感染、潜伏感染、显性感染和带菌状态,全身感染包括菌血症、败血症、毒血症、脓毒血症和内毒素血症。

医院感染是指各类人群在医院内所获得的感染。预防和控制医院感染的措施有健全和完善相关管理制度;严格消毒灭菌,执行无菌操作;隔离预防;合理使用抗菌药物。

思考题

1. 名词解释:条件致病菌、菌群失调(症)、类毒素、菌血症、毒血症、败血症、脓毒血症、医院感染。
2. 简述构成细菌致病性的因素。
3. 比较细菌内毒素和外毒素的主要区别。
4. 简述机体非特异性免疫的组成。
5. 如何控制医院感染?

(楼 研)

第三章 细菌感染的检查方法与防治原则

>**学习目标**
>
>1.掌握：革兰染色的基本步骤及实际意义。
>2.熟悉：抗酸染色、细菌的分离培养、生化鉴定。
>3.了解：细菌的其他检查方法、防治原则。
>4.其他：熟练掌握革兰染色的基本技能。学会应用相关知识解决细菌性疾病标本的采集、保存和送检。

第一节 细菌感染的检查方法

细菌感染性疾病应根据临床表现，采集不同标本，选择敏感特异的检查方法，尽早进行实验室诊断。其目的是通过病原体的分离鉴定及患者的免疫应答测试等，对传染性疾病作出病原学诊断，并根据实验室检查结果进行合理的药物治疗与防护。细菌感染的实验室检查程序包括标本的采集、标本直接镜检、分离培养、生化鉴定、血清学鉴定、分子生物学检测等，如图3-1所示。

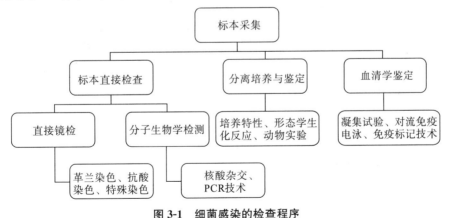

图3-1 细菌感染的检查程序

一、标本的采集与送检原则

标本的采集与送检是病原菌检测的第一步，其质量直接影响检测结果的准确性，因此，应遵循以下几个原则。

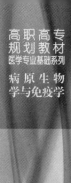

(一)无菌采集

采取标本时应注意无菌操作,尽量避免杂菌的污染。盛装标本的容器和采集器应先灭菌或使用一次性无菌容器。采取局部病变处的标本时宜用无菌生理盐水冲洗,擦拭干后再取标本。

(二)早期采集

采集标本最好在发病1~2天内采集,早期采集的标本中活细菌的含量高,检出率高。而且要在使用抗菌药物之前采集,否则这种标本在分离培养时要加入药物对抗剂。例如,磺胺使用者的标本应加入对氨基苯甲酸,青霉素使用者的标本应加青霉素酶等。但有时采集标本的时间也要根据疾病的不同病程所排出病原体的有无和部位作调整,如可疑伤寒患者在病程的1~2周内采集血液,而2~3周则采集粪便和尿液。

(三)采集代表性标本

根据病原菌在机体内的分布、繁殖和排出部位不同,采取不同的标本。对创伤感染者,应采取深部伤口炎症渗出液;对呼吸道感染者,一般采集鼻、咽拭子或含漱液;对肺炎患者,应取下呼吸道灌洗液;对肠道感染者,应采集呕吐物和粪便;对神经系统感染者,应无菌抽取脑脊液;对发疹性疾病患者,应采集疱疹内液;对败血症患者,应采血。例如,可取流行性脑膜炎患者的淤点、血液或脑脊液;应采集细菌性痢疾患者沾有脓血的粪便。

(四)标本必须新鲜,采集后尽快送检

大多数细菌应冷藏送检,但有些细菌如脑膜炎奈瑟菌、淋病奈瑟菌对低温和干燥极其敏感,因此,该类标本应注意保温、保湿,尽量在床边接种。粪便标本常加入甘油缓冲盐水保存液。

(五)标本标注

检查容器应贴上标签,并在相应化验单上详细填写检验项目、标本种类及临床诊断,以供检验室参考。对怀疑为高危传染病(如艾滋病)患者的血液及体液标本,应加以特殊标记,以便在运送和处理标本时注意生物安全。

二、标本直接镜检

对在形态与染色性上具有特征性的病原菌,应采取直接涂片镜检的方法,这样有助于逐步诊断。

(一)不染色标本检查法

不染色标本检查法是指直接用普通显微镜或暗视野显微镜观察活菌的形态大小以及运动情况,主要用于观察细菌的动力。常用的方法有压滴法和悬滴法。

(二)染色标本检查法

染色是最常用的细菌形态检查法,经染色的细菌标本,可看清细菌的外形及某些结构。由于细菌的等电点为 pH 2～5,在中性、碱性或弱酸性溶液中多带负电荷,且易与带正电荷的碱性染料结合,因此,细菌染色多用碱性苯胺染料,如美蓝、碱性复红、结晶紫等。常用的染色法有革兰染色与抗酸染色。

三、分离培养

除少数细菌能根据染色性和形态明确鉴定外,绝大多数细菌需用分离培养方法获得纯种病原菌,然后进一步鉴定,这是诊断细菌性感染最可靠的方法。在培养过程中,根据细菌生长条件、菌落形态、色素、溶血性、气味等特征可对细菌进行初步识别,如乙型链球菌需在血琼脂平板上生长,菌落小而透明,周围有完全溶血环。从血液、脑脊液等无菌部位采取的标本,可直接接种至营养丰富的液体或固体培养基中。从正常菌群存在的部位采取的标本应接种至选择培养基或鉴别培养基;培养温度为 37 ℃,孵育 16～20 h 后,大多数细菌生长旺盛并形成可见菌落,少数细菌生长繁殖速度较慢,如结核分枝杆菌需 4～8 周才长成可见菌落。分离培养的阳性率一般比直接涂片镜检高,但耗时较长。因此,遇到白喉等急性传染病时,可根据患者临床症状及直接涂片镜检结果作出逐步诊断并及时治疗,不必等待分离培养结果,以免延误治疗时机。

四、生化鉴定

生化反应常用来鉴别一些在形态和其他方面不易区分的细菌。例如,肠道杆菌多为 G^- 菌,其形态和菌落很相似,可利用不同种类的糖或氨基酸作为培养基质进行生化反应,其结果可以作为进一步鉴定的依据。生化反应鉴定虽然可靠,但时间较长,因此,临床现已采用生化反应试剂盒及自动化的细菌鉴定系统。

五、血清学鉴定

血清学鉴定一般适用于抗原性较强及病程较长的传染病的诊断,因为从机体感染到血清中检出抗体常需 2 周时间。血清学诊断不能只凭一次效价较高就作出诊断,通常需在感染早期和恢复期取双份血清,如果恢复期血清效价比早期升高4倍或以上,则有诊断意义。血清学试验包括直接检测病原体和间接检测特异性抗原。利用含有已知特异性抗体的免疫诊断血清与分离培养的未知纯种细菌进行血清学实验,可以确定致病菌的种或型。常用的方法有玻片凝集试验,利用该方法一般在数分钟内即可得出结果。近年来,免疫标记技术、对流免疫电泳、协同凝集、间接凝集等试验的广泛应用显著提高了检测的敏感性,可快速、灵敏地检测标本中微量致病菌的特异性抗原。另外,即使患者已使用抗生素等药物,标本中的细菌被抑制不易培养成功,这些试验仍可检出其特异性抗原,从而有助于确定病因。

六、动物实验

动物实验主要用于某些疑难、新的病原菌的分离鉴定及菌株的产毒性测定和科学研究。常见的实验动物有小鼠、豚鼠和家兔等。实验应要求选用一定体重和年龄的具有高度易感性的健康动物。接种途径有皮内、皮下、腹腔、肌肉、静脉、脑内和灌肠等。接种后应仔细观察动物的进食量、精神状态、局部变化、体重、体温和血液变化等指标,同时检查病变及死亡情况。动物实验不仅可以观察细菌的致病性,还可以通过接种易感动物获得纯培养,从而分离致病菌。

七、分子生物学技术

随着分子生物学技术在临床检验领域的应用,近年来发展了一系列快速细菌鉴定检测技术,如核酸杂交和PCR技术。这些技术的优点是不依赖细菌培养,可从分子水平上检测标本中病原菌的有关基因。

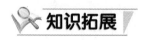 **知识拓展**

药物敏感试验

药物敏感试验简称药敏试验(或耐药试验),旨在了解病原微生物对各种抗生素的敏感(或耐受)程度,以指导临床合理选用抗生素药物。若一种抗生素用很小的剂量便可抑制、杀灭致病菌,则称该种致病菌对该抗生素"敏感";反之,则称为"不敏感"或"耐药"。其大致方法是:从患者的感染部位采取含致病菌的标本,接种在适当的培养基上,于一定条件下培养;同时将分别沾有一定量的各种抗生素的纸片贴在培养基表面(或用不锈钢圈,内放定量抗生素溶液),培养一定时间后观察结果。由于致病菌对各种抗生素的敏感程度不同,因而在药物纸片周围出现不同大小的抑制病菌生长而形成的"空圈",称为抑菌圈。抑菌圈大小与致病菌对各种抗生素的敏感程度成正比关系。于是,可以根据试验结果有针对性地选用抗生素。近年来已有自动化的药敏试验仪器问世,可使试验更加迅速、准确。

第二节 细菌感染的防治原则

一、一般性预防措施

一般性预防措施主要是控制传染源和切断传播途径,即及时发现带菌者,消灭带菌动物,隔离治疗患者;注意个人卫生和个人防护,严格执行无菌操作,防止交叉感染;做好医疗器械和污染物品的消毒灭菌;保护水源,加强食品卫生监督,加强粪便管理等。

二、特异性防治

特异性防治主要是提高人群免疫力,包括人工主动免疫和人工被动免疫。前者主要用于疾病的预防,后者主要用于疾病的紧急预防和治疗。人工主动免疫常用的生物制品有疫苗和类毒素,如伤寒疫苗、乙脑疫苗、狂犬疫苗、卡介苗、麻疹疫苗、白喉类毒素、破伤风类毒素等。人工被动免疫常用的生物制品有抗毒素、抗菌血清、丙种球蛋白及细胞免疫制剂,如破伤风抗毒素、肺炎链球菌抗菌血清、转移因子、干扰素等。

三、抗菌药物治疗

抗菌药物是指具有杀菌或抑菌活性的抗生素和化学合成药物。它们的抗菌谱广、抗菌活性强,已经成为临床应用最广泛的抗感染治疗药物。抗菌药物在挽救无数生命的同时,也出现了因不合理应用而导致的诸多后果,如不良反应增多、细菌耐药性增长以及二重感染等,给患者的健康乃至生命造成重大威胁。因此,在临床实践中应做到以下几点:治疗前应做药物敏感试验,根据感染致病菌种类及药物敏感试验结果,选用最敏感的抗菌药物进行治疗;严格掌握适应证,合理使用抗菌药物,用药要足量,疗程要合适,从而彻底杀灭细菌;做好消毒灭菌工作,避免耐药菌的交叉感染。

小 结

细菌感染的实验室检查包括标本的采集、标本直接镜检、分离培养、生化鉴定、血清学鉴定、分子生物学检测等基本程序。其中,革兰染色是最常用的染色方法。同时,应根据实验室检查的结果选用合理的抗菌药物、适当的措施进行细菌感染性疾病的防治。

思考题

1. 简述标本采集与送检的基本原则。
2. 简述革兰染色的主要步骤及实际意义。

（盛亚琳）

第四章 消毒、灭菌与生物安全

> **学习目标**
>
> 1. 掌握：消毒、灭菌、无菌、无菌操作等基本概念；高压蒸汽灭菌法和紫外线消毒法的机理与用途。
> 2. 熟悉：热力灭菌法、化学消毒与灭菌法；影响消毒灭菌效果的因素。
> 3. 了解：病原微生物的分类和实验室生物安全及其意义。
> 4. 其他：熟练掌握无菌操作的基本技能。学会应用相关知识在微生物实验及临床工作中选择正确的消毒灭菌方法。

细菌广泛存在于自然界并不断受环境中各种因素的影响，适宜的环境能促进细菌生长繁殖；反之，则抑制细菌生长，引起细菌变异甚至杀灭细菌。因此，利用理化因素对细菌的影响进行消毒灭菌是非常重要的。消毒灭菌的常见术语有：

1. 消毒

消毒（disinfection）是指杀灭物体上病原微生物的方法。用于消毒的化学药品称为消毒剂。

2. 灭菌

灭菌（sterilization）是指杀灭物体上所有微生物的方法，杀灭包括细菌芽孢在内的全部病原微生物和非病原微生物。

3. 无菌

物体中无活的微生物存在，称为无菌（asepsis）。防止微生物进入机体或物体的操作方法，称为无菌操作（aseptic technique）。外科手术、医疗技术操作和微生物实验过程中均需严格执行无菌操作。

4. 防腐

防腐（antisepsis）是指防止和抑制微生物生长繁殖的方法。用于防腐的化学药物称为防腐剂。许多化学制剂在低浓度时是防腐剂，在高浓度时则为消毒剂。

消毒与灭菌的方法可分为物理方法和化学方法两大类。

第一节 物理消毒灭菌法

一、热力灭菌法

热力灭菌法分为湿热灭菌和干热灭菌两类。在同一温度下,湿热的杀菌效果比干热好,其原因是湿热的穿透力比干热强;湿热情况下细菌菌体吸收水分,蛋白质含水量多,遇热后易凝固变性;热蒸汽接触到被灭菌物品由气态变为液态时放出的潜热,能迅速提高被灭菌物品的温度。常用方法有以下几种。

(一)干热灭菌法

1. 焚烧

焚烧即在焚烧炉内灭菌,适用于被病原微生物污染的废弃物品或动物尸体等。

2. 烧灼

烧灼用火焰灭菌,适用于微生物学实验室的接种环、试管口、瓶口等的灭菌。

3. 干烤

干烤利用干烤箱灭菌,通常加热至160~170 ℃维持2 h即可达到灭菌的目的;适用于高温下不变质、不损坏、不蒸发的物品,如玻璃器皿、瓷器、金属物品、某些粉剂药物等的灭菌。

(二)湿热灭菌法

湿热灭菌法是最常用的消毒灭菌方法,主要有以下四种方法。

1. 高压蒸汽灭菌法

高压蒸汽灭菌法是一种最常用、最有效的灭菌方法,在高压蒸汽灭菌器内进行,通常压力为103.4 kPa(1.05 kg/cm^2)时,灭菌器内温度可达121.3 ℃,维持15~20 min,即可杀灭所有细菌的繁殖体和芽孢。此法适用于耐高温、耐潮湿的物品,如手术衣、敷料、手术器械、生理盐水及普通培养基等。

2. 巴氏消毒法

巴氏消毒法因由法国科学家巴斯德创用而得名,采用较低温度杀灭液体中的病原菌或特定微生物,而不影响被消毒物品的营养成分。加热温度为61.1~62.8 ℃,维持30 min,或71.7 ℃维持15~30 s,常用于牛奶、酒类的消毒。

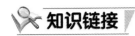

知识链接

脉动真空蒸汽灭菌器

脉动真空蒸汽灭菌器又称预真空压力锅,操作方法是,采用真空泵把锅内空气抽尽达到真空状态,然后导入蒸汽,使蒸汽在锅内迅速扩散和渗入锅内物品的深部,以达到有效的灭菌目的。其消毒时间为高压蒸汽灭菌法的1/3;灭菌效果比高压蒸汽更可靠,且操作方便;破坏消毒物品的程度轻;灭菌后的敷料包接近干燥,取出后即可使用。

3. 煮沸法

煮沸法是指将待灭菌物置于沸水中灭菌的方法。水温为100 ℃时维持5 min,可杀死细菌的繁殖体,而杀死芽孢则需1~2 h。如在水中加入2%碳酸氢钠,将沸点提高至105 ℃,既可提高杀菌力,又能防止金属器械生锈。此法主要用于食具、饮用水、刀剪、注射器和一般外科器械的消毒。

4. 流通蒸汽消毒法

流通蒸汽消毒法是利用蒸笼或阿诺蒸锅进行消毒,温度不超过100 ℃,经15~30 min可杀死细菌繁殖体。此法可用于一般外科器械、注射器、食具等的消毒。把经过流通蒸汽消毒的物品放置在37 ℃孵箱过夜,使芽孢发育成繁殖体,次日再经流通蒸汽加热杀灭繁殖体,如此重复3次以上,可达到灭菌的目的。此法称为间歇灭菌法,适用于不耐高温的含糖、牛奶等培养基的灭菌。

二、辐射杀菌法

1. 紫外线与日光

波长为200~300 nm的紫外线具有杀菌作用,其中以265~266 nm的紫外线杀菌力最强。紫外线主要作用于DNA,干扰DNA复制,导致细菌变异或死亡。紫外线的穿透力弱,普通玻璃、纸张、尘埃等均能阻挡紫外线,故紫外线只适用于手术室、婴儿室、烧伤病房、传染病房、无菌制剂室、微生物接种室的空气消毒和物品的表面消毒。应用人工紫外灯时有效距离不超过3 m,照射时间为1~2 h。杀菌波长的紫外线对眼睛和皮肤有损伤作用,所以,不要在紫外灯照射时工作。日光消毒是最简便、最经济的方法,日光主要依靠其中的紫外线起杀菌作用。患者的衣服、被褥、书报等经日光直接暴晒数小时,可杀死大部分微生物。

2. 电离辐射

电离辐射包括高速电子、X射线、γ射线等。足够剂量的电离辐射能破坏细菌的DNA,对细菌有致死作用,常用于一次性医用塑料制品的消毒,也可用于食品、药品、生物制品的消毒。

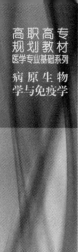

三、过滤除菌法

过滤除菌法是用物理阻留的方法将液体和气体中的细菌去除,以达到无菌的目的。所用的器具是滤菌器,滤菌器含有微细小孔,只允许液体或气体通过,而大于孔径的细菌等颗粒不能通过。该法主要用于不耐热的血清、抗毒素、生物药品以及空气等的除菌(但不能除去更小的病毒、支原体和某些L型细菌)。

第二节 化学消毒灭菌法

一、常用消毒剂的种类与用途

因为消毒剂对细菌和人体细胞都有毒性作用,所以只能外用,主要用于体表、医疗器械、排泄物和周围环境的消毒。常用消毒剂的种类见表4-1。

表4-1 常用消毒剂的种类、浓度与用途

常用消毒剂种类	浓度	用途
重金属盐类	2%红汞	皮肤黏膜的小创伤消毒
	0.1%硫柳汞	皮肤、手术部位消毒
	1%硝酸银	新生儿滴眼可预防淋球菌感染
氧化剂	0.1%高锰酸钾	皮肤黏膜、蔬菜、水果、食具等消毒
	3%过氧化氢	皮肤黏膜、创口消毒
	0.2%~0.5%过氧乙酸	塑料、玻璃器材消毒
	2.0%~2.5%碘酒	皮肤消毒
	2.0%~2.5%碘酊	皮肤、伤口消毒
	0.2~0.5 mol/L 氯	饮水及游泳池消毒
	10%~20%漂白粉	厕所地面与排泄物消毒
醇类	70%~75%乙醇	皮肤、体温表消毒
醛类	10%甲醛	物品表面、空气消毒
	2%戊二醛	精密仪器、内窥镜等消毒
酚类	3%~5%苯酚	地面、器具表面消毒
	2%来苏	皮肤消毒
表面活性剂	0.05%~0.1%新洁尔灭	外科手术消毒、皮肤黏膜消毒、浸泡手术器械
	0.05%~0.1%度米芬	皮肤创伤冲洗和金属器械、塑料、橡皮类消毒
酸碱类	5~10 mL/m³ 醋酸加等量水蒸发	空气消毒
	生石灰按1:4或1:8比例加水配成糊状	排泄物及地面消毒
染料类	2%~4%甲紫	浅表创伤消毒

二、消毒剂的作用机制

1. 促使菌体蛋白质变性或凝固

如重金属盐类、氧化剂、醇类、醛类、酚类、酸碱类等。

2. 干扰或破坏细菌的酶系统和代谢

如某些氧化剂、重金属盐类与细菌酶蛋白中的巯基结合,使酶失去活性。

3. 改变细菌细胞壁或细胞膜的通透性,使胞质中重要代谢物质溢出,导致细菌死亡

如酚类、表面活性剂等。

第三节 影响消毒灭菌效果的因素

一、消毒剂的性质、浓度和作用时间

各种消毒剂的理化性质不同,对微生物作用的大小也不一样,如表面活性剂对革兰阳性菌的杀菌效果比对革兰阴性菌好;甲紫对葡萄球菌的作用强。一般消毒剂浓度越大,作用时间越长,消毒效果也越好,但乙醇除外。

二、微生物的种类与数量

不同种类的细菌对消毒剂的敏感性不同,如结核分枝杆菌对酸碱的抵抗力比其他细菌强,但对75%乙醇敏感;幼龄菌比老龄菌对消毒剂敏感;细菌的芽孢比繁殖体的抵抗力强;细菌的数量越多,消毒所需时间越长。

三、环境因素

环境中的有机物对细菌有保护作用,同时能与消毒剂发生化学反应,因而减弱消毒剂的杀菌效力。因此,在临床中消毒皮肤及器械时,须先清洁干净再消毒。对于痰、粪便等的消毒,应选用受有机物影响小的消毒剂,如漂白粉、生石灰、酚类化合物等。

四、温度和酸碱度

温度升高可提高消毒效果,例如,用2%戊二醛杀灭每毫升含10^4个炭疽芽孢杆菌的芽孢,20 ℃时需15 min,40 ℃时需2 min,56 ℃时仅需1 min。另外,消毒剂的杀菌效果还受pH的影响,如新洁尔灭的灭菌效果是pH愈低时所需浓度愈高,当pH为3时所需浓度较pH为8时高10倍左右。

第四节 生物安全

一、实验室生物安全及其重要意义

实验室生物安全(laboratory biosafety)是指为避免从事病原微生物实验活动的实验室对公众、工作人员及相关人员的伤害和对环境及操作对象的污染等而采取的综合措施。世界卫生组织于2004年正式发布《实验室生物安全手册(第3版)》,明确了生物安全操作规范。国务院于2004年11月发布的《病原微生物实验室生物安全管理条例》标志着我国病原微生物实验室生物安全管理走上了法制化轨道。建立生物安全实验室的重要意义包括:

1. 建立病原微生物研究安全平台的需要

建立生物安全实验室的直接目的是保证实验人员不受伤害,保护环境和公众的健康,保护实验因子不受外界因子的污染,建立科学、安全的研究传染病的平台。

2. 传染病的预防与控制的需要

新中国成立以来,传染病防治作为卫生工作的重要组成部分,取得了巨大成就。但是,随着世界环境的变化,我们正面临着新的挑战。近二三十年来,新传染病不断出现,一些曾被控制的传染病有死灰复燃之势。据不完全统计,全球发现的32种新传染病有一半以上已经在我国出现。2002年,首次出现在广州的"传染性非典型性肺炎(SARS)"就是其中一例。有些新出现的传染病如埃博拉出血热、马尔堡出血热、拉萨热等都是目前无法治疗的烈性传染病,一旦传入我国,后果不堪设想,因此,必须提高实验室研究能力。

3. 生物防护(国防)的需要

20世纪以来,生命科学与技术异军突起、日新月异,取得了极为辉煌的成就。但是,与此同时,它也可能带来生物(战)恐怖、生物事故、生物灾难、新发传染病、动物疫病等生物威胁,给国家安全、社会稳定、人民健康、经济发展带来严峻挑战。生物国防已经成为人类最为关心的话题之一,生物安全实验室的建立无疑将加强我们的生物国防。

4. 医院感染控制的需要

全球范围内,医院感染已经成为严重的公共卫生问题。2003年,在SARS流行期间,我国医院内感染病例占患者总数的20%左右,医护人员高比例的感染造成了社会的极大恐慌。因此,临床检验工作需要生物安全实验室。

5. GOARN 监测网络的需要

WHO建立的全球疫情警报和反应网络(the global outbreak alert and

response network,GOARN)是由 WHO 成员国、地区内现有科研机构、实验室、国际组织等形成的专业技术协作网络,可有效地使用各方面资源应对传染病的威胁,抵御突发传染病在全球范围内的传播。

二、病原微生物危害程度分类

我国根据病原微生物的传染性、感染后对个体或者群体的危害程度,在《病原微生物实验室生物安全管理条例》中将病原微生物分成四类。

第一类是指能够引起人类或者动物非常严重疾病的微生物,以及我国尚未发现或者已经宣布消灭的微生物(痘病毒科)。

第二类是指能够引起人类或者动物严重疾病,而且比较容易直接或者间接在人与人、动物与人、动物与动物间传播的微生物(如艾滋病病毒、炭疽芽孢杆菌、结核分枝杆菌、霍乱弧菌等)。

第三类是指能够引起人类或者动物疾病,但一般情况下对人、动物或者环境不构成严重危害,且传播风险有限,实验室感染后很少引起严重疾病,并具备有效治疗和预防措施的微生物(如链球菌、沙门菌、军团菌、百日咳杆菌等)。

第四类是指在通常情况下不会引起人类或者动物疾病的微生物。

第一类和第二类病原微生物统称为高致病性病原微生物。

三、实验室生物安全水平分级

依据实验室生物安全国家标准的规定,根据实验室对病原微生物的生物安全防护水平,可将实验室分为四个生物安全防护级别(表 4-2)。

表 4-2　与微生物危险度等级相对应的生物安全水平、操作和设备

危险度	生物安全水平	实验室类型	实验室操作	安全设施
1 级	基础实验室——一级生物安全水平	基础的教学、研究	GMT	不需要开放实验台
2 级	基础实验室——二级生物安全水平	初级卫生服务;诊断、研究	GMT 加防护服、生物危害标志	开放实验台,此外需 BSC 用于防护可能生成的气溶胶
3 级	防护实验室——三级生物安全水平	特殊的诊断、研究	在二级生物安全防护水平上增加特殊防护服、准入制度、定向气流	BSC 和(或)其他所有实验室工作所需要的基本设备
4 级	最高防护实验室——四级生物安全水平	危险病原体研究	在三级生物安全防护水平上增加气锁入口、出口淋浴、污染物品的特殊处理	Ⅲ级 BSC 或 Ⅱ级 BSC 并穿着正压服、双开门高压灭菌器(穿过墙体)、经过滤的空气

注:BSC 指生物安全柜;GMT 指微生物学操作技术规范。

一级处理对象是对人体、动植物或环境危害较低的致病因子,对健康成人、动植物不具有致病性。

二级处理对象是对人体、动植物或环境具有中等危害或具有潜在危险的致病因子,对健康成人、动物和环境不会造成严重危害,并且具有有效的预防和治疗措施。

三级处理对象是对人体、动植物或环境具有高度危险性的致病因子,主要通过气溶胶使人传染上严重的甚至是致命疾病,通常有预防治疗措施。

四级处理对象是对人体、动植物或环境具有高度危险性的未知的、危险的致病因子,通过气溶胶途径传播或传播途径不明,没有预防治疗措施。

小　结

本章主要介绍细菌的消毒与灭菌以及生物安全的基本知识,通过学习,重点掌握消毒与灭菌等基本概念、常用消毒灭菌的方法;了解我国病原微生物的分类和实验室生物安全及意义。这对建立无菌观念、正确使用消毒灭菌方法、预防医院感染、树立实验室安全理念等具有重要意义。

思考题

1. 名词解释:消毒、灭菌、无菌和无菌操作、防腐。
2. 简述消毒灭菌的常用方法。
3. 简述影响消毒剂作用的因素。
4. 简述生物安全的主要意义。

（盛亚琳）

第五章 球 菌

> **学习目标**
> 1. 掌握：致病性葡萄球菌、链球菌、奈瑟菌的主要生物学性状及致病性。
> 2. 熟悉：致病性葡萄球菌、链球菌、奈瑟菌的微生物学检查及防治方法。
> 3. 了解：凝固酶阴性葡萄球菌及其他链球菌所致的疾病。
> 4. 其他：熟练掌握葡萄球菌、链球菌、肺炎链球菌及奈瑟菌的形态学检查方法。学习应用各病原性球菌致病性特点解决临床疾病的诊断和预防问题。

球菌（coccus）在自然界中分布广泛，种类繁多，多数球菌不致病，少数对人类有致病作用的球菌称为病原性球菌（pathogenic coccus）。因致病作用以化脓性炎症最为多见，故又称为化脓性球菌（pyogenic coccus）。根据革兰染色特性，球菌分成革兰阳性球菌（包括葡萄球菌、链球菌、肺炎链球菌等）和革兰阴性球菌（包括脑膜炎奈瑟菌、淋病奈瑟菌等）两类。

第一节 葡萄球菌属

案例分析

案例：新疆某县一牧民为父亲举办祭悼仪式，105人聚餐后2~3 h，88人先后出现恶心、呕吐、腹痛、腹泻、头晕等症状，且呕吐较为严重。调查发现，约60名患者的白细胞升高，达 3.8×10^{10} /L，经用抗感染药物及补液治疗后，均在2天内痊愈，无死亡病例。实验室检查呕吐物，发现革兰阳性球菌，培养后可见圆形、1~2 mm 的金黄色凸起且不透明的光滑型菌落。

问题：如何诊断该疾病？如何预防？

分析：根据患者的症状及呕吐标本的实验室检测结果，初步判断为金黄色葡萄球菌，需通过血浆凝固酶、溶血现象及肠毒素等方面检测确诊。金黄色葡萄球菌的肠毒素对热有一定的耐受性，受金黄色葡萄球菌污染的奶、肉、蛋等食品在较高温度（37 ℃）、通风不良且低氧压的环境下存放，易产生肠毒素，从而诱发食物中毒。此肠毒素可刺激呕吐中枢，导致较强的呕吐现象。

葡萄球菌属（Staphylococcus）的细菌是一群革兰阳性球菌，因常堆聚成葡萄串状而得名。葡萄球菌属广泛分布于自然界，包括空气、水、土壤、物品以及人和动物的体表及与外界相通的腔道中。大多数是非致病菌，少数是致病菌。有些人的皮肤和鼻咽部可带有致病菌株，一般鼻咽部带菌率为20%～50%，医务人员的带菌率可超过70%，是医院内交叉感染的重要传染源。葡萄球菌是最常见的化脓性球菌。此外，金黄色葡萄球菌的耐药菌株比例高达90%，由该菌所致的败血症或脓毒血症仍居首位。

一、生物学性状

（一）形态与染色

葡萄球菌呈球形或椭球形，直径为0.5～1.5 μm，平均直径为0.8 μm。典型的葡萄球菌呈葡萄串状排列（图5-1）。在固体培养基上生长的细菌一般呈典型排列；在脓汁或液体培养基中生长的细菌常为双球或短链状。葡萄球菌无鞭毛、无芽孢，体外培养时一般不形成荚膜，易被常用的碱性染料着色，革兰染色阳性。衰老、死亡或被中性粒细胞吞噬后的菌体常转为革兰阴性。

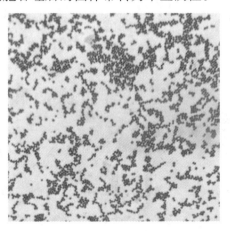

图5-1　葡萄球菌（革兰染色，×1000）

（二）培养特性

葡萄球菌对营养要求不高，在普通培养基中生长良好，在含有血液或葡萄糖的培养基中生长更佳；兼性厌氧或需氧；最适生长温度为37℃，最适pH为7.4。葡萄球菌在肉汤培养基中经37℃孵育24 h，呈均匀混浊生长，管底稍有沉淀；在普通琼脂平板上孵育24～48 h后，形成直径约为2 mm的边缘整齐、光滑湿润、圆形隆起不透明的菌落。菌落因菌种不同而出现金黄色、白色或柠檬色等脂溶性色素。在血琼脂平板上，有的菌株菌落周围形成明显的透明溶血环（β溶血）。溶血菌株大多有致病性。致病性菌株在 20%～30% CO_2 的气体中孵育，产生毒素最佳。

（三）生化反应

葡萄球菌的触酶试验为阳性。多数菌株能分解葡萄糖、麦芽糖和蔗糖，产酸不产气。致病株能分解甘露醇。

（四）抗原构造

已发现的抗原有 30 多种，但对其化学组成和生物学活性的了解较少。

1. 葡萄球菌 A 蛋白

90%以上的金黄色葡萄球菌细胞壁上存在一种表面蛋白[葡萄球菌 A 蛋白（staphylococcal protein A，SPA）]，它是一种单链多肽，与胞壁肽聚糖呈共价结合。SPA 可与人类及多种哺乳动物的血清 IgG1、IgG2 和 IgG4 的 Fc 段非特异性结合，且不影响 IgG 分子的 Fab 段结合相应抗原分子的能力。采用含 SPA 的葡萄球菌作为载体，结合特异性抗体后，对标本中的抗原进行检测，称为协同凝集试验（coagglutination），广泛应用于多种病原微生物的检测。另外，SPA 与 IgG 结合后的复合物具有抗吞噬、促细胞分裂、引起超敏反应、损伤血小板等多种生物学活性。

2. 荚膜

宿主体内的大多数金黄色葡萄球菌表面存在荚膜多糖，有利于细菌黏附细胞或生物合成材料表面（如生物性瓣膜、导管、人工关节等）。

3. 多糖抗原

多糖抗原存在于细胞壁，具有群特异性。A 群多糖抗原的化学组成为磷壁酸中的 N-乙酰葡糖胺核糖醇残基，B 群多糖抗原的化学组成是磷壁酸中的 N-乙酰葡糖胺甘油残基。

（五）分类

根据 DNA 的相关性程度，可将葡萄球菌属分为 32 种。若根据色素、生化反应等不同表型，葡萄球菌可分为金黄色葡萄球菌（S. aureus）、表皮葡萄球菌（S. epidermidis）和腐生葡萄球菌（S. saprophyticus）3 种。其中，金黄色葡萄球菌多为致病菌，表皮葡萄球菌偶可致病，腐生葡萄球菌一般不致病。3 种葡萄球菌的主要生物学性状见表 5-1。此外，根据有无凝固酶，也可将葡萄球菌分为凝固酶阳性菌株和凝固酶阴性菌株两大类。根据噬菌体裂解的不同，可将凝固酶阳性葡萄球菌分为 4 个噬菌体群和 23 个噬菌体型。

表 5-1　3 种葡萄球菌的主要性状

性状	金黄色葡萄球菌	表皮葡萄球菌	腐生葡萄球菌
菌落色素	金黄色	白色	白色或柠檬色
血浆凝固酶	+	−	−
葡萄糖	+	+	−
甘露醇	+	−	−
α 溶血素	+	−	−
耐热核酸酶	+	−	−
A 蛋白	+	−	−
噬菌体分型	多数能	不能	不能
致病性	强	弱	无

(六) 抵抗力

葡萄球菌对外界因素的抵抗力强于其他无芽孢菌,可在干燥脓汁、痰液中存活 2~3 个月;加热 60 ℃维持 1 h 或 80 ℃维持 30 min 才被杀死;在 2% 苯酚中 15 min 或 1‰升汞水中 10 min 死亡;耐盐性强,在含 10%~15% NaCl 的培养基中仍能生长。同其他革兰阳性菌一样,对碱性染料敏感,如 1∶100000~1∶200000 的甲紫溶液可抑制其生长。近年来,由于广泛应用抗生素,耐药菌株迅速增多,尤其是耐甲氧西林金黄色葡萄球菌(methicillin-resistant *S. aureus*,MRSA),目前已经成为医院内感染最常见的致病菌。

二、致病性

金黄色葡萄球菌产生的毒素及酶最多,故其毒力最强。表皮葡萄球菌产生的毒素及酶则较少、较弱,一般不致病,但在特殊情况下可成为条件致病菌。

(一) 致病物质

金黄色葡萄球菌的毒力因子包括:①酶,如血浆凝固酶、纤维蛋白溶酶、耐热核酸酶、透明质酸酶、脂酶等。②毒素,如细胞毒素(α 溶素、β 溶素、γ 溶素、δ 溶素、杀白细胞素)、表皮剥脱毒素、毒性休克综合征毒素-1、肠毒素等。③其他,如荚膜、黏附素、胞壁肽聚糖等。

1. 血浆凝固酶

血浆凝固酶(coagulase)是指能使含有枸橼酸钠或肝素抗凝剂的人或兔血浆发生凝固的酶类。大多数致病株能产生血浆凝固酶,故凝固酶是鉴别葡萄球菌有无致病性的重要指标之一。凝固酶分为游离凝固酶和结合凝固酶 2 种。

凝固酶和葡萄球菌的致病力的关系密切。该酶可阻碍体内吞噬细胞对葡萄球菌的吞噬和杀灭,也可保护病菌不受血清中杀菌物质的破坏。葡萄球菌引起的感染易局限化和形成血栓,也与凝固酶的生成有关。

> **知识链接**
>
> 游离凝固酶(free coagulase)是分泌至菌体外的蛋白质,其作用类似于凝血酶原物质,被人或兔血浆中的协同因子(cofactor)激活为凝血酶样物质后,使液态的纤维蛋白原变成固态的纤维蛋白,从而使血浆凝固。结合凝固酶(bound coagulase)是结合于菌体表面的蛋白质,菌株的表面有纤维蛋白原受体,当菌混悬于人或兔血浆时,纤维蛋白原与菌受体交联而使细菌凝聚。游离凝固酶采用试管法检测,结合凝固酶则用玻片法测定。

2. 葡萄球菌溶素

致病性葡萄球菌能产生多种溶素,葡萄球菌溶素(staphylolysin)是损伤细胞膜的毒素。按抗原性不同,可分为 α 溶素、β 溶素、γ 溶素、δ 溶素等,对人类有致病作用的主要是 α 溶素。

3. 杀白细胞素

大多数致病性葡萄球菌能产生破坏白细胞的蛋白质,称为杀白细胞素(leukocidin)。杀白细胞素只攻击中性粒细胞和巨噬细胞,在抵抗宿主吞噬细胞、增强病菌侵袭力方面有意义。

4. 肠毒素

临床分离的金黄色葡萄球菌中约 1/3 可产生肠毒素(enterotoxin)。葡萄球菌肠毒素是一组热稳定的单纯蛋白质,目前发现有 A、B、C_1、C_2、C_3、D、E、G 和 H 9 个血清型,以 A、D 型居多,B、C 型次之,均能引起以呕吐为主要症状的食物中毒(与产毒菌株污染了牛奶、肉类等食物有关)。此外,肠毒素还具有超抗原作用。

5. 表皮剥脱毒素

表皮剥脱毒素(exfoliative toxin, exfoliatin)是主要由噬菌体Ⅱ群金黄色葡萄球菌产生的蛋白质,具有抗原性,分为 A、B 两个血清型。表皮剥脱毒素能使表皮和真皮脱离。表皮剥脱毒素引起的烫伤样皮肤综合征(staphylococcal scalded skin syndrome, SSSS)又称为剥脱性皮炎,多见于新生儿、幼儿和免疫功能低下的成人。

6. 毒性休克综合征毒素-1

毒性休克综合征毒素-1(toxic shock syndrome toxin 1, TSST-1)是由噬菌体Ⅰ群金黄色葡萄球菌产生的一类蛋白质。TSST-1 可引起机体发热,增加宿主对内毒素的敏感性。宿主感染产毒菌株后可引起多个器官系统的功能紊乱或毒性休克综合征(TSS)。

7. 其他

葡萄球菌还会产生纤维蛋白溶酶、耐热核酸酶、透明质酸酶、脂酶等与致病性有关的酶类。其中,耐热核酸酶在 100 ℃维持 15 min 或 60 ℃维持 2 h 不被破坏,对 DNA 和 RNA 有较强的降解能力,是目前临床上测定葡萄球菌有无致病性的重要指标之一。

(二)所致疾病

1. 侵袭性疾病

侵袭性疾病主要指化脓性炎症。葡萄球菌可通过多种途径侵入机体,导致皮肤或器官感染,甚至引起败血症。

(1)局部感染 局部感染主要是由金黄色葡萄球菌引起的皮肤软组织感染,如疖、痈、毛囊炎、蜂窝组织炎、伤口化脓等。此外,金黄色葡萄球菌还可引起气管炎、肺炎、脓胸、中耳炎等内脏器官感染。

(2)全身感染 由切开未成熟的脓肿或挤压疖、痈导致的全身感染,如败血症、脓毒血症等,多由金黄色葡萄球菌引起;新生儿或少数免疫功能低下者的全身感染可由表皮葡萄球菌引起。

2. 毒素性疾病

毒素性疾病由葡萄球菌产生的外毒素引起。

(1)食物中毒 进食葡萄球菌肠毒素污染的食物后 1～6 h,先有恶心、呕吐、上腹痛症状,继之出现腹泻,其中呕吐最为突出。大多数患者于 1～2 天内恢复。

(2)假膜性肠炎 正常人肠道内有少数金黄色葡萄球菌寄居。长期服用或滥用抗生素导致菌群失调后,耐药的葡萄球菌将趁机繁殖产生肠毒素,引起以腹泻为主的临床症状。病理特点是肠黏膜被一层炎性假膜覆盖,该假膜系由炎性渗出物、肠黏膜坏死块和细菌组成。

(3)烫伤样皮肤综合征 烫伤样皮肤综合征由表皮剥脱毒素引起,疾病开始时皮肤有红斑,1～2 天表皮起皱,继而出现大疱,最后表皮上层脱落。

(4)毒性休克综合征 毒性休克综合征主要由 TSST-1 引起。表现为急性高热、低血压、猩红热样皮疹伴脱屑,严重时出现休克,有些患者还有呕吐、腹泻、肌痛等症状。

三、免疫性

人类对葡萄球菌有一定的天然免疫力。只有当皮肤黏膜受损或患有慢性消耗性疾病如结核、糖尿病、肿瘤等,以及其他病原体感染导致宿主免疫力降低时,才易引起葡萄球菌感染。疾病恢复后机体虽能获得一定的免疫力,但维持时间短,难以防止再次感染。

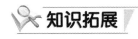

凝固酶阴性葡萄球菌

研究发现,近年来凝固酶阴性葡萄球菌(coagulase negative staphylococcus,CNS)已经成为医源性感染的常见病原菌,而且其耐药菌株也日渐增多,给临床诊治带来了一定的困难,引起了临床微生物学工作者的广泛关注。

人类 CNS 感染中以表皮葡萄球菌感染最为常见。该菌是人体的正常菌群,广泛分布于皮肤、口腔、鼻、咽喉等部位。当机体免疫功能低下或该菌进入非正常寄居部位时,可引起多种感染,常见的有以下几种:

1. 泌尿系统感染　CNS 是急性膀胱炎的主要致病菌,导致尿道感染的概率仅次于大肠埃希菌。常见的导致泌尿系统感染的 CNS 有表皮葡萄球菌、人葡萄球菌和溶血葡萄球菌。泌尿系统感染常见于女性。

2. 细菌性心内膜炎　因瓣膜修复术而感染,主要致病菌为表皮葡萄球菌。

3. 败血症　CNS 导致败血症的概率仅次于大肠埃希菌和金黄色葡萄球菌。常见的导致败血症的 CNS 有溶血葡萄球菌和人葡萄球菌。

此外,心脏起搏器安装、置换人工心瓣膜、长期腹膜透析、静脉滴注等也可造成 CNS 感染。目前,医院内耐甲氧西林表皮葡萄球菌感染已成为瓣膜修复术或胸外科手术中的严重问题。

四、微生物学检查法

(一)标本

不同病型应采取不同标本。化脓性病灶采取脓汁、渗出液等;疑为败血症采取血液;脑膜炎采取脑脊液;食物中毒则分别采集剩余食物、患者呕吐物和粪便等。

(二)直接涂片镜检

取标本涂片,革兰染色后镜检。根据细菌形态、染色性和排列方式可作出初步诊断。

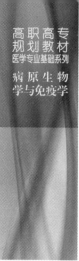

(三)分离培养和鉴定

将标本接种至血琼脂平板,37 ℃孵育 18~24 h 后,挑选金黄色且有透明溶血环的可疑菌落进行涂片染色镜检。血液标本需先经肉汤培养基增菌后再接种至血琼脂平板。

致病性葡萄球菌的鉴定除金黄色色素和 β 溶血现象外,还要将产生凝固酶、耐热核酸酶、发酵甘露醇等作为参考指标。

(四)葡萄球菌肠毒素检查

将标本的肉汤培养液过滤后,注射至 6~8 周龄的幼猫腹腔,4 h 内发生呕吐、腹泻、体温升高或死亡等现象者,提示有肠毒素存在的可能。近年来,较多采用酶联免疫吸附测定(enzyme-linked immunosorbent assay,ELISA)法检测肠毒素,此外,DNA 探针杂交技术也可用于检测肠毒素。

五、防治原则

注意个人卫生和消毒隔离,以防止医源性感染。皮肤有创伤时应及时使用消毒药物,制止侵入的病菌繁殖或杀死病原菌。皮肤有化脓性感染者,尤其是手部有感染者,治愈前不宜从事食品制作或饮食服务。

目前,由于抗生素的广泛应用,耐药菌株日渐增多。耐青霉素 G 的葡萄球菌比例高达 90%,耐甲氧西林的金黄色葡萄球菌也超过了 60%,且呈全球性分布,成为医院感染的重要病原菌之一。因此,及时选用适当的抗生素和相应的剂量非常重要,必须根据药物敏感试验结果,选用敏感抗菌药物。反复发作疖病的患者可试用自身菌苗疗法,此方法具有一定的疗效。

第二节 链球菌属

链球菌属(*Streptococcus*)细菌是化脓性球菌中的另一大类常见细菌,为链状或个别种成双排列的革兰阳性球菌。链球菌广泛分布于自然界、人及动物与外界相通的腔道,大多数链球菌不致病;少数致病性的链球菌可引起人类的各种疾病,如化脓性炎症、猩红热、新生儿败血症、细菌性心内膜炎等,还可引起风湿热、肾小球肾炎等超敏反应性疾病。

案例分析

案例：8岁男孩因水肿、血尿及少尿入院。问诊：3周前曾患上呼吸道感染,经治疗后痊愈。近日家长发现男孩晨起时眼睑和下肢水肿,病情不断加重,伴有食欲减退、恶心、呕吐和少尿的症状,尿液为洗肉水样。入院检查血压稍高,尿RBC(+++),尿蛋白(++),ASO抗体600单位,诊断为急性肾小球肾炎。

问题：最可能引起本病的病原菌是什么？如何进一步确诊？

分析：根据患者的症状及ASO抗体升高情况,初步判断可能是链球菌感染引起的超敏反应性疾病。进一步确诊需取咽拭子涂片染色,见G^+链状排列球菌,标本划线于血平板,形成边缘整齐、圆形、灰白色半透明或不透明的细小菌落。触酶阴性,最后根据菌落的溶血环、胆汁溶菌和菊糖发酵试验来确诊。

一、生物学性状

(一)形态与染色

链球菌的菌体呈球形或椭圆形,直径为0.6~1.0 μm,呈链状排列,革兰染色阳性(图5-2)。由于菌种和培养环境不同,链的长短不一;当菌老龄化或被吞噬细胞吞噬后,可转呈革兰阴性。链球菌无芽孢,无鞭毛,细胞壁外有菌毛样结构,含型特异的M蛋白。多数菌株在培养早期(2~4 h)形成透明质酸的荚膜,随着培养时间延长,因菌自身产生的透明质酸酶而使荚膜消失。

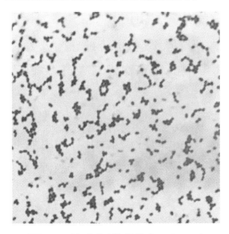

图5-2 链球菌(革兰染色,×1000)

(二)培养特性

链球菌需氧或兼性厌氧,少数专性厌氧;对营养要求较高,需在补充血液、血清、葡萄糖等的培养基中才能生长良好;最适生长温度为37 ℃,最适pH为7.4~7.6。链球

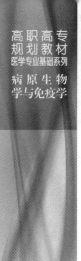

菌在血清肉汤中易形成长链,管底呈絮状沉淀;在血琼脂平板上,形成灰白色、表面光滑、边缘整齐、直径为 0.5~0.75 mm 的细小菌落。不同菌株的溶血情况不一。

(三)生化反应

链球菌分解葡萄糖,产酸不产气。触酶阴性。链球菌一般不分解菊糖,不被胆汁溶解,这两种特性可用来鉴别甲型溶血性链球菌和肺炎链球菌。

(四)分类

1. 根据溶血现象分成3类

(1)甲型溶血性链球菌(α-hemolytic streptococcus) 菌落周围有 1~2 mm 宽的草绿色溶血环,称为甲型溶血或 α 溶血,这类菌也称为草绿色链球菌(*Streptococcus viridans*)。这类链球菌多为条件致病菌。

(2)乙型溶血性链球菌(β-hemolytic streptococcus) 菌落周围形成一个 2~4 mm 宽的完全透明的溶血环,称为乙型溶血或 β 溶血,这类菌也称为溶血性链球菌(*Streptococcus hemolyticus*)。这类链球菌的致病力强,常引起人类和动物的多种疾病。

(3)丙型链球菌(γ-streptococcus) 菌落周围无溶血环,因而也称为不溶血性链球菌(*Streptococcus non-hemolyticus*)。这类链球菌一般不致病,常存在于乳类和粪便中。

2. 根据抗原结构分类

按链球菌细胞壁中多糖抗原不同,可将链球菌分为 A~V(I、J 除外)20 个血清群。90% 左右对人致病的链球菌菌株属于 A 群,多数呈乙型溶血现象。

(五)抵抗力

链球菌在 60 ℃维持 30 min 即可被杀死,对常用消毒剂及多种抗生素敏感。其中,青霉素是链球菌感染的首选药物,极少发现有耐药株。链球菌在干燥尘埃中可生存数月。

二、致病性

(一)致病物质

A 群链球菌也称为化脓性链球菌(*Streptococcus pyogenes*),有较强的侵袭力,能产生多种外毒素和胞外酶。

1. 链球菌溶素

链球菌溶素(streptolysin)有溶解红细胞、破坏白细胞和血小板的作用。根据对 O_2 的稳定性,可将链球菌溶素分为链球菌溶素 O(streptolysin O,SLO)和链球菌溶素 S(streptolysin S,SLS)两种。

(1)链球菌溶素 O　绝大多数 A 群链球菌菌株和许多 C、G 群菌株都能产生 SLO。SLO 对 O_2 敏感,对中性粒细胞、血小板、巨噬细胞、神经细胞、心肌等均有毒性作用。85%～90% 的链球菌感染患者在感染后 2～3 周至病愈后 1 年内可检出 SLO 抗体。风湿热患者血清中的 SLO 抗体显著增高,活动性病例升高更为显著,其效价一般在 1∶400 以上。因此,SLO 抗体含量可作为链球菌新近感染指标之一,也可用于风湿热及其活动性的辅助诊断。

(2)链球菌溶素 S　链球菌溶素 S 是小分子糖肽,无免疫原性,对 O_2 稳定;对热和酸敏感,不易保存;可破坏白细胞、血小板和多种组织细胞。

2. 致热外毒素

致热外毒素(pyrogenic exotoxin)曾称为红疹毒素(erythrogenic toxin)或猩红热毒素(scarlet fever toxin),是人类猩红热的主要毒性物质,由 A 群链球菌溶原菌菌株产生。

3. 透明质酸酶

透明质酸酶又名扩散因子,能分解细胞间质的透明质酸,使病菌易在组织中扩散。

4. M 蛋白

M 蛋白是 A 群链球菌细胞壁中的蛋白质组分,具有抗吞噬和杀菌作用。此外,M 蛋白与心肌、肾小球基底膜有共同的抗原,可刺激机体产生特异性抗体,损害人类心血管等组织,故与某些超敏反应疾病有关。

5. 链激酶

链激酶(streptokinase,SK)能使血液中纤维蛋白酶原变成纤维蛋白酶,故可溶解血块或阻止血浆凝固,有利于病菌在组织中扩散。国内研发的重组链激酶(r-sk)药物,对治疗急性心肌梗死十分有效。

6. 链道酶

链道酶(streptodornase,SD)能降解脓液中具有高度黏稠性的 DNA,使脓液稀薄,促进病菌扩散。现已将 SK、SD 制成酶制剂,临床上用于液化脓性渗出液。

7. F 蛋白

F 蛋白(protein F)位于化脓性链球菌细胞壁内,其结合区暴露在菌体表面,有助于化脓性链球菌黏附。

（二）所致疾病

A群链球菌引起的疾病约占人类链球菌感染的90%，其传染源为患者和带菌者。传播方式有飞沫传播、经皮肤伤口感染和经污染食品传播等。链球菌引起的多种疾病大致可分为化脓性感染、中毒性疾病和超敏反应性疾病三类。

1. 化脓性感染

局部皮肤和皮下组织感染包括淋巴管炎、淋巴结炎、蜂窝组织炎、痈、脓疱疮等；其他系统感染有扁桃体炎、咽炎、咽峡炎、鼻窦炎、产褥感染、中耳炎、乳突炎等。

2. 中毒性疾病

中毒性疾病有猩红热，其主要特征为发热、咽炎、全身弥漫性鲜红皮疹，疹退后出现明显脱屑。

3. 超敏反应性疾病

超敏反应性疾病主要是风湿热和急性肾小球肾炎。

另外，B群链球菌又名无乳链球菌（S. agalactiae），可引起新生儿败血症、脑膜炎、肺炎等，死亡率极高，且可有神经系统后遗症。D群链球菌寄居于皮肤、上呼吸道、消化道和泌尿生殖道，大多数为条件致病菌，可引起泌尿生殖道、肠道、腹部感染及败血症。甲型溶血性链球菌寄居于鼻咽、口腔、龈隙、消化道和女性生殖道，为条件致病菌，是感染性心内膜炎最常见的致病菌。

三、免疫性

A群链球菌感染后，血清中出现多种抗体。链球菌因其型别多，各型间无交叉免疫力，故常发生反复感染。

四、微生物学检查法

（一）标本

根据疾病种类，采取相应标本，如脓汁、鼻咽拭子、血液标本等。

（二）直接涂片镜检

脓汁可直接涂片，经革兰染色后镜检发现典型的链状排列球菌时，可作出初步诊断。

（三）分离培养与鉴定

将脓汁或棉拭子直接接种在血琼脂平板上，37℃孵育24 h后，如有β溶血菌落,应与葡萄球菌区别;如有α溶血菌落,应与肺炎链球菌区别。血液标本应先增菌后再划种于血平板。如遇有心内膜炎病例,因甲型溶血性链球菌生长缓慢,故至少将孵育时间延长至3周才能判定结果。

(四)血清学试验

抗链球菌溶血素O试验(antistreptolysin O test,ASO test)简称抗O试验,常用于风湿热的辅助诊断。风湿热患者的血清中抗O抗体比正常人显著增高,大多在250单位(活动性风湿热患者一般超过400单位)。

五、防治原则

链球菌感染主要通过飞沫传播,应对患者和带菌者进行及时治疗,以减少传染源。此外,还应注意对空气、器械和敷料等消毒。对急性咽峡炎和扁桃体炎患者,尤其是儿童,须治疗彻底,以防止急性肾小球肾炎、风湿热以及亚急性细菌性心内膜炎的发生。

治疗A群链球菌感染以青霉素G为首选药物。预防感冒、避免链球菌感染对减少风湿热和肾小球肾炎等超敏反应性疾病的发生有较好效果。

第三节 肺炎链球菌

肺炎链球菌(S. pneumoniae)俗称肺炎球菌(pneumococcus),常寄居于正常人的鼻咽部,多数不致病或致病力弱,仅少数有致病力,是细菌性肺炎的主要病原菌。

一、生物学性状

(一)形态与染色

肺炎链球菌是革兰阳性球菌,多成双排列并呈矛头状,宽端相对,尖端向外,无鞭毛、无芽孢,在机体内或含血清的培养基中形成荚膜。

(二)培养特性

肺炎链球菌对营养要求较高,兼性厌氧,在含有血液或血清的培养基中才能生长。血平板上的菌落与甲型溶血性链球菌很相似,菌落周围有草绿色α溶血环。肺炎链球菌能产生自溶酶,若在血平板上培养时间大于48 h,则菌体逐渐溶解,菌落中央下陷呈脐状;在血清肉汤中孵育时初期呈混浊生长,稍久也因菌体自溶而使培养液逐渐变澄清。

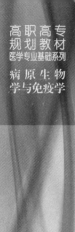

(三)生化反应

肺炎链球菌能分解葡萄糖、麦芽糖、乳糖、蔗糖等,产酸不产气。大多数新分离株可发酵菊糖,这一特性有助于鉴别肺炎链球菌与甲型溶血性链球菌。另外,肺炎链球菌自溶酶可被胆盐等表面活性剂激活,促进培养物中菌体溶解,而甲型溶血性链球菌则没有这一现象,故胆汁溶菌试验常用于鉴别这两种菌。

(四)抗原构造与分型

1. 荚膜多糖抗原

根据抗原不同,肺炎链球菌可分为90多个血清型。

2. 菌体抗原

(1)C多糖　C多糖是群特异性抗原,存在于细胞壁上。当Ca^{2+}存在时,肺炎链球菌C多糖可与血清中C反应蛋白(C reactive protein,CRP)发生沉淀反应。故用C多糖来测定CRP,对活动性风湿热等诊断有一定意义。

(2)M蛋白　M蛋白是型特异性抗原,与肺炎链球菌毒力无关。

(五)抵抗力

肺炎链球菌的抵抗力较弱,对一般消毒剂敏感,在3%苯酚或0.1%升汞溶液中1~2 min即死亡,对肥皂也很敏感;有荚膜株抗干燥力较强,在干痰中可存活1~2月;对多种抗生素敏感,但耐药菌株也日渐增多。

二、致病性

(一)致病物质

1. 荚膜

荚膜有抗吞噬作用,是肺炎链球菌的主要致病物质。

2. 肺炎链球菌溶素O

肺炎链球菌溶素O(pneumolysin O)对O_2敏感,能溶解人和多种动物的红细胞。此外,肺炎链球菌溶素O还能抑制淋巴细胞增殖,抑制中性粒细胞的趋化作用和吞噬作用等。

3. 磷壁酸

磷壁酸在肺炎链球菌黏附到肺上皮细胞或血管内皮细胞表面的过程中起重要作用。

4. 神经氨酸酶

在新分离株中发现有神经氨酸酶,该酶能分解细胞膜糖蛋白和糖脂的 N-乙酰神经氨酸,可能与肺炎链球菌在鼻咽部和支气管黏膜上定植、繁殖和扩散有关。

5. IgA 蛋白酶

IgA 蛋白酶能分解黏膜抗体 IgA,促进细菌黏附与定植。

(二)所致疾病

人类是肺炎链球菌唯一的自然宿主。该菌主要引起大叶性肺炎,临床表现为起病急骤、寒战、高热、胸痛、咳嗽、气急、咯吐混少量血液或呈铁锈色痰,其次为支气管炎。肺炎后可继发胸膜炎、脓胸,也可引起中耳炎、乳突炎、副鼻窦炎、脑膜炎和败血症等。

肺炎链球菌常存在于正常人的口腔及鼻咽部,一般不致病,只形成带菌状态,只有当机体免疫力下降时才致病。

三、免疫性

肺炎链球菌感染后可以获得较牢固的型特异性免疫,故同型病菌的二次感染少见。其免疫机制主要是产生荚膜多糖型特异抗体,此抗体可发挥调理作用,增强吞噬功能,激活补体经典途径达到杀菌目的。

四、微生物学检查法

(一)标本

根据疾病类型,采取痰液、脓汁、血液或脑脊液等,其中血液和脑脊液需要浓缩集菌。

(二)直接涂片镜检

标本涂片并经革兰染色后镜检,如发现典型的革兰阳性、具有荚膜的双球菌,即可作初步诊断。

(三)分离培养与鉴定

将痰或脓液直接划种于血琼脂平板上,37 ℃孵育 24 h 后,挑取 α 溶血的可疑菌落做鉴定。血液或脑脊液须先经血清肉汤增菌,然后在血琼脂平板上进行分离培养。

肺炎链球菌的鉴定应与甲型溶血性链球菌区别。其中,以胆汁溶菌试验、菊糖发酵试验和奥普托辛(optochin)试验最为常用,前者为阳性,后者为阴性。

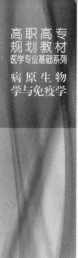

五、防治原则

国外已采用多价肺炎链球菌荚膜多糖疫苗来预防儿童、老人和慢性病患者等的肺炎链球菌性肺炎、败血症、脑膜炎等,有较好效果。目前,多价疫苗的肺炎链球菌菌型增加至 23 个型别。

肺炎链球菌感染可用青霉素治疗,对其有耐药性的菌株可选用万古霉素治疗。

第四节 奈瑟菌属

奈瑟菌属(Neisseria)是一群革兰阴性双球菌,无鞭毛、芽孢,有菌毛,需氧,具有氧化酶和触酶。人类是奈瑟菌属细菌的自然宿主。常见的奈瑟菌属有 6 个菌种,对人致病的只有脑膜炎奈瑟菌和淋病奈瑟菌;其他奈瑟菌均为鼻、咽喉和口腔黏膜的正常菌群,仅在抵抗力下降时偶尔致病。

一、脑膜炎奈瑟菌

脑膜炎奈瑟菌俗称脑膜炎球菌(meningococcus),是流行性脑脊髓膜炎(流脑)的病原菌。

(一)生物学性状

1. 形态与染色

脑膜炎奈瑟菌为革兰阴性球菌,呈肾形或豆形,常成双排列。在患者脑脊液中,该菌多位于中性粒细胞内,形态典型。新分离菌株大多有荚膜和菌毛。

2. 培养特性

脑膜炎奈瑟菌对营养要求较高,需在含有血清、血液等的培养基中方能生长,最常用的培养基是巧克力(色)培养基;专性需氧,在 5% CO_2 条件下生长更佳;菌落直径为 1.0~1.5 mm,无色透明,似露滴状;在血琼脂平板上不溶血;在血清肉汤中呈混浊生长;产生自溶酶,人工培养物超过 48 h 后菌体常死亡。

3. 生化反应

大多数脑膜炎奈瑟菌可分解葡萄糖和麦芽糖,产酸不产气。

4. 抗原构造与分类

脑膜炎奈瑟菌的主要组分有 4 种。

(1)荚膜多糖群特异性抗原 目前已发现 13 个血清群,与人类疾病有关的血清群主要有 A、B、C、Y 和 W135 群,其中 C 群的致病能力最强。

(2)外膜蛋白型特异性抗原 根据菌外膜蛋白组分不同,可将脑膜炎奈瑟菌各血清群分为若干血清型,但 A 群只有一个血清型。

(3)脂多糖抗原 脂多糖抗原与大肠埃希菌间有交叉反应。

(4)核蛋白抗原 核蛋白抗原无特异性,与肺炎链球菌相同。

5. 抵抗力

该菌对理化因素的抵抗力很弱,对干燥、热力、消毒剂等均敏感,室温条件下 3 h 即死亡;55 ℃条件下 5 min 内即被破坏。

(二)致病性

1. 致病物质

致病物质主要有荚膜、菌毛和脂寡糖(lipooligosaccharides,LOS)。其中主要的致病物质是 LOS,因其缺乏 LPS 的 O 抗原而得名。LOS 的作用机制与内毒素相同,能引起小血管坏死、出血,出现皮肤淤斑和微循环障碍,严重时导致播散性血管内凝血(disseminated intravascular coagulation,DIC)及中毒性休克。荚膜具有抗吞噬作用,菌毛介导的黏附利于细菌进一步入侵。

2. 所致疾病

脑膜炎奈瑟菌是流脑的病原菌。目前,我国流行的血清群有 95% 以上是 A 群,可见散发的 B 群病例和少数 C 群感染。

病菌主要经飞沫侵入人体的鼻咽部,潜伏期为 2~3 天,有时可达 10 天。按病菌毒力、数量和机体免疫力高低,流脑的病情轻重不一,一般表现为 3 种临床类型。

(1)普通型 普通型占 90% 左右,先出现上呼吸道炎症,继而病菌从鼻咽部黏膜进入血流到达脑脊髓膜,产生化脓性炎症,多见于儿童感染。

(2)暴发型 暴发型只见于少数儿童,起病急剧凶险,若不及时抢救,则可在 24 h 内危及生命。

(3)慢性败血症 慢性败血症见于少数成人患者,病程可迁延数日。

(三)免疫性

机体对脑膜炎奈瑟菌的免疫性以体液免疫为主。群特异多糖抗体和型特异外膜蛋白抗体在补体存在时能杀伤脑膜炎奈瑟菌。6 个月至 2 岁的儿童因母源抗体逐渐下降,免疫力弱,而成为该病的易感人群。成人感染多为带菌状态。

(四)微生物学检查法

1. 标本

根据疾病表现可采取患者的鼻咽拭子、脑脊液、血液等标本。脑膜炎奈瑟菌对低温和干燥极敏感,故标本采取后应注意保温保湿并立即送检。为了提高检出率,应将接种的培养基预温或者直接在床边接种。

2. 直接涂片镜检

(1)脑脊液　将脑脊液标本离心沉淀后,取沉淀物涂片,经革兰染色后镜检,如在中性粒细胞内、外有革兰阴性双球菌,可作出初步诊断。

(2)出血淤斑　用碘酊、乙醇消毒病变皮肤,然后用无菌针头挑破出血淤斑,挤出少量血液或组织液,涂片经革兰染色后镜检,阳性率为80%左右。

3. 分离培养与鉴定

将血液或脑脊液先接种至血清肉汤培养基增菌后,再在巧克力(色)平板上划线分离。将平板置于含5% CO_2 的环境中孵育。挑取可疑菌落做涂片染色检查,并做生化反应和玻片凝集试验鉴定。

4. 快速诊断法

脑膜炎奈瑟菌易自溶,可通过检测患者脑脊液和血清中是否存在可溶性抗原作出诊断。常用的方法有对流免疫电泳、SPA协同凝集试验和ELISA法等。

(五)防治原则

注意隔离和治疗流脑患者,控制传染源。疾病流行期间,儿童可口服磺胺药物等进行预防,也可注射流脑荚膜多糖疫苗进行特异性预防,常用A、C二价或A、C、Y和W135四价混合多糖菌苗。

二、淋病奈瑟菌

淋病奈瑟菌俗称淋球菌(gonococcus),是人类淋病的病原菌,主要引起人类泌尿生殖系统黏膜的急性或慢性化脓性感染。淋病是危害较大的性传播疾病之一,也是我国目前发病率最高的性传染病。

(一)生物学性状

1. 形态与染色

淋病奈瑟菌是革兰染色阴性的双球菌,其形态与脑膜炎奈瑟菌相似,两菌接触面平坦,似一对咖啡豆。脓汁标本中大多数淋病奈瑟菌位于中性粒细胞内,但慢性淋病患者的淋病奈瑟菌多分布于细胞外。淋病奈瑟菌无芽孢和鞭毛,有荚膜和菌毛。

2. 培养特性

淋病奈瑟菌专性需氧,初次分离培养时须供给5% CO_2;营养要求高,巧克力(色)血琼脂平板是适宜培养基;最适生长温度为35～36℃,低于30℃或高于

38.5℃生长停止;新分离株的菌落小,有菌毛,有致病性;人工培养基转种后菌落变大,无菌毛,无致病性。

3. 生化反应

淋病奈瑟菌只能分解葡萄糖,产酸不产气,不能分解其他糖类,借此可与脑膜炎奈瑟菌区别。氧化酶试验为阳性。

4. 抗原构造与分类

淋病奈瑟菌的表层抗原至少可以分为3类。

(1)菌毛蛋白抗原　菌毛存在于有毒菌株上,由不同菌株提取的菌毛,其抗原性不同。

(2)脂多糖抗原　脂多糖抗原与其他革兰阴性菌的LPS相似。

(3)外膜蛋白抗原　外膜蛋白抗原包括PⅠ、PⅡ和PⅢ三种。PⅠ为主要外膜蛋白,占淋病奈瑟菌外膜总重量的60%以上,是淋病奈瑟菌分型的主要基础。

5. 抵抗力

淋病奈瑟菌对热、冷、干燥和消毒剂极度敏感,与脑膜炎奈瑟菌相似。

(二)致病性

1. 致病物质

致病物质主要是菌体表面结构,如菌毛、荚膜、外膜蛋白、内毒素和IgA1蛋白酶等。

2. 所致疾病

淋病属于性传播疾病。人类是淋病奈瑟菌的唯一宿主。人类淋病主要通过性接触传播,其潜伏期为2~5天。母体患有淋菌性阴道炎或子宫颈炎,可引起胎儿宫内感染,导致流产、早产等;新生儿出生时得淋菌性结膜炎者多见,俗称脓漏眼。

成人感染初期,一般引起男性前尿道炎、女性尿道炎与子宫颈炎。患者出现尿痛、尿频、尿道流脓,宫颈可见脓性分泌物等。若进一步扩散到生殖系统,则引起慢性感染,如男性出现前列腺炎、精囊精索炎和附睾炎等,女性出现前庭大腺炎和盆腔炎等,是导致不育的原因之一。

(三)免 疫 性

人类对淋病奈瑟菌的感染无天然抵抗力。多数患者可以自愈,并出现特异性IgM、IgG和分泌型IgA抗体,但免疫力不持久,再感染者和慢性患者较普遍存在。

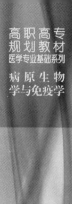

(四)微生物学检查法

1. 标本

用无菌棉拭蘸取泌尿生殖道脓性分泌物或子宫颈口表面分泌物。

2. 直接涂片镜检

将脓性分泌物涂片经革兰染色后镜检。若发现中性粒细胞内有革兰阴性双球菌,则有诊断价值。

3. 分离培养与鉴定

淋病奈瑟菌的抵抗力弱,标本采集后应注意保暖保湿,并立即送检接种。为抑制杂菌生长,可在培养基中加入抗生素(如多黏菌素B和万古霉素),提高咽部、直肠部位或宫颈标本的淋病奈瑟菌检出率。将标本接种于预温的巧克力(色)血琼脂平板或Thayer-Martin(T-M)培养基,最适温度为35~36℃,在5% CO_2下孵育36~48 h,菌落涂片染色镜检呈现革兰阴性双球菌即可诊断。还可挑取可疑菌落做氧化酶试验、糖发酵试验或直接免疫荧光试验等进行进一步鉴定。

此外,也可采用核酸杂交技术或核酸扩增技术检测淋病奈瑟菌。

(五)防治原则

淋病是一种性传播疾病,成人淋病基本上通过性交传染,污染的毛巾、衣裤、被褥等也起一定的传播作用。因此,开展防治性病的知识教育是非常重要的。近年来耐药菌株不断增加,特别是多重耐药的淋病奈瑟菌给防治性病带来了很大困难。为此,还应做药物敏感试验,以指导合理选择药物,除了对淋病患者进行及时彻底的治疗外,还应治疗淋病患者的性接触者。

目前,尚无有效的疫苗可以预防淋病。不论母亲有无淋病,婴儿出生时,都应用1%硝酸银或其他银盐溶液滴入两眼,以预防新生儿淋菌性眼结膜炎的发生。

小 结

病原性球菌是一类能够引起化脓性炎症的球菌。病原性球菌主要有葡萄球菌、链球菌、肺炎链球菌、脑膜炎奈瑟菌及淋病奈瑟菌。葡萄球菌除了常引起皮肤和皮下软组织化脓、内脏器官脓肿、脓毒血症等化脓性感染外,还会引起毒素性疾病,如食物中毒、烫伤样皮肤综合征及毒素休克综合征。链球菌引起的疾病有化脓性感染、中毒性疾病及超敏反应性疾病。脑膜炎奈瑟菌引起流行性脑脊髓膜炎。淋病奈瑟菌引起淋病,该病为性传播疾病。

思考题

1. 简述致病性葡萄球菌的致病物质及其所致疾病。
2. 致病性葡萄球菌的鉴定要点有哪些?
3. 简述链球菌的致病种类。

(陈灵芝)

第六章 肠杆菌科

> **学习目标**
> 1. 掌握：大肠埃希菌、志贺菌属、沙门菌属的主要生物学性状；致病物质和所致疾病；肥达试验的原理、结果分析及临床意义。
> 2. 熟悉：肠杆菌科细菌的共同特征；标本采集、防治原则。
> 3. 了解：大肠埃希菌、志贺菌属、沙门菌属的免疫性；大肠埃希菌的卫生细菌学检查；肠杆菌科细菌的微生物学检查方法。
> 4. 其他：学会应用肠杆菌科细菌的主要生物学特征及致病性初步判定肠道感染性疾病的病原菌种类。

第一节 概 述

肠杆菌科（Enterobacteriaceae）细菌是一群生物学性状相似的革兰阴性杆菌，寄居于人和动物肠道内，常随人与动物的粪便排出，广泛分布于水、土壤和腐物中。肠杆菌科细菌的种类很多，根据生化反应、抗原结构等特征，通过核酸杂交和基因组 DNA 序列分析，可将其分为 44 个菌属、170 多个菌种，临床标本中可以检出的菌种大约有 40 个。常见的引起人类感染的肠杆菌科细菌见表 6-1。

表 6-1 常见的引起人类感染的肠杆菌科细菌

属	种
埃希菌属	大肠埃希菌（E. coli）
志贺菌属	痢疾志贺菌、福氏志贺菌、鲍氏志贺菌、宋内志贺菌
沙门菌属	肠道沙门菌肠道亚种
变形杆菌属	奇异变形杆菌、普通变形杆菌
克雷伯菌属	肺炎克雷伯菌肺炎亚种
枸橼酸杆菌属	弗劳地枸橼酸杆菌
肠杆菌属	产气肠杆菌、阴沟肠杆菌
耶尔森菌属	鼠疫耶尔森菌、小肠结肠炎耶尔森菌小肠结肠炎亚种
摩根菌属	摩根摩根菌摩根亚种
沙雷菌属	黏质沙雷菌黏质亚种

大多数肠道杆菌是肠道的正常菌群，如大肠埃希菌、奇异变形杆菌、肺炎克雷

伯菌等,当人体免疫力低下或细菌寄居部位改变时,可成为条件致病菌,引起机会性感染。少数肠道杆菌为致病菌,如致病性大肠埃希菌、痢疾志贺菌、伤寒沙门菌、鼠疫耶尔森菌等,可引起人类传染病。

肠杆菌科细菌的生物学性状具有如下共同之处：

1. 形态结构

肠杆菌科细菌为革兰阴性杆菌,中等大小(长1～6 μm,宽0.3～1.0 μm),多数有周鞭毛,致病菌大多有菌毛,全部无芽孢,少数有荚膜,形态染色几乎无鉴别意义。

2. 培养特性

肠杆菌科细菌兼性厌氧或需氧,营养要求不高。在普通琼脂培养基上生长良好,形成直径为2～3 mm的中等大小、光滑、湿润、边缘整齐的灰白色菌落;在液体培养基中呈均匀混浊生长;在血平板上,某些菌落可出现宽大透明的溶血环。肠道杆菌往往来源于粪便,因粪便中杂菌较多,故分离培养常用选择性培养基,如SS平板(Salmonella-Shigella)、伊红美蓝平板等。

3. 生化反应

肠杆菌科细菌生化反应活泼,能分解糖和蛋白质并产生不同的代谢产物,是鉴别菌属和菌种的主要依据。乳糖发酵试验在初步鉴别肠道致病菌与非致病菌时有重要意义,前者不发酵乳糖,而后者能发酵乳糖。常见肠道杆菌的生化反应结果见表6-2。

表6-2 常见肠道杆菌的生化反应结果

菌属	乳糖	葡萄糖	吲哚试验(I)	甲基红试验(M)	VP试验(V)	枸橼酸盐利用试验(C)	H_2S	动力	尿素分解试验
埃希菌属	+	+	+	+	-	-	-	+	-
志贺菌属	-/+迟	+	-/+	+	-	-	-	-	-
沙门菌属	-	+	-	+	-	+	+	+	-

注:除伤寒沙门菌发酵糖不产气外,其他沙门菌均产酸产气。

4. 抗原构造

肠杆菌科细菌的抗原构造较复杂,有O、H、K、Vi 4种抗原。

(1)O抗原 O抗原为菌体抗原,存在于细胞壁脂多糖的最外层,具有种特异性,是分类的依据。O抗原耐热,加热至100 ℃数小时不被破坏。若长期人工培养,则细菌失去O特异性多糖,菌落由光滑型(S)变为粗糙型(R),称为S-R变异,毒力也随之减弱。O抗原刺激机体产生的抗体主要是IgM。

(2)H抗原 H抗原为鞭毛抗原,不耐热,60 ℃维持30 min即被破坏。细菌失去鞭毛后,暴露出O抗原,称为H-O变异。H抗原刺激机体产生的抗体主要是IgG。

(3)荚膜或包膜抗原 荚膜或包膜抗原是存在于O抗原外围的多糖,具有型特异性,可阻止 O 抗原发生凝集;不耐热,60 ℃维持 30 min 可被破坏。不同菌属的肠道杆菌有不同名称,如大肠埃希菌的 K 抗原、伤寒沙门菌的 Vi 抗原等。

5. 抵抗力

肠杆菌科细菌的抵抗力不强,对理化因素敏感,加热至 60 ℃后 30 min 即死亡,一般的化学消毒剂就能杀灭肠道杆菌。胆盐、煌绿对大肠埃希菌等非致病性肠道杆菌有抑制作用,可用于制备肠道杆菌选择性培养基以分离肠道致病菌。肠杆菌细菌对磺胺类、氯霉素、链霉素等敏感,但易产生耐药性。

6. 变异性

肠杆菌科细菌易出现变异菌株,最常见的是耐药性变异,此外还有生化反应、抗原性、毒素产生等变异。

第二节 埃希菌属

埃希菌属(*Escherichia*)包括 6 个种,一般不致病,是机体肠道中的正常菌群,其中大肠埃希菌(*E. coli*)是临床最常见的一个菌种,俗称大肠杆菌。大肠杆菌在婴儿出生后数小时即可进入肠道并伴随终生,同时为宿主提供一些具有营养作用的合成代谢产物,还能抑制志贺菌、沙门菌等肠道致病菌生长。当机体免疫力降低或细菌侵入肠道外组织器官时,可成为条件致病菌,引起肠道外感染。某些血清型菌株有较强的致病性,可引起腹泻,是致病性大肠埃希菌。

一、生物学性状

(一)形态与染色

埃希菌属细菌为革兰阴性杆菌(图 6-1),大小为(1~3) μm×(0.4~0.7) μm,有菌毛,无芽孢,多数菌株有周鞭毛,引起肠道外感染的菌株往往有包膜。

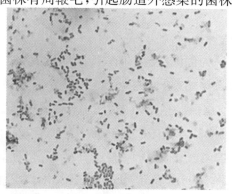

图 6-1 大肠埃希菌(革兰染色,×1000)

(二)培养特性

大肠埃希菌对营养要求不高,兼性厌氧。在普通琼脂培养基上经 37 ℃培养 24 h 后,形成直径为 2～3 mm 的圆形、凸起、光滑、湿润、边缘整齐的灰白色菌落。在液体培养基中呈均匀混浊生长。在 SS 平板、麦康凯平板等肠道选择性培养基上,因发酵乳糖产酸而使菌落呈现不同颜色,但肠道致病菌往往因不能发酵乳糖而形成无色、半透明的菌落,可借以区别。

(三)生化反应

大肠埃希菌能发酵葡萄糖等多种糖类产酸并产气,多数菌株可发酵乳糖,在克氏双糖铁试验中,底层和斜面均产酸产气。动力试验阳性,硫化氢试验阴性,借此可与志贺菌、沙门菌区别。IMViC 试验结果为"＋ ＋ － －"。

(四)抗原结构

大肠埃希菌有 O、H、K 三种抗原,可作为血清学分型的基础。目前,已知 O 抗原有 170 多种,与其他属细菌可有交叉。H 抗原有 50 多种,与其他肠道细菌基本无交叉。K 抗原是荚膜多糖抗原,有 100 多种,一个菌株一般只有一个型别的 K 抗原。大肠埃希菌血清型用 O∶K∶H 方式表示。

(五)抵抗力

大肠埃希菌对热的抵抗力较强,加热至 60 ℃后 15 min 仍有部分细菌存活;对常用的化学消毒剂敏感,胆盐、煌绿等能抑制该菌生长繁殖;对链霉素、妥布霉素、卡那霉素等抗生素敏感,但应注意耐药性的产生;在土壤、水中能存活数月。

二、致病性

(一)致病物质

1. 定居因子

定居因子(colonization factor,CF)也称黏附素(adhesin),能帮助细菌紧密黏附于肠道和泌尿道的细胞上,以免因肠蠕动和尿液的冲刷作用而被排出体外。大肠埃希菌黏附素具有特异性高的特点。定居因子包括定植因子抗原Ⅰ、Ⅱ、Ⅲ以及集聚黏附菌毛Ⅰ和Ⅲ、束形成菌毛、紧密黏附素、P 菌毛、Dr 菌毛、Ⅰ型菌毛和侵袭质粒抗原蛋白等。定居因子具有较强的免疫原性,能刺激机体产生特异性抗体。

知识链接

黏附素的种类及其在尿路感染中的作用

黏附素是重要的毒力物质,与尿路感染密切相关的黏附素包括P菌毛、Dr菌毛、Ⅰ型菌毛和S菌毛。P菌毛能与P血型抗原结合,帮助细菌黏附、侵入泌尿道上皮细胞,是导致肾盂肾炎的主要物质。Dr菌毛能与受体结合,帮助细菌定植在尿路,有利于宿主细胞摄取细菌。Ⅰ型菌毛除发挥黏附作用外,还可介导细菌侵入细胞,并在细胞内大量繁殖,形成细胞内菌落群,从而逃避机体免疫系统和抗生素的攻击。S菌毛可黏附于尿道和肾脏上皮细胞。

2. 外毒素

大肠埃希菌能产生多种外毒素,包括不耐热肠毒素、耐热肠毒素、志贺样毒素、溶血素A等,后者在尿路致病性大肠埃希菌的致病过程中有重要作用。

(1)肠毒素 肠毒素是肠产毒型大肠埃希菌产生的外毒素,分为不耐热肠毒素和耐热肠毒素两种。

不耐热肠毒素(heat-labile enterotoxin,LT)是蛋白质,对热不稳定,65 ℃维持30 min即被破坏。LT-1的结构和功能与霍乱弧菌的肠毒素的关系密切,两者的氨基酸组成具有75%左右的同源性。该毒素由A、B两种亚单位组成,A亚单位是毒素的活性亚单位,B亚单位是结合亚单位,后者与肠黏膜上皮细胞表面的受体——GM1神经节苷脂结合,介导A亚单位进入细胞内,激活肠黏膜上皮细胞的腺苷酸环化酶,使细胞内ATP转化为cAMP,cAMP含量升高导致肠黏膜细胞过度分泌水和电解质,肠腔积液,从而引起腹泻。

耐热肠毒素(heat-stable enterotoxin,ST)是低分子多肽,对热稳定,100 ℃维持20 min仍不被破坏,免疫原性弱。ST可激活小肠黏膜上皮细胞的鸟苷酸环化酶,使细胞内cGMP含量增加,导致肠黏膜细胞过度分泌,肠腔积液,从而引起腹泻。

(2)志贺样毒素(Shiga-like toxin,SLT) 志贺样毒素由肠出血型大肠埃希菌产生,是一种细胞毒素,能使非洲绿猴肾细胞(Vero细胞)产生病变,故又称为Vero毒素。该毒素可引起血性腹泻,选择性破坏肾内皮细胞,与溶血性尿毒综合征的发生有关。

(3)肠集聚耐热毒素(enteroaggregative heat-stable toxin,EAST) 肠集聚耐热毒素由肠集聚型大肠埃希菌产生,能引起肠黏膜细胞分泌功能亢进,导致腹泻。

3. 其他致病物质

K抗原有抗吞噬作用,脂多糖的脂质A具有毒性,载铁蛋白能获取铁离子而引起宿主损伤。

(二)所致疾病

1. 肠道外感染

肠道外感染多为内源性感染。大多数大肠埃希菌在肠道内不致病,若移行至肠道外的组织器官,则可引起肠道外感染,其中以泌尿系统感染和化脓性感染最为常见。泌尿系统感染包括尿道炎、膀胱炎、肾盂肾炎,化脓性感染包括胆囊炎、腹膜炎、阑尾炎、手术创口感染及新生儿脑膜炎和败血症等。

多数大肠埃希菌可引起泌尿系统感染,且女性感染率高于男性,主要临床症状有尿频、排尿困难、脓尿和血尿等,某些血清型引起的感染更为常见。这些容易导致泌尿系统感染的特殊血清型统称为尿路致病性大肠埃希菌(uropathogenic $E.\ coli$, UPEC),其毒力物质有黏附素、溶血素、脂多糖和荚膜等。

大肠埃希菌可致新生儿脑膜炎,是引起1岁以下婴儿中枢系统感染的主要病原体之一。败血症往往由泌尿系统感染和胃肠道感染引发,在革兰阴性菌所致败血症中最常见(占45%),且死亡率较高,尤其是婴儿、年老体弱者、免疫力低下者以及原发感染为中枢神经系统或腹腔感染的患者。

2. 肠道感染

肠道感染为外源性感染。某些血清型大肠埃希菌能引起人类胃肠炎,其感染与细菌污染的食物、饮水有关。根据致病机理,可将其分为5种类型,见表6-3。

表6-3 引起肠道感染的大肠埃希菌

菌株	ETEC	EPEC	EIEC	EHEC	EAEC
感染部位	小肠	小肠	大肠	大肠	小肠
症状	旅游者腹泻及婴幼儿腹泻,水样便,低热,恶心,呕吐,腹痛	婴儿腹泻,水样便,发热,恶心,呕吐	常见于较大儿童和成人,痢疾样腹泻,发热,腹痛	出血性腹泻,剧烈腹痛,低热或无,可并发溶血性尿毒综合征HUS、血小板减少性紫癜	婴儿腹泻,持续性水样便,低热,呕吐,脱水
致病机制	定居因子、肠毒素,后者使液体分泌增多	破坏上皮细胞绒毛结构,干扰液体吸收,引起腹泻	侵袭和破坏结肠黏膜细胞,临床表现与菌痢相似	产生志贺样毒素(Vero毒素),中断蛋白质合成,损伤小肠上皮细胞绒毛结构	集聚性黏附于上皮细胞,使绒毛变短,单核细胞浸润、出血,影响液体吸收

(1)肠产毒素型大肠埃希菌(enterotoxigenic $E.\ coli$, ETEC) ETEC是导致5岁以下婴幼儿和旅游者腹泻的重要致病菌,在发展中国家极为常见。该菌常通过污染的食物和水源传播,临床表现为轻度腹泻至严重的霍乱样腹泻,常为自限性,一般3~4天即恢复,也可反复发作。致病物质主要是肠毒素和定居因子。

(2)肠致病型大肠埃希菌(enteropathogenic $E.\ coli$, EPEC) EPEC是导致婴幼儿腹泻的主要病原菌,较大儿童和成人感染少见,具有高度传染性,严重者可致死亡。该菌能导致小肠黏膜上皮细胞损伤,造成水样腹泻,多为自限性,也可转变为慢性腹泻。

(3)肠侵袭型大肠埃希菌(enteroinvasive E. coli,EIEC) EIEC 与志贺菌在表型和致病性方面关系密切,主要感染较大儿童和成人。该菌不产生肠毒素,侵入结肠黏膜上皮细胞内繁殖,通过内毒素作用破坏细胞,导致炎症、组织损伤。临床症状酷似细菌性痢疾,应注意与志贺菌区别。

(4)肠出血型大肠埃希菌(enterohemorrhagic E. coli,EHEC) 目前,已分离出 50 多个血清型,但导致人类疾病的主要血清型为 O157:H7,不同国家可有不同的流行株。其主要的储存宿主是牛,可引起出血性结肠炎和溶血性尿毒综合征。1982 年,在美国首次发现 EHEC;1996 年,EAEC 在日本大阪流行,感染者超过万人,死亡 11 人。该菌主要通过污染的食品感染,如未消毒的牛奶、水及未煮熟的牛排等肉制品、水果、蔬菜等。5 岁以下儿童易感,且夏季多见,临床症状为轻度水泻至伴剧烈腹痛的血便。小于 10 岁的患儿中约 10% 可出现血小板减少、急性肾衰竭、溶血性尿毒综合征(hemolytic uremic syndrome,HUS),若未及时治疗,死亡率可达 5%。

(5)肠集聚型大肠埃希菌(enteroaggregative E. coli,EAEC) EAEC 能引起婴儿和旅游者持续性水样腹泻,伴有脱水,偶有血便。致病物质有黏附素和毒素,但不侵袭细胞。

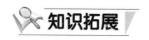

知识拓展

超级细菌

超级细菌指临床上出现的耐受多种抗生素的细菌,如耐甲氧西林金黄色葡萄球菌(MRSA)、抗万古霉素肠球菌(VRE)、耐多药肺炎链球菌(MDRSP)、多重抗药性结核分枝杆菌(MDR-TB)以及碳青霉烯酶肺炎克雷伯菌(KPC)等。超级细菌所引起的感染较难治愈。

三、微生物学检查

(一)临床标本的细菌学检查

1. 标本

对于肠道外感染,应根据感染部位采集相应的标本,如清洁中段尿、血液、脓液、脑脊液等。其中,肠道感染取粪便,败血症取血液做血培养。

2. 分离培养与鉴定

对于肠道内感染的患者,将粪便标本直接接种于肠道选择培养基,37 ℃ 孵育

18~24 h 后观察菌落特征，挑取可疑菌落，进行生化反应鉴定。致病性大肠埃希菌还需做血清学试验以确定型别，必要时用核酸杂交、ELISA、PCR 等方法检测肠毒素和毒力因子。对于肠道外感染患者，血液标本需经肉汤增菌培养后，再转种于血平板；体液的离心沉淀物及其他标本可直接接种于血平板，37 ℃孵育 18~24 h 后观察菌落特征，挑取可疑菌落，进行一系列生化反应鉴定。除血标本外，其余均需做革兰染色镜检。若怀疑尿路感染，还需计算中段尿的细菌总数，每毫升尿液≥10 万才有诊断意义。

（二）卫生细菌学检查

大肠埃希菌不断随粪便排出体外，污染周围环境、水源、食品等。样品中检出此菌越多，表明样品被粪便污染越严重，也表明可能存在肠道致病菌污染，故应对饮水、食品、饮料等进行卫生细菌学检查。在食品卫生学和环境卫生学中，常用大肠菌群数和细菌总数作为粪便污染的检测指标。细菌总数是指每克或每毫升样品中所含的细菌数。大肠菌群是指在 37 ℃ 24 h 内能发酵乳糖产酸并产气的需氧和兼性厌氧的肠道杆菌，包括埃希菌属、克雷伯菌属、肠杆菌属和枸橼酸杆菌属等。大肠菌群数是指每升样品中所含的大肠菌群数。我国《生活饮用水卫生标准》(GB 5749-2006) 规定：每毫升饮用水中细菌总数不超过 100 CFU（colony-forming units，CFU，菌落形成单位）；每 100 mL 饮用水中不得检出大肠菌群。

四、防治原则

食入污染的肉类或未消毒的牛奶可引起 EHEC 感染，因此，应充分煮熟食品以减少感染。目前，尚无应用于人群的疫苗，用脂多糖作为疫苗成分预防 O157:H7 感染的疫苗在研究中，人工合成的肠毒素 B 亚单位疫苗能预防 ETEC 感染。

大肠埃希菌的许多菌株均已获得耐一种或几种抗生素的质粒，耐药性很普遍。因此，抗生素的使用应在药敏试验结果指导下进行，尤其是细菌性脑膜炎的用药。尿道插管等器械检查应严格执行无菌操作，避免交叉感染。肠道感染的患者应注意隔离治疗，纠正水、电解质紊乱。

第三节 志贺菌属

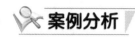

案例: 患者,男,25岁,急性腹泻2天,黏液脓血便,每天10次左右,有里急后重感,肠鸣音亢进,体温38.5℃,白细胞及中性粒细胞升高,取黏液便镜检可见红细胞3个、白细胞8个,未见阿米巴原虫。

分析: 根据患者的临床表现及微生物学检查结果,初步判定为急性细菌性痢疾。该病起病急,病情发展快,需快速进行诊断和治疗。

志贺菌属(*Shigella*)又称痢疾杆菌,由Shiga于1898年首次分离而得名,是人类和灵长类动物细菌性痢疾(简称菌痢)的病原体。志贺菌属主要流行于发展中国家,是一种常见的致病菌,全球每年发病数超过2亿,其中500万例需住院治疗,每年因此病死亡人数达65万。根据卫生部公布的法定报告传染病发病数和死亡数排序,我国自2003年以来,痢疾发病数居前五位,死亡数居前十位。

一、生物学性状

(一)形态与染色

志贺菌属细菌为革兰阴性短小杆菌,大小为(2~3)μm×(0.5~0.7)μm,有菌毛,无芽孢、荚膜和鞭毛(图6-2)。

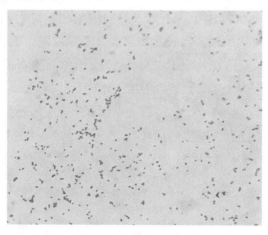

图6-2 福氏志贺菌(革兰染色,×1000)

(二)培养特性

志贺菌属细菌对营养要求不高,兼性厌氧。在普通琼脂平板上经37℃培养

24 h 后,形成直径为 2 mm 的圆形凸起、光滑、半透明、湿润、边缘整齐的菌落。在 SS 等肠道选择性培养基上,因不能发酵乳糖而形成无色、半透明的菌落。宋内志贺菌常出现扁平的粗糙型菌落。

(三)生化反应

志贺菌属细菌能发酵葡萄糖,产酸不产气。除宋内志贺菌的某些菌株能迟缓发酵乳糖外(一般需 3~4 天),其余均不发酵乳糖。在克氏双糖铁试验中,底层产酸不产气,斜面不发酵。志贺菌属细菌动力试验阴性,硫化氢试验阴性,可借此与沙门菌区别;不分解尿素,可借此与变形杆菌区别。IMViC 试验结果为"- + - -"。

(四)抗原结构及分类

志贺菌属细菌有 O 抗原和 K 抗原 2 种。O 抗原是分类的依据,可分为群特异性抗原和型特异性抗原 2 种,借此将志贺菌属分为 4 群,共 40 多个血清型,见表 6-4,其生化反应结果也有差异。K 抗原存在于新分离的菌株中,在血清学分型上无意义,但能阻止 O 抗原和相应抗体的凝集,加热后可被破坏。

表 6-4 志贺菌属的分类

菌种	群	型	甘露醇	鸟氨酸脱羧酶	ONPG
痢疾志贺菌	A	1~13	-	-	-
福氏志贺菌	B	1~6,x,y 变型	+	-	-
鲍氏志贺菌	C	1~18	+	-	-
宋内志贺菌	D	1	+	+	+

4 种志贺菌中,在我国最常见的是福氏志贺菌,其次是宋内志贺菌,其余 2 种较少见。痢疾志贺菌往往引起重型菌痢和痢疾的流行,但多数预后良好;福氏志贺菌感染易转为慢性;宋内志贺菌往往引起轻型菌痢,非典型病例多。

(五)抵抗力

志贺菌属对理化因素的抵抗力比其他肠道杆菌弱,加热至 60 ℃后 10 min 即可将其杀死;对酸较敏感,粪便标本应快速送检,以免其他肠道菌产酸或噬菌体的作用使志贺菌在数小时内死亡;对一般消毒剂较敏感;在污染的瓜果、蔬菜上可存活 10~20 天。临床治疗应注意志贺菌多重耐药菌株的出现。

(六)变异性

志贺菌属细菌的菌落、生化反应、抗原结构、致病性及对药物的敏感度等特性均可发生变异,影响细菌的鉴定和感染的防治。耐药性变异常伴随毒力变异,如

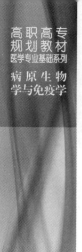

链霉素依赖菌株的毒力虽弱,但抗原性依旧保留,可用于菌痢的特异性预防。

二、致病性与免疫性

(一)致病物质

致病物质包括侵袭力和内毒素,某些菌株尚可产生外毒素。

1. 侵袭力

志贺菌的菌毛能黏附于回肠末端和结肠的黏膜上皮细胞,引起细菌内吞,进而在侵袭蛋白的介导下侵入上皮细胞内繁殖,并向邻近的细胞扩散,形成黏膜的局部感染灶。

2. 内毒素

各群志贺菌都能产生强烈的内毒素。内毒素可使肠壁通透性增高,进一步促进内毒素吸收,引起发热、神志障碍,甚至中毒性休克等症状。内毒素也能破坏肠黏膜,形成炎症、溃疡、出血和坏死,出现典型的黏液脓血便。内毒素还可作用于肠壁自主神经系统,致使肠功能紊乱、肠蠕动失调和痉挛,尤其直肠括约肌痉挛最为明显,出现腹痛、里急后重等症状。

3. 外毒素

A群志贺菌Ⅰ型及Ⅱ型菌株均能产生一种外毒素,称为志贺毒素(Shiga toxin,ST)。该毒素与大肠埃希菌EHEC产生的毒素相同,由1个A亚单位和5个B亚单位组成。B亚单位与宿主细胞的受体结合,介导A亚单位进入细胞,导致上皮细胞损伤。志贺毒素可引起少数患者肾小球内皮细胞损伤,引起溶血性尿毒综合征。该毒素具有三种生物活性:①神经毒性,可引起四肢麻痹和致死性感染(假性脑膜炎昏迷)。②细胞毒性,对人肝细胞、猴Vero细胞均有毒性,可中断蛋白质合成,使细胞变性坏死。③肠毒性,具有类似霍乱肠毒素的活性,引起水样腹泻。

(二)所致疾病

志贺菌属是细菌性痢疾的病原菌。该病是常见的肠道传染病,以夏秋季节多发。传染源是患者和带菌者,可通过污染的食物、饮水等经粪—口传播,潜伏期一般为1~3天。人类对志贺菌普遍易感,感染10~150个志贺菌可引起典型的菌痢。志贺菌感染一般只局限于肠道,通常不侵入血流。临床常见感染类型包括以下几种。

1. 急性细菌性痢疾

急性细菌性痢疾发病急,排菌量大,传染性强,表现为发热、腹痛、腹泻、里急后重、水样腹泻,伴有畏寒、乏力,腹泻次数逐渐增多(每天可达十余次至数十次),由水样便转为黏液脓血便。黏液脓血便由血液、坏死脱落的黏膜、细胞碎片、纤维蛋白和死亡的白细胞组成。多数患者若及时治疗,则预后良好,半数以上患者的症状在2~5天内可缓解。但儿童、老人及免疫力低下人群易致脱水、酸中毒、电解质紊乱,有些病例还可引起溶血性尿毒综合征,甚至导致死亡。痢疾志贺菌感染的死亡率高达20%。

2. 中毒性细菌性痢疾

中毒性细菌性痢疾多见于小儿,由各型志贺菌引起。该病发病急,常无明显的消化道症状,而出现严重的全身中毒症状,表现为高热(≥40 ℃)、中毒性脑病、休克,引起呼吸、循环衰竭,若抢救不及时,则死亡率高。其原因是小儿对内毒素较敏感,内毒素吸收入血后使微血管痉挛、缺氧、缺血,导致弥散性血管内凝血、多器官功能衰竭和脑水肿。

3. 慢性细菌性痢疾

当急性细菌性痢疾治疗不彻底,或机体免疫力低下、营养不良或伴有其他慢性病时,病情反复发作,病程迁延2个月以上则属慢性。10%~20%患者可转为慢性。症状不典型者易被误诊而耽误治疗。

4. 带菌者

感染后细菌在体内定植并可排出体外而不表现出症状者称为带菌者,是细菌性痢疾重要的传染源。带菌者不能从事饮食业及保育工作。恢复期带菌者带菌可达3周,甚至数月。

(三)免疫性

病后免疫力不牢固,主要依靠肠道黏膜表面sIgA的作用,但维持时间短,不能防止再次感染。志贺菌属细菌型别多,各型间无交叉免疫。志贺菌一般不侵入血液,故血清型抗体(IgM、IgG)不能发挥保护作用。

三、微生物学检查

(一)标本

标本采集应在使用抗生素之前,取新鲜粪便的黏液脓血部分,并立即送检,避免与尿液混合,否则将标本保存于30%甘油缓冲盐水或专门的运送培养基中。对于中毒性细菌性痢疾患者,应取其肛拭子进行检查。

(二) 分离培养与鉴定

将标本直接接种于肠道选择培养基上，37 ℃孵育 18～24 h 后，挑取无色半透明的较小的可疑菌落，做生化反应和血清学试验，以确定菌群（种）和菌型。

(三) 快速诊断法

应用免疫凝集法、免疫荧光菌球法、SPA 协同凝集试验、乳胶凝集试验、PCR 技术等方法检测患者标本中有无志贺菌的抗原、抗体或质粒，从而协助临床诊断。

四、防治原则

非特异性预防措施包括及时发现并治疗菌痢患者和带菌者，防止传播；加强食品、水源的卫生管理，避免病从口入；消毒患者的排泄物等。特异性预防可采用口服减毒活菌苗［如多价志贺菌链霉素依赖株（streptomycin dependent strain, Sd）］，能使机体产生 sIgA，具有保护作用。

对志贺菌感染有效的药物较多，如氯霉素、环丙沙星、磺胺类等，但易出现多重耐药菌株，因此，应根据药敏试验结果联合用药，以提高疗效。

第四节　沙门菌属

案例分析

案例：患者，女，36 岁，持续发热 8 天，乏力，一直腹泻，黏液稀便，每天 4～5 次，体温 39 ℃，脾大，相对缓脉，腹部可见玫瑰疹，血白细胞数偏低。两次肥达试验结果如下：入院时 TO 1∶80、TH 1∶80、PA 1∶40、PB 1∶40；入院 12 天 TO 1∶320、TH 1∶320、PA 1∶40、PB 1∶40。

分析：根据患者的临床表现及实验室检查结果，初步判断为肠热症。结合肥达试验结果，考虑伤寒的可能性大。根据病程，采集粪便进行分离培养、生化反应，最后依据血清学试验作出鉴定。

沙门菌属（*Salmonella*）是由 Salmon 于 1885 年首先分离成功而得名的。沙门菌属是一群寄生于人类和动物肠道中，生化反应和抗原构造相似的革兰阴性杆菌，其血清型现已超过 2500 种。沙门菌属细菌种类较多，其中与人类关系密切的有伤寒沙门菌、甲型副伤寒沙门菌、肖氏沙门菌（原称为乙型副伤寒沙门菌）、希氏沙门菌（原称为丙型副伤寒沙门菌）等，这些细菌能引起肠热症；鼠伤寒沙门菌、猪霍乱沙门菌、肠炎沙门菌等 10 多种细菌是人兽共患的病原菌，人类通过食用病畜或带菌动物的肉、蛋、乳等患病,可引起食物中毒或败血症。

一、生物学性状

(一)形态与染色

沙门菌属为革兰阴性杆菌,大小为(2~4) μm×(0.6~1.0) μm,有菌毛,无芽孢,一般无荚膜,除个别菌株外均有周鞭毛。

(二)培养特性

沙门菌属对营养要求不高,兼性厌氧。在普通琼脂平板上经 37 ℃培养24 h 后,形成中等大小的圆形、光滑、湿润、无色半透明的菌落。在 SS 等肠道选择性培养基上,因不能发酵乳糖而形成无色、半透明的光滑型菌落。

(三)生化反应

沙门菌属发酵葡萄糖、麦芽糖,除伤寒沙门菌外,其余沙门菌均产酸产气,但沙门菌属不发酵乳糖。在克氏双糖铁试验中,底层产酸产气(伤寒沙门菌产酸不产气),斜面不发酵。动力阳性,硫化氢试验大多数阳性,借此可与大肠埃希菌、志贺菌区别;不分解尿素,借此可与变形杆菌区别。多数沙门菌的 IMViC 试验结果为"－＋－＋"。生化反应对该属各菌种的鉴定有重要意义,见表 6-5。

表 6-5 常见沙门菌的主要生化特性

菌名	葡萄糖	乳糖	动力	硫化氢	靛基质	甲基红	VP	枸橼酸盐
甲型副伤寒沙门菌	⊕	－	＋	－/＋	－	＋	－	－
肖氏沙门菌	⊕	－	＋	＋＋＋	－	＋	－	＋/－
鼠伤寒沙门菌	⊕	－	＋	＋＋＋	－	＋	－	＋
希氏沙门菌	⊕	－	＋	＋	－	＋	－	＋
猪霍乱沙门菌	⊕	－	＋	＋/－	－	＋	－	＋
伤寒沙门菌	＋	－	＋	－/＋	－	＋	－	－
肠炎沙门菌	⊕	－	＋	＋＋＋	－	＋	－	＋

注:⊕为产酸产气;＋为产酸不产气或阳性;－为阴性。

(四)抗原结构

沙门菌属细菌的抗原结构复杂,有 O 抗原和 H 抗原 2 种,某些菌株有表面抗原,与毒力有关,称为 Vi 抗原。

1. O 抗原

O 抗原是细菌细胞壁脂多糖中的特异性多糖成分,目前发现有 58 种,用阿拉伯数字表示。每个沙门菌血清型含一种或多种O抗原。具有相同O抗原成分的归为一组,对人类致病的沙门菌多数在A～E组。沙门菌属常见菌种的抗原组成见表6-6。

表6-6 沙门菌属常见菌种的抗原组成

组	菌名	O抗原	H抗原 第1相	H抗原 第2相
A组	甲型副伤寒沙门菌	1,2,12	a	—
B组	肖氏沙门菌	1,4,5,12	b	1,2
	鼠伤寒沙门菌	1,4,5,12	i	1,2
C组	希氏沙门菌	6,7,Vi	c	1,5
	猪霍乱沙门菌	6,7	c	1,5
D组	伤寒沙门菌	9,12,Vi	d	—
	肠炎沙门菌	1,9,12	g,m	—

2. H抗原

H抗原是鞭毛中的蛋白质,刺激机体产生的抗体是IgG。H抗原分为第1相和第2相两种,前者特异性高,用a、b、c……表示;后者特异性低,是多种沙门菌共有的,用1、2、3……表示。每一组沙门菌根据H抗原不同,可进一步分为不同的菌型。

3. Vi抗原

Vi(virulence)抗原是一种表面抗原,与毒力有关。从患者标本中新分离的伤寒沙门菌和希氏沙门菌有Vi抗原,该抗原可阻止O抗原与相应抗体发生凝集反应。Vi抗原不稳定,60℃加热或传代培养后易被破坏。该抗原免疫原性弱,机体有细菌存在时能产生一定量抗体,细菌被清除后则抗体消失,因此,测定患者体内的Vi抗体含量,有助于检出伤寒沙门菌、副伤寒沙门菌的带菌者。

4. M抗原

M抗原即黏液抗原,是近年来新发现的一种表面抗原,可阻止O抗原与相应抗体的凝集反应。多种沙门菌均可产生M抗原。

(五)抵抗力

沙门菌属对理化因素的抵抗力弱,加热至65℃后15～30 min即被杀死;对一般消毒剂敏感,70%乙醇作用5 min即可将其杀死;对胆盐、煌绿的耐受性较其他肠道杆菌强,故这两种物质可用作肠道菌群选择培养基的成分。沙门菌属在水中能存活2～3周,在粪便中能存活1～2个月,在冰中能存活更久,对复方新诺明、氯霉素等敏感。

二、致病性与免疫性

(一)致病物质

1. 侵袭力

沙门菌有毒株借助菌毛的黏附作用侵入小肠黏膜上皮细胞,穿过上皮细胞层到达上皮下组织。细菌虽被黏膜固有层中的吞噬细胞吞噬,但未被杀灭,可在其中继续生长繁殖,被吞噬细胞携带至机体的其他部位。伤寒沙门菌和希氏沙门菌可形成 Vi 抗原,具有微荚膜功能,有抗吞噬作用,且可抵抗补体、抗体等杀菌物质对细菌的破坏。超氧化物歧化酶和氧化酶也可保护细菌不被杀菌物质破坏。

2. 内毒素

沙门菌裂解后释放内毒素,能引起发热、白细胞数降低,大剂量内毒素可导致中毒性休克。其原因是内毒素通过替代途径激活补体系统释放趋化因子及诱发免疫细胞分泌细胞因子,导致肠道局部炎症反应。

3. 肠毒素

有些沙门菌如鼠伤寒沙门菌可产生肠毒素,其性质类似于 ETEC 产生的肠毒素,能引起水样腹泻。

(二)所致疾病

人群普遍易感沙门菌,患者和带菌者均为传染源,可通过细菌污染的水源或食物经口传播。人类沙门菌感染主要包括以下 4 种类型。

1. 伤寒和副伤寒

伤寒和副伤寒即肠热症(enteric fever,typhoid fever),包括伤寒沙门菌引起的伤寒和甲型副伤寒沙门菌、肖氏沙门菌、希氏沙门菌引起的副伤寒。伤寒和副伤寒的致病机理、临床表现及治疗措施基本相似,只是副伤寒的病程较短、病情较轻。全世界每年感染伤寒病例达 2100 万,其中死亡病例为 20 万。

细菌经口进入机体,到达小肠后,借助菌毛黏附于肠黏膜表面,进一步穿过肠黏膜上皮细胞侵入肠壁固有层淋巴组织,并被吞噬细胞吞噬,因沙门菌是胞内寄生菌,故可在吞噬细胞内生长繁殖。部分细菌经淋巴液至肠系膜淋巴结中繁殖,此为潜伏期,通常为 2 周,潜伏期不出现临床症状。细菌经胸导管进入血流,引起第一次菌血症,此时相当于病程的第 1 周,称为前驱期。此期患者出现发热、全身酸痛、乏力等症状。之后,细菌随血流到达肝、脾、肾、骨髓、胆囊等器官进行繁殖,被脏器中的吞噬细胞吞噬,再次进入血流,引起第二次菌血症。此期症状明显,相

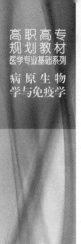

当于病程的第 2~3 周,患者出现持续高热(39~40 ℃),可维持 7~10 天,同时出现相对缓脉、外周血白细胞数明显降低、肝脾大、皮肤玫瑰疹及全身中毒症状。胆囊中的细菌随胆汁排入肠道,一部分随粪便排出体外,另一部分可再次侵入肠壁淋巴组织,使机体出现Ⅳ型超敏反应,导致局部组织坏死和溃疡,严重者并发肠出血或肠穿孔;肾脏中的细菌可随尿液排出。若无并发症,则第 3~4 周进入恢复期,患者病情好转。

典型伤寒的病程为 3~4 周,若未经治疗,则死亡率约为 20%,复发率为 5%~10%。部分伤寒或副伤寒患者病愈后可自粪便或尿液继续排菌 1 年或更久,称为恢复期带菌者,是重要的传染源。

2. 急性胃肠炎(食物中毒)

急性胃肠炎是最常见的沙门菌感染,约占 70%。急性胃肠炎多由摄入大量鼠伤寒沙门菌、猪霍乱沙门菌、肠炎沙门菌等引起,因食入未煮熟的病畜病禽的肉类、蛋类、乳制品而发病。急性胃肠炎的潜伏期短,一般为 6~24 h;发病急,主要症状为发热、畏寒、恶心、呕吐、腹痛和水样腹泻,一般 2~3 天自愈。严重者可出现脱水、肾衰竭、休克甚至死亡,若不及时治疗,则死亡率达 2%。粪便培养可检出细菌。

3. 败血症

败血症由猪霍乱沙门菌、希氏沙门菌、鼠伤寒沙门菌、肠炎沙门菌等引起,多见于免疫力低的成人和儿童。病菌感染后迅速侵入血流并进行大量繁殖,症状严重,表现为出现高热、寒战、厌食、贫血等。病菌随血流播散,引起组织器官化脓性感染,如脑膜炎、骨髓炎、胆囊炎、心内膜炎等。血培养阳性率高。

4. 无症状带菌者

无症状带菌者是指症状消失 1 年后仍可在粪便中检出沙门菌的人群。1%~5%肠热症患者可转为无症状带菌者。细菌往往留在胆囊中,有时也可在尿道中,是重要的传染源。无症状带菌者与性别、年龄关系密切,且女性患者多于男性患者,50 岁以上患者多于 20 岁以下患者。

(三)免疫性

肠热症病后机体可获得牢固的免疫力,很少发生再感染,主要依靠特异性细胞免疫。体液免疫发挥辅助杀菌的作用,尤其是肠黏膜局部的 sIgA,可防止细菌黏附于肠黏膜表面,有利于胃肠炎的恢复。

三、微生物学检查

(一)标本

根据肠热症病程的进展,采集不同的标本,通常第1周取外周血,第2周取粪便,第3周起取尿液,整个病程均可取骨髓。对怀疑败血症患者,可取血液;对胃肠炎患者,可取粪便、呕吐物和可疑食物;对胆道带菌者,可取十二指肠引流液。

(二)分离培养与鉴定

粪便和离心后的尿沉渣等标本直接接种于SS平板等肠道选择培养基上,血液和骨髓标本应先接种至胆盐葡萄糖肉汤中增菌后,再接种至肠道选择培养基上,37℃孵育18~24 h后,挑取无色、半透明、较小、可疑菌落接种于双糖铁培养基上。若怀疑为沙门菌,应进一步做系列生化反应,并用沙门菌多价和单价抗血清做玻片凝集试验,以确定菌型。

(三)快速诊断法

应用对流免疫电泳、SPA协同凝集试验、乳胶凝集试验、ELISA等方法检测患者标本中沙门菌的可溶性抗原,以协助临床快速、早期诊断。PCR技术、基因探针也可用于沙门菌的快速诊断。

(四)血清学诊断

因抗生素使用广泛,肠热症患者的症状往往不典型,致使临床标本分离阳性率较低,因此,血清学试验可用于辅助诊断,目前有肥达试验(Widal test)、ELISA法和间接血凝法等,其中以肥达试验最常用。

肥达试验是用已知的伤寒沙门菌菌体O抗原、鞭毛H抗原和引起副伤寒的甲型副伤寒沙门菌、肖氏沙门菌和希氏沙门菌的H抗原与待检血清做定量凝集试验,测定血清中有无相应的抗体及其效价,从而辅助诊断肠热症。

本试验在肠热症患者发病后第1周末时取血清,即可出现阳性结果。判定结果时应结合病程、地区流行病学、临床表现、病史等情况进行综合分析,具体包括以下几个方面。

1. 正常值

正常人因隐性感染或预防接种,血清中可含有一定量的抗体,且其效价随各地区的情况不同而有差异。正常值是伤寒沙门菌O凝集效价<1∶80、H凝集效价<1∶160、副伤寒沙门菌H凝集效价<1∶80。当效价等于或大于上述数值

时,才有辅助诊断价值。

2. 动态观察

判断肥达试验结果时仅凭单次效价增高是不能定论的,应在病程中逐周复查,若抗体效价随病程递增或恢复期效价是初次效价的4倍或更多,才有诊断意义。

3. O抗体与H抗体的诊断意义

患肠热症后,O抗体与H抗体在体内的消长情况不同。O抗体是IgM类,出现较早,但维持时间短(约半年),消退后不易受非特异性抗原刺激而重现。H抗体是IgG类,出现较晚,但维持时间长(达数年),消退后易受非特异性抗原刺激而短暂出现。O抗体与H抗体的诊断意义见表6-7。

表6-7 O抗体与H抗体的诊断意义

抗体类型		体内出现情况	正常值	体内出现情况		
O抗体	IgM	出现较早,持续时间短	小于1:80	高	高	低
H抗体	IgG	出现较晚,持续时间长	伤寒沙门菌小于1:160 副伤寒沙门菌小于1:80	高 患肠热症的可能性大	低 感染早期、其他沙门菌(如肠炎沙门菌)引起的交叉反应	高 预防接种,非特异性回忆反应

4. 其他少数病例在整个病程中的肥达试验始终为阴性

其原因可能与发病早期使用抗生素治疗或患者免疫功能低下有关。

(五)伤寒带菌者检查

可靠的方法是从带菌者的胆汁、尿液或粪便中分离出病原菌,但分离检出率不高。通常检测可疑者血清中有无Vi抗体,若效价≥1:10时,再反复取粪便等进行分离培养,则能最终确定可疑者是否为带菌者。

四、防治原则

加强食品卫生管理和饮水消毒,防止细菌污染食物、水源。及时发现、治疗患者和带菌者,患者和带菌者不能从事与食品相关的工作。对于有传染性的污染物,应及时消毒处理,防止医院感染。特异性预防可使用伤寒Vi荚膜多糖疫苗,此疫苗安全,不良反应较少,易于保存、运输,有效期至少3年。

肠热症的早期治疗应采用氯霉素,但其对骨髓有毒性作用,且出现了耐药菌株,现主要使用环丙沙星治疗。治疗肠热症时应根据药物敏感试验合理用药,避免耐药性产生。

第五节 其他肠道杆菌

一、克雷伯菌属

克雷伯菌属(*Klebsiella*)有7个种,临床最常见的分离菌种是肺炎克雷伯菌肺炎亚种(*K. pneumoniae* ssp. *pneumoniae*)和催娩克雷伯菌(*K. oxytoca*)。

该属细菌为革兰阴性球杆菌,单个、成双或短链状排列,有较厚的多糖荚膜,多数有菌毛,无鞭毛。该属细菌兼性厌氧,在普通培养基上生长,形成较大的黏液型菌落,用接种环挑起呈长丝状;在SS平板上因发酵乳糖而形成有色的菌落。

肺炎克雷伯菌肺炎亚种是医院感染中常见的条件致病菌,往往见于长期使用抗生素者、年老体弱者、婴幼儿、恶性肿瘤患者、糖尿病患者等,可引起多种感染,如呼吸道感染、泌尿道感染和创伤感染,尤其肺炎病情严重时可出现广泛出血性、坏死性肺实质。肺炎克雷伯菌肺炎亚种引起的败血症死亡率较高。肺炎克雷伯菌臭鼻亚种(*K. ozaenae* ssp. *Ozaenae*)常侵犯鼻咽部,引起萎缩性鼻炎和鼻黏膜的化脓性感染。肺炎克雷伯菌鼻硬结亚种(*K. rhinoscleromatis* ssp. *rhinoscleromatis*)可导致慢性肉芽肿病变和硬结形成。肉芽肿克雷伯菌(*K. granulomatis*)可引起生殖器和腹股沟部位的肉芽肿疾病。

二、变形杆菌属

变形杆菌属(*Proteus*)广泛存在于水、土壤及人和动物的肠道中,为条件致病菌,有8个菌种,其中与医学关系密切的是普通变形杆菌(*P. vulgaris*)和奇异变形杆菌(*P. mirabilis*)。

该属细菌为革兰阴性杆菌,呈明显的多形性,有周身鞭毛和菌毛,运动活泼,无荚膜。该属细菌对营养要求不高,将细菌点种在普通培养基上,呈扩散生长,可形成以接种部位为中心的厚薄交替的波纹状菌苔,似同心圆形,称为迁徙生长现象(swarming growth phenomenon)(图6-3)。该属细菌不能发酵乳糖,故在SS等选择性培养基上的菌落特征及在双糖铁培养基中的反应结果与沙门菌属细菌很相似。变形杆菌属的一个重要的生化特征是具有尿素酶,能迅速分解尿素。

普通变形杆菌的X19、Xk、X2菌株的菌体O抗原与斑疹伤寒立克次体、恙虫病立克次体具有共同抗原,可代替立克次体作为抗原与患者血清进行交叉凝集反应,辅助诊断立克次体病,称为外斐试验(Weil-Felix test)。

变形杆菌属细菌是导致医院感染的常见病原菌之一,也是引起泌尿道感染的主要病原菌(仅次于大肠埃希菌)。该属细菌分解尿素产氨,使pH增高,有利于细菌的生长,尿液的碱性环境可促进肾结石和膀胱结石的形成。某些变形杆菌菌株还可引起创伤感染、脑膜炎、败血症、腹膜炎、食物中毒等。变形杆菌属对四环素、氨苄西林、磺胺类药物的耐药性较高,应根据药敏试验结果合理使用抗生素。

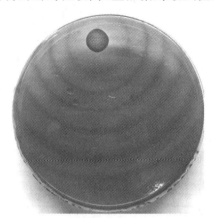

图 6-3 变形杆菌的迁徙生长现象

三、肠杆菌属

肠杆菌属(*Enterobacter*)有 14 个种,临床常见的是产气肠杆菌(*E. aerogenes*)、阴沟肠杆菌(*E. cloacae*)及阪崎肠杆菌(*E. sakazakii*)。

该属细菌为革兰阴性杆菌,形体较粗短,有周身鞭毛,无芽孢,有些菌株有荚膜。该属细菌在普通琼脂平板上可形成灰白色或黄色、湿润、较大的黏液型菌落。该属细菌发酵乳糖,不产生硫化氢。

肠杆菌属是肠杆菌科中最常见的环境菌群,常见于水和土壤中,也是医院感染的常见病原菌。从临床标本中分离到的产气肠杆菌和阴沟肠杆菌是条件致病菌,可引起呼吸道、泌尿道和伤口感染,偶尔可导致败血症和脑膜炎。阪崎肠杆菌存在于水、土壤和食品中,可引起新生儿脑膜炎和败血症,病死率高达 75%。肠杆菌属细菌的耐药性不断增高,从临床标本中常分离出 Amp C 酶菌株(C 类头孢菌素酶或诱导酶),其中以阴沟肠杆菌多见,对 1～3 代头孢菌素、头霉霉素类、单环 β-内酰胺类及含酶抑制剂的抗生素有耐药性,临床可用 4 代头孢和碳青霉烯类抗生素治疗。

四、枸橼酸杆菌属

枸橼酸杆菌属(*Citrobacter*)是人和动物肠道的正常菌群,也是条件致病菌,包括 12 个菌种,与医学关系密切的是弗劳地枸橼酸杆菌(*C. freundii*)、布拉克枸橼酸杆菌(*C. braakii*)和柯氏枸橼酸杆菌(*C. koseri*)。

枸橼酸杆菌属主要引起医院感染,如腹泻、菌血症、脑膜炎、脑脓肿等。患者多为老年男性(年龄≥65岁),常见感染部位是泌尿道。弗劳地枸橼酸杆菌可导致胃肠道感染,柯氏枸橼酸杆菌可引起婴幼儿脑膜炎和脑脓肿。

五、沙雷菌属

沙雷菌属(Serratia)有13个种,如黏质沙雷菌黏质亚种(S. marcescens ssp. marcescens)、气味沙雷菌(S. oderifera)等。

黏质沙雷菌是最小的细菌,可用于检查滤菌器的除菌效果。该属细菌是条件致病菌,对多种常用抗菌药物有耐药性。黏质沙雷菌黏质亚种可引起医院内感染,导致呼吸道感染、泌尿道感染、输液感染、外科术后感染、败血症、脑膜炎等。气味沙雷菌与医院内血流感染有关,黏质沙雷菌可引起因隐形眼镜诱发的红眼病。

六、摩根菌属

摩根菌属(Morganella)只有摩根摩根菌(M. morganii)一个菌种,该菌种包括2个亚种:摩根摩根菌摩根亚种和摩根摩根菌西伯尼亚种。

摩根摩根菌可引起伤口感染和泌尿道感染,有时也可引起腹泻。

小 结

肠道杆菌均为革兰阴性杆菌,多数有鞭毛、菌毛,少数有荚膜,无芽孢,对营养要求不高,生化反应活泼;乳糖发酵试验可初步鉴别肠道致病菌与非致病菌,前者不发酵乳糖。该属细菌的抗原结构复杂,常作为分类的依据。

大肠埃希菌是条件致病菌,肠毒素是其主要致病物质,可引起肠外感染(常见泌尿系统感染和化脓性感染);致病性大肠埃希菌可引起肠道感染。在卫生细菌学检查中,大肠菌群数和细菌总数可作为检测粪便污染的指标。

志贺菌属无动力,我国最常见的是福氏志贺菌,该菌的主要致病物质是侵袭力和内毒素,所致疾病是细菌性痢疾,分为急性细菌性痢疾、慢性细菌性痢疾、中毒性细菌性痢疾和带菌者四种表现类型。

沙门菌属细菌种类较多,多数菌株产硫化氢,致病物质为侵袭力、内毒素和肠毒素,所致疾病有肠热症、食物中毒和败血症。应根据肠热症病程采集标本,肥达试验的结果分析有助于辅助诊断伤寒和副伤寒。

思考题

1. 名词解释：肥达反应。
2. 简述大肠埃希菌的致病物质和所致疾病。
3. 细菌性痢疾有哪几种感染类型？有何临床表现？
4. 沙门菌属有哪些致病物质？有几种感染类型？
5. 对肠热症患者进行细菌学检查时，标本采集应注意哪些问题？

（楼　研）

第七章 弧菌属

> **学习目标**
> 1. 掌握：霍乱弧菌的致病物质和所致疾病。
> 2. 熟悉：霍乱弧菌的主要生物学性状、标本采集和防治原则；溶血性弧菌的致病性与防治。
> 3. 了解：霍乱弧菌的微生物学检查方法。
> 4. 其他：学会应用霍乱弧菌的致病性和防治原则初步判定和预防霍乱。

弧菌属（*Vibrio*）细菌是一大群菌体短小、弯曲成弧形、有单鞭毛的革兰阴性菌，广泛分布于自然界，尤以水中居多。弧菌属目前有56个种，至少有12种与人类感染性疾病有关，主要致病菌为霍乱弧菌和副溶血性弧菌，以肠道致病为主，前者引起霍乱，后者往往引起食物中毒。本属细菌与肠杆菌科细菌的主要不同点是有一根位于菌体一端的单鞭毛和氧化酶试验阳性。

第一节 霍乱弧菌

霍乱弧菌（*V. cholerae*）是引起霍乱的病原菌。霍乱是一种烈性肠道传染病，发病急、传染性强、死亡率高，属于国际检疫传染病，也是我国传染病法规定的甲类传染病。自1817年以来，曾发生7次世界性霍乱大流行。前6次均起源于印度恒河三角洲，由霍乱弧菌古典生物型引起。1961年的第7次大流行起源于印尼的苏拉威西岛，由埃尔托（EL Tor）生物型引起。1992年，在印度和孟加拉湾沿岸城市又发现了一个新的流行菌株O139（Bengal），并很快流传至亚洲、欧洲和美国。这是首次由非O1群霍乱弧菌所致霍乱的流行，其临床表现和传播方式与古典生物型完全相同，但不能被O1群霍乱弧菌诊断血清所凝集。

案例分析

案例：患者，男性，45岁，10天前去印度旅游，前日方归，出现头晕、腹胀、剧烈腹泻伴呕吐1天，腹泻物呈米泔水样，无腹痛和里急后重。查体：疲倦面容，眼窝凹陷，皮肤、口唇干燥，血压80/60 mmHg。

分析:根据患者的病史、临床表现,初步诊断为霍乱。取患者的米泔水样便做微生物学检查,确定菌型需做血清学鉴定。治疗的关键是及时补充液体和电解质。

一、生物学性状

(一)形态与染色

霍乱弧菌是革兰阴性菌,大小为(1~3)μm×(0.5~0.8)μm。从患者标本中新分离出的细菌形态典型,菌体弯曲,呈弧形或逗点状(图 7-1)。霍乱弧菌经人工培养后易失去弧形而呈杆状,应注意与肠道杆菌区别。粪便直接涂片后染色镜检,可见该菌首尾相接,排列如"鱼群状"。该菌有菌毛,无芽孢,某些菌株(如O139)有荚膜,菌体一端有单鞭毛,运动极为活泼。取患者米泔水样便做悬滴观察,可见细菌呈穿梭样或流星样运动。

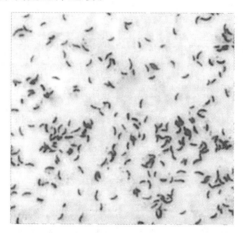

图 7-1　霍乱弧菌(革兰染色,×1000)

(二)培养特性与生化反应

霍乱弧菌对营养要求不高,兼性厌氧;在 18~37 ℃均可生长繁殖;耐碱不耐酸,在 pH 8.8~9.0 的碱性蛋白胨水或碱性琼脂平板中生长良好。碱性蛋白胨水可作为霍乱弧菌初次增菌培养的培养基,培养后表面形成菌膜。该菌在碱性琼脂平板上培养 24 h 后形成圆形、光滑、扁平、无色透明、如露珠状的较大菌落。在选择性培养基硫代硫酸盐-枸橼酸盐-胆盐-蔗糖琼脂培养基(TCBS)上,霍乱弧菌能发酵蔗糖产酸而使菌落呈黄色。此外,霍乱弧菌在无盐环境中仍可生长,而其他致病性弧菌则不能生长。

霍乱弧菌的触酶和氧化酶试验均为阳性,动力试验阳性,能还原硝酸盐为亚硝酸盐,吲哚试验、霍乱红试验阳性。霍乱弧菌能发酵葡萄糖、麦芽糖、蔗糖、甘露醇等,产酸不产气,但不分解阿拉伯糖。

(三) 抗原构造与分型

霍乱弧菌有耐热的菌体 O 抗原和不耐热的鞭毛 H 抗原,O 抗原是群和型特异性抗原,而 H 抗原为弧菌共同抗原,无特异性。根据 O 抗原不同,可将弧菌分为 155 个血清群,其中引起霍乱的是 O1 群和 O139 群,其余血清群往往分布于地面水中,可引起人类胃肠炎等疾病,未引起过霍乱。

O1 群霍乱弧菌的菌体抗原由 A、B、C 3 种抗原因子组成,据此可将其分为 3 个血清型:小川型、稻叶型和彦岛型,见表 7-1。

表 7-1　霍乱弧菌 O1 群血清型

血清型	O1 多克隆抗体	O1 单克隆抗体			出现频率	是否流行
		A	B	C		
小川型(AB)	＋	＋	＋	－	常见	是
稻叶型(AC)	＋	＋	－	＋	常见	是
彦岛型(ABC)	＋	＋	＋	＋	极少见	未知

注:"＋"表示凝集;"－"表示不凝集。

O1 群霍乱弧菌的每一个血清型又分为两个生物型,即古典生物型和埃尔托生物型(EL Tor),后者因在埃及西奈半岛的 EL Tor 检疫站首次分离而得名。古典生物型不凝集鸡红细胞,不溶解羊红细胞,但可被第Ⅳ群噬菌体裂解,埃尔托生物型则完全相反。

O139 群与 O1 群在抗原性方面无交叉。基因序列分析显示 O139 群缺失 O1 群的 O 抗原基因,出现了一个约 36 kb 的新基因,编码与 O1 群不同的荚膜多糖抗原和脂多糖抗原,但与 O22 及 O155 等群具有共同抗原。另外,在限制性酶切电泳图谱、核糖型、外膜蛋白、毒性基因等方面,O139 群与 O1 群的两种生物型流行株相似。

(四) 抵抗力

霍乱弧菌对热、日光、干燥、化学消毒剂和酸均很敏感。霍乱弧菌在湿热(55 ℃)条件下能维持 10 min,100 ℃维持 1~2 min,0.5 mol/L 氯处理 15 min 即可将其杀死。该菌怕酸,在正常胃酸中仅存活 4 min。霍乱弧菌古典生物型对外界的抵抗力较弱,而 EL Tor 生物型的抵抗力较强,在河水、海水、井水中可存活 1~3 周,甚至还能在水中越冬。患者的排泄物、呕吐物按 4∶1 的比例加入漂白粉处理 1 h 即可达消毒目的。0.1% 高锰酸钾溶液浸泡蔬菜、水果可达到消毒目的。霍乱弧菌对氯霉素、链霉素和四环素敏感,但对庆大霉素有耐药性。

二、致病性和免疫性

(一)致病物质

霍乱弧菌的致病物质有霍乱肠毒素(cholera toxin)、鞭毛、菌毛及其他毒力因子。

1. 霍乱肠毒素

霍乱肠毒素是霍乱弧菌的主要致病物质,作为肠毒素的典型代表,是目前已知的最强烈的致泻毒素。其本质是聚合蛋白,对热不稳定,56 ℃处理 30 min 即可被破坏。霍乱肠毒素属于外毒素,有较强的抗原性,经高度精制后呈晶状,仍保持极强的生物学活性。该毒素由 1 个 A 亚单位(分子量为 27.2 kD)和 5 个相同的 B 亚单位(每个亚单位分子量为 11.7 kD)组成;A 亚单位是毒性亚单位,B 亚单位是结合亚单位。霍乱肠毒素的作用机制与大肠埃希菌的肠毒素相似(图 7-2),B 亚单位与小肠黏膜上皮细胞的 GM1 神经节苷脂受体结合,使毒素分子变构,介导 A 亚单位进入细胞,在蛋白酶作用下裂解为 A1 和 A2 两条多肽。A1 是毒性成分,作为腺苷二磷酸核糖基转移酶可使 NAD(辅酶 1)上的腺苷二磷酸核糖转移到 G 蛋白上而成为 Gs。Gs 作为腺苷环化酶的一部分,其活化能使细胞内的 ATP 转化为 cAMP。cAMP 水平升高,促进肠黏膜上皮细胞大量分泌肠液(K^+、Na^+、HCO_3^- 和水),导致患者出现剧烈的呕吐和腹泻。

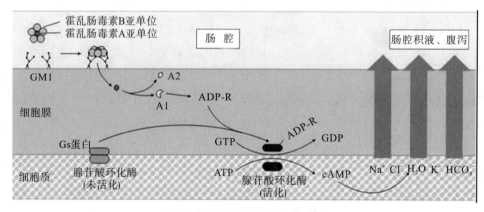

图 7-2 霍乱肠毒素的作用机制

2. 特殊结构

霍乱弧菌进入小肠后,依靠鞭毛运动穿过肠黏膜表面的黏液层(有毒株产生的黏液素酶可使黏液液化),借助普通菌毛黏附于肠壁上皮细胞,然后迅速繁殖,经过短暂的潜伏期后便急骤发病。黏附、定植是致病的重要条件,与此相关的基因是 *acf* 和 *tcp*A,前者编码黏附素,后者编码菌毛蛋白中的重要亚单位。

3. 其他毒力因子

其他毒力因子包括溶血素、血凝素、蛋白酶、能增加黏膜渗透性的紧密连接毒素和能促进肠液分泌的副霍乱肠毒素。O139 群除具有上述 O1 群的致病物质和相关基因外，还有特殊 LPS 毒性决定簇和多糖荚膜，可抵抗血清中的杀菌物质并黏附到小肠黏膜上。

(二) 所致疾病

在自然情况下，人类是霍乱弧菌的唯一易感者。霍乱的传染源是患者和无症状感染者，主要通过污染的水源或食物经口感染。霍乱弧菌对胃酸敏感，在正常胃酸条件下，需要大量细菌才能引起感染；当暴饮暴食或服用降低胃酸的药物而使胃酸降低时，少量细菌即可引起感染。霍乱弧菌经口感染到达小肠，黏附于肠黏膜表面并进行大量繁殖，不侵入肠上皮细胞和肠腺，也不入血，在局部迅速繁殖和产生肠毒素。此毒素作用于肠黏膜上皮细胞和肠腺，促使肠液大量分泌，导致剧烈的腹泻和呕吐，每天可达数十次，腹泻物呈米泔水样，一般无明显腹痛。疾病最严重时机体每小时失水量可达 1 L，出现脱水、电解质紊乱、代谢性酸中毒、低碱血症及心律不齐，甚至出现低容量性休克、肾衰竭；若未及时治疗，则死亡率高达 60%；若及时给患者输液和补充电解质，则死亡率可小于 1%。O1 群霍乱弧菌感染可从无症状或轻型腹泻发展为严重的致死性腹泻。O139 群霍乱弧菌感染比 O1 群严重，表现为严重脱水和高死亡率，成人患者居多（高于 70%）。O1 群霍乱弧菌流行高峰期，儿童患者居多，约占 60%。EL Tor 生物型较古典生物型病情轻。

病愈后，某些患者可短期带菌，一般不超过 2 周，但个别 El Tor 生物型病例带菌时间可长达数月，甚至数年。病原菌往往存在于胆囊中，具有传染性。

(三) 免 疫 性

机体感染后可获得牢固的免疫力，以体液免疫为主，再感染者少见。发病数月后，患者血液和肠腔中出现特异性抗体，包括针对霍乱肠毒素 B 亚单位产生的抗肠毒素抗体和针对 O 抗原产生的抗菌抗体。此外，肠黏膜表面的 sIgA 发挥重要的免疫作用，可在肠黏膜与细菌之间形成免疫屏障，阻断细菌黏附及肠毒素与小肠上皮细胞受体结合。感染 O139 群的患者多为成年人，说明以前感染 O1 群获得的免疫与 O139 群感染缺乏交叉免疫。O139 群的保护性免疫以针对荚膜多糖和脂多糖的抗菌免疫为主，抗毒素免疫为辅。

三、微生物学检查

由于霍乱是烈性传染病，传播迅速，且在流行期间发病率及死亡率均较高，危害极大,因此,应对首例患者作出快速、准确的病原学诊断。及时做出疫情报告对治疗和预防本病蔓延有重大意义。

1. 标本

取患者的米泔水样便、呕吐物或肛拭子作为标本,流行病学调查还应取水样。因该菌怕酸,不耐干燥,故标本应及时培养或放入 Cary-Blair 保存液中运输,包装严密且专人送检,以免粪便中细菌发酵产酸而使霍乱弧菌死亡,常用于运输肠道病原菌的甘油盐水缓冲液不适用于保存该菌。

2. 直接镜检

革兰染色后镜检可见革兰阴性弧菌,呈鱼群样排列,可初步报告霍乱弧菌检出阳性。悬滴法暗视野检查细菌的动力显示细菌运动活泼,呈穿梭样运动,有助于鉴别。

3. 分离培养

将标本接种至碱性蛋白胨水中,37 ℃增菌培养 6～8 h,直接镜检并转种于碱性琼脂平板做分离培养;也可将标本接种至选择性培养基 TCBS 上,挑取可疑菌落做生化反应及玻片凝集试验,除与 O1 群多价和单价血清反应外,还需与 O139 群血清做凝集反应。

4. 制动试验

取标本一滴,置于载玻片上,加入霍乱弧菌诊断血清后观察。若运动被抑制,则为制动试验阳性。此法的优点是快速而特异,操作简便,但必须有数量较多的弧菌才能检出。

5. 其他试验

可用免疫荧光试验或 SPA 协同试验进行诊断。

四、防治原则

霍乱属于国际检疫传染病,必须贯彻预防为主的方针,做好对外交往及进出口检疫工作,及时确诊上报,严防其传入传出。此外,应注意个人饮食卫生,加强饮水消毒和粪便管理,不生食海产品。对患者应隔离治疗并严格消毒,必要时封锁疫区,以免疫情蔓延。

接种 O1 群霍乱弧菌死菌苗虽能增强人群的免疫力,但保护率仅为 50% 左右,且血清抗体的维持时间只有 3～6 个月。现用加热或化学药品杀死的古典型霍乱菌苗皮下接种,可降低发病率。该种菌苗对 EL Tor 型霍乱弧菌感染也具有保护作用,但持续时间较短,对 O139 群菌株无保护性免疫。目前,霍乱疫苗的重点已转至研制口服菌苗上,如 B 亚单位全菌灭活口服疫苗及基因工程减毒活疫苗等。这两种疫苗已进行大规模人群试验,其有效保护率和保护时间正在评估中,某些国家已获准使用。O139群疫苗还在研制中,目标是制备能预防O1群和O139群霍乱弧菌的二价疫苗。

治疗霍乱的关键措施是及时补充液体和电解质,预防因脱水而引起的低血容量性休克和酸中毒。使用抗菌药物如链霉素、四环素、氯霉素、呋喃唑酮、多西环素、复方SMZ-TMP等,可减少外毒素的产生。此外,应注意多重耐药菌株的增加,O139群霍乱弧菌的耐药性比O1群霍乱弧菌强。

第二节 副溶血性弧菌

副溶血性弧菌(V. parahaemolyticus)是1950年在日本一个食物中毒患者的排泄物中分离得到的,主要存在于近海的海水、海底沉积物及鱼、贝类等海产品中。根据菌体O抗原不同,现已发现的副溶血性弧菌可分为13个血清群。该菌是一种嗜盐性弧菌,在夏秋季节沿海地区常见,能引起食物中毒,以东南亚、日本、美国及我国台北地区多见,也是我国沿海地区食物中毒最常见的一种致病菌。

一、生物学性状

副溶血性弧菌革兰染色阴性,呈弧形、杆状或球状等多种形态,有单鞭毛,运动活泼,无芽孢和荚膜。该菌对营养要求不高,与霍乱弧菌的显著差别在于其具有嗜盐性,在含有3.5% NaCl,pH 7.5~8.5的培养基中生长良好,无盐不能生长,但当NaCl浓度高于8%时,也不能生长;该菌在TCBS培养基上能形成绿色菌落。该菌发酵甘露醇、葡萄糖,产酸不产气,不发酵乳糖、蔗糖,吲哚试验阳性;抵抗力弱,对热和酸较敏感,90℃处理1 min、50%食醋处理1 min、淡水中维持2天死亡,在海水中可存活47天或更久。

致病菌株可在我妻氏血琼脂平板上使人或家兔的红细胞产生β溶血,称为神奈川现象(Kanagawa phenomenon,KP),是鉴定致病菌和非致病菌的重要指标。

二、致病性

副溶血性弧菌分布于海水、海产品(海蜇、海鱼、海虾、贝类等)及腌制品中,主要由食入未煮熟的海产品、盐腌制品引起食物中毒。食物容器或砧板生熟不分污染副溶血性弧菌后也能引起食物中毒。

已基本肯定神奈川现象阳性菌株为致病性菌株,其确切致病机制尚未阐明。目前,已从致病菌株中分离两种致病因子:耐热直接溶血素(thermostable direct hemolysin,TDH)和耐热相关溶血素(thermostable related hemolysin,TRH)。动物实验显示这两种溶血素具有细胞毒和心脏毒作用。此外,黏附素和黏液素酶也可致病。食物中毒常年均可发生,但好发于夏秋季节;潜伏期平均为24 h,病程为1~7天,表现为自限性腹泻至中度霍乱样病症;主要临床表现为低热、腹痛、腹泻、呕吐、水样便,少数为血水样便;恢复较快,但病后免疫力不牢固,可再次感染。除食物中毒外,该菌还可引起败血症、浅表创伤感染等。

三、微生物学检查与防治

可采集患者的粪便、肛拭子或剩余食物作标本,直接分离培养于SS琼脂平板或嗜盐菌选择平板。若出现可疑菌落,则进一步做生化反应与嗜盐性试验,最后进行血清学试验鉴定。目前,也可用基因探针杂交或PCR快速诊断直接检测食物标本或腹泻标本中的耐热毒素基因。可用复方新诺明、庆大霉素、诺氟沙星等抗生素治疗,严重病例需及时输液和补充电解质。

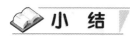

小　结

> 弧菌属细菌是弯曲成弧形、有单鞭毛的革兰阴性菌,可经消化道途径传播。致病的弧菌属细菌主要有霍乱弧菌和副溶血性弧菌,前者引起霍乱,后者是导致夏秋季沿海地区食物中毒最常见的病原菌。霍乱的主要致病物质是霍乱肠毒素,主要表现为剧烈呕吐、腹泻,腹泻物呈米泔水样,其治疗的关键是及时输液和补充电解质。

 思考题

1. 简述霍乱弧菌的主要致病物质及其作用机制。
2. 简述霍乱的传播途径和主要临床表现。
3. 简述霍乱的防治原则。
4. 如何预防副溶血性弧菌所致的食物中毒?

（楼　研）

第八章 螺杆菌属

> **学习目标**
> 1. 掌握：幽门螺杆菌的致病物质和所致疾病。
> 2. 熟悉：幽门螺杆菌的防治原则。
> 3. 了解：幽门螺杆菌的主要生物学性状和微生物学检查。
> 4. 其他：学会应用幽门螺杆菌的致病性防治胃炎、胃溃疡、十二指肠溃疡、胃腺癌及胃黏膜相关B细胞淋巴瘤。

螺杆菌属（*Helicobacter*）原属于弯曲菌属，但根据其RNA序列、形态、生长特征及对抗生素的敏感度等特点，于1989年将其划分为螺杆菌属。已发现螺杆菌属有23个种，与人类疾病关系密切的是幽门螺杆菌（*Helicobacter pylori*，Hp）。目前，已从人和动物的胃内鉴定出十余种螺杆菌，并且发现肝、肠内也存在螺杆菌，已报道了20种左右，它们与人类及动物的胃肠炎、肝炎、肝癌的发生相关。

案例分析

案例：患者，男，40岁，有慢性胃炎病史3年，近期加重，胃镜检查显示胃活检组织分离出革兰阴性S型菌，一端或两端有多根带鞘鞭毛，运动活泼。

分析：根据胃镜描述，该菌可能是幽门螺杆菌，其与胃炎、消化道溃疡、胃癌的发生密切相关。

幽门螺杆菌是螺杆菌属的代表菌种。1981年，澳大利亚学者Marshall和Warren首次从慢性胃炎患者胃黏膜活体标本中分离出幽门螺杆菌。此发现是胃肠疾病研究史上的里程碑，掀起了随后30余年全球范围的研究热潮，他们二人也因此获得了2005年诺贝尔生理学或医学奖。幽门螺杆菌与人类胃炎、胃溃疡、十二指肠溃疡、胃腺癌及胃黏膜相关B细胞淋巴瘤的发生密切相关。

一、生物学性状

1. 形态与染色

幽门螺杆菌为革兰阴性菌，菌体呈S型、螺旋状或海鸥状，末端钝圆，有1~2个微小弯曲，传代后可呈球状、杆状。菌体一端或两端有多根带鞘鞭毛，运动活泼,无芽孢。该菌通常在胃黏膜层中呈鱼群样排列。

2. 培养特性

幽门螺杆菌对营养要求高,需在动物血清或血液中生长;微需氧,在含5%～10%的 CO_2、5% O_2 和 85% N_2 的环境中生长良好;最适 pH 为 7.0,最适生长温度为37 ℃;还需一定湿度(相对湿度以98%为宜),培养3～6天可见无色透明、针尖样菌落。

3. 生化反应

幽门螺杆菌的生化反应不活泼,不分解糖类。氧化酶和过氧化氢酶试验阳性。该菌有丰富的尿素酶,能迅速分解尿素释放氨,此为重要的鉴定依据。

4. 抵抗力

幽门螺杆菌的抵抗力弱,在空气中只能存活 3 h。

二、致病性与免疫性

幽门螺杆菌是一种专性寄生在人胃黏膜上的革兰阴性菌,人群中感染十分普遍。研究显示,发展中国家儿童的感染率为 70%～90%,而发达国家成年人的感染率为 45%。胃炎、胃溃疡和十二指肠溃疡患者的胃黏膜中,该菌的检出率高达 100%。

幽门螺杆菌的传染源主要是人,通过粪—口途径传播。目前,尚不清楚幽门螺杆菌的致病物质和致病机制。该菌对胃酸敏感,但能产生酸抑制蛋白,以抑制胃酸的产生;含有的尿素酶能分解尿素产生氨,以中和胃酸,同时形成碱性微环境而避免胃酸对细菌的破坏。该菌的生长环境为其创造了微需氧的气体条件,有利于其在胃中定植、繁衍、致病,且其特有的黏附性使其很难被清除。幽门螺杆菌所引起的疾病病理特征包括胃部的炎症、胃酸产生的改变及组织的破坏,这些变化是多种因素(包括黏附素、尿素酶、鞭毛、蛋白酶、细胞毒素相关蛋白、空泡毒素等)协同作用的结果。幽门螺杆菌依靠鞭毛的运动穿过胃黏膜表面的黏液层,利用菌体表面菌毛样网状结构吸附至胃黏膜上皮细胞上,也可蔓延到胃腺体。与尿素酶共同在细胞表面表达的热休克蛋白 B 能加强尿素酶的活性,尿素酶的代谢产物、空泡毒素、黏液酶等与局部组织损伤有关,脂多糖、尿素酶和空泡毒素的共同刺激导致炎症反应的发生。细菌还可产生过氧化氢酶、超氧化物歧化酶等保护自己,抵抗吞噬作用和其他因子的杀伤作用。此外,本菌的感染可刺激机体产生血小板活化因子和白细胞介素-8,使胃酸大量分泌,从而导致胃上皮细胞程序性死亡。

目前已确定幽门螺杆菌是慢性胃炎的病因,而且一般也接受其作为胃溃疡、十二指肠溃疡的病因,而慢性胃炎是导致胃腺癌的因素,故该菌与胃体和胃窦的胃腺癌密切相关。此外,幽门螺杆菌还与胃黏膜相关 B 细胞淋巴瘤密切相关,治疗该菌可使淋巴瘤得到缓解。急性胃炎患者可有上消化道疼痛、恶心、呕吐等症状,一般可持续 1~2 周。该菌导致的炎症可持续数年、数十年,甚至一生。大多数慢性活动性胃炎患者可不出现临床症状,且胃镜检查显示胃黏膜正常。感染该菌的患者中大约 90% 患十二指肠溃疡,50%~80% 患胃溃疡。

感染幽门螺杆菌可刺激机体产生 IgG、IgM、IgA 抗体,目前尚不明确这些抗体是否对机体产生保护作用。

三、微生物学检查

1. 标本

患者术前需停用抗菌药物或铋剂。在胃镜下于胃窦部、近幽门部或邻近处取胃黏膜组织多位点标本并送检,注意防止干燥。

2. 检查方法

(1) 直接镜检 取活检的黏膜组织直接涂片,革兰染色后镜检,根据细菌的典型形态进行诊断,也可做组织切片染色镜检。

(2) 尿素呼吸试验 幽门螺杆菌可产生丰富的尿素酶,使尿素分解为氨和二氧化碳。未感染该菌者因体内缺乏尿素酶,故尿素不会被分解而产生氨和二氧化碳。给受试者口服含有同位素 ^{13}C 或 ^{14}C 的尿素,若受试者胃中存在 Hp 感染,则 Hp 产生的尿素酶分解尿素后生成标有同位素的 CO_2。后者大量存在于受试者呼出的气体中,可通过仪器检测。此试验具有高度敏感性和特异性,广泛应用于检测幽门螺杆菌的感染。

(3) 快速脲酶试验 将活检标本或分离培养物接种于尿素培养基上,若培养基由黄色变为红色,则为阳性。活检标本的特异性为 100%,敏感性可达 95%。

(4) 分离培养与鉴定 将活体组织标本研磨均匀后接种于 Skirrow 选择培养基上,培养 2~7 天后,可见圆形、光滑、细小菌落。尿素酶试验强阳性,氧化酶和触酶试验阳性有助于鉴定。

(5) 血清学检测 应用 ELISA 法检测患者血清中的特异性抗体,根据抗体效价判断是否为急性感染或制订治疗方案。此项检查已在国外作为消化不良患者的常规检查,但应注意,对老年人或正在接受治疗的患者排除感染是不可靠的。

(6) 粪便抗原检测 采用多克隆抗体检测患者粪便中的抗原,适用于不能进行胃镜检查和尿素呼吸试验的患者。此项检测有望在将来代替血清学检测而成为常规检查。

(7) 核酸检测 构建多种 DNA 探针,用 PCR 扩增并结合限制性酶切多态性分析技术检测粪便、胃液及水源中的幽门螺杆菌,可检测出不能分离培养的幽门螺杆菌。

四、防治原则

对幽门螺杆菌的治疗多采用三联疗法,即以抑酸剂或铋剂为基础,再加两种抗生素,常用的抗生素包括克拉霉素、阿莫西林和甲硝唑。目前尚无有效的预防措施,疫苗正在研制中。因发现唯一表达在细菌表面的蛋白质是尿素酶和热休克蛋白,故以这两种蛋白质为抗原进一步开发疫苗。

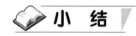

幽门螺杆菌为革兰阴性微需氧菌,通过粪—口途径传播,与人类胃炎、胃溃疡、十二指肠溃疡、胃腺癌及胃黏膜相关 B 细胞淋巴瘤的发生密切相关。尿素呼吸试验、血清学检测等可用于检测幽门螺杆菌感染。对幽门螺杆菌的治疗多采用三联疗法。

思考题

1. 幽门螺杆菌的传播途径是什么?
2. 幽门螺杆菌的感染与哪些疾病的发生密切相关?

(楼　研)

第九章 分枝杆菌属、放线菌属和诺卡菌属

> **学习目标**
> 1.掌握：结核分枝杆菌的生物学性状、结核菌素试验及微生物学检查方法。
> 2.熟悉：麻风分枝杆菌和致病性放线菌所致疾病。
> 3.了解：致病性诺卡菌的生物学性状。
> 4.其他：熟练掌握结核菌素试验的原理、分析及应用，学会运用结核菌素试验进行临床分析，解释结核菌素的试验结果。

分枝杆菌属（Mycobaterium）细菌是一大类细长略弯曲的杆状细菌，有时呈分枝状生长。分枝杆菌属在分类学上属于放线菌目、分枝杆菌科。分枝杆菌属细菌种类多，主要分为结核分枝杆菌复合群、麻风分枝杆菌和非结核分枝杆菌三类，其中结核分枝杆菌（人型与牛型）、麻风分枝杆菌和某些非结核分枝杆菌对人有致病性。

分枝杆菌属细菌的主要特点：①细胞壁含有大量脂质。②具有抗酸性。③专性需氧，营养要求高，大多数生长缓慢。④不产生内毒素、外毒素及侵袭性酶类。⑤所致疾病多为慢性感染，长期迁延，并伴有肉芽肿病变。

第一节 结核分枝杆菌

结核分枝杆菌（M. tuberculosis）俗称结核杆菌，可侵犯全身多个器官，引起多种结核病，其中以肺结核最为常见。目前，结核病仍是全球最为严重的传染病之一，每年约900万新发病例，300万人死于结核病。特别是在某些艾滋病高发的发展中国家和地区，结核病已成为HIV感染人群死亡的首要原因。1982年，世界卫生组织（WHO）以及国际防痨和肺病联合会（IUATLD）共同倡议将3月24日作为"世界防治结核病日"。

一、生物学性状

(一)形态与染色

结核分支杆菌的菌体呈细长略弯曲的杆状,单个或分枝状排列,无鞭毛,无芽孢,某些菌株有荚膜。在陈旧的病灶和培养物中,其形态不典型,可呈颗粒状、串珠状、长丝状等。结核分枝杆菌常用齐-尼(Ziehl-Neelsen)抗酸染色法染色,可被染成红色(抗酸染色阳性),非抗酸性细菌及杂质被染成蓝色(图9-1)。结核分枝杆菌可发生变异,形成非抗酸性革兰阳性的短杆状或球形颗粒,称为Much颗粒。

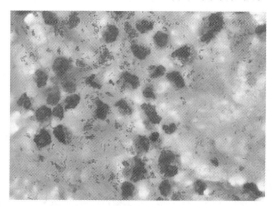

图9-1 结核分枝杆菌(H37Ra)(抗酸染色,×1000,方海红提供)

(二)培养特性

结核分枝杆菌专性需氧,最适pH为6.5~6.8,最适生长温度为37 ℃。结核分枝杆菌对营养要求高,常用罗氏培养基(含有蛋黄、马铃薯、甘油和孔雀绿等)培养(图9-2),生长缓慢,繁殖一代需18~24 h。在固体培养基上一般2~4周可见菌落生长,菌落干燥坚硬,形状呈颗粒、结节或花菜状,乳白色或米黄色,不透明;在液体培养基上一般1~2周可见皱褶状菌膜。

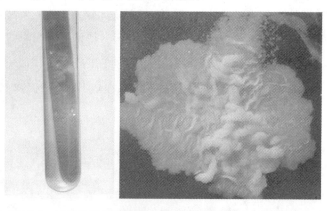

图9-2 结核分枝杆菌在罗氏培养基上的菌落(方海红提供)

(三)抵抗力

结核分枝杆菌的抵抗力可概括为"四抗四敏"。"四抗"即抗酸、抗碱、抗干燥和抗染料。结核分枝杆菌细胞壁中含有较高的脂类,对某些理化因子的抵抗力较强。结核分枝杆菌对酸(3% HCl或6% H_2SO_4)或碱(4% NaOH)有较强抵抗力,在酸、碱条件下15 min不受影响,因此,常用酸、碱处理标本,消化标本中黏稠物质,以提高检出率。此外,脂质可防止菌体水分丢失,故该菌对干燥的抵抗力特别强。结核分枝杆菌黏附在尘埃上可保持传染性8~10天,在干燥痰液中可存活6~8个月。结核分枝杆菌对1:13000孔雀绿有抵抗力,培养基中加入孔雀绿可抑制杂菌生长。

"四敏"即对乙醇、湿热、紫外线和抗结核药物敏感。结核分枝杆菌细胞壁中含有脂质,故对乙醇敏感,在70%乙醇中数分钟即死亡。结核分枝杆菌对湿热敏感,在液体中加热至62~63℃处理15 min或煮沸即被杀死。结核分枝杆菌对紫外线敏感,日光直接照射数小时可被杀死。因此,结核患者的衣服、书籍等可用日光照射消毒。虽然结核分枝杆菌对常用抗结核药敏感,但长期用药易出现耐药性。

(四)变异性

结核分枝杆菌可发生形态、菌落、毒力、免疫原性和耐药性等变异。卡介苗(Bacillus Calmette-Guérin,BCG)——一种毒力下降的变异形式,是Calmette和Guérin于1908年将牛型结核分枝杆菌在含甘油、胆汁、马铃薯的培养基中历经13年传代230次而获得的减毒活疫苗株,现广泛用于预防接种。

知识拓展

结核分枝杆菌L型(MTB-L)即结核分枝杆菌(MTB)细胞壁缺陷型。MTB-L感染者的结核病复发率显著高于细菌型结核感染者,结核分枝杆菌可在生长繁殖过程中自发形成L型,也可在多种抗结核药物作用下被诱导形成L型。由于MTB-L耐药机制除了具有其细菌型的特性外,对作用于细胞壁的药物先天耐药,对诱导其产生L型变异的药物也不再敏感。因此,MTB-L的形成比其细菌型的危害性更为严重。

二、致病性

结核分枝杆菌的致病作用可能与细菌在组织细胞内大量增殖引起炎症反应,以及诱导机体产生迟发型超敏反应性损伤有关。结核分枝杆菌可侵犯全身各组织器官,以通过呼吸道引起的肺结核最为常见。

(一)致病物质

结核分枝杆菌既不产生内毒素,也不产生外毒素和侵袭性酶类,其致病作用主要依靠菌体自身成分,特别是细胞壁中所含的大量脂质。致病物质主要包括脂质、蛋白质和多糖。

1. 脂质

结核分枝杆菌细胞壁所含的脂质约占细胞壁干重的60%,主要脂类有磷脂、索状因子、硫酸脑苷脂和蜡质D,它们大多与蛋白质和多糖结合成复合物存在于细胞壁中,见表9-1。

表9-1 结核分枝杆菌的脂类致病物质

名称	生化特点	生物学功能
磷脂(phosphatide)	菌株细胞壁中含量最多的脂质成分	促使单核细胞增生,引起结核结节形成和干酪样坏死
索状因子(cord factor)	6,6-双分枝菌酸和海藻糖结合的一种糖脂,能使有毒力的结核分枝杆菌在液体培养基中呈索状蜿蜒生长	损伤线粒体膜及酶类,影响细胞呼吸,抑制白细胞游走,引起慢性肉芽肿,具有佐剂作用
蜡质D(wax D)	分枝菌酸与肽糖脂的复合物	可引起迟发型超敏反应,具有佐剂作用
硫酸脑苷脂(sulfatide)	有毒菌株细胞壁上的一种成分	抑制吞噬细胞中吞噬体与溶酶体融合,使结核分枝杆菌能在吞噬细胞中存活

2. 蛋白质

结核分枝杆菌含有多种蛋白质。其中,结核菌素可与蜡质D结合,引起迟发型超敏反应,导致组织坏死和全身中毒症状,并参与结核结节的形成。蛋白质也可刺激机体产生相应抗体,但无保护作用。

3. 多糖

多糖常与脂类结合并存在于细胞壁中。多糖主要有阿拉伯半乳聚糖和阿拉伯甘露聚糖,可介导速发型超敏反应,非特异性增强机体免疫功能。

(二)所致疾病

结核分枝杆菌的感染率高,但发病率相对较低。90%~95%的感染者不会发病,处于潜伏感染状态;5%~10%的感染者因免疫力低下而易导致结核病。

结核分枝杆菌主要通过呼吸道感染引起肺结核,少数经消化道及破损皮肤感染,或经血液、淋巴液扩散,引起多种组织器官结核。

1. 肺部感染

当吸入含结核杆菌的飞沫微粒或尘埃时,结核分枝杆菌极易进入肺泡,故结核病以肺部感染最为常见。肺结核可分为原发感染和原发后感染两大类,见表9-2。

原发感染是指首次感染结核分枝杆菌,多见于儿童。结核分枝杆菌随飞沫或尘埃经呼吸道进入肺泡,被肺泡巨噬细胞吞噬,在细胞内大量生长繁殖,并导致细胞裂解,释放出的结核分枝杆菌在细胞外繁殖或再被细胞吞噬,如此反复引起渗出性炎症病灶,称为原发灶。原发灶内的结核分枝杆菌经淋巴管扩散到肺门淋巴结,引起淋巴管炎和淋巴结肿大,称为原发综合征。随着机体抗结核免疫力的建立,原发灶大多可纤维化和钙化而自愈。若原发灶内长期潜伏少量结核分枝杆菌,则可成为继发感染的来源。仅极少数免疫力低下者因结核分枝杆菌可经淋巴、血流扩散至全身,而导致全身粟粒性结核或结核性脑膜炎。

继发感染多见于成人,大多数为内源性感染,少数由外源性感染所致。由于机体已有特异性细胞免疫,对结核分枝杆菌有较强的局限性,因此,病灶较为局限,一般不累及邻近的淋巴结,主要表现为慢性肉芽肿性炎症、结核结节、纤维化或干酪样坏死。

表 9-2 原发性肺结核和继发性肺结核比较

	原发性肺结核	继发性肺结核
结核分枝杆菌感染	初次感染	潜伏的结核分枝杆菌再繁殖
发病人群	多见于儿童	多见于成人
对结核免疫力	缺乏	已建立
病理特点	原发综合征(原发灶、淋巴管炎和肿大的肺门淋巴结)	病灶多局限,一般不累及邻近淋巴结,易发生干酪样坏死,形成空洞,导致开放性结核
主要播散途径	淋巴管或血管	支气管
病程	短,大多可经纤维化和钙化自愈	较长,需要治疗

2. 肺外感染

免疫力低下的患者因结核分枝杆菌可经血液、淋巴液扩散、侵入肺外组织器官,而引起相应的脏器(如脑、肾、生殖系统、关节、骨等)感染,严重时可形成全身粟粒性结核或播散性结核。肺结核患者可因含菌痰液被咽入消化道而引起肠结核、腹膜结核等。此外,结核分枝杆菌还可通过破损的皮肤伤口感染,导致皮肤结核。

三、免疫性与超敏反应

(一)免疫性

结核免疫属于感染免疫,依赖于结核分枝杆菌在机体内的存活。一旦体内结核分枝杆菌消亡,抗结核免疫也随之消失,因此,又称为有菌免疫。

结核分枝杆菌是兼性胞内寄生菌,抗感染免疫主要是细胞免疫,包括致敏 T 淋巴细胞和被激活的巨噬细胞。致敏 T 淋巴细胞可直接杀死带有结核分枝杆菌的靶细胞,同时释放多种淋巴因子作用于巨噬细胞,在病灶周围形成以单核细胞为主的增生性炎症。活化的巨噬细胞进一步吞噬、消化结核分枝杆菌,从而抑制其繁殖,阻止其扩散。

(二)超敏反应

机体在获得对结核分枝杆菌免疫力的同时,也产生迟发型超敏反应,该反应由结核分枝杆菌的蛋白质与蜡质 D 共同刺激 T 淋巴细胞引起。体内致敏 T 淋巴细胞再次遇到结核分枝杆菌时引起强烈的迟发型超敏反应,形成以单核细胞浸润为主的炎症反应,易发生干酪样坏死,甚至液化形成空洞。

(三)免疫与超敏反应

结核分枝杆菌感染机体时,细胞免疫与迟发型超敏反应同时存在,这可用郭霍现象解释:①将结核分枝杆菌首次注射到健康豚鼠皮下,10~14 天后注射部位缓慢出现溃疡,深且不易愈合,附近淋巴结肿大,细菌扩散至全身,表现出原发感染特点。这说明首次感染出现的炎症反应偏重于病理过程,机体尚未建立抗结核免疫力。②用相同剂量的结核分枝杆菌注入感染过结核的豚鼠皮下,1~2 天内即迅速产生溃疡,但溃疡浅且易愈合,附近淋巴结不肿大,细菌也很少扩散。这说明再次感染发生的炎症反应偏重于免疫预防。溃疡浅且易愈合,细菌不扩散,说明机体对结核分枝杆菌已具有一定的细胞免疫;而溃疡迅速形成则说明在产生免疫的同时发生了迟发型超敏反应。③在康复的豚鼠皮下注射大量结核分枝杆菌,则引起注射局部或全身严重的迟发型超敏反应,甚至导致动物死亡。人类原发性肺结核、继发性肺结核、严重恶化的肺结核相当于郭霍现象的 3 种情况。

(四)结核菌素试验

细胞免疫与迟发型超敏反应同时存在于自然感染中。结核菌素试验是通过测定机体对结核分枝杆菌有无超敏反应,判断机体对结核分枝杆菌有无免疫力,从而判定受试者是否患有结核和检测受试者对结核分枝杆菌是否有细胞免疫的方法。

1. 结核菌素试剂

结核菌素试剂即结核分枝杆菌菌体蛋白,包括旧结核菌素(old tuberculin,OT)和纯蛋白衍化物(purified protein derivative,PPD),目前一般使用纯蛋白衍化物。

2. 试验方法及结果

取 0.1 mL PPD(含 5 U,0.0001 mg)注入受试者的前臂掌侧皮内,48~72 h 后检查局部有无硬结情况。红肿硬结<5 mm 者为阴性,>5 mm 者为阳性,≥15 mm 为强阳性,对临床诊断有意义。

3. 结果分析

阳性表明机体感染过结核分枝杆菌或卡介苗接种成功,对结核分枝杆菌有迟发型超敏反应和特异性免疫力。强阳性则表明可能有活动性结核病。阴性表明未感染过结核分枝杆菌或未接种过卡介苗,但尚需考虑以下情况:①原发感染早期(结核分枝杆菌感染4周后才能出现迟发型超敏反应)。②老年人。③严重结核病患者或其他传染病(如麻疹)患者。④获得性细胞免疫低下,如艾滋病患者或免疫抑制剂使用者。

4. 应用

卡介苗接种对象选择依据及测定接种效果;婴幼儿结核病诊断参考;未接种卡介苗人群中结核分枝杆菌感染的流行病学调查;肿瘤患者的细胞免疫功能测定。

四、微生物学检查方法

根据疾病感染特点采取不同标本,如对肺结核患者,采取其痰液(由肺深部咳出,以清晨第一口痰为宜);对肾或膀胱结核患者,可收集其清晨中段尿或无菌导尿;对肠结核患者,取其粪便标本;对结核性脑膜炎患者行腰脊穿刺,取其脑脊液。

无菌采取的脑脊液、中段尿可直接用离心沉淀集菌。痰液和粪便样本用酸、碱(4% NaOH、3% HCl 或 6% H_2SO_4)处理 15 min 后经离心沉淀浓缩于管底,取沉淀物涂片做抗酸染色、分离培养或动物试验等。

(一)直接涂片染色

标本直接涂片或酸、碱处理集菌后涂片,用抗酸染色镜检。若镜检找到红色杆菌即抗酸性杆菌,则可能是结核分枝杆菌,通常报告为"查到抗酸杆菌",因为此法不能区分结核分枝杆菌和牛型结核分枝杆菌等其他抗酸杆菌,需做进一步分离培养鉴定。

(二)分离培养

结核分枝杆菌生长缓慢,培养时间较长。浓缩集菌的沉淀物经酸碱中和后接种于固体培养基上,37 ℃培养 4~6 周时形成肉眼可见的菌落,若确定为培养阴性,则需延长培养时间至 6~8 周。根据生长速度和菌落特点(菌落表面干燥,呈颗粒、结节或花菜状,乳白色或米黄色,不透明),结合抗酸染色可进行鉴别。若菌落、菌体染色不典型,则应做进一步鉴别试验。

(三)动物实验

豚鼠为常用的动物,可用于结核分枝杆菌的分离培养和毒力测定。取经浓缩集菌处理的样本 0.1 mL,注射于豚鼠的腹股沟皮下,经 3～4 周饲养观察,若出现局部淋巴结肿大、消瘦,则结核菌素试验阳性,可进行病理解剖;若 6～8 周仍未发病,也要进行剖检。剖检时应注意观察淋巴结、肝、脾、肾、肺等脏器有无结核病变。

(四)快速诊断

由于结核分枝杆菌分离培养周期长,因此,寻找快速诊断的检测方法是十分必要的。聚合酶链式反应(PCR)技术对结核分枝杆菌这一类生长缓慢的病原菌鉴定具有快速、敏感、特异等优点,可达到快速诊断的目的。但操作时需注意防止出现假阳性或假阴性结果。

五、防治原则

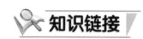

> 抗酸染色(acid-fast staining method)是在 1882 年由埃尔利希(F. Ehrlich)首创并经 F·齐尔(Ziehl)改进的细菌染色方法。由于分枝杆菌细胞壁中含有大量的脂质且其包围在肽聚糖的外围,因而分枝杆菌一般不易着色,需通过加热和延长染色时间来促使其着色。但分枝杆菌中的分枝菌酸一旦与染料结合,就很难被酸性脱色剂脱色,故名为抗酸染色。齐-尼抗酸染色法是其中最具代表性的染色法,它的试验原理是:在加热条件下使胞壁中的分枝菌酸与苯酚品红牢固结合成复合物,用盐酸酒精处理不脱色,当再加碱性美蓝复染后,分枝杆菌仍然为红色,而其他细菌及背景中的物质则为蓝色。

(一)预防接种

除对结核病患者早期发现、隔离和治疗外,广泛接种卡介苗能有效降低结核病的发病率。根据统计调查,未接种组比接种组的发病率高 4～5 倍。婴儿的免疫力较低,是卡介苗接种的主要对象。我国规定新生儿出生后 72 h 内接种卡介苗,不再进行复种。一般接种后 6～8 周结核菌素试验转阳性,则表明接种者已产生免疫力,有效免疫力可维持 3～5 年。但是,卡介苗对不同人群的保护率差异很大,新型结核病疫苗的研制仍需进行。

(二)治疗

结核病治疗的原则是早期足量规范用药,有利于控制疾病,促使病灶愈合,消除症状和防止复发。传统的利福平、异烟肼、乙胺丁醇、链霉素为第一线药物,新药主要有利福霉素和喹诺酮类。利福平与异烟肼合用可以减少耐药性的产生,从而减少毒性。对于严重感染者,可以将吡嗪酰胺与利福平及异烟肼合用。

案例分析

案例:男孩,2岁零2个月。1个月来,食欲减退、消瘦伴乏力。近2周,低热、盗汗、干咳。1个月前曾患麻疹。查体:消瘦,未见卡症,颈部可触及数个肿大淋巴结,质硬,无明显压痛,心脏检查未见异常,右肺可闻及少许干湿罗音,肝肋下3 cm,脾不大。可能是什么疾病? 为明确诊断,首选检查方法是什么?

分析:原发性肺结核。原发性肺结核多见于儿童,起病缓慢,常以全身结核中毒症状为主,临床主要表现为长期不规则低热、食欲缺乏、盗汗、消瘦和疲乏等。咳嗽是常见症状之一,起初为干咳和刺激性咳嗽,之后可有咯血(痰中带血)。

首选检查方法为分离培养。由于95%以上结核病患者是通过呼吸道飞沫感染的,原发感染病灶是肺,故X线检查十分必要(尤其对结核菌素试验阳性小儿),是早期发现肺结核的重要方法。但确诊仍依赖于痰液中结核分枝杆菌的病原学检查。其中,直接涂片抗酸染色可作初步诊断;分离培养是诊断的"金标准";PCR是快速诊断法;结核菌素试验的结果判断需结合临床诊断。

第二节 麻风分枝杆菌

麻风分枝杆菌(*Mycobacterium leprae*)俗称麻风杆菌,可引起麻风病。目前,全世界约有麻风病例1200万,主要分布在亚洲、非洲和拉丁美洲。新中国成立以前,麻风病流行较严重,约有50万例患者。20世纪80年代以后,麻风病的发病率大幅度下降,约为0.002‰。近年来,每年新发和复发麻风病例2000例左右,主要集中在中国西南部地区。

一、生物学特性

麻风杆菌的形态及染色与其他分枝杆菌相似。该菌的菌体细长、略带弯曲,常呈束状排列,抗酸染色阳性,无芽孢、鞭毛和荚膜。该菌是一种典型的胞内寄生菌,患者渗出物标本中可见大量麻风杆菌的泡沫状细胞,称为麻风细胞,可与结核分枝杆菌区别。目前,人工培养麻风杆菌仍未获得成功。犰狳对麻风杆菌高度易感,可经皮内、皮下或静脉接种麻风分枝杆菌。

二、致病性与免疫性

麻风患者是麻风病的唯一传染源,可通过患者的鼻分泌物、痰、汗液、乳汁、精液或阴道分泌物经直接接触或飞沫传播。麻风是一种慢性传染病,主要表现为皮肤黏膜和末梢神经损害,晚期可侵犯深部组织和器官,形成肉芽肿。人对麻风杆菌的抵抗力较强,以细胞免疫为主。根据机体的免疫状态、病理变化和临床表现,大多数患者属于结核样型(细胞免疫正常,传染性小)和瘤型(细胞免疫缺陷,传染性强)两型,少数患者属于界线类(处于结核样型和瘤型之间)和未定类(属非特异性炎症)。

三、微生物学检查法

麻风的诊断主要依靠微生物学检查。可从患者鼻黏膜或皮损处取材,经抗酸性染色后镜检。镜检发现麻风杆菌或麻风细胞,可结合病史、临床表现及病理学检查作出诊断。一般瘤型和界线类患者标本中观察到细胞内存在细菌,有诊断意义。结核样型患者标本中很少找到细菌。若要提高检查的阳性率,也可以经金胺染色后用荧光显微镜观察。麻风菌素试验的原理与结核菌素试验相同,但因其与结核分枝杆菌有交叉反应,故对临床诊断意义不大,主要用于麻风的分型和预后分析。

四、防治原则

麻风病目前尚无特异性预防方法。麻风杆菌和结核分枝杆菌有共同抗原,曾试用卡介苗来预防麻风并取得一定效果。防治该病的重点是对密切接触者做定期检查,早发现,早治疗。治疗药物主要有砜类、利福平、氯法齐明及丙硫异烟胺。目前,多采用两三种药物联合治疗,以防止耐药性产生。

第三节 放线菌属和诺卡菌属

放线菌介于真菌和细菌之间,是一类菌体呈分枝丝状,繁殖方式为裂殖或无性孢子繁殖的原核细胞型微生物。放线菌广泛分布于自然界,种类繁多,是抗生素的主要产生菌。致病性放线菌主要分为放线菌属(*Actinomyces*)和需氧性的诺卡菌属(*Nocardia*)。

一、放线菌属

放线菌属放线菌是正常菌群的组成部分,广泛分布于自然界,正常寄居在人和动物的口腔中,主要通过内源性感染引起放线菌病。对人致病的放线菌主要是衣氏放线菌。

(一)生物学特性

放线菌革兰染色阳性,抗酸染色阴性。菌丝直径为 $0.5\sim0.8\ \mu m$,菌丝细长无间隔,有分枝,形态与真菌相似,菌丝断裂后呈链球或链杆状。繁殖方式为裂殖,厌氧或微需氧,生长缓慢,初次培养比较困难,分离时需要加 5% CO_2。在血琼脂平板上 37 ℃培养 4~6 天可长出微小圆形菌落,颜色为灰白色或淡黄色,无溶血现象。过氧化氢酶试验阴性,可分解葡萄糖,产酸不产气。在患者病灶组织和流出的脓液中,肉眼可找到黄色小颗粒,直径约 1 mm,称为硫黄样颗粒(sulfur granule)。硫黄颗粒由放线菌的菌丝、巨噬细胞、类上皮细胞以及大量纤维蛋白等组成。将硫黄样颗粒制成压片,显微镜下可见颗粒呈菊花状,经苏木精伊红染色后中央为紫色,末端呈红色。

(二)致病性与免疫性

放线菌大多数寄生于人体开放腔道中,属于正常菌群。当机体抵抗力减弱、口腔卫生不良、拔牙或外伤时引起内源性感染,导致软组织的化脓性炎症。若无继发感染,则大多呈慢性无痛性过程,并常伴有多发性瘘管形成,排出硫黄样颗粒,称为放线菌病。

因放线菌繁殖缓慢,故放线菌病进展缓慢,临床症状随发病部位和病程进展而不同,临床表现无特异性。放线菌可感染面颈部、胸部、腹部、盆腔以及中枢神经系统等,其中面颈部感染者约占患者的 60%,且大多数有近期口腔炎或拔牙史,易形成多发性脓肿和瘘管。胸部感染常有吸入史,也可由面颈部感染通过血循环传播。开始在肺部形成病灶,症状和体征似肺结核。腹部感染常由吞咽唾液或腹壁外伤、阑尾穿孔引起,切片见多个散在的硫黄样颗粒。盆腔感染大多继发于腹部感染,内有硫黄样颗粒。原发性皮肤放线菌病常由外伤或昆虫叮咬引起。中枢神经系统感染常继发于其他病灶。

放线菌与龋齿和牙周炎有关。将从人口腔分离出的内氏放线菌和黏液放线菌接种于无菌大鼠口腔内,可导致龋齿。因为这两种放线菌能产生一种黏性很强的多糖物质,使口腔中的其他细菌黏附在牙釉质上,形成菌斑、龋齿、牙龈炎和牙周炎。

体液免疫对放线菌病患者无保护作用,机体对放线菌的免疫主要依靠细胞免疫。

(三)微生物学检查

首先从脓汁或痰等病灶样本中寻找硫黄样颗粒,然后将可疑颗粒制成压片,经革兰染色后在显微镜下观察,注意寻找革兰阳性的放线状排列菌丝。必要时可做放线菌厌氧培养,将标本接种于沙保培养基及血平板上,置于 5% CO_2 孵箱中 37 ℃培养 1~2 天,检查菌落和涂片。

(四)防治原则

目前,还没有疫苗用于特异性预防放线菌病,注意口腔卫生是预防放线菌病

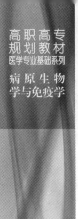

的主要方法,应及时对患处的脓肿和瘘管等进行外科清创处理并联合使用抗生素治疗。放线菌对多种抗生素敏感,大剂量青霉素及甲氧苄氨嘧啶-磺胺甲基异恶唑对放线菌病有较好的疗效。因放线菌感染常合并其他细菌感染,故通常需要加入其他抗生素联合用药。

二、诺卡菌属

诺卡菌属广泛分布于土壤、空气、海水和淡水中,属于外源性感染病原菌,对人致病的主要有3种:星形诺卡菌(*N. asteroids*)、豚鼠诺卡菌(*N. caviae*)和巴西诺卡菌(*N. brasiliensis*)。其中,我国最常见的是星形诺卡菌。

(一)生物学性状

诺卡菌属放线菌的形态与放线菌属放线菌相似,但菌丝末端不膨大,有时可见分枝状,革兰染色阳性。诺卡菌具有弱抗酸性,常规抗酸染色结果显示抗酸阴性,有别于结核分枝杆菌。诺卡菌的主要繁殖方式为裂殖,专性需氧,但营养要求不高,繁殖速度缓慢,在普通培养基或沙保培养基上1周左右长出粗糙型菌落,菌落干燥呈蜡样,颜色为黄色、白色。在液体培养基中形成菌膜,浮于液面,液体澄清。

(二)致病性与免疫性

诺卡菌感染为外源性感染,免疫力低下者特别是细胞免疫缺陷或应用免疫抑制剂的器官移植患者可因吸入肺部或侵入创口而引起化脓感染。根据感染部位可将诺卡菌病分为肺诺卡菌病、皮肤诺卡菌病和全身播散性诺卡菌病。诺卡菌易通过血行播散,约1/3患者有脑膜炎与脑脓肿;皮下组织及骨内感染可形成结节、脓肿、慢性瘘管,从瘘管中流出许多小颗粒,即诺卡菌的菌落。巴西诺卡菌可引起脚部和腿部足菌肿。

(三)微生物学检查

将脓液、痰和组织切片等标本制成涂片或压片,经染色后镜检,若见革兰染色阳性和部分抗酸染色分枝菌丝,可初步确定为诺卡菌,但应与结核分枝杆菌区别。若见散在的抗酸性杆菌,可用沙保培养基和血平板分离,培养1周左右可见细小菌落,染色镜检并进一步做生化鉴定,也可使用分子生物学技术进行快速鉴定,如PCR直接测序方法、核酸探针技术、实时荧光定量PCR等。

(四)防治原则

目前,尚无疫苗用于特异性预防诺卡菌感染。局部治疗主要为手术清创,即清除坏死组织。治疗各种感染主要采用磺胺类药物,有时还可加用环丝氨酸,一般治疗时间不少于6周。

由于诺卡菌经常会通过血液播散侵及脑部,导致脑脓肿而造成较高的死亡率,因此,早期诊断有利于及时治疗并减少不可逆性损伤。

小 结

分枝杆菌属细菌是一大类细长略弯曲的杆状细菌,有时呈分枝状生长。其细胞壁中含有大量脂质,主要是分枝菌酸,与其染色性、生长特性、抵抗力及致病性等关系密切。结核分枝杆菌是引起结核病的病原菌,可通过多种途径传播,其所致疾病以肺结核最为多见,广泛接种卡介苗能大大降低结核病的发病率。麻风分枝杆菌是麻风病的病原菌,通过直接接触和呼吸道传播,麻风病主要分为结核样型和瘤型。放线菌属于原核细胞型微生物,致病性放线菌主要分为放线菌属和需氧性的诺卡菌属。放线菌属主要通过内源性感染引起放线菌病。对人致病的诺卡菌主要有星形诺卡菌、豚鼠诺卡菌和巴西诺卡菌,其中星形诺卡菌感染最常见,致病力最强。

思考题

1. 试述结核菌素试验的原理、结果判断及实际应用。
2. 对疑似活动性肺结核患者,应如何进行微生物学检查?简述结核病的防治原则。

(丁晓娟)

第十章 厌氧性细菌

> **学习目标**
> 1. 掌握：破伤风梭菌的致病性及防治原则。
> 2. 熟悉：产气荚膜梭菌、肉毒梭菌的致病性。
> 3. 了解：无芽孢厌氧菌的常见种类及致病性。
> 4. 其他：运用厌氧菌的生物学特点解释厌氧菌的致病条件和防治原则。

厌氧性细菌(anaerobic bacteria)是指必须在无氧环境中才能生长繁殖的细菌。这类细菌广泛分布于自然界、人及动物体内,根据能否形成芽孢,可将其分为两大类:厌氧芽孢梭菌和无芽孢厌氧菌。

第一节 厌氧芽孢梭菌属

厌氧芽孢梭菌属(*Clostridum*)细菌大多为严格厌氧菌,革兰染色阳性,能形成芽孢,芽孢的位置和形状具有鉴别意义。厌氧芽孢梭菌属主要分布在土壤、人和动物肠道,少数为致病菌,在适宜条件下,芽孢形成繁殖体并产生强烈的外毒素,可使人和动物患病。

一、破伤风梭菌

破伤风梭菌(*C. tetani*)是引起破伤风的病原菌,常经伤口感染引起疾病。破伤风梭菌侵入机体后,发芽繁殖,释放毒素,使机体出现强直性痉挛、抽搐,或因窒息或呼吸衰竭而死亡。

(一)生物学性状

破伤风梭菌革兰染色阳性,菌体细长,有周鞭毛。芽孢呈圆形,比菌体粗,位于菌体顶端,使细菌呈鼓槌状,这是破伤风梭菌的典型特征(图10-1)。该菌严格厌氧,在血平板上37 ℃培养48 h后始见薄膜状爬行生长物,出现β溶血现象。该菌对生化反应不敏感,不发酵糖类,不分解蛋白质。芽孢通常在75~80 ℃处理10 min仍保持活力,100 ℃处理1 h可被破坏完全,在干燥的土壤中可存活数年。该菌对青霉素敏感,磺胺类药物对该菌有抑制作用。

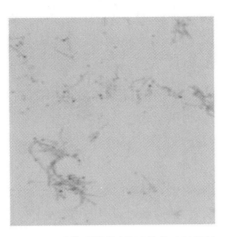

图 10-1　破伤风梭菌(抗酸染色,×1000)

(二) 致病性与免疫性

破伤风梭菌为厌氧菌,在一般浅表伤口不能生长,所以,其感染的重要条件是伤口需形成厌氧微环境。窄而深的伤口(如刺伤),伴泥土或异物污染;大面积创伤、烧伤,坏死组织多,局部组织缺血,同时有需氧菌或兼性厌氧菌混合感染,均易造成厌氧微环境,有利于破伤风梭菌生长繁殖。

该菌无侵袭力,仅在局部繁殖,产生的毒素释放入血发挥作用。破伤风痉挛毒素(tetanospasmin)是引起破伤风的主要致病物质。该毒素是一种毒性极强的神经毒素,对脊髓前角细胞和脑干细胞有高度的亲和力。毒素与神经肌肉结点处运动神经元上的神经节苷脂受体结合后,阻止抑制性神经介质(γ-氨基丁酸、甘氨酸)释放,使肌肉活动的兴奋与抑制失调,引起屈肌和伸肌同时强烈收缩,导致肌肉出现强烈痉挛。典型的症状是咀嚼肌痉挛造成的苦笑面容及持续性背部痉挛(角弓反张)。

破伤风免疫属于外毒素免疫,主要是抗毒素发挥中和作用。破伤风痉挛毒素的毒性很强,极少量毒素即可致病,但少量的毒素不足以引起免疫,且毒素与组织结合后,也不能有效刺激免疫系统产生抗毒素,故病后一般不会获得牢固免疫力。获得有效抗毒素的途径是人工免疫。

案例分析

案例:患者,男,9岁,右足底被锈铁钉刺伤 10 天后,突然出现张口困难,不能进食,继之出现苦笑面容、全身抽筋、呈角弓反张,历时约 10 s;声响及触碰患者可诱发上述症状,患者神志清楚,不发热。患者可能患有什么疾病?

分析:当铁钉深刺足底造成外伤时,伤口有可能被破伤风梭菌的芽孢污染。在厌氧条件下,芽孢发芽后大量繁殖,释放破伤风痉挛毒素,引起破伤风。根据受伤史、感染条件和临床症状,即可对破伤风作出诊断,不需再做微生物学检查。

(三)微生物学检查方法

根据典型的临床症状和病史即可作出诊断。伤口直接涂片镜检和病菌分离培养阳性率很低,故一般不做微生物学检查。

(四)防治原则

正确处理创口及清创、扩创,可防止厌氧微环境的形成,这是重要的非特异性防治措施。破伤风一旦发病,治疗困难,应以预防为主。

1. 人工主动免疫

目前,我国采用的是一种含有百日咳疫苗、白喉类毒素和破伤风类毒素的百白破三联制剂,对3~6个月的儿童进行免疫,可同时获得对这3种常见病的免疫力。

2. 人工被动免疫

对伤口污染严重且未经基础免疫者,可立即注射破伤风抗毒素(tetanus antitoxin,TAT),以获得被动免疫。剂量为1500~3000单位的纯化制品。注射TAT进行被动免疫的同时,可给予类毒素做主动免疫。

特异性治疗应早期、足量使用TAT,剂量为10万~20万单位。注射前,无论用于紧急预防还是用于治疗,都必须先做皮肤试验,以防超敏反应的发生。抗菌治疗可采用青霉素、四环素和红霉素等,以抑制病灶中的病菌及混合感染的细菌。

二、产气荚膜梭菌

产气荚膜梭菌(*C. perfringens*)广泛存在于土壤、人和动物肠道中,能引起人和动物多种疾病。其中,A型可引起人类气性坏疽和食物中毒。

(一)生物学性状

产气荚膜梭菌为革兰阳性粗大杆菌,两端平齐,长3~19.0 μm,宽0.6~2.4 μm。芽孢位于次极端,呈椭圆形,无鞭毛。产气荚膜梭菌体内有明显的荚膜。该菌厌氧,但不十分严格;20~50 ℃均能生长旺盛,其最适生长温度为45 ℃。在血琼脂平板上,多数菌株有双层溶血环,外环是由α毒素引起的不完全溶血,内环是由θ毒素引起的完全溶血。在蛋黄琼脂平板上,产气荚膜梭菌能产生卵磷脂酶(α毒素),分解蛋黄中的卵磷脂,在菌落周围能观察到乳白色浑浊圈,若在培养基中加入α毒素的抗血清,则不出现浑浊,此现象称为Nagler反应。该菌代谢十分活跃,可分解多种常见的糖类,产酸产气。在牛奶培养基中能分解乳糖产酸,使其中的酪蛋白凝固;同时,产生的大量气体(H_2和CO_2)可将凝固的酪蛋白冲成蜂窝状,并将液面封固的凡士林层向上推挤,甚至冲走试管口棉塞,气势凶猛,称"汹涌发酵"(stormy fermentation)。

(二)致病性

1. 致病物质

产气荚膜梭菌能产生十余种外毒素,根据外毒素的种类,可将产气荚膜梭菌分成 A、B、C、D、E 5 个血清型。对人致病的产气荚膜梭菌主要是 A 型。各种毒素和酶中,以 α 毒素最重要。它能分解细胞膜上磷脂和蛋白质形成的复合物,使红细胞、白细胞、血小板和内皮细胞溶解,引起血管通透性增加,并伴有大量溶血、组织坏死和心功能受损,在气性坏疽的形成中起主要作用。

2. 所致疾病

(1)气性坏疽 该病多见于战伤,但也见于工伤、车祸等。其致病条件与破伤风梭菌相同。病菌除产生多种毒素外,还能在体内形成荚膜,具有强大的侵袭力,易穿过肌肉结缔组织间隙,侵入四周正常组织,发酵肌肉和组织中的糖类,产生大量气体,造成气肿;同时血管通透性增加,水分渗出,形成局部水肿,进而挤压软组织和血管,影响血液供应,造成组织坏死。严重病例表现为组织胀痛剧烈,水气夹杂,触摸有捻发感,最后产生大块组织坏死,并有恶臭。病菌产生的毒素和组织坏死的毒性产物被吸收入血,可引起毒血症、休克,死亡率高达 100%。此外,产气荚膜梭菌也可经肠穿孔或子宫破裂进入腹腔,引起内源性感染,如消毒不严的人工流产术可导致子宫内膜炎。

(2)食物中毒 食入被产气荚膜梭菌大量污染的($10^8 \sim 10^9$ 个细菌繁殖体)食物(主要为肉类食品)可引起食物中毒,潜伏期约为 10 h,临床表现为腹痛、腹胀、水样腹泻,1~2天后自愈。

(3)坏死性肠炎 坏死性肠炎由 C 型产气荚膜梭菌感染所致,发病急,临床表现为剧烈腹痛、腹泻、粪便带血。

(三)微生物学检查方法

1. 染色镜检

从深部创口取材涂片,若革兰染色镜检可见革兰阳性大杆菌,白细胞甚少且形态不典型(因毒素作用,白细胞无趋化反应),并伴有其他杂菌,即可报告初步结果。

2. 分离培养与鉴定

取坏死组织制成悬液,接种于血平板或疱肉培养基上,厌氧培养,观察其生长情况,取培养物涂片镜检,并用生化反应鉴定。

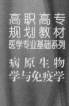

3. 动物实验

取细菌培养液 0.5～1 mL 给小鼠静脉注射，10 min 后将其处死，置于 37 ℃ 5～8 h，若动物躯体膨胀，则取肝或腹腔渗出液涂片镜检并分离培养。

（四）防治原则

及时处理伤口，破坏和消除厌氧微环境，使用抗生素可预防大多数伤口感染。对局部感染应尽早施行扩创手术，切除感染和坏死组织，必要时截肢，以防止病变扩散。使用大剂量青霉素等抗生素可以杀灭病原菌和其他细菌。也可使用 α 抗毒素和高压氧舱法治疗气性坏疽，后者可使血液和组织中的氧含量提高 15 倍，能部分抑制厌氧菌生长。

三、肉毒梭菌

肉毒梭菌（*C. botulinum*）主要存在于土壤中，能产生强烈的外毒素而引起疾病。

（一）生物学性状

肉毒梭菌是革兰阳性粗短杆菌，芽孢呈椭圆形，位于次极端，直径粗于菌体，使细胞呈汤匙状或网球拍状。该菌有鞭毛，无荚膜。该菌严格厌氧，可在普通琼脂平板上生长，能产生脂肪酶；在卵黄培养基上，菌落周围出现浑浊圈。肉毒毒素不耐热，煮沸 1 min 即可被破坏。

（二）致病性

1. 致病物质

肉毒毒素是其致病的主要物质。该毒素是一种典型的神经毒素，是目前已知毒性最强的毒物，其毒性比氰化钾强 10000 倍。其作用机制是肉毒毒素作用于外周胆碱能神经，抑制神经肌肉接点处的神经介质乙酰胆碱释放，导致迟缓性麻痹。

2. 所致疾病

（1）食物中毒 发酵豆制品、罐头、香肠、腊肠等食品在制作过程中被肉毒梭菌或芽孢污染，在厌氧环境中产生毒素，食用前又未经加热烹调，从而引发食物中毒。此类食物中毒是单纯性毒素中毒，而非细菌感染，临床表现与其他食物中毒不同，胃肠道症状很少见，主要为神经末梢麻痹，表现为乏力、眼肌麻痹症状（复视、斜视、眼睑下垂）、咽部肌肉麻痹症状（吞咽和咀嚼困难、口干、口齿不清）、膈肌麻痹直至呼吸停止，导致死亡。

（2）婴儿肉毒病 1 岁以下婴儿因其肠道缺乏能拮抗肉毒梭菌的正常菌群，食入被肉毒梭菌芽孢污染的食品（如蜂蜜）后，芽孢发芽、繁殖，产生的毒素被机体吸收而致病。该病症状与肉毒毒素食物中毒类似。

(三) 微生物学检查方法

对于食物中毒,可取剩余食物、粪便分离病菌,同时检测粪便、食物和病人血清中的毒素活性。对于婴儿肉毒病,取粪便分离病菌并检测毒素。肉毒毒素的检测是其诊断的主要依据,可用已知抗肉毒毒素血清在小鼠体内做中和试验。

(四) 防治原则

预防的主要措施是加强食品卫生管理和监督,注意低温保存食品以及食用前加热灭活毒素。A、B、E 3型多价抗毒素可用于紧急预防和治疗。

第二节 无芽孢厌氧菌

无芽孢厌氧菌是一大类寄生于人和动物体内的正常菌群,包括革兰阳性和革兰阴性的球菌和杆菌。这些菌群在正常情况下对人体无害,但在某些特定状态下,可引起内源性感染。

(一) 主要种类

无芽孢厌氧菌共有30多个属,其中与人类疾病相关的属主要有10个,见表10-1。

表10-1 与人类疾病相关的主要无芽孢厌氧菌

革兰阳性		革兰阴性	
杆菌	球菌	杆菌	球菌
丙酸杆菌属 (*Propionibacterium*)	消化链球菌属 (*Peptostreptococcus*)	类杆菌属 (*Bacteriodes*)	韦荣菌属 (*Veillonella*)
双歧杆菌属 (*Bifidobacterium*)		普雷沃菌属 (*Prevotella*)	
真杆菌属 (*Eubacterium*)		紫单胞菌属 (*Porphyromonas*)	
放线菌属 (*Actinomyces*)		梭杆菌属 (*Fusobacterium*)	

(二) 致病性

无芽孢厌氧菌是寄生于皮肤和黏膜上的正常菌群,在某些特定的情况下(如正常寄居部位改变、机体免疫力下降等)可成为条件致病菌,引起内源性感染。感染部位可遍及全身,多呈慢性过程;无特定病型,大多数为化脓性感染,形成局部脓肿或组织坏死,也可侵入血流形成败血症;分泌物或脓液黏稠,呈乳白色、粉红色、血色或棕黑色,有恶臭,有时有气体;使用氨基糖苷类抗生素(链霉素、卡那霉素和庆大霉素)长期无效;分泌物直接涂片可见细菌,但用普通培养法无细菌生长。

(三)微生物学检查方法

无芽孢厌氧菌大多是人体的正常菌群,标本应从感染中心处采取并注意避免正常菌群的污染。标本直接涂片染色镜检可作为初步诊断的依据,分离培养与鉴定是证实无芽孢厌氧菌感染的关键方法,常用的培养基是以牛心脑浸液为基础的血平板。接种后置于厌氧环境(如厌氧手套箱等)中培养,获得纯培养后,再经生化反应进行鉴定。

(四)防治原则

预防措施主要是避免正常菌群侵入其他部位及防止局部出现厌氧微环境,对外科病人特别要注意清洗伤口,去除坏死组织和异物,引流、维持和重建局部良好的血液循环等。95%以上革兰阴性厌氧菌(包括脆弱类杆菌)对氯霉素、亚胺培南、氨苄西林、哌拉西林、羧噻吩青霉素、甲硝唑等敏感,应正确选用抗生素。万古霉素适用于革兰阳性厌氧菌感染。耐药菌株宜进行抗生素敏感性测定,以指导临床正确选用抗生素。

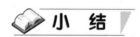

小 结

> 厌氧性细菌是一大类种类繁多、专性厌氧,必须在无氧条件下才能生长的细菌,广泛分布于自然界、人和动物的体内。根据有无芽孢,可将厌氧性细菌分为厌氧芽孢梭菌和无芽孢厌氧菌。厌氧芽孢梭菌主要引起外源性创伤感染,无芽孢厌氧菌容易导致内源性厌氧菌感染。

思考题

1. 破伤风梭菌的主要致病物质是什么?简述其致病机制。
2. 简述气性坏疽的治疗原则。

(陈 振 余 莉)

第十一章 动物源性细菌

> **学习目标**
> 1.掌握：动物源性细菌的致病性。
> 2.熟悉：动物源性细菌的形态特征与防治原则。
> 3.了解：动物源性细菌的微生物学检查方法。
> 4.其他：正确运用动物源性细菌的致病性和防治原则的相关知识指导动物源性疾病的防控。

动物源性细菌是以动物为传染源，可引起人类和动物发生人兽共患病（zoonosis）的病原菌。人类通过直接接触病畜或其污染物及媒介动物叮咬等途径感染而致病，主要发生在畜牧区或自然疫源地。动物源性细菌主要包括布鲁菌属、耶尔森菌属和芽孢杆菌属等。

第一节 布鲁菌属

布鲁菌属（*Brucella*）细菌是一类人兽共患传染病的病原菌，有6个生物种、19个生物型，对人致病的有牛布鲁菌（*B. abortus*）、羊布鲁菌（*B. melitensis*）、猪布鲁菌（*B. suis*）和犬布鲁菌（*B. canis*）。我国主要流行羊布鲁菌病，其次为牛布鲁菌病。

一、生物学性状

（一）形态与染色

布鲁菌属细菌为革兰阴性小球杆菌或短杆菌，无芽孢，无鞭毛，毒力菌株有微荚膜。

（二）培养特性

布鲁菌属细菌是专性需氧菌，牛布鲁菌在初分离时需 $5\%\sim10\%$ CO_2。该属细菌对营养要求较高，在普通培养基上生长缓慢，如加入血清、肝浸液或维生素 B_1、烟酸和生长素等，可促进其生长。该属细菌的最适生长温度为 $35\sim37\ ℃$，最适 pH 为 $6.6\sim6.8$。

(三)生化反应与抗原结构

布鲁菌大多能分解尿素和产生 H_2S。根据产生 H_2S 的多少和在含碱性染料培养基中的生长情况,可鉴别羊布鲁菌、牛布鲁菌和猪布鲁菌。

布鲁菌含有 2 种抗原物质,即 A 抗原和 M 抗原,但 2 种抗原在不同的布鲁菌中含量不同。因牛布鲁菌含 A(abortus)抗原多,故 A 抗原又被称为牛布鲁菌抗原;因羊布鲁菌含 M(melitensis)抗原多,故 M 抗原又被称为羊布鲁菌抗原。

(四)抵抗力

布鲁菌的抵抗力较强,在土壤、毛皮、病畜的脏器和分泌物、肉和乳制品中可生存数周至数月。但该菌在湿热 60 ℃ 条件下处理 20 min,或日光直接照射 20 min 可死亡;对常用消毒剂均较敏感,如 3% 来苏作用数分钟可将其杀死;对常用的广谱抗生素也较敏感。

二、致病性与免疫性

(一)致病物质

布鲁菌的主要致病物质是内毒素。荚膜与侵袭酶(透明质酸酶、过氧化氢酶等)增强了该菌的侵袭力,使细菌能通过完整皮肤、黏膜进入宿主体内,在机体脏器内大量繁殖并快速扩散入血流。

(二)所致疾病

布鲁菌感染家畜引起母畜流产,大量病原体可随流产的胎畜和羊水排出;病畜还可表现为睾丸炎、附睾炎、乳腺炎、子宫炎等,隐性感染的动物也可经乳汁、粪、尿等长期排菌。

人类对布鲁菌易感,主要通过接触病畜及其分泌物或接触被污染的畜产品,经皮肤、黏膜、眼结膜、消化道、呼吸道等不同途径感染。布鲁菌侵入机体后被中性粒细胞和巨噬细胞吞噬,成为胞内寄生菌,随淋巴流到达局部淋巴结生长繁殖并形成感染灶。布鲁菌繁殖达一定数量后,突破淋巴结而侵入血流,出现菌血症。由于内毒素的作用是致患者发热,随着布鲁菌进入肝、脾、骨髓和淋巴结等脏器细胞,形成新的感染灶,血液中的布鲁菌逐渐消失,发热症状也渐消退。细菌在细胞内繁殖到一定程度后可再次入血,又出现菌血症而致体温升高。如此反复形成的菌血症使患者的热型呈波浪式,临床上称为波浪热。感染易转为慢性疾病,在全身各处引起迁徙性病变,伴随发热、关节痛和全身乏力等症状,体征有肝、脾大。

(三)免疫性

机体感染布鲁菌后可形成以细胞免疫为主的有菌免疫,各菌种和生物型之间有交叉免疫,对再次感染有较强免疫力。

三、微生物学检查方法

(一)标本

血液是最常用的标本,慢性期取骨髓。病畜取子宫分泌物、羊水及流产动物的肝、脾和骨髓等。

(二)分离培养与鉴定

常用双相肝浸液培养基(液相为肝浸液的琼脂斜面),标本接种后置于37 ℃、5%～10% CO_2 孵箱中培养。菌落大多在4～7天形成,若30天时仍无菌生长,则可报告为阴性。若有菌生长,可根据涂片染色镜检、CO_2 的要求、H_2S 产生能力、染料抑菌试验、玻片凝集等确定型别。

(三)血清学试验

病后1周,可用试管凝集试验测定患者血清 IgM 抗体,一般以 1∶160～1∶320 为阳性诊断标准。对慢性患者可采用补体结合试验,通常以 1∶10 为阳性诊断标准。

(四)皮肤试验

取布鲁菌素(brucellin)或布鲁菌蛋白提取物 0.1 mL 做皮内注射,24～48 天后观察结果,局部红肿浸润直径为 1～2 cm 为弱阳性,大于 2 cm 为阳性。皮试阳性可诊断为慢性布鲁菌病或曾患过布鲁菌病。

四、防治原则

控制和消灭家畜布鲁菌病、切断传播途径和免疫接种是3项主要的预防措施。免疫接种以畜群为主,人群接种对象是牧场、屠宰场的工作人员及相关职业的人群,如兽医等。急性患者用抗生素治疗,慢性患者除继续用抗生素治疗外,应采用综合疗法以增强机体免疫力,也可用特异性疫苗进行脱敏治疗。

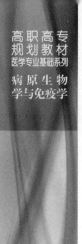

第二节 耶尔森菌属

耶尔森菌属(*Yersinia*)属于肠杆菌科,是一类革兰阴性小杆菌,对人致病的有鼠疫耶尔森菌、小肠结肠炎耶尔森菌和假结核耶尔森菌。

一、鼠疫耶尔森菌属

鼠疫耶尔森菌(*Y. pestis*)俗称鼠疫杆菌,是鼠疫的病原菌。鼠疫是一种自然疫源性烈性传染病,历史上曾发生三次世界性大流行。

(一)生物学性状

1. 形态与染色

鼠疫耶尔森菌为革兰染色阴性球杆菌,两端钝圆并浓染。一般单个散在分布,偶尔成双或呈短链排列。该菌有荚膜,无鞭毛和芽孢。

2. 培养特性

鼠疫耶尔森菌兼性厌氧,最适生长温度为 28~30 ℃,最适 pH 为 6.9~7.2。在普通培养基上能生长,但生长缓慢;在含血液或组织液的培养基上生长,24~48 h 可形成柔软、黏稠的粗糙型菌落;在肉汤培养基中开始浑浊,24 h 后表现为沉淀生长,48 h 后逐渐形成菌膜,稍加摇动菌膜呈"钟乳石"状下沉,此特征有一定鉴别意义。

3. 抵抗力

鼠疫耶尔森菌对理化因素的抵抗力较弱,湿热 70~80 ℃ 处理 10 min 或 100 ℃ 处理 1 min 死亡,5% 来苏或 5% 苯酚 20 min 内可将痰液中的病菌杀死,但在自然环境中的痰液中能存活 36 天,在蚤粪和土壤中能存活 1 年左右。

4. 抗原结构

与毒力有关的抗原主要有:①V/W 抗原,V 抗原为可溶性蛋白,存在于菌细胞质中。W 抗原为脂蛋白,位于菌体表面,两者总是同时出现。V/W 抗原具有抗吞噬、形成局部肉芽肿以及促进细菌在细胞内存活等作用,与细菌侵袭力有关。②F1 抗原,F1 抗原构成鼠疫耶尔森菌的荚膜结构,是一种不耐热的糖蛋白,具有抗吞噬作用。该抗原的特异性高、免疫原性强,其相应抗体具有免疫保护作用。③鼠毒素,鼠毒素为外毒素,对鼠类有剧烈毒性。

(二)致病性与免疫性

鼠疫是自然疫源性传染病,一般先在鼠类间发病和流行,再通过鼠蚤的叮咬而传染人类,尤其当大批病鼠死亡后,失去宿主的鼠蚤将转向人群。人患鼠疫后,可通过人蚤或呼吸道等途径引起人群间鼠疫的流行。临床常见的类型有以下几种。

1. 腺型鼠疫

腺型鼠疫主要表现为严重的淋巴结炎。一般为单侧，好发于腹股沟，并引起肿胀、出血和坏死。

2. 肺型鼠疫

肺型鼠疫多由呼吸道感染，也可由腺型鼠疫或败血症型鼠疫蔓延而致继发性肺鼠疫。患者表现为高热寒战、咳嗽、胸痛、咯血、呼吸困难，全身衰竭而出现严重中毒症状，大多在2~4天内死亡。患者死亡后皮肤常呈黑紫色，故有"黑死病"之称。

3. 败血症型鼠疫

败血症型鼠疫最为严重，常继发于重症腺型或肺型鼠疫。患者体温升高至39~40℃，可发生休克和DIC，皮肤黏膜见出血点及淤斑，并发支气管肺炎和脑膜炎等症状，多迅速恶化而死亡。鼠疫感染后能获得牢固免疫力，主要是体液免疫，再次感染罕见。

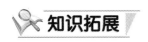知识拓展

鼠疫三次大流行

鼠疫（plague）又名黑死病，是鼠疫耶尔森菌引起的一种烈性传染病，在历史上给人类造成了巨大灾难。鼠疫是典型的自然疫源性疾病，由带菌跳蚤叮咬引起，病原体广泛寄居于鼠类等野生啮齿动物体内。人类历史上第一次鼠疫大流行发生在公元6世纪，从地中海地区传入欧洲，死亡人数近1亿。第二次大规模鼠疫流行始于公元14世纪20年代，有人估计，1347-1350年，仅欧洲就有2000万人死于鼠疫。这次世界性的大流行到1800年左右才停止。19世纪90年代至20世纪30年代出现了第三次世界性鼠疫大流行，这次流行的传播速度和范围超过了前两次，其病源地被认为是中国的云南省。

（三）微生物学检查

1. 标本采集

按不同病型采取淋巴结穿刺液、痰、血液等，其中取人或动物尸体的肝、脾、肺、肿大淋巴结和心血等，取陈旧尸体的骨髓。因鼠疫为法定甲类烈性传染病，其传染性极强，除标本采取时要严格无菌操作和控制外，标本必须送指定的具有严格防护措施的专门实验室，并按严格的操作规程进行。

2. 染色镜检

标本直接涂片或印片，分别进行革兰染色和美蓝染色，镜检观察典型形态与染色性。

3. 分离培养与鉴定

可将标本接种于血琼脂平板上,置于28～30 ℃培养,24 h后取可疑菌落做涂片镜检、噬菌体裂解试验、血清凝集试验等进一步鉴定。

(四)防治原则

灭鼠灭蚤是切断鼠疫传播环节、消灭鼠疫源的根本措施。我国目前应用EV无毒株生产活菌疫苗,多用皮下、皮内接种或皮上划痕,免疫力可维持8～10个月。此外,应加强国境、海关检疫。用抗生素治疗必须早期足量,采用磺胺类、链霉素、氯霉素、氨基糖苷类抗生素等均有效。

二、小肠结肠炎耶尔森菌

小肠结肠炎耶尔森菌(*Y. enterocolitica*)是引起人类严重的小肠结肠炎的病原菌。该菌天然寄居在多种动物体内,如鼠、兔、猪等,通过污染食物(牛奶、肉类等)和水经粪-口途径感染或因接触染疫动物而感染。近年来,小肠结肠炎耶尔森菌中某些血清型引起的肠道感染正逐渐上升。该菌是革兰阴性球杆菌,偶见两端浓染,无芽孢和荚膜,25 ℃培养时有周身鞭毛,但37 ℃培养时则很少有鞭毛或无鞭毛。小肠结肠炎耶尔森菌为人兽共患病原菌。人类通过食用污染的食物和水而受感染,潜伏期为3～7天,可引起小肠炎、结肠炎及败血症,临床表现为发热及腹泻(黏液或水样便),易与志贺菌痢混淆。

第三节 芽孢杆菌属

芽孢杆菌属(*Bacillus*)是一群需氧、能形成芽孢的革兰阳性大杆菌。芽孢杆菌属中主要的致病菌为炭疽芽孢杆菌,该菌是引起动物和人类炭疽的病原菌,也是人类历史上第一个被发现的病原菌。

一、生物学性状

(一)形态与染色

炭疽芽孢杆菌是致病菌中最大的革兰阳性粗大杆菌,长5～10 μm,宽1～3 μm,两端截平,无鞭毛。取患者或病畜的新鲜标本直接涂片时,常单个或呈短链,培养后则形成长链,呈竹节样排列(图11-1)。该菌在有氧条件下形成芽孢,呈椭圆形,位于菌体中央。有毒菌株在人和动物体内或含血清的培养基中可形成荚膜。

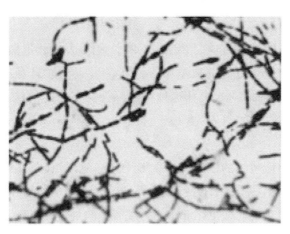

图 11-1　炭疽芽孢杆菌(美蓝染色,×1000)

(二)培养特性

炭疽芽孢杆菌需氧或兼性厌氧,最适温度为 30~35 ℃。在普通琼脂培养基上培养 24 h,形成灰白色粗糙型菌落,边缘不整齐,在低倍镜下观察边缘呈卷发状;在血琼脂平板上不溶血;在肉汤培养基中形成长链且呈絮状沉淀生长;在明胶培养基中 37 ℃培养 24 h 可使表面液化呈漏斗状,由于细菌沿穿刺线向四周扩散,因而呈倒松树状。有毒菌株在含 $NaHCO_3$ 的血琼脂平板上,置于 5% CO_2 孵箱,37 ℃孵育 24~48 h 可产生荚膜,变为黏液性菌落,用接种针挑取时可见拉丝状;而无毒株仍形成粗糙型菌落。

(三)抗原结构

炭疽芽孢杆菌的抗原分为两部分,一部分是结构抗原,包括荚膜、菌体和芽孢等抗原成分,另一部分是外毒素复合物。

1. 荚膜多肽抗原

荚膜多肽抗原由 D-谷氨酸多肽组成,具有抗吞噬作用,与细菌毒力有关。若用高效价抗荚膜多肽血清做荚膜肿胀试验,则对鉴定炭疽芽孢杆菌有一定意义。

2. 菌体多糖抗原

菌体多糖抗原由 D-葡萄糖胺、D-半乳糖组成,与毒力无关。菌体多糖抗原耐热,经长时间煮沸仍可与相应抗体发生沉淀反应,称为 Ascoli 热沉淀反应。该反应有利于对炭疽芽孢杆菌的流行病学进行调查,但特异性不高,可与其他需氧性芽孢杆菌等发生交叉反应。

3. 芽孢抗原

芽孢抗原是由芽孢的外膜、皮质等组成的芽孢特异性抗原,具有免疫原性和血清学诊断价值。

4. 炭疽毒素

炭疽毒素是由保护性抗原、致死因子和水肿因子 3 种蛋白质组成的复合物，注射实验动物可出现炭疽病的典型中毒症状。炭疽毒素具有抗吞噬作用和免疫原性，豚鼠在免疫注射后对炭疽芽孢杆菌的感染具有一定的保护作用。

(四) 抵抗力

炭疽芽孢杆菌繁殖体的抵抗力与一般无芽孢菌相似，但其芽孢的抵抗力很强，煮沸 10 min、干热 140 ℃维持 3 h 或 5% 苯酚处理 5 天才可将其杀死；但对碘及氧化剂较敏感，1∶2500 碘液处理 10 min、0.5% 过氧乙酸处理 10 min 即可将其杀死。细菌芽孢在干燥土壤或皮毛中能存活数年至 20 余年，牧场一旦被污染，其传染性可持续数十年。该菌对青霉素、红霉素、氯霉素等均敏感。在含微量(0.05~0.5 U/mL)青霉素的培养基上，炭疽芽孢杆菌形态发生变异，变成大而均匀、呈链状的串珠状，称为串珠试验。该试验对炭疽芽孢杆菌有鉴别意义，其他需氧芽孢杆菌无此现象。

二、致病性与免疫性

(一) 致病物质

炭疽芽孢杆菌的主要致病物质是荚膜和炭疽毒素。荚膜有抗吞噬作用，有利于细菌在宿主组织内繁殖扩散。炭疽毒素是造成感染致病和死亡的主要原因，可直接损伤微血管内皮细胞，增加血管通透性，形成水肿，使有效循环血量不足，微循环障碍致感染性休克和 DIC，甚至致死。

(二) 所致疾病

炭疽芽孢杆菌主要是食草动物(牛、羊、马等)炭疽病的病原菌，人类可因接触患病动物或受染毛皮而引起皮肤炭疽。该类型炭疽最为多见，感染 1 天左右局部出现小疱，继而周围形成水疱、脓疱，最后形成坏死、溃疡及特有的黑色焦痂，故名炭疽。食入未煮熟的病畜肉类、奶或被污染的食物可引起肠炭疽，患者出现连续性呕吐、肠麻痹及血便，但以全身中毒为主，2~3 天发展为毒血症而死亡。若吸入含有大量病菌芽孢的尘埃，则可引起肺炭疽，主要表现为呼吸道症状。上述 3 型均可并发败血症，偶见炭疽性脑膜炎，死亡率极高。

感染炭疽后可获得持久性免疫力。一般认为免疫与机体针对保护性抗原产生保护性抗体及增强吞噬细胞的吞噬功能有关。

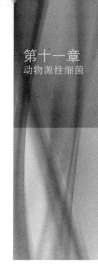

案例分析

案例:男,35岁,牛皮加工厂工人,因突发严重呼吸窘迫而入院。查体:喘鸣,紫绀,呼吸困难,胸腔积液,脸部及颈部皮下水肿。患者妻子陈述,其丈夫此前曾有数日流感样症状,但已自行消失。虽经积极抢救,但患者仍于 24 h 后死亡,患者最有可能死于何种疾病?

分析:患者可能死于肺炭疽。患者在处理患病动物皮毛时,因吸入含有大量炭疽芽孢杆菌芽孢的尘埃或气溶胶而感染。肺炭疽的典型症状分为两期:初期表现为流感样症状,可自行缓解;后期因炭疽毒素的作用,造成组织水肿、肺组织迅速受损和广泛坏死,出现组织缺氧、发绀、痰液黏稠带血、呼吸困难及高热,严重者出现呼吸衰竭而死亡。因此,肺炭疽常常是致死性疾病。目前,炭疽病病例大多为皮肤炭疽病。

三、微生物学检查

(一)标本采集

根据炭疽病型采取不同标本。对于皮肤炭疽,取患者的水泡、脓疱内容物或血液;对于肠炭疽,取患者的粪便、血液及畜肉等;对于肺炭疽,取患者的痰液、胸腔渗出液及血液等;对于脑膜炎炭疽,取患者的脑脊液。严禁在室外剖检因炭疽病死亡的动物尸体,以防炭疽芽孢杆菌的芽孢污染牧场及环境;一般在无菌条件下割取耳尖或舌尖组织送检。

(二)染色镜检

取标本涂片进行革兰染色、镜检,发现有荚膜的、呈竹节状排列的革兰阳性粗大杆菌,结合临床症状可作出初步诊断。

(三)分离培养与鉴定

将标本接种于血琼脂平板和碳酸氢钠琼脂平板上,孵育后观察菌落,通过青霉素串珠试验、噬菌体裂解试验等进行鉴定。此外,也可用免疫荧光法检查患者的荚膜抗体,用 ELISA 法检查保护性抗体。必要时进行动物试验。

四、防治原则

炭疽的预防重点应放在家畜感染的防治和牧场的卫生防护上。病畜应严格隔离或处死深埋,杜绝在无防护条件下进行现场剖检取材,死畜严禁剥皮或煮食,必须焚毁或深埋于2m以下。对易感染家畜应进行预防接种。

特异性预防用炭疽减毒活疫苗，皮上划痕接种获得的免疫力可持续1年。接种对象为疫区皮革和毛纺工人、牧民、屠宰牲畜人员、兽医等。治疗炭疽病的药物首选青霉素。

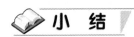

小 结

动物源性细菌是以动物为传染源，引起人类及动物发生人兽共患病的病原菌，主要包括布鲁菌属、耶尔森菌属和芽孢杆菌属等，可引起人类波浪热、鼠疫及炭疽病。通过控制传染源、切断传播途径、预防接种等措施可防治人兽共患病。

思考题

1. 常见的动物源性细菌有哪些？分别引起人类哪些疾病？
2. 炭疽芽孢杆菌的传播途径有哪些？如何防治？
3. 鼠疫耶尔森菌是如何致病的？

（陈 振 余 莉）

第十二章　其他细菌

> **学习目标**
> 1. 熟悉：白喉棒状杆菌、流感嗜血杆菌、铜绿假单胞菌和嗜肺军团菌的致病性。
> 2. 了解：白喉棒状杆菌、流感嗜血杆菌、铜绿假单胞菌和嗜肺军团菌的形态特征、微生物学检查方法与防治原则。
> 3. 其他：辨别白喉棒状杆菌、流感嗜血杆菌、铜绿假单胞菌和嗜肺军团菌的不同致病特点。

第一节　白喉棒状杆菌

白喉棒状杆菌（$C.\ diphtheriae$）俗称白喉杆菌，是白喉的病原菌。白喉是一种急性呼吸道传染病，患者咽喉部出现灰白色的假膜。

一、生物学性状

（一）形态与染色

白喉棒状杆菌菌体细长微弯，一端或两端膨大呈棒状，常呈 V、L 或栅栏状排列，革兰染色阳性。用 Neisser 或 Albert 等法染色可见与菌体着色不同的异染颗粒，颗粒的主要成分是核糖核酸和多偏磷酸盐，对鉴定该菌有重要意义。

（二）培养特性

白喉棒状杆菌需氧或兼性厌氧，在含有凝固血清的吕氏血清斜面上生长迅速，涂片染色后异染颗粒明显。该菌在分离培养时常用含 0.03%～0.04% 亚碲酸钾的血平板作为鉴别选择培养基，亚碲酸钾能抑制杂菌生长；白喉棒状杆菌能吸收亚碲酸盐而将其还原为元素碲，因此，菌落呈黑色。

（三）抵抗力

白喉棒状杆菌对寒冷、干燥和日光的抵抗力较其他无芽孢细菌强，但对湿热敏感,煮沸 1 min 死亡;对常用消毒剂的抵抗力弱,5%苯酚处理 1 min 或 3%来苏处理 10 min 可将其杀死;对青霉素、氯霉素、红霉素敏感。

二、致病性与免疫性

(一)致病物质

白喉毒素是白喉棒状杆菌的主要致病物质,能抑制细胞蛋白质合成。白喉毒素含有 A 和 B 两个亚单位,A 亚单位上有 1 个催化区,B 亚单位上有 1 个受体结合区和 1 个转位区;A 亚单位有毒性,可灭活细胞内延伸因子 2(elongation factor-2, EF-2),影响蛋白质合成。

(二)所致疾病

白喉棒状杆菌存在于患者及带菌者的鼻咽腔中,随飞沫或污染的物品传播。感染后白喉棒状杆菌在鼻咽喉部黏膜上繁殖并分泌外毒素,引起局部炎症及全身中毒症状。白喉棒状杆菌和外毒素可使局部黏膜上皮细胞产生炎性渗出与坏死,渗出物中含有纤维蛋白,能将炎性细胞、黏膜坏死组织和白喉棒状杆菌凝聚在一起,形成灰白色点状或片状假膜。假膜紧密粘连在咽部与黏膜下组织,且不易拭去。当假膜扩展至气管、支气管黏膜时,由于其上具有纤毛,故假膜容易脱落而引起呼吸道阻塞,此为白喉早期致死的主要原因。白喉棒状杆菌本身一般不侵入血流,但被吸收的外毒素可通过血液与易感的组织结合,在临床上引起各种症状,如心肌炎、软腭麻痹、声嘶、肾上腺功能障碍等。约 2/3 患者的心肌受损,多发生在病后 2~3 周,此为白喉晚期致死的主要原因。此外,该菌偶可侵害眼结膜、外耳道、阴道和皮肤创口等处,也能形成假膜。

(三)免疫性

白喉的免疫主要靠抗毒素中和外毒素的作用。抗毒素可阻止毒素 B 亚单位与敏感的哺乳动物细胞结合,使 A 亚单位不能进入细胞。显性感染、隐性感染或预防接种等后机体均可获得特异性免疫力。新生儿可从母体被动获得抗毒素而具有免疫力,但出生后免疫逐渐消失。约 50%既往白喉患者年龄小于 5 岁。

调查人群对白喉的免疫力可用白喉毒素做皮内试验,称为锡克试验(Schick test)。锡克试验的原理是毒素和抗毒素中和,由于观察时间长,现已很少采用。

三、微生物学检查方法

(一)标本采集

用无菌棉拭从患者病变部位假膜及其边缘取材检查。

(二)染色镜检

将棉拭标本直接涂片,用美蓝或 Albert 法染色后镜检。若找到白喉棒状杆菌(典型形态),并有异染颗粒,则结合临床即可作初步诊断。

(三)分离培养与鉴定

将标本接种于吕氏血清斜面,37 ℃培养 6～12 h(用于增菌)后做涂片镜检。该法的检出率要比直接涂片高,有助于快速诊断。若延长培养时间为 12～18 h,则可长出灰白色小菌落。

(四)毒力鉴定

毒力鉴定是鉴别白喉棒状杆菌与其他棒状杆菌的重要试验。检测方法分为体外与体内两类。体外法常用琼脂平板毒力试验,也可用对流免疫电泳或 SPA 协同凝集试验检测待检菌上清液中的毒素;体内法可用豚鼠做体内中和试验。

四、防治原则

白喉的特异性预防有人工主动免疫和人工被动免疫 2 种。注射白喉类毒素是预防白喉的主要措施。目前,我国应用百日咳疫苗、白喉类毒素和破伤风类毒素混合制剂(简称百白破三联疫苗)进行人工免疫,效果良好。对密切接触白喉患者的易感儿童,应肌肉注射白喉抗毒素 1000～3000 单位做紧急预防。对白喉患者的治疗,除使用抗生素如青霉素和红霉素进行抗菌治疗外,还应尽早注射足量的白喉抗毒素,以中和游离的毒素。

第二节 流感嗜血杆菌

流感嗜血杆菌(*H. influenzae*)俗称流感杆菌。1892 年,波兰细菌学家 Pfeiffer 首次从流行性感冒患者的鼻咽部分离出该菌,当时被误认为是流感的病原菌。直至 1933 年流感病毒分离成功,才确定了流感的真正病原体,但流感嗜血杆菌这一名称却沿用至今。

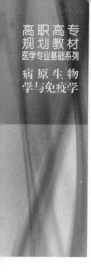

一、生物学性状

(一) 形态与染色

流感嗜血杆菌是革兰阴性小杆菌,长 1.0～1.5 μm,宽 0.3～0.4 μm,无鞭毛和芽孢,多数菌株有菌毛,有毒株在营养丰富的培养基上出现荚膜。

(二) 培养特性

流感嗜血杆菌需氧或兼性厌氧;最适生长温度为 33～37 ℃;营养要求特殊,生长需要 X 因子和 V 因子。因血液中的 V 因子通常处于被抑制状态,加热可破坏红细胞膜上的不耐热抑制物,使 V 因子释放,故流感嗜血杆菌在加热血琼脂平板[即巧克力(色)平板]上生长较佳;35 ℃培养 18～24 h 后可见无色透明露滴状小菌落。当流感嗜血杆菌与金黄色葡萄球菌在血平板上共同孵育时,由于后者能合成较多的 V 因子,因此,在金黄色葡萄球菌菌落周围生长的流感嗜血杆菌的菌落较大,离金黄色葡萄球菌菌落越远的流感嗜血杆菌的菌落越小,这种现象称为卫星现象(satellite phenomenon),有助于流感嗜血杆菌的鉴定。

(三) 抗原结构

流感嗜血杆菌有 2 种主要抗原:①荚膜多糖抗原。荚膜多糖抗原具有型特异性,可将有荚膜的流感杆菌分为 a、b、c、d、e、f 6 个型,其中 b 型致病力最强,也是引起儿童感染最常见的菌型。流感嗜血杆菌与肺炎链球菌的荚膜多糖有共同部分,如 b 型流感嗜血杆菌与肺炎链球菌 15 型 A、35 型 B、6 型和 29 型之间有交叉反应。②菌体抗原。菌体抗原主要指外膜蛋白抗原,可用于流行病学调查。

(四) 抵抗力

流感嗜血杆菌的抵抗力弱,50～55 ℃处理 30 min 可被杀死;对一般消毒剂敏感;在干燥痰中生存时间不超过 48 h。

二、致病性与免疫性

流感嗜血杆菌的主要致病物质是荚膜、菌毛与内毒素等。致病力强的流感嗜血杆菌产生 IgA 蛋白酶,能分解破坏 sIgA。

流感嗜血杆菌所致疾病分为原发性感染与继发性感染两类。原发性(外源性)感染多为有荚膜的 b 型菌株引起的急性化脓性感染,如脑膜炎、鼻咽炎、咽喉会厌炎、关节炎、心包炎等,以小儿多见。继发性(内源性)感染常继发于流行性感冒、麻疹、百日咳、结核病等,大多由无荚膜菌株引起,临床类型有慢性支气管炎、中耳炎、鼻窦炎等,多见于成年人。

抗流感嗜血杆菌的免疫以体液免疫为主。抗荚膜多糖抗体能增强吞噬作用,同时活化补体产生溶菌作用;抗外膜蛋白抗原的抗体也有促进补体介导的吞噬作用。

三、微生物学检查方法与防治原则

根据疾病种类,采集痰液、脑脊液、鼻咽分泌物、血液和脓液等标本。脑脊液和脓液标本可直接进行涂片染色镜检,结合临床症状可作出初步诊断。分离培养可选用巧克力(色)培养基或血琼脂平板,根据菌落形态、生化反应以及卫星现象等进行鉴定。

b型流感嗜血杆菌的荚膜多糖疫苗对2岁以上儿童有较好的抗体反应,在1年内的保护率为90%以上。治疗流感可选用广谱抗生素。

第三节 铜绿假单胞菌

铜绿假单胞菌($P.\ aeruginosa$)俗称绿脓杆菌,广泛分布于自然界,是一种常见的条件致病菌,因其生长过程中产生绿色水溶性色素,感染后可使脓汁或敷料出现绿色而得名。

一、生物学性状

(一)形态与染色

铜绿假单胞菌是革兰阴性的直或微弯杆菌,长 1.5~3.0 μm,宽 0.5~1.0 μm。该菌无芽孢,有荚膜,单端有 1~3 根鞭毛,运动活泼。临床分离的菌株常有菌毛。

(二)培养特性

铜绿假单胞菌需氧,在普通培养基上生长良好。该菌的最适生长温度为35℃,在 4℃不生长而在 42℃生长是铜绿假单胞菌的一个特点。该菌的菌落大小不一,扁平湿润,边缘不齐,可产生带荧光的水溶性色素(青脓素与绿脓素),使培养基呈亮绿色;在血琼脂平板上产生透明的溶血环;在液体培养基中呈混浊生长,常在其表面形成菌膜。

(三)抵抗力

铜绿假单胞菌的抵抗力较其他革兰阴性菌强,可耐受许多化学消毒剂与抗生素,56 ℃需1 h才能将其杀死。

二、致病性与免疫性

铜绿假单胞菌为条件致病菌,是引起医院感染的重要细菌。该菌的主要致病物质是内毒素,此外,尚有菌毛、荚膜、胞外酶和外毒素等多种致病因子。铜绿假单胞菌广泛分布于水、空气、土壤及医院环境中,是人体的正常菌群。铜绿假单胞菌感染多见于皮肤黏膜受损部位,如烧伤、创伤等,也见于长期化疗或使用免疫抑制剂的患者。临床常见的症状有皮肤和皮下组织感染、中耳炎、角膜炎、尿道炎、胃肠炎、心内膜炎、脓胸、败血症等。

中性粒细胞的吞噬作用在抗铜绿假单胞菌感染中起着重要的作用。感染后产生的特异性抗体,也有一定的抗感染作用。

案例分析

案例:女,32岁,大面积烧伤入院治疗14天后,突然寒战、高热,一般状况恶化,神情淡漠,大便呈柏油样。入院后一直应用广谱抗生素。查体:T 39.8 ℃,P 118次/分,BP 80/50 mmHg,WBC 24.6×10^9 /L,大部分烧伤面已植皮成活。此时,全身治疗主要针对的致病菌是什么?

分析:败血症是目前烧伤患者最主要的死亡原因。引起大面积烧(烫)伤感染最为常见的是铜绿假单胞菌,因感染后脓汁和渗出液等呈现绿色而得名。预防和治疗铜绿假单胞菌感染已成为降低烧伤患者致残率和病死率的主要措施。

三、微生物学检查方法与防治原则

根据疾病和检查目的不同采取相应的标本,如脓液、血液或手术室的物品、医疗器材等。将标本接种于血琼脂平板上,培养后根据菌落特征、色素及生化反应等进行鉴定。血清学、绿脓菌素及噬菌体分型可供流行病学、医院内感染追踪调查等使用。

铜绿假单胞菌可由各种途径传播,主要通过污染医疗器具及带菌医护人员传染,因此,应对医院感染予以重视。治疗可选用庆大霉素、多黏菌素等。

第四节 嗜肺军团菌

1976年,在美国费城召开全美退伍军人会议期间,暴发了一种原因不明的严重肺炎,与会者中221人发病,34人死亡。从死者肺组织中分离到一种新菌,命名为军团菌。军团菌属(*Legionella*)包括39个种和61个血清型,已从人体分离到的有 19 种,其中主要致病菌为嗜肺军团菌(L. pneumophila)。

一、生物学性状

嗜肺军团菌革兰染色阴性,但不易着色,多用 Dieterle 镀银染色法或 Giemsa 染色法染色,可分别染成黑褐色或红色。该菌菌体为两端钝圆的小杆菌,但形态易变,有端生或侧生鞭毛,无芽孢,有微荚膜。该菌专性需氧,多数菌株在 2.5%~5% CO_2 环境中生长良好,最适生长温度为 35 ℃,营养要求较苛刻,且生长缓慢,初次分离需 L-半胱氨酸,培养基中含铁盐可促进生长。常用活性炭-酵母浸出液琼脂(buffered charcoal yeast extract agar,BCYE)培养基培养,3~5 天形成 1~2 mm 的灰白色圆形凸起菌落。该菌触酶和氧化酶阳性,能分解马尿酸盐。该菌对常用化学消毒剂敏感,1%来苏处理数分钟即可将其杀死,但对氯作用的抵抗力比肠道菌大。

二、致病性与免疫性

嗜肺军团菌的致病物质包括微荚膜、菌毛、毒素和多种酶类。军团菌是一种胞内寄生菌,其产生的吞噬细胞活化抑制因子能抑制吞噬体与溶酶体融合,故不仅不被杀死,反而可在细胞内生长繁殖,导致细胞死亡。

嗜肺军团菌可引起军团病。军团病为全身性疾病,主要通过呼吸道吸入带菌飞沫、气溶胶而感染,多流行于夏秋季。军团病有流感样型(轻症型)、肺炎型(重症型)和肺外感染型 3 种临床类型。流感样型可出现发热、不适、头痛和肌肉疼痛,预后良好;肺炎型起病骤然,出现以肺部感染为主的多器官损害、寒战、高热、咳嗽、胸痛,且全身症状明显,最终导致呼吸衰竭;肺外感染型为继发性感染,当重症军团病发生菌血症而散布至全身多部位(如脑、肠、肾、肝、脾等)时,出现多脏器感染的症状。军团菌也是医院感染的病原菌之一。近年来,许多报道指出中央空调冷却塔用水污染军团菌可导致医院内感染。

嗜肺军团菌为胞内寄生菌,细胞免疫在抗感染中起主要作用。

三、微生物学检查方法与防治原则

标本可采集下呼吸道分泌物、胸水、活检肺组织及血液等。因痰液中的正常菌群对军团菌有影响,故用痰液标本检出困难。涂片做革兰染色检查的意义不大,但直接荧光抗体染色镜检有诊断意义。活检组织标本用 Dieterle 镀银染色法染色。分离培养用含半胱氨酸和铁盐的 BCYE 培养基,接种后置于 2.5% CO_2 的孵箱中培养,根据菌落特征、生化反应等进行鉴定,或用免疫荧光染色法快速作出诊断。检查患者血清中的抗军团菌 IgM、IgG 抗体,有助于特异性诊断,常用方法为 IF 法和 ELISA 法。

至今尚无有效的军团菌疫苗。军团病的防治应以预防为主,强调对水源的管理,包括对人工管道系统进行消毒处理。治疗军团病首选红霉素,对治疗反应迟缓的患者可合用利福平及其他药物。

小　结

白喉棒状杆菌是急性呼吸道传染病——白喉的病原菌,胞内的异染颗粒对其形态鉴定有重要意义,其主要致病物质是白喉毒素。注射白喉类毒素是预防白喉的主要措施。

流感嗜血杆菌为革兰阴性小杆菌,对营养要求高,与金黄色葡萄球菌共培养可形成卫星现象,其所致疾病可分为原发性感染与继发性感染2类。

铜绿假单胞菌为革兰阴性杆菌,可产生水溶性色素,是医院感染的重要病原菌,在烧伤、创伤及长期化疗或使用免疫抑制剂的情况下,易引起皮肤和皮下组织感染、尿道感染和败血症等。

思考题

1. 试述白喉棒状杆菌的致病机制和防治原则。
2. 流感嗜血杆菌的培养有何特点?引起哪些疾病?
3. 铜绿假单胞菌感染有何特点?如何预防?

（陈　振　余　莉）

第十三章 支原体、衣原体、立克次体和螺旋体

> **学习目标**
> 1.掌握：主要的病原性支原体、衣原体、立克次体和螺旋体的生物学特性及所致疾病；支原体的菌落特征；外斐试验的原理、结果分析及临床意义；梅毒螺旋体的诊断要点。
> 2.熟悉：主要支原体、衣原体、立克次体和螺旋体的微生物学检查方法。
> 3.了解：主要支原体、衣原体、立克次体和螺旋体的标本采集和防治原则。
> 4.其他：学会应用支原体、衣原体、立克次体和螺旋体的主要生物学特征及致病性初步判定所感染疾病的病原体种类。

第一节 支原体

一、概述

支原体科分为支原体属（Mycoplasma）和脲原体属（Ureaplasma）。对人致病的主要支原体有肺炎支原体（M. pneumoniae）、人型支原体（M. hominis）、生殖支原体（M. genitalium）、发酵支原体（M. fermentans）和穿透支原体（M. penetrans）等。脲原体属有6个种，其中只有解脲脲原体（U. urealyticum）对人致病。

支原体的多种生物学特性与L型细菌相似：①高度多形性。②能通过除菌滤器。③对青霉素不敏感，对低渗敏感。④在固体培养基中形成"油煎蛋状"菌落。两者不同的是L型细菌在自然界中很少存在，且生长不需要胆固醇。由于L型细菌的细胞壁缺失、变异属于表型变异，因此，在无抗生素作用下易返祖为原菌；支原体则广泛分布于自然界，其细胞壁缺失、变异属于基因型变异，故难以出现返祖成细菌的现象。

(一) 生物学特性

1. 形态与结构

支原体具有高度的多形性,根据种类、生长环境及生长周期不同,其形态变化很大。支原体的形态主要有球形、棒状、哑铃状及长丝状。支原体革兰染色阴性,但不易着色,一般用Giemsa染色法染色,呈淡紫色。

电镜观察支原体细胞缺乏细胞壁,有三层膜结构,其内外两层为蛋白质及多糖,中间层为富含胆固醇的脂质成分。支原体的细胞膜富含长链脂肪酸,连接与代谢有关的酶,是多种代谢反应的场所。细胞膜中的胆固醇或类胡萝卜素在抵抗外部渗透压、维持细胞完整性方面发挥类似细菌细胞壁的作用。

2. 培养特性

支原体是能在无生命培养基中生长繁殖的最小原核细胞型微生物,但其营养要求高,需加入10%~20%人或动物血清,以提供长链脂肪酸及胆固醇,此外,还需添加酵母浸液、核酸提取物、组织浸液、辅酶等才能生长。支原体在适宜条件下生长3~4h繁殖一代,故生长缓慢。典型的菌落中心部位较厚,向下伸入培养基,周边较薄且透明,呈"油煎蛋状"。

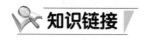

支原体污染细胞培养

在细胞培养过程中,细胞株常被支原体污染,使培养细胞受到不同程度的影响,主要表现为细胞生长速率减慢、蛋白质及核酸合成受阻,轻则无明显的变化,重则发生遗传特性改变、染色体异常,甚至出现明显的细胞病变或细胞裂解。支原体污染细胞培养是世界性问题,目前,尚无很好的解决办法。

(二) 致病性

支原体主要寄生于细胞外,很少侵入血流及组织细胞内。支原体在黏膜表面定居后,可进一步通过以下几种机制引起细胞损伤:①从细胞内吸收养料、脂质及胆固醇。支原体紧密附着于细胞膜表面,将其核酸酶等酶类物质插入细胞并从细胞内获取这些酶的产物,如核苷酸。②释放毒性代谢产物,如H_2O_2、NH_3等。③产生外毒素,如小鼠溶神经支原体能产生一种毒性较强的神经毒素,引起小鼠"滚动病"。④支原体膜上有磷脂酶A与磷脂酶C,能分解宿主细胞膜上的卵磷脂,使细胞膜溶解。⑤蕈状支原体表面有半乳糖荚膜,具有内毒素的作用。

支原体感染诱发机体的免疫应答,可加重机体的病理过程。此外,支原体与机体某些组织细胞具有共同抗原,可引起自身免疫性疾病。

(三)防治原则

预防支原体感染尚无有效疫苗。治疗支原体感染可选用红霉素、四环素等抗生素,但目前已有某些解脲脲原体分离株对四环素耐药。

案例分析

案例:患者,女,10岁,入院前1周开始感到不适,低热37℃,剧烈咳嗽,头疼,肌肉酸痛。检查:X片显示两肺呈弥漫性网状结节样阴影,WBC正常,中性粒细胞增多。

分析:根据患者的临床表现,初步判定为支原体性肺炎。该病临床表现为起病缓慢、阵发性刺激性剧烈咳嗽、多低热、头疼、咽喉痛和肌肉痛,X线检查为间质性肺炎。

二、主要致病性支原体

(一)肺炎支原体

肺炎支原体主要侵犯呼吸系统,通过飞沫在人群中传播,以5~20岁青少年的发病率最高,秋冬季多见。肺炎支原体进入呼吸道后,可导致原发性非典型性肺炎(primary atypical pneumonia)。该病的临床表现以咳嗽、发热、头痛、咽喉痛和肌肉痛为主,主要症状5~10天消失,但肺部X射线改变可持续4~6周才消失。过去认为肺炎支原体是温和的病原体,现证实肺炎支原体也能引起严重的双侧肺炎和肺外并发症,如脑膜炎、脑干炎、脊髓炎、心肌炎、心包炎、免疫性溶血性贫血、肾炎等。

肺炎支原体感染后可作用于红细胞膜上的Ⅰ型血型抗原,使其抗原性改变而刺激机体产生自身抗体。该抗体能使患者自身的红细胞或O型血红细胞在4℃条件下发生凝集,故称为冷凝集素(cold agglutinin)。冷凝集素的效价高于1:500以上时,可在体内引起免疫性贫血,是肺炎支原体感染后出现贫血的主要原因。冷凝集素出现早,在发病2~3周达高峰,然后很快下降,4个月后消失。冷凝集素效价在1:64以上时对诊断有参考意义。

对肺炎支原体所致肺炎的微生物学检查法主要依赖于分离培养和血清学检查,但分离培养费时。目前,普遍采用ELISA法做血清学诊断,或用PCR方法检查样本中的肺炎支原体核酸,简易快速,特异性及敏感性较高。

(二)解脲脲原体

解脲脲原体是首先从非淋菌性尿道炎(nongonococcal urethritis,NGU)患者的尿道分泌物中分离到的,因培养形成的菌落小,曾称为支原体微小株(tiny strain,T株),现根据其能分解尿素的特征命名为解脲脲原体或溶脲脲原体。

解脲脲原体寄居于人的泌尿生殖道,偶尔可从呼吸道中分离出。女性下生殖道寄生的解脲脲原体可上行至子宫内膜引起感染。孕妇感染可致绒毛膜羊膜炎、自然流产、死产或妊娠期缩短,导致胎儿生长迟缓、早产及低体重儿。宫内或产道中感染可引起新生儿脑膜炎、先天性肺炎等,胎盘或羊水中分离出的解脲脲原体是宫内感染的重要指标。解脲脲原体的尿素酶能分解尿素产生二氧化硫和氨,形成磷酸盐结石,外科手术取出的结石中有1/3可分离出解脲脲原体。

(三)人型支原体

人型支原体的形态和结构与解脲脲原体相似,能分解精氨酸,不能分解尿素及葡萄糖。人型支原体的最适pH为7.2~7.4,对1∶2000的醋酸铊不敏感,对红霉素的敏感性差,对四环素及林可霉素敏感;在液体培养基中可因分解精氨酸产氨使pH增至7.8以上而易死亡;在固体培养基上,菌落较大,呈典型的"油煎蛋状"。

人型支原体主要寄居于生殖道,通过性接触传播,是性传播疾病的病原体之一,除引起人类NGU外,还可引起盆腔炎、输卵管炎、慢性前列腺炎、肾盂肾炎等。孕妇生产或生殖道受创伤时,还可侵入血流引起菌血症。5%~10%产后发热妇女血液中可分离出人型支原体。此外,人型支原体也能引起新生儿感染,如脑膜炎、脑脓肿、硬脑膜下脓肿等。

(四)生殖道支原体

1981年,Tully从2名男性NGU患者的尿道样本中分离出生殖道支原体。在陈旧培养物中,生殖道支原体呈球状、杆状或丝状,有的菌体有空泡。生殖道支原体引起的泌尿生殖道感染主要通过性行为传播,除引起急性NGU外,还可引起前列腺炎、盆腔炎等疾病。该支原体在普通支原体培养基中不生长,现多采用PCR方法扩增样本中的支原体特异性核酸,简易快速,敏感性高,适用于临床大批样本检测。

(五)其他致病性支原体

近年来,随着培养技术不断提高,又相继发现和分离出一些能引起人类疾病的支原体,比较重要的有发酵支原体(M. fermentans)、穿透支原体(M. penetrans)和梨支原体(M. pirum)。

第二节 衣原体

一、概述

(一) 生物学性状

衣原体(Chlamydia)是一类严格在真核细胞内寄生、具有独特的发育周期，并能通过细菌滤器的原核型微生物。根据衣原体的抗原结构、细胞内包涵体、对磺胺类药物敏感性及所产生的疾病，可将感染人的衣原体分为3种：沙眼衣原体(C. trachomatis)、鹦鹉热衣原体(C. psittaci)和肺炎衣原体(C. pneumoniae)。家畜鹦鹉热衣原体(C. pecorum)可感染多种动物，但不感染人。

衣原体的共性：①严格的细胞内寄生，以二分裂方式增殖，有独特的发育周期。②和细菌相似，既含有RNA，又含有DNA。③含有核糖体和较复杂的酶类，但又必须依靠宿主细胞提供所有的能量来源。④对多种抗生素敏感。

1. 发育周期与形态染色

衣原体为专性真核细胞内寄生和繁殖的一类微生物，有两种发育型。

(1) 感染型　感染型即原体(elementary body, EB)，具有小而坚固的细胞壁，呈球形，电镜下可见中央有致密的类核样结构，在宿主细胞外较为稳定，无繁殖能力，有传染性，Giemsa染色呈紫色，Macchiavello染色呈红色。当衣原体进入易感宿主细胞后，细胞膜围于原体外，形成空泡，原体逐渐发育增大成始体。

(2) 无感染型　无感染型即始体(initial body)，外膜薄而脆弱且呈网状，也称为网织体(reticulate body, RB)。始体呈圆形或椭圆形，无细胞壁，代谢活跃，以二分裂方式繁殖，无传染性，Macchiavello染色呈蓝色。

发育周期：原体(EB)→中间体→网织体(RB)→原体。EB通过吞饮作用、吞噬作用或受体介导进入宿主细胞后，体积增大并不断分裂成RB，外面有一个空泡膜包围，并不断扩增，泡膜区随之扩大，以二分裂方式分裂成EB。此时，在普通显微镜下可见到包涵体。包涵体是指在易感细胞内含繁殖的始体和子代原体的空泡。包涵体成熟后空泡膜破裂，将有传染性的EB释放到细胞外，又开始感染新的宿主细胞，即开始第二个生活周期。如此周而复始地进行，一个周期约为48 h。

2. 培养特性

衣原体为严格的细胞内寄生，能在鸡胚卵黄囊中生长繁殖。在卵黄包膜内能找到包涵体、原体和始体颗粒。将鹦鹉热衣原体接种于小鼠腹腔可引起感染，将性病淋巴肉芽肿衣原体接种于小鼠脑内也可引起感染。衣原体能在组织培养原代和传代细胞(如 HeLa-299、HEp-2、HL、McCoy 等细胞)中生长。

3. 抗原结构

根据国际命名委员会命名,衣原体分为 4 种 18 个血清型;根据细胞壁的不同成分,可将衣原体的抗原结构分为属、种、型特异抗原。

(1)属特异抗原　属特异抗原是脂多糖,位于细胞壁上,对热稳定,能通过补体结合试验和免疫荧光抗体检测。

(2)种特异抗原　种特异抗原为主要外膜蛋白(major outer membrane protein, MOMP),能通过补体结合试验、中和试验、免疫荧光法检测,可鉴定不同种衣原体。

(3)型特异抗原　根据 MOMP 将各种衣原体分成不同血清型和生物变种(biovar),采用单克隆抗体微量免疫荧光法检测。

4. 抵抗力

衣原体对热、常用消毒剂和广谱抗生素敏感。阿奇霉素、红霉素和四环素适用于治疗衣原体并发球菌感染。

(二)致病性和免疫性

不同种的衣原体因 MOMP 不同,其致病性不同,有些只引起人类疾病,如沙眼衣原体中的沙眼亚种、性病淋巴肉芽肿亚种以及肺炎衣原体;有些只引起动物性疾病,如沙眼衣原体中的鼠亚型和鹦鹉热衣原体中的大多数菌株;有些引起人兽共患病,如鹦鹉热衣原体中的部分菌株。性病淋巴肉芽肿衣原体通过皮肤创伤进入机体,沙眼衣原体通过黏膜扁平柱状上皮细胞感染。

机体感染衣原体后能产生型特异性的细胞免疫和体液免疫,但免疫力不强。衣原体有逃避宿主防御作用的能力,可造成持续感染和再感染。

二、主要致病性衣原体

(一)沙眼衣原体

人类是沙眼衣原体的自然宿主。根据致病力和某些生物学特性不同,沙眼衣原体可分 3 个变种,即沙眼生物变种(*biovar trachoma*)、性病淋巴肉芽肿生物变种(*biovar lymphogranuloma venereum*,LGV)和鼠生物变种(*biovar mouse*)。

1. 生物学特性

沙眼衣原体为圆形或椭圆形,中央有致密核质。原体 Giemsa 染色呈紫色,网状体核质疏松,Giemsa 染色呈深蓝色或暗紫色。利用微量免疫荧光法(MIF)可将沙眼衣原体分为 18 个血清型。

沙眼生物变种包括 A、B、Ba、C、D、Da、E、F、G、H、I、Ia、J 和 K 共 14 个血清

型。LGV变种包括 L_1、L_2、L_{2a} 和 L_3 4 个血清型,还可采用编码 MOMP 的结构基因寡核苷酸测序和限制性片段长度多态性(RFLP)方法分型。

2. 致病性和免疫性

沙眼衣原体主要寄生于人类,可引起以下疾病。

(1)沙眼 沙眼由沙眼生物变种引起,其中 A、B、Ba 和 C 血清型引起沙眼,通过眼-眼或眼-手-眼途径直接或间接接触而传播。沙眼衣原体感染眼结膜上皮细胞后,在其中增殖并在细胞质内形成包涵体,引起局部炎症。早期有黏液性分泌物、结膜充血及滤泡增生,后期出现结膜瘢痕、眼睑内翻、倒睫以及角膜血管翳,引起角膜损伤,甚至导致失明,是目前致盲的首位病因。

(2)包涵体结膜炎 包涵体结膜炎由沙眼生物变种的 B、Ba、D、Da、E、F、G、H、I、Ia、J 和 K 血清型引起,分婴儿和成人两类。婴儿在通过产道时感染,引起滤泡性结膜炎,分泌物内含大量衣原体。这种沙眼不出现角膜血管翳,不形成结膜瘢痕,数周或数月痊愈。

(3)泌尿生殖道感染 经性接触传播,男性患者的病因大多是沙眼衣原体感染,如不及时治疗,易转成慢性或合并附睾炎、前列腺炎。女性患者感染后症状不典型,可以是衣原体的携带者,并可通过性接触感染其性伴侣,表现为尿道炎、子宫颈炎、子宫内膜炎及输卵管炎。

(4)沙眼衣原体肺炎 沙眼衣原体肺炎由 D、Da、E、F、G、H、I、Ia、J 和 K 血清型引起。近年来,沙眼衣原体肺炎的发病率在儿科有所上升,感染多见于新生儿及 1~6 个月婴儿。可通过受感染的母亲经阴道垂直传播给胎儿和新生儿,也可通过呼吸道近距离传播。

(5)性病淋巴肉芽肿 性病淋巴肉芽肿主要由沙眼衣原体 LGV 变种的 L_1、L_2、L_{2a} 及 L_3 引起,通过性接触传播。人是性病淋巴肉芽肿衣原体的自然宿主。该支原体主要侵犯淋巴组织,在男性体内易侵犯腹股沟淋巴结,引起化脓性淋巴结炎和慢性淋巴肉芽肿,易形成瘘管;在女性体内易侵犯会阴、肛门和直肠,可形成肠皮肤瘘管,重则引起会阴-肛门-直肠狭窄和梗阻。将 LGV 衣原体接种至小鼠或猴脑内可引发脑膜炎。

3. 微生物学检查

可根据临床症状和体征确诊多数衣原体引起的疾病。例如,急性期沙眼或包涵体结膜炎以临床诊断为主,实验室检查可取眼结膜刮片或穹窿部及眼结膜分泌物做涂片。对于泌尿生殖道感染者,可采用泌尿生殖道拭子、宫颈刮片、尿离心涂片或其他病灶处活检样本。样本在运送时应用含抗生素的二磷酸蔗糖缓冲液(2SP)保存。若要做衣原体分离培养,样本应及时接种到培养细胞中。

(1)直接涂片 直接涂片采用 Giemsa、碘液及荧光抗体染色,注意检查上皮细胞内的包涵体。

（2）分离培养　分离培养常用经放线菌酮处理的单核细胞、McCoy 细胞、HeLa-229 细胞或 HEp-2 细胞，接种样本于 1800～3000 g 离心 1 h，然后在 35 ℃条件下培养 48～72 h，再用直接免疫荧光或酶联免疫法检测样本中的衣原体。

（3）核酸检测　用聚合酶链式反应（PCR）、连接酶链反应（LCR）等核酸扩增技术检测衣原体，具有较高的敏感性和特异性。

4. 防治原则

预防沙眼重在注意个人卫生，不使用公共毛巾、脸盆，避免直接或间接的接触传播，广泛宣传预防性病知识，积极治疗患者和带菌者。治疗药物选用磺胺、红霉素、诺氟沙星等。

（二）肺炎衣原体

肺炎衣原体（C. pneumoniae）被命名为 TWAR，为衣原体属的第 3 个种。TWAR 的命名来自于从中国台湾儿童眼结膜中分离到的 TW-183 株和从美国一个患咽炎的大学生呼吸道分离到的 AR-39 株。血清学证据表明，只有 TW-183 与肺炎有关，故把两者联合命名为 TWAR 株，这是第一株肺炎衣原体分离株。

1. 生物学特性

肺炎衣原体有细胞壁，在细胞内以二分裂方式繁殖，表现为两种不同形式，即原体和始体，含有核质和核糖体。肺炎衣原体形成胞质内包涵体。原体呈梨形，Giemsa 染色呈深色，Macchiavello 染色呈红色，碘染色阴性。肺炎衣原体只有一个血清型，即种特异抗原为 98 kDa 蛋白质，是肺炎衣原体外膜的独特蛋白。

2. 致病性和免疫性

肺炎衣原体感染经飞沫或呼吸道分泌物传播，潜伏期为 30 天左右，引起急性呼吸道感染，散发流行，症状为青少年肺炎、支气管炎、鼻窦炎等。肺炎衣原体也可引起呼吸道外疾病，如诱发动脉粥样硬化和冠心病等；病理组织观察到病灶内存在衣原体，动物模型建立说明肺炎衣原体与动脉粥样硬化有关。肺炎衣原体能长期潜伏感染，且无症状携带者普遍存在。

3. 微生物学检查

（1）常用 HEp-2、HL 或人气管上皮细胞分离培养，其中，HEp-2 细胞最敏感。

（2）血清学试验特异性肺炎衣原体检测　用微量免疫荧光检测血清中的 IgM 抗体和 IgG 抗体。急性感染的诊断是样本抗体效价呈 4 倍或以上增长，或 IgM 抗体效价≥1∶16 或 IgG 抗体效价≥1∶512。既往感染的标准是 IgG 抗体效价为 1∶8～1∶256。用衣原体属特异性抗原进行补体结合试验检测，急性感染的诊断是样本双份血清抗体效价呈 4 倍升高或抗体效价≥1∶64。

(3) 特异性核酸检测　采用扩增 DNA 的 PCR 法能检出肺炎衣原体的特异核酸,从而达到快速诊断的目的。PCR 结果比血清更敏感、更特异,可以进行肺炎衣原体特异性核酸片段的检测。

第三节　立克次体

一、概述

立克次体(Rickettsiae)是一类微小的杆状或球杆状,革兰染色阴性,除少数外仅在细胞内繁殖的原核细胞型微生物。其生物学性状如形态结构、化学组成、代谢方式、对抗生素的敏感性等与细菌类似,在活细胞内寄生的特性则与病毒相似。立克次体所导致的立克次体病主要有斑疹伤寒、恙虫病和人粒细胞无形体病等。

(一)生物学性状

1. 形态结构

立克次体的形态为杆状或球杆状,革兰染色阴性,但不易着色,常用 Giménez 或 Giemsa 法染色,立克次体被前者染成红色,被后者染成紫红色。

2. 培养特性

立克次体在活细胞内生长,以二分裂方式繁殖,繁殖一代需 8~10 h。谷氨酸是所有病原性立克次体重要的代谢底物,通过三羧酸循环,将氧化谷氨酸所产生的能量转化为高能磷酸键,生成 ATP。除 Q 热立克次体外,所有病原性立克次体都不能氧化葡萄糖获得能量。

立克次体的培养方法有动物接种、鸡胚接种和细胞培养,多种病原性立克次体能在豚鼠、小鼠、大鼠、家兔等实验动物体内进行繁殖。一般认为,宿主细胞的新陈代谢不太旺盛更有利于立克次体生长,因而接种了立克次体的鸡胚或培养细胞的孵育温度以 32~35 ℃ 为宜。

3. 抗原构造

立克次体有 2 种主要抗原:①可溶性抗原,可溶性抗原与细胞壁表面的黏液层有关,具有群特异性。②外膜抗原,外膜抗原具有种特异性。在斑疹伤寒群中,可溶性群特异性抗原存在于普氏立克次体、莫氏立克次体和加拿大立克次体中,与其他群立克次体很少交叉或不交叉。结合于细菌细胞的种特异性抗原,在上述 3 种立克次体间无交叉。

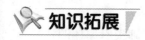

线粒体的起源

根据 rRNA 序列分析,认为同样寄生在细胞内的线粒体和普氏立克次体来源于同一祖先,都是 α-变形菌纲的后代。推测立克次体成为真核细胞寄生物后,寄生环境的变化限制了其基因组的发展,一些基因发生缩减进化而失去功能,最终成为细胞器———线粒体。绿色植物的叶绿体有着类似的起源。

斑疹伤寒等立克次体与变形杆菌中某些 X 菌株菌体抗原(O)具有共同的耐热性多糖类属抗原,因而临床上常用特定的变形杆菌代替相应的立克次体抗原进行非特异性凝集反应,做人类或动物血清中有关抗体检查,见表 13-1。这种交叉凝集实验称为外斐反应(Weil-Felix reaction),可用于辅助诊断。

表 13-1　立克次体与变形杆菌菌体抗原间的交叉现象

立克次体	变形杆菌菌株		
	OX19	OX2	OXk
普氏立克次体	+++	+	—
莫氏立克次体	+++	+	—
恙虫病立克次体	—	—	+++

4. 抵抗力

除 Q 热立克次体的抵抗力较强外,立克次体对理化因素的抵抗力与细菌繁殖体相似;对四环素和氯霉素敏感。磺胺类药物不仅不能抑制立克次体生长,反而有促进其繁殖的作用。

(二)致病性和免疫性

1. 致病物质

立克次体的致病物质主要有两种:内毒素和磷脂酶 A。此外,立克次体的表面黏液层结构具有黏附和抗吞噬作用,可增强其对易感细胞的侵袭力。立克次体的内毒素由脂多糖组成,具有多种同肠道杆菌内毒素相似的生物学活性,如致热原性、损伤内皮细胞、致微循环障碍和中毒性休克等。

2. 致病机制

立克次体自皮肤侵入后,先在局部淋巴组织或小血管内皮细胞中生长繁殖,并通过血流在全身各器官的毛细血管、小动脉、小静脉等小血管的内皮细胞内建立新感染灶。立克次体大量增殖后引起第二次菌血症和各种临床症状,病变包括受侵细胞肿胀破裂、血管腔不同程度阻塞、组织坏死、凝血机能障碍、DIC 等。立克次体产生的毒性物质可随血液循环波及全身,使患者呈现较严重的毒血症症状。

3. 所致疾病

立克次体病多数为人兽共患病,呈世界性或地方性流行,人类多因被感染立克次体的吸血节肢动物叮咬而受到感染。我国发现的立克次体病主要有斑疹伤寒、恙虫病和人粒细胞无形体病等。

4. 免疫性

立克次体是严格细胞内寄生的病原体,对其抗感染免疫以细胞免疫为主,体液免疫为辅。在体外细胞培养体系中,加入抗体不能阻止细胞内立克次体生长,但当加入免疫动物的淋巴细胞时,立克次体不能增殖。立克次体病患者康复后,一般获得较强的免疫性。但在斑疹伤寒和恙虫病患者中,也发现有少数长期带菌者日后复发的。

(三) 微生物学检查法与防治原则

1. 分离培养

在立克次体感染中,急性发热期血液中有较多的病原体,可采血液样本接种至易感动物腹腔中进行病原体分离。除恙虫病和立克次体痘样本接种于小鼠外,其他均用雄性豚鼠分离。若接种后豚鼠体温大于40 ℃,同时有阴囊红肿,则表示有立克次体感染,宜进一步将分出的毒株适应鸡胚培养或细胞培养,用免疫荧光法等加以鉴定。

2. 血清学试验

特异性试验有免疫荧光法及用立克次体抗原进行的凝集试验、补体结合试验等。非特异性试验是用变形杆菌某些 OX 株抗原代替立克次体抗原来检测患者血清中有无立克次体抗体的凝集试验,即外斐反应。

3. 分子生物学方法

应用 PCR 法检测立克次体核酸或用核酸探针检测。

(四) 防治原则

预防立克次体病的重点应放在对节肢动物的传播媒介、中间宿主及储存宿主的控制和消灭上。氯霉素和四环素类药物对各种立克次体均有效,可使病程明显缩短,病死率大幅度下降。

二、主要致病性立克次体

(一) 普氏立克次体

普氏立克次体(R. prowazekii)是流行性斑疹伤寒(又称为虱传斑疹伤寒)的病

原体。患者是流行性斑疹伤寒唯一的传染源,体虱是主要传播媒介,传播方式为虱—人—虱(图 13-1)。该病的流行多与生活环境拥挤、不卫生有关,因此,多发生于战争、饥荒及自然灾害时期。当虱叮咬受染患者后,立克次体进入虱肠管上皮细胞内繁殖;该受染虱再去叮咬健康人时,立克次体随粪便排泄于人的皮肤上,可从搔抓的皮肤破损处侵入机体内。此外,普氏立克次体能在干虱粪中保持 2 个月左右的传染性,通过呼吸道或眼结膜使人感染。人感染普氏立克次体后,经 10~12 天潜伏期后突发高热、头痛、皮疹等症状,常伴有神经系统、心血管系统症状和器官实质性损害。病后有持久的免疫力。消灭体虱是防止斑疹伤寒流行的有效措施。

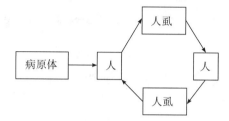

图 13-1　流行性斑疹伤寒的传播方式

(二)莫氏立克次体

莫氏立克次体(*R. mooseri*)(或称为斑疹伤寒立克次体)是地方性斑疹伤寒(又称为鼠型斑疹伤寒)的病原体。鼠是主要的储存宿主,传播媒介主要是鼠蚤或鼠虱,猫蚤也可充当传播媒介,传播方式为鼠—蚤—鼠(图 13-2),跳蚤是其自然宿主。当鼠蚤叮吮人血时,可将立克次体传染给人。带有立克次体的干燥蚤粪可能经口、鼻、眼结膜进入人体而致病。该病的临床症状与流行性斑疹伤寒相似,但发病缓慢、病情较轻,很少波及中枢神经系统、心肌及肾等。

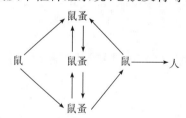

图 13-2　地方性斑疹伤寒的传播方式

(三)恙虫病立克次体

恙虫病立克次体(*O. tsutsugamushi*)是恙虫病的病原体,主要流行于东南亚、西南太平洋岛屿,因此,又称为东方立克次体(*R. orientalis*)。恙虫病立克次体在我国主要见于东南和西南地区,如福建、台湾、广西、广东、江苏、浙江等。

恙虫病立克次体可借助恙螨的叮咬在鼠间传播(图 13-3)。恙螨幼虫叮咬人时,立克次体侵入人体,叮咬处先出现红色丘疹,成水疱后破裂,溃疡处形成黑色焦痂,这是恙虫病的特征之一。病原体在局部繁殖后经淋巴系统入血液循环,产生立克次体血症。病原体释放的毒素可引起发热、皮疹、全身淋巴结肿大及各内脏器官病变等。

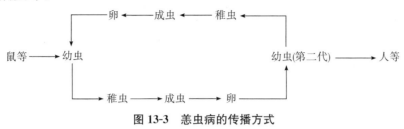

图 13-3　恙虫病的传播方式

第四节　螺旋体

一、概述

螺旋体(spirochete)是一类细长、柔软、弯曲、运动活泼的原核细胞型微生物,在生物学上的地位介于细菌与原虫之间。由于螺旋体的基本结构及生物学性状与细菌相似,如有细胞壁、原始核质、二分裂方式繁殖及对抗生素敏感等,故分类学上将螺旋体列入广义的细菌学范畴。

螺旋体种类繁多,在自然界和动物体内广泛存在,其中部分螺旋体可引起人类疾病。螺旋体分类的主要依据是其大小、螺旋数目、螺旋规则程度和螺旋间距。对人致病的螺旋体属主要有 3 个:①钩端螺旋体属(*Leptospira*),螺旋细密规则,一端或两端弯曲成钩状。②密螺旋体属(*Treponema*),螺旋较为细密规则,两端尖。③疏螺旋体属(*Borrelia*),有 3~10 个稀疏不规则的螺旋,呈波状。

二、密螺旋体属

密螺旋体属的螺旋体分为致病性和非致病性两大类。致病性密螺旋体主要有苍白密螺旋体(*T. pallidum*)和品他密螺旋体(*T. carateum*)2 种。苍白密螺旋体又分为 3 个亚种:苍白亚种(subsp. *pallidum*)、地方亚种(subsp. *endemicum*)和极细亚种(subsp. *pertenue*),可分别引起梅毒、非性传播梅毒(又称为地方性梅毒)和雅司病。下面主要介绍苍白密螺旋体苍白亚种。

苍白密螺旋体苍白亚种俗称为梅毒螺旋体,是引起人类梅毒的病原体。梅毒(syphilis)是人类性传播疾病中危害较严重的一种。

1. 生物学性状

苍白密螺旋体苍白亚种的菌体细长,有 8~14 个致密而规则的螺旋,两端尖直,运动活泼。菌体结构由外至内分别为外膜、内鞭毛和胞质膜。常用暗视野显微镜直接观察悬滴标本中的梅毒螺旋体的形态以及运动方式(移行、屈伸、滚动等)。梅毒螺旋体革兰染色阴性,但不易着色,用Fontana镀银染色法可染成棕褐色。梅毒螺旋体微需氧,在1%～4%氧气中生长最佳,目前尚不能在无生命的人工培养基上生长繁殖。

2. 致病性

梅毒螺旋体有很强的侵袭力,但尚未证明其具有内毒素和外毒素。其致病物质包括以下2种。

(1)荚膜样物质 荚膜样物质为菌体表面的黏多糖和唾液酸,可阻止抗体等大分子物质与菌体结合,抑制补体的激活,干扰补体的杀菌作用,从而有利于梅毒螺旋体在宿主体内存活、扩散。

(2)透明质酸酶 该酶能分解组织中的透明质酸,有利于梅毒螺旋体扩散,同时可介导梅毒螺旋体吸附于多种组织细胞表面。

梅毒螺旋体感染引起梅毒,可分为后天性(获得性)和先天性2种,前者通过性接触传染,后者由母体通过胎盘传染给胎儿。获得性梅毒在临床上可分为3期(Ⅰ期梅毒、Ⅱ期梅毒、Ⅲ期梅毒),表现为发作、潜伏和再发现象。在自然情况下,梅毒螺旋体只感染人类,人类是梅毒唯一的传染源。

3. 免疫性

梅毒的免疫为传染性免疫或有菌性免疫,即感染梅毒螺旋体的个体对梅毒螺旋体的再感染有抵抗力,若梅毒螺旋体被清除,则免疫力也随之消失。

4. 微生物学检查法

病原学检查的最适标本是下疳渗出液,其次是梅毒疹渗出液或局部淋巴结抽出液,可用暗视野显微镜观察活动的梅毒螺旋体,也可用直接免疫荧光法或ELISA法检查。组织切片标本可用镀银染色后镜检。

血清学试验有非梅毒螺旋体抗原试验和梅毒螺旋体抗原试验2类。

(1)非梅毒螺旋体抗原试验 用正常牛心肌的心脂质作为抗原,测定患者血清中的反应素(抗脂质抗体)。国内较常将快速血浆反应素(rapid plasma reagin,RPR)和甲苯胺红不加热血清试验(tolulized red unheated serum test,TRUST)用于梅毒初筛,前者以碳颗粒为载体,结果呈黑色,后者以甲苯胺红为载体,结果呈红色。性病研究实验室(venereal disease reference laboratory,VDRL)试验是神经性梅毒唯一的血清学诊断方法,也可用于梅毒初筛,但国内极少使用。因上述试验中的抗原为非特异性抗原,故一些非梅毒疾病如红斑性狼疮、类风湿性关节炎、疟疾、麻风、麻疹等患者血清均可出现假阳性结果,必须结合临床资料进行判断和分析。

(2)梅毒螺旋体抗原试验 用梅毒螺旋体抗原检测病人血清中抗梅毒螺旋体特

异性抗体,其特异性高,但往往操作繁琐。国内较常用的螺旋体抗原试验有梅毒螺旋体血凝试验(treponemal pallidum hemagglutination assay,TPHA)、梅毒螺旋体明胶凝集试验(treponemal pallidum particle agglutination assay,TPPA)、梅毒螺旋体抗体微量血凝试验(microhemagglutination assay for antibody to *Treponema pallidum*,MHA-TP)、荧光密螺旋体抗体吸收(fluorescent treponemal antibody-absorption,FTA-ABS)试验等。梅毒螺旋体制动(*Treponema pallidum* immobilizing,TPI)试验用于检测血清标本中是否存在能抑制梅毒螺旋体活动的特异性抗体,虽有较高的特异性,但需使用大量的活梅毒螺旋体,现已极少使用。

5. 防治原则

梅毒是性传播疾病,应加强性卫生教育,从而减少发病率。目前,尚无梅毒疫苗。梅毒确诊后,应及早予以彻底治疗,现多采用青霉素治疗(3个月至1年),以血清中抗体转阴为治愈指标。

三、钩端螺旋体属

钩端螺旋体属于螺旋体目(Spirochaetales)、钩端螺旋体科(Leptospiraceae)、钩端螺旋体属(*Leptospira*)。钩端螺旋体属有问号钩端螺旋体(*L. interrogans*)和双曲钩端螺旋体(*L. biflexa*)2个种,前者引起人或动物钩端螺旋体病(leptospirosis),后者为无致病性的腐生性微生物。钩端螺旋体病是呈全球性分布的人兽共患病,我国大部分地区均有钩端螺旋体病流行,因而该病是我国重点监控和防治的传染病之一。

案例分析

案例:患者,男,18岁,农民,入院前4天在田间劳动时,突起头疼、发热、周身不适、乏力、小腿酸痛。发病前曾参加稻田抢收,同村有5人患同样症状的疾病。体温41℃,脉搏132次/分,急性重病容,右肺有少许湿罗音。X片显示两肺布满模糊的絮状斑影。

分析:根据患者的临床表现,初步判定为钩端螺旋体病。该病主要感染农民,患者之间的症状差别很大。

(一)生物学性状

1. 形态与染色

菌体纤细,菌体一端或两端弯曲而使菌体呈钩状,常呈C型、S型。钩端螺旋体的基本结构由外至内分别为外膜、内鞭毛和柱形原生质体。内鞭毛是螺旋体的运动器官。该菌革兰染色阴性,但不易着色,镀银染色时着色较好,菌体被染成棕褐色。暗视野显微镜下可见钩端螺旋体呈旋转式活泼运动。

2. 培养和生长特性

该菌对营养要求较高,常用含10%兔血清的Korthof或EMJH培养基,需氧或微需氧,最适温度为28~30℃,最适pH为7.2~7.5;生长缓慢,在液体培养基中呈半透明的云雾状生长;在固体培养基中,可形成透明、不规则的扁平菌落。

3. 抗原构造和分型

钩端螺旋体主要有属特异性抗原、群特异性抗原和型特异性抗原。属特异性抗原可能是糖蛋白或脂蛋白,用于钩端螺旋体病的血清学诊断和钩端螺旋体属的分类;群特异性抗原为菌体类脂多糖复合物;型特异性抗原为菌体表面的多糖与蛋白质的复合物。应用显微镜凝集试验(microscopic agglutination test,MAT)和凝集吸收试验(agglutination absorption test,AAT)可对钩端螺旋体属进行血清群和血清型分类。目前,国际上问号钩端螺旋体至少有25个血清群、273个血清型。其中,我国至少存在19个血清群、74个血清型,以黄疸出血、波摩那群为最重要的问号钩端螺旋体,其次为流感伤寒、秋季、澳洲、七日热、赛罗群等。

4. 抵抗力

钩端螺旋体的抵抗力弱,对青霉素敏感。但钩端螺旋体在酸碱度呈中性的湿土或水中可存活数月,这在传播上有重要意义。

(二)致病性

全世界已发现200多种动物可携带问号钩端螺旋体,其中以鼠类和猪类为主要储存宿主。动物感染问号钩端螺旋体后,多呈隐性感染,但问号钩端螺旋体可在肾脏中长期生存并随尿排出,污染水源和土壤。人类可通过接触污染的水或土壤而感染。

1. 致病物质

问号钩端螺旋体的一端或两端黏附于细胞并诱导细胞凋亡或坏死。目前认为,内毒素样物质(endotoxin-like substance,ELS)是问号钩端螺旋体的主要致病物质,其余尚有溶血素、细胞毒性因子(cytotoxicity factor,CTF)、致细胞病变作用(cytopathic effect,CPE)物质等毒力因子。

(1)内毒素样物质 钩端螺旋体病重症患者和实验感染动物可出现与革兰阴性菌内毒素反应相似的临床症状和病理变化,提示内毒素样物质是问号钩端螺旋体的主要致病物质。钩端螺旋体的细胞壁中含有类似革兰阴性菌内毒素的脂多糖,但其分子结构与典型的细菌内毒素有差异,故毒性较弱。

(2)溶血素 波摩那、流感伤寒、秋季和七日热群等问号钩端螺旋体能产生溶血素。溶血素能溶解人、牛、羊和豚鼠的红细胞,注入体内可导致贫血、出血、肝大、黄疸和血尿。问号钩端螺旋体黄疸出血群赖株含有SphH溶血素,该溶血素对多种哺乳类细胞均有毒性,其作用方式是在靶细胞膜上成孔(pore-forming),从而导致细胞膜损伤。

(3)细胞毒性因子　细胞毒性因子是钩端螺旋体病患者在急性期的全血或血浆中的一种毒性因子,其化学性质至今不明。

(4)致细胞病变作用物质　致细胞病变作用物质主要由黄疸出血、流感伤寒、波摩那、澳洲、七日热、秋季群问号钩端螺旋体产生,是一种使鸡成纤维细胞发生退行性病变的毒力因子,其化学性质至今未明。

2. 所致疾病

问号钩端螺旋体能迅速通过破损或完整的皮肤、黏膜侵入人体,并经淋巴系统或直接进入血流引起钩端螺旋体血症,使患者出现中毒症状,如发热、乏力、头痛、肌痛、眼结膜充血、浅表淋巴结肿大等。随后,问号钩端螺旋体可侵入肝、脾、肾、肺、心、淋巴结和中枢神经系统等,引起相关脏器和组织的损害和体征。由于钩端螺旋体的血清型别不一、毒力和数量不同且宿主免疫力存在差异,因此,感染者的临床表现差异很大。轻者似感冒,重者可有明显的肝、肾、中枢神经系统损害,出现黄疸、肺出血、DIC、休克,甚至死亡。部分患者退热后,出现眼血管膜炎、视网膜炎、脑膜炎、脑动脉炎等并发症,其机制与超敏反应有关。

(三)免疫性

钩端螺旋体病的免疫主要依赖于特异性体液免疫。发病后1~2周即可产生特异性抗体,且保护性抗体和凝集抗体一致。特异性抗体有调理、凝集、溶解问号钩端螺旋体的作用,同时可增强单核-巨噬细胞的吞噬作用,迅速清除体内的问号钩端螺旋体,但对肾脏中的问号钩端螺旋体无明显的清除作用,故携带或感染钩端螺旋体的动物尿中长期(数周至数年)排菌。单核-巨噬细胞能吞噬问号钩端螺旋体,中性粒细胞则不能。对特异性细胞免疫的抗问号钩端螺旋体感染作用有争论,但一般认为其有一定的保护作用。

感染问号钩端螺旋体后,机体可获得对同型问号钩端螺旋体的持久免疫力,但各血清群、型间无明显的交叉保护作用。

(四)微生物学检查法

1. 病原学检查

发病7~10天内取血液,2周后取尿液;对有脑膜刺激症状者,取其脑脊液。

(1)直接镜检　将标本差速离心集菌后用暗视野显微镜检查,或镀银染色后镜检,也可用免疫荧光法或免疫酶染色法检查。

(2)分离与鉴定　将标本接种至 Korthof 培养基中,28 ℃培养 2 周,再用暗视野显微镜检查,培养阳性者可进一步用显微镜凝集试验和凝集吸收试验进行血清群、血清型鉴定。

(3)动物试验　动物试验适用于有杂菌污染的标本。将标本接种于幼龄豚鼠或金地鼠腹腔,1 周后取心血检查并做分离培养。

(4)分子生物学方法　PCR 技术或 DNA 探针可用于检测标本中的问号钩端螺旋体核酸片段,比培养法快速、敏感。限制性核酸内切酶的指纹图谱、脉冲场凝胶电泳可用于问号钩端螺旋体株的鉴定、分型、变异等研究。

2. 血清学诊断

应采取病程早、晚期的双份血清,一般在病初和发病后第 3~4 周各采一次。对有脑膜刺激症状的患者,取其脑脊液。

(1)显微镜凝集试验(microscope agglutination test,MAT)　用我国问号钩端螺旋体参考标准株或当地常见的血清群、血清型的活钩端螺旋体作为抗原,与不同稀释度的患者血清混合后于 37 ℃孵育 1 h,在暗视野显微镜下检查有无凝集现象。若血清中存在同型抗体,则可见钩端螺旋体凝集成不规则的团块或呈蜘蛛状。以 50%钩端螺旋体被凝集的最高血清稀释度为效价判断终点,单份血清标本的凝集效价在 1∶300 以上或双份血清标本效价增长 4 倍以上有诊断意义。该试验的特异性和敏感性均较高。

(2)TR/PatocⅠ属特异性抗原玻片凝集试验　双曲钩端螺旋体 PatocⅠ株经加热处理后可作为属特异性抗原,能与所有感染不同血清群、血清型问号钩端螺旋体患者血清中的抗体发生凝集反应,常用的方法有玻片凝集试验。该抗体以 IgM 为主,故此方法可用于早期诊断。

(3)间接凝集试验　将问号钩端螺旋体可溶性抗原吸附于乳胶或活性炭微粒等载体上,然后检测血清标本中有无相应的凝集抗体。单份血清标本乳胶凝集效价>1∶2、炭粒凝集效价>1∶8 时可判断为阳性,双份血清标本效价呈 4 倍以上增长更有诊断价值。

(五)防治原则

钩端螺旋体病为自然疫源性疾病,其动物宿主十分广泛,黑线姬鼠等野鼠和家畜中的猪、牛是最重要的储存宿主和传染源。

要做好防鼠、灭鼠工作,加强对带菌家畜的管理,保护水源。夏季和早秋是钩端螺旋体病的流行季节,应尽量避免或减少与疫水接触。接触疫水的人群口服多西环素可有效预防钩端螺旋体病。易感人群应接种钩端螺旋体多价全细胞死疫苗,疫苗中应包含当地流行的主要血清型。我国已研制成功多价外膜疫苗,其免疫效果好、不良反应小,有望替代全细胞死疫苗。

治疗钩端螺旋体病首选青霉素,至今尚未发现问号钩端螺旋体对青霉素耐药。

四、伯氏疏螺旋体

伯氏疏螺旋体(*B. burgdorferi*)是莱姆病(Lyme disease)的主要病原体。莱姆病病原体存在异质性,其分类也未统一,目前,仍用伯氏疏螺旋体作为莱姆病病原体的统称。莱姆病以蜱为媒介进行传播,人和多种动物均可感染。目前,我国已有十余个省和自治区证实有莱姆病存在。

(一)生物学性状

伯氏疏螺旋体的两端稍尖,有周身鞭毛,运动活泼,有扭转、翻滚、抖动等多种运动方式。伯氏疏螺旋体革兰染色阴性,但不易着色,Giemsa 或 Wright 染色效果较好;对营养要求高,培养基需含有长链饱和及不饱和脂肪酸、葡萄糖、氨基酸和牛血清白蛋白等;微需氧或需氧,5%～10% CO_2 促进其生长。

(二)致病性

莱姆病是自然疫源性传染病。储存宿主多为野生和驯养的哺乳动物,其中以鼠和鹿较为重要。莱姆病的主要传播媒介是硬蜱。伯氏疏螺旋体可在蜱的中肠生长繁殖,在蜱叮咬宿主时,通过肠内容物反流、唾液或粪便使宿主感染。我国莱姆病的高发地区主要在东北和内蒙古林区。

1. 致病物质

伯氏疏螺旋体的致病机制迄今尚无定论,可能是某些致病物质以及病理性免疫反应等多因素作用的结果。

2. 所致疾病

伯氏疏螺旋体是莱姆病的病原体。莱姆病早期常表现为慢性游走性红斑,并伴有头痛、颈强直、发热、肌肉和关节疼痛及淋巴结肿大等症状,后期则出现反复发作的关节炎、心脏和神经系统病变。

(三)免疫性

伯氏疏螺旋体感染后可产生特异性抗体,但抗体应答迟缓。急性期血清特异性抗体阳性率为 30%～40%,2～4 周阳性率为 60%～70%,4～6 周阳性率达 90%。抗伯氏疏螺旋体感染主要依赖于特异性体液免疫,若特异性抗体能增强吞噬细胞吞噬伯氏疏螺旋体的作用,则有助于清除伯氏疏螺旋体。特异性细胞免疫的保护作用尚有争议。

(四) 微生物学检查法

伯氏疏螺旋体数量在莱姆病的整个病程中较少,主要依靠分子生物学方法和血清学试验进行实验室诊断。微生物学检查法使用最广泛的是免疫荧光法和ELISA法。近年来,PCR也常用于莱姆病的诊断,可从皮肤、血液、脑脊液、关节液、尿等多种来源的临床标本中检测伯氏疏螺旋体DNA。

(五) 防治原则

疫区工作人员要加强个人保护,避免硬蜱叮咬。目前,正在研制伯氏疏螺旋体重组蛋白疫苗,将在动物实验中产生较好的免疫保护性。根据患者不同的临床表现及病程,可采用不同的抗生素及给药方式。

小 结

支原体是能在无生命培养基中生长繁殖的最小原核细胞型微生物,其多种生物学特性与L型细菌相似,可在固体培养基中形成"油煎蛋状"菌落;部分细菌可通过 $0.45\ \mu m$ 除菌滤器。主要的致病支原体有肺炎支原体、解脲脲原体、人型支原体、生殖道支原体等。

衣原体是一类严格真核细胞内寄生、具有独特发育周期,并能通过细菌滤器的原核细胞型微生物。发育周期为:原体→中间体→网织体→原体。其中,原体有感染性,始体没有感染性。主要的致病支原体有沙眼衣原体、肺炎衣原体、鹦鹉热衣原体等。

立克次体是一类严格细胞内寄生,与节肢动物关系密切的原核细胞型微生物,大多引起人兽共患病。

螺旋体是一类介于细菌与原虫之间的细长、柔软、弯曲、运动活泼的原核细胞型微生物。对人致病的螺旋体主要包括梅毒螺旋体、问号钩端螺旋体和伯氏疏螺旋体。

思考题

1. 支原体与L型细菌在生物学特性上有何异同?
2. 试述衣原体的发育周期。
3. 引起非淋菌性尿道炎的病原体主要有哪些?
4. 简述沙眼衣原体的亚种、传播途径及所致主要疾病。

5. 恙虫病和斑疹伤寒是如何传播的？主要临床症状有哪些？
6. 立克次体与细菌在生物学特性上有何异同？
7. 简述钩端螺旋体的传播方式和致病过程。
8. 对疑似梅毒患者，应如何进行检验以协助诊断？治疗首选药物是什么？

（柳　燕）

第十四章 真菌学

> **学习目标**
> 1.掌握：真菌的概念、主要生物学性状及致病性；白假丝酵母菌和新生隐球菌的形态结构特点、致病性及微生物学检查。
> 2.熟悉：主要致病性真菌的防治原则。
> 3.了解：真菌的免疫性、感染的检查方法。
> 4.其他：学会应用白假丝酵母菌和新生隐球菌的主要生物学特征，设计实验进行2种真菌的微生物学检查。

第一节 真菌学概述

真菌(fungus)是一大类真核细胞型微生物。真菌的细胞核高度分化，有核膜和核仁，胞浆内有完整的细胞器，但不含叶绿素，不分根、茎、叶，以寄生或腐生方式存在于自然界，能进行无性或有性繁殖。真菌在自然界分布广泛，种类繁多，有十余万种，其中绝大多数对人类有益，可用于酿酒、发酵、生产抗生素等。对人类致病的真菌主要有浅部感染真菌和深部感染真菌，前者侵犯皮肤、毛发、指甲，为慢性感染性疾病，但对身体影响不大；后者可侵犯全身内脏，严重的可引起死亡。

一、生物学性状

(一)形态与结构

真菌在大小、形态、结构及化学组成上都不同于细菌。真菌的形态分单细胞和多细胞2类。单细胞真菌呈圆形或椭圆形，如酵母型和类酵母型真菌。多细胞真菌由菌丝(hypha)和孢子(spore)两大基本结构组成，菌丝分枝交织成团，形成菌丝体(mycelium)，并长有各种孢子，这类真菌一般称为霉菌(mold)。

(二)培养特性

大多数真菌的营养要求不高。实验室培养真菌常用沙保培养基(Sabouraud

medium），该培养基主要含有 1% 蛋白胨、4% 葡萄糖和 2% 琼脂。培养真菌的最适 pH 为 4.0～6.0，浅部感染真菌的最适温度为 22～28 ℃，而某些深部感染真菌在 37 ℃ 生长更好，培养真菌需较高的湿度与氧气。真菌生长缓慢，培养时间较长，常需培养 1～4 周才能形成菌落。真菌菌落一般有 3 种类型。

1. 酵母型菌落

酵母型菌落为单细胞真菌的菌落，以出芽形式繁殖；其形态与一般细菌菌落相似，但较细菌菌落大而厚，不透明，一般为圆形，表面光滑，湿润呈蜡状，柔软而致密，多为乳白色或红色；有些种的菌落可因培养时间过长而表面皱缩。隐球菌的菌落即属此型。

2. 类酵母型菌落

类酵母型菌落也是单细胞真菌的菌落形式，外观似酵母型菌落，但由于有芽生孢子与母细胞连接形成的假菌丝伸入培养基中，故称为类酵母型菌落。白假丝酵母菌的菌落即属此型。

3. 丝状菌落

丝状菌落为多细胞真菌的菌落，由许多菌丝体组成。在适宜环境下，多细胞真菌孢子在基质上萌发产生芽管，芽管进一步延长后呈丝状，称为菌丝。菌丝继续生长和分枝，交织成团，形成菌丝体。菌丝多数有隔，分成多个细胞，称为有隔菌丝；有的菌丝无隔，称为无隔菌丝。菌丝体按其功能可分为：①营养菌丝体，指伸入培养基或被寄生的组织中吸取营养物质的菌丝体。②气生菌丝体，指向空气中生长的菌丝体。③生殖菌丝体，指气生菌丝体中可产生孢子的菌丝体。菌丝可按其形态进行分类，如螺旋状、球拍状、结节状、鹿角状和梳状等。不同种类的真菌可有不同形态的菌丝，这有助于某些真菌的鉴别。

真菌的繁殖方式包括有性繁殖和无性繁殖 2 种。病原性真菌大多以出芽、分枝、断裂或形成无性孢子等无性生殖方式进行繁殖。不少病原性真菌除可进行无性生殖外，还可进行有性生殖。无性繁殖是指不经过两个异性细胞融合而形成新个体的繁殖过程；有性繁殖是指经过两个不同性别的细胞融合而产生新个体的繁殖过程。孢子包括有性孢子和无性孢子 2 类。有性孢子是由同一菌体或不同菌体上的两个细胞或性器官融合，经减数分裂形成的孢子，主要有卵孢子（oospore）、接合孢子（zygospore）、子囊孢子（ascospore）和担孢子（basidiospore）4 种类型。无性孢子是由菌丝上的细胞直接分化或出芽生成的，不发生细胞融合。无性孢子是病原性真菌传播和延续后代的主要方式，无性孢子分叶状孢子（thallospore）、分生孢子（conidium）和孢子囊孢子（sporangiospore）3 个类别。叶状孢子由生殖菌丝内细胞直接形成，包括芽生孢子（blastospore）、厚膜孢子（chlamydospore）和关节孢子（arthrospore）。分生孢子是由生殖菌丝末端及其分支的细胞分裂或浓缩形成的单个、成簇或链状的孢子,是最常见的无性孢子。按其形态和结构又可分为小分生孢子(microconidium)和大分生孢子(macroconidium),不同真菌产生不同形态的孢子是鉴定真菌的依据之一。菌丝末端膨大成孢子囊,内含许多孢子(即孢子囊孢子),孢子成熟后则破囊而出。

(三)变异

真菌易发生变异。在人工培养基中多次传代或孵育过久,可出现形态、结构、菌落性状、色素以及毒力等的改变。有些真菌可因环境条件(如不同成分的培养基和不同温度)的改变,发生两种形态的互变。这种真菌称为双相性真菌(dimorphic fungi),即在宿主体内或37 ℃培养时呈酵母型,而在25 ℃培养时则呈菌丝型。

(四)抵抗力

真菌对干燥、阳光、紫外线及一般化学消毒剂有较强的耐受性。实验显示,在距离1 m处,用紫外线照射30 min,丝状真菌与白假丝酵母菌才可被杀死;真菌对常用抗细菌的抗生素不敏感,灰黄霉素、制霉菌素、两性霉素B、克霉唑等对部分真菌有抑制作用。真菌对热敏感,一般在60 ℃时1 h可杀死真菌菌丝和孢子。

二、致病性与免疫性

(一)致病性

1. 致病性

真菌感染主要为外源性真菌引起的皮肤、皮下和全身性感染。浅部真菌中的皮肤癣菌有嗜角质性,能产生角蛋白酶,水解角蛋白,在皮肤局部大量繁殖后,通过机械刺激和代谢产物的作用,引起局部炎症和病变;深部真菌中的组织胞浆菌感染机体后,能在吞噬细胞中生存、繁殖,引起组织慢性肉芽肿和坏死。

2. 条件致病性

真菌感染主要为内源性真菌感染,如白假丝酵母菌、曲霉菌、毛霉菌等引起的感染;也有外源性感染,如曲霉菌等引起的感染。这些真菌是人体的正常菌群,只有在机体免疫力降低或菌群失调时才可引起感染。

3. 真菌超敏反应性疾病

真菌超敏反应性疾病主要是由某些真菌菌丝或孢子经呼吸道、消化道进入过敏患者体内或与皮肤、黏膜接触,引起的各种类型的超敏反应。例如,曲霉菌、青霉菌等可引起荨麻疹、变应性皮炎、哮喘等超敏反应。

4. 真菌性中毒症

有些真菌在粮食或饲料中生长,人、畜食后可导致急性或慢性中毒,称为真菌中毒症(mycotoxicosis)。引起中毒的原因是摄入了真菌产生的毒素或真菌本身。已发现的真菌毒素有100多种,这些毒素可侵害肝、肾、脑、中枢神经系统及造血组织。

5. 真菌毒素与肿瘤的关系

研究表明真菌毒素有致癌作用,其中研究最多的是黄曲霉毒素(aflatoxin,AFT)。黄曲霉毒素是黄曲霉、寄生曲霉、黑曲霉、赤曲霉、温特曲霉等产生的二氢呋喃香豆素的衍生物。这些霉菌的污染范围很广,以污染花生、玉米、高粱、大米和小米较多。黄曲霉毒素在实验动物中可诱发肝癌、肾腺瘤、胃和结肠的腺癌等。此外,杂色曲霉毒素可诱发胃癌,串珠镰刀菌毒素可诱发食道癌和肝癌。

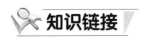

真菌毒素病

真菌毒素病是摄食真菌产生的有毒代谢产物所致的疾病。真菌毒素病与真菌病不同,真菌病是由活的真菌侵入机体,并在体内生长而致;而真菌毒素病是摄入了真菌毒性代谢产物而致,可以同时摄入真菌,也可以不摄入原产毒的真菌。真菌毒素病的特点为:①无传染性。②抗生素治疗无效。③暴发常由某种食物引起。④常有季节性。⑤检查可疑食物,可发现真菌毒素。

(二)免疫性

1. 固有免疫

人类对真菌感染有天然免疫力,包括皮肤黏膜的屏障作用、正常菌群的拮抗作用和吞噬细胞的吞噬作用。皮肤的皮脂腺分泌的不饱和脂肪酸有杀真菌作用。学龄前儿童皮脂腺发育不完善,头皮分泌的不饱和脂肪酸较成人少,因而易感染头癣。成人的趾间和足底无皮脂腺,是易发生足癣的原因之一。白假丝酵母菌是人体口腔、肠道、阴道的正常菌群,正常情况下与其他菌群间互相拮抗而不能大量繁殖。长期应用广谱抗生素可破坏其拮抗关系,而引起白假丝酵母菌感染。真菌进入机体后,易被单核吞噬细胞及中性粒细胞吞噬,但被吞噬的真菌并不能完全被杀死,甚至仍能在细胞内繁殖并刺激组织增生,引起细胞浸润,形成肉芽肿,肉芽肿也具有一定的防御作用。

2. 适应性免疫

真菌感染中的细胞免疫是机体排菌、杀菌及复原的关键。T细胞分泌的淋巴因子加速表皮角化和皮屑形成,随皮屑脱落,将真菌排除。真菌感染后的恢复主要依赖细胞免疫。细胞免疫缺损疾病(如肿瘤、白血病等)患者的白假丝酵母菌和其他真菌感染的发病率显著增高。特异性抗体也有一定的抗真菌作用。

三、微生物学检查

(一)标本的采集

浅部真菌感染应取病变部位的毛发、指(趾)甲及皮屑等,深部真菌感染应根据患者的临床症状和体征,选取血液、脑脊液、分泌物或排泄物等。

(二)直接镜检

取皮屑、指(趾)甲和毛发等致密而难以透明的样本置于玻片上,用10% KOH溶液微加温处理,溶解角质层和细胞基质,使标本透明后直接镜检。用低倍镜或高倍镜检查,若见菌丝和孢子,即可初步诊断为真菌癣。皮肤癣样本一般不需染色。检查白假丝酵母菌的方法是涂片后做革兰染色;检查隐球菌的方法是取脑脊液离心沉淀后做墨汁负染镜检。

(三)血清学试验

血清学检查主要用于深部感染真菌的辅助诊断。用免疫学方法从血清或其他部位检测真菌抗原,对早期诊断具有重要意义。球孢子真菌病、组织胞质菌病、芽生菌病可用胶乳凝集试验、琼脂扩散试验和补体结合试验诊断。一般补体结合试验的抗体效价≥1∶32为阳性,但低效价抗体不能排除感染。隐球菌感染时,可取脑脊液,用胶乳凝集试验检测新生隐球菌荚膜多糖抗原。

(四)分离培养

直接镜检不能确诊或需要鉴定感染真菌的种类时,应进行分离培养。浅部感染标本,如皮屑、指(趾)甲和毛发等,需经70%乙醇或2%苯酚浸泡2~3 min,以杀死杂菌,再经生理盐水洗涤后接种于沙保培养基。22~28 ℃培养1~2周后,观察菌落形态和颜色,并做涂片染色镜检。

(五)核酸检测

真菌学诊断除依据真菌形态、结构等表型特征外,还可应用分子生物学技术检测核酸。在真菌培养的早期,可用DNA探针鉴定菌落,有助于早期诊断。系统性真菌感染均可用DNA探针检测。

四、防治原则

目前,尚无针对真菌的特异性预防方法。皮肤癣菌的预防主要是注意皮肤卫生,避免直接或间接与患者接触。预防足癣主要是保持鞋袜干燥、透气,防止真菌滋生。治疗皮肤癣菌主要是局部使用咪康唑霜等抗真菌药物。癣症严重者也可考虑口服灰黄霉素、酮康唑等药物,但这些药物对肝、肾等脏器都有一定的损伤作用。

引起深部感染的真菌,绝大多数是白假丝酵母菌等条件致病菌。预防重点在于提高机体的免疫力,严格掌握免疫抑制剂、糖皮质激素以及广谱抗生素等药物的应用、剂量和疗程。对于深部真菌感染,目前还缺乏高效、安全的抗真菌药物。两性霉素 B 为最有效药物,但对肾、肝、神经系统等都有一定毒性。氟胞嘧啶的毒性较低,但其抗真菌谱较窄,易产生耐药性,故常与两性霉素 B 联合应用。酮康唑等吡咯类抗真菌药有较广的抗真菌谱,安全性较高,但其抗菌活性较两性霉素 B 明显降低。

第二节　主要病原性真菌

案例分析

案例:女,40 岁,因阴道分泌物异常而就诊。根据临床症状,疑为白假丝酵母菌感染。

分析:在内分泌激素的作用下,正常育龄妇女阴道上皮细胞增生,含有丰富的糖原,有利于阴道内主要的正常菌群嗜酸乳杆菌的生长,产生大量的乳酸,使阴道酸碱度保持在 pH 4～4.5,从而抑制其他病原菌的生长,发挥自净作用。育龄妇女处于妊娠期或患有糖尿病时,体内糖代谢紊乱,血糖升高,适于白假丝酵母菌的生长繁殖。另外,抗生素使用不当可诱发菌群失调,嗜酸乳杆菌数量急剧减少,阴道 pH 改变,白假丝酵母菌等机会性致病菌可趁机大量繁殖,引起阴道炎。因此,对于年老肥胖或久治不愈者,应查尿糖、血糖,以寻找病因,同时应询问是否在服用抗生素。白假丝酵母菌黏附、定植于阴道黏膜上皮细胞,以出芽方式繁殖,并可形成假菌丝,但不能形成气生菌丝和分生孢子。可采集标本进一步做微生物学试验检查。

一、浅部感染真菌

浅部感染真菌是指寄生或腐生于角蛋白组织(表皮角质层、毛发、指甲等)的真菌,包括皮肤癣菌和角层癣菌两类。皮肤癣菌可破坏角质化组织,仅生成菌丝和关节孢子,但在沙保培养基上,25 ℃培养可形成特殊的菌落与分生孢子,可用

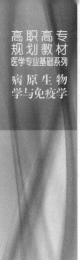

于菌种的分类。

皮肤感染真菌引起的疾病在临床上统称为癣，依病损在身体不同部位而有不同的名称，常见的皮肤癣菌分述如下。

1. 足癣

足癣是最常见的皮癣菌病，以成人居多。引起足癣的病原菌有许多种，以毛癣菌属及表皮癣菌属为主，较常见的是絮状表皮菌属、须毛癣菌属和红色毛癣菌属3种。临床表现为脚趾间起水疱、脱皮或皮肤发白湿软，也可出现糜烂或皮肤增厚、粗糙、开裂，并可蔓延至足跟及边缘，剧痒；可伴局部化脓、红肿、疼痛，腹股沟淋巴结肿大，甚至形成小腿丹毒及蜂窝组织炎等继发感染。由于用手抓痒处，故常传染至手而发生手癣（鹅掌风）。真菌在指（趾）甲上生长，则成甲癣（灰指甲）。

2. 体癣

体癣是身体不具毛发部分的皮肤癣病，病原菌包括许多毛癣菌与表皮癣菌。病害处通常在体表，呈现圆环状病灶，病灶中心则是清楚的鳞屑结构，外围有扩展的红色边缘，且通常有水疱。长在股间的癣症，则又称为股癣或顽癣。

3. 头癣

由于病原菌侵蚀头皮，故头癣又称为发癣，较常见的头癣病原菌有铁锈色小孢子菌、紫色毛癣菌及许兰毛癣菌等。头癣常发生于小孩，如果是小孢子癣菌感染，一般到了青春期就会自愈；如果为毛癣菌感染，若不治疗，则可持续至成人期。

4. 其他皮肤癣病

除了皮肤癣菌感染所造成的癣病外，其他少数真菌也可引起各种表皮癣病。例如，同心性毛癣菌可引起叠瓦癣（tinea imbricata），秕糠马拉色菌可引起花斑癣（tinea versicolor）。

通常诊断皮肤癣菌病的标本是刮下的局部皮肤、指甲屑，或剪下的毛发，可在暗室中用伍德灯照射，如果毛发受到小孢子癣菌感染，就会发出荧光，可作初步鉴定。接着将采取的标本进行镜检与培养鉴定。

皮肤癣菌病的治疗在于适当地除去受感染且死亡的表皮组织，并局部使用抗真菌药物治疗，须慎防再次感染与继发性感染，并且避免用药过度而造成皮肤癣菌疹。

二、深部感染真菌

深部感染真菌是侵犯皮下组织和内脏的真菌，多为条件致病性真菌，常感染处于免疫功能低下、菌群失调等特殊状态的人群。近年来，因大量应用广谱抗生素、激素及免疫抑制剂，该类真菌感染有所增多，且临床上恶性肿瘤、糖尿病、血液病、严重营养不良、大面积烧伤及器官移植等也常继发条件致病性真菌感染。深部感染真菌可分为皮下组织感染真菌、机会性感染真菌等。

(一) 皮下组织感染真菌

引起皮下组织真菌病的真菌有很多种，分别属于各不相关的菌属，不过它们有以下 2 个共同点：①均为自然生长于土壤或腐败植物中的腐生菌。②必须经由宿主的伤口才能进入皮下组织，蔓延致病。

1. 孢子丝复合体

孢子丝复合体是孢子丝菌病（sporotrichosis）的病原体，可引起组织慢性肉芽肿感染，受感染部位常会随着淋巴液的泄流而散布。此群为双相性真菌，在感染组织内可看到小型（5 μm）、长圆雪茄状的单细胞分生孢子。感染通常始于带伤口的四肢，真菌自伤口进入皮下后局部形成脓疱与溃疡，病灶附近的淋巴会变厚，在组织上可观察到慢性炎症及坏死的肉芽肿。孢子丝菌病多见于农民、园艺工人及矿工，约有 2/3 的病变发生在上肢。

2. 着色真菌

着色真菌为腐生性真菌，分布广泛，种类较多，因引起的疾病症状相似，均以病变皮肤变黑为特征，故统称为着色真菌；引起的疾病称为着色真菌病（chromomycosis），包括皮肤着色芽生菌病和暗色丝孢霉病。我国较常见的皮肤着色芽生菌病的病原菌为裴氏着色真菌与卡氏枝孢霉，它们只感染皮肤和皮下组织。真菌在组织中的形态为棕色厚膜孢子。

皮肤着色芽生菌病多在暴露部位感染皮肤，早期为丘疹，后增大成结节，结节融合成疣状或菜花状。病程可长达数年至数十年，老病灶结疤愈合，周围又产生新病灶，长此以往，可影响淋巴回流，形成肢体象皮肿。全身免疫功能低下者可经血流或淋巴扩散至淋巴结、肝、肾、中枢神经等。

暗色丝孢霉病由暗色孢科真菌引起，主要侵犯皮肤和皮下组织，常为孤立的皮下或肌肉脓肿，有时表现为皮下囊肿，称为暗色真菌囊肿。若血性播散，会引起系统性暗色丝孢霉病，波及肺、心内膜、脑膜和脑等组织，多为预后不良。

微生物学检查法主要是采集脓液、皮屑或脑脊液沉淀等样本直接镜检，着重观察是否有单个或成群的厚壁孢子。必要时培养、观察棕褐色菌落，观察树枝型、剑顶型、花瓶型的小分生孢子的排列特征。

3. 足分枝菌病真菌

足分枝菌病真菌可引起足分枝菌病。该病又称为足菌肿（mycetoma），是发生于皮肤和皮下组织的一种慢性化脓性肉芽肿性疾病，伴有瘘管形成和带有颗粒的脓液流出，病原菌可分为真菌和放线菌。真菌性足分枝菌病由条件致病性真菌引起。主要诊断方法是感染部位取材镜检。治疗方法包括药物治疗和手术治疗。

(二)机会性感染真菌

机会性感染真菌是一些非致病性的腐生菌,有些甚至是人体内的正常菌群,当机体免疫功能减退、菌群失调或异位寄生时才会引发疾病。

1. 白假丝酵母菌

白假丝酵母菌俗称白色念珠菌(*Canidia albicans*),通常存在于正常人的口腔、上呼吸道、胃肠道及阴道,一般在正常机体中数量少,不引起疾病,当机体免疫力下降或菌群失调时可致病。

(1)生物学特性　白假丝酵母菌细胞呈卵圆形,与酵母菌相似,比葡萄球菌大5～6倍,革兰染色阳性,但着色不均匀。该菌以出芽方式繁殖,形成芽生孢子。孢子伸长成芽管,不与母体脱离,形成较长的假菌丝。在1‰吐温-80玉米粉琼脂培养基上,白假丝酵母菌常在假菌丝中间或其末端形成厚膜孢子(图14-1)。

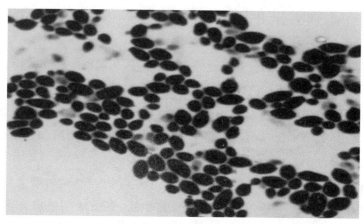

图14-1　白假丝酵母菌(革兰染色,×1000,李京培提供)

(2)培养特性　白假丝酵母菌需氧,在普通琼脂、血琼脂与沙保培养基上均生长良好;37℃或室温孵育2～3天后,出现灰白色或奶油色、表面光滑并带有浓厚酵母气味的典型类酵母菌落;在玉米培养基上,可产生厚膜孢子。白假丝酵母菌的菌落无气生菌丝,有大量向下生长的营养假菌丝,在42℃也生长良好。

(3)致病性　白假丝酵母菌是人体口腔、上呼吸道、胃肠道和阴道黏膜中的正常菌群。在一定条件下,白假丝酵母菌可引起各种念珠菌病(candidiasis)。白假丝酵母菌通过其细胞壁上糖蛋白的黏附作用、芽管及假菌丝的直接插入作用、代谢产物抑制机体免疫活性细胞的趋化作用及产生的各种毒性酶类等因素致病。该菌可引起人体皮肤、黏膜及内脏和中枢神经系统等方面的各种疾病,侵入血液后也可引起全身性念珠菌病。

1)皮肤、黏膜感染。白假丝酵母菌引起的皮肤感染,好发于皮肤或黏膜的潮湿及皱褶处,如腋窝、乳房下、腹股沟、肛门周围、会阴部以及指(趾)间等,可形成有分泌物的糜烂病灶。白假丝酵母菌引起的黏膜感染有鹅口疮(thrush)、口角糜烂、外阴与阴道炎等,其中以鹅口疮最为多见。鹅口疮多发生于体质虚弱的初生婴儿,其舌、唇、牙龈、腭及颊的表面覆盖有很多白色小斑点,严重时可蔓延到气管或食管。阴道念珠菌病是由糖尿病、抗生素治疗、口服避孕药、怀孕或其他因素引起的。念珠菌也能够通过性行为传播给男性并引发阴茎龟头炎、包皮炎等。

2)内脏感染。内脏念珠菌病有肺炎、支气管炎、食管炎、肠炎、膀胱炎、肾盂肾炎、关节炎和心内膜炎等。白假丝酵母菌进入血液可引起败血症,目前已成为临床上败血症的常见病原体之一。

3)中枢神经系统感染。中枢神经系统的念珠菌病多由其他原发病灶转移而来,可引起脑膜炎、脑脓肿等。

4)过敏性疾病。对白假丝酵母菌过敏的人,可发生皮肤、呼吸道、消化道等过敏症,表现为类似皮肤癣菌疹或湿疹样的皮疹、哮喘及胃肠炎等症状。

(4)微生物学检查　痰液、脓液、离心沉淀后的脑脊液标本可直接涂片,革兰染色后镜检;患处皮屑或指甲屑用10% KOH溶液消化后镜检。镜下可见革兰阳性、圆形或卵圆形菌体、芽生孢子以及假菌丝。在沙保培养基中25 ℃培养1～4天,可形成乳白色类酵母型菌落,镜检可见假菌丝及成群的卵圆形芽生孢子。

(5)防治原则　念珠菌病预防主要是注意个人清洁,合理使用抗生素、激素,增强机体免疫功能。治疗浅表感染可局部应用辛酸钠、甲紫、制霉菌素、咪康唑等。酮康唑、两性霉素B、5-氟胞嘧啶可用来治疗全身性念珠菌病。

2. 新生隐球菌

新生隐球菌(*Cryptococcus neoformans*)是隐球菌属(*Cryptococcus*)的主要菌种之一。新生隐球菌广泛分布于自然界,人体体表、口腔、粪便中也可分离到。该菌通过呼吸道进入人体,免疫功能低下者易感,主要引起肺和脑急性、亚急性或慢性感染。肺部感染后可扩散至皮肤、黏膜、骨骼和内脏等。

(1)生物学特性　新生隐球菌呈圆形,直径为4～12 μm,外周有一层肥厚的胶质样荚膜,可比菌体大1～3倍。新生隐球菌以芽生方式繁殖。用墨汁做负染后镜检,在黑色的背景中可见圆形或卵圆形的透亮菌体,内有1个较大的与数个小的反光颗粒,称为双壁细胞,外包有一层透明的荚膜。菌体常见有出芽方式繁殖,但不生成假菌丝(图14-2)。

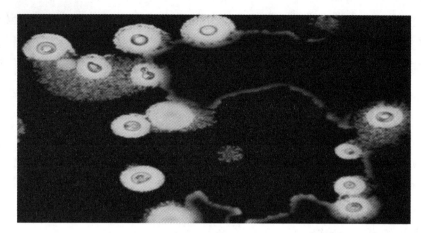

图 14-2　新生隐球菌(墨汁负染法,×1000,李京培提供)

(2)培养特性　新生隐球菌在沙保或血琼脂培养基上培养时,在 25 ℃或 37 ℃皆生长良好,3~5 天后形成酵母型菌落,菌落表面黏稠、光滑,由乳白色逐渐转变为橘黄色,最后成为棕褐色。非致病性隐球菌在 37 ℃不能生长,在 25 ℃能生长,但不形成荚膜。

(3)抗原构造　新生隐球菌荚膜多糖由 α-1,3 聚甘露糖骨架和 β-木糖及葡萄糖醛酸侧链组成。根据荚膜多糖抗原性不同可分为 A、B、C、D 和 AD 5 个血清型,在我国 A 型较为常见。

(4)致病性　隐球菌病(cryptococcosis)是由新生隐球菌感染引起的全身性真菌病,荚膜是其主要致病物质之一。新生隐球菌多为外源性感染,感染源主要是鸽粪。隐球菌经呼吸道吸入,在肺部可引起轻度炎症。当机体免疫力下降时,该菌可从肺部播散至其他部位,如骨、心脏、皮肤等,但最易侵犯的是中枢神经系统,可引起慢性脑膜炎,表现为剧烈头痛、发热、呕吐等脑膜刺激症状。病程进展缓慢,若不早期诊断与治疗,预后较差。此外,新生隐球菌也是人体的正常菌群,机体抵抗力降低时也可引起内源性感染。

(5)微生物学检查　可取脑脊液或其离心沉渣、痰液或脓液等样本,加墨汁做负染后镜检,见出芽菌体外围宽厚荚膜,即可作出诊断,必要时做培养与动物试验。血清学诊断有高度特异性与敏感性,应用 ELISA 试验与乳胶凝集试验测定脑脊液或血清中的隐球菌荚膜多糖抗原,若抗原效价持续升高,则提示新生隐球菌繁殖、预后差,反之则预后好。

(6)防治原则　控制传染源,包括规范养鸽和用碱处理鸽粪等。可用两性霉素 B 或伊曲康唑等治疗。

小 结

真菌是真核细胞型微生物,有完善的细胞器和典型的细胞核,具有细胞壁,能进行无性或有性繁殖,不含叶绿素,无根、茎、叶的分化。

真菌可分为单细胞真菌和多细胞真菌,对营养要求不高,培养常用沙保培养基。单细胞真菌形成酵母型或类酵母型菌落,多细胞真菌形成丝状菌落。

真菌所致疾病因不同真菌而异,包括:①致病性真菌感染。②机会致病性真菌感染。③真菌超敏反应性疾病。④真菌毒素中毒症。⑤真菌毒素相关的肿瘤。

白假丝酵母菌是机会致病性真菌,易诱发内源性感染。新生隐球菌是深部感染真菌,多为外源性感染,最初感染病灶多为肺部,继而侵袭深部组织器官,最易侵犯的是中枢神经系统,可引起慢性脑膜炎。

思考题

1. 名词解释:真菌。
2. 试述白假丝酵母菌的致病特点与所致的主要疾病。

(王林定)

第十五章 病毒的基本性状

> **学习目标**
> 1. 掌握：病毒的结构及功能；病毒的复制周期。
> 2. 熟悉：病毒大小和形态；病毒的化学组成；病毒复制的异常增殖及干扰现象。
> 3. 了解：理化因素对病毒的影响。
> 4. 其他：学会识别电子显微镜下不同形态的病毒；通过病毒增殖特点初步对病毒进行鉴别。

第一节 病毒的大小与形态

一、病毒的大小

病毒的测量单位为纳米(nanometer,nm,1 nm＝1/1000 μm)，一般通过电子显微镜来判断病毒的大小。病毒体(virion)即结构完整的、成熟的、具有感染性的病毒颗粒，是病毒在细胞外的结构形式。各种病毒的大小差别悬殊，最大约为300 nm，如痘病毒；最小约为20 nm，如脊髓灰质炎病毒、鼻病毒等。病毒与其他微生物大小的比较见表15-1。

表15-1 病毒与其他微生物的比较

特性	病毒	细菌	真菌	支原体	衣原体	立克次体
通过细菌滤器(0.45 μm)	＋	－	－	＋	＋	－
结构	非细胞型	原核细胞型	真核细胞型	原核细胞型	原核细胞型	原核细胞型
有无细胞壁	－	＋	＋	－	＋	＋
核酸类型	DNA 或 RNA	DNA＋RNA	DNA＋RNA	DNA＋RNA	DNA＋RNA	DNA＋RNA
人工培养基生长情况	－	＋	＋	＋	－	－
增殖方式	复制	二分裂	有性或无性	二分裂	二分裂	二分裂
抗生素敏感性	－	＋	＋	＋	＋	＋
干扰素敏感性	＋	－	－	－	－	－

二、病毒的形态

病毒形态各异,大多数呈球形或近球形,少数呈弹形、砖形或蝌蚪形。用磷钨酸负染后,在电子显微镜下观察到的病毒粒子一般为球形(sphericity)、丝形(filament)、砖形(brick-shape)、弹形(bullet-shape)和蝌蚪形(tadpole-shape)5种形态(图15-1)。

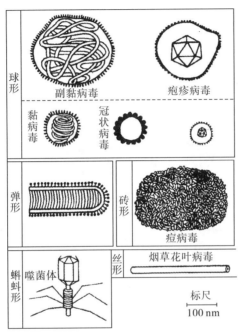

图15-1 病毒的形态结构模式图

1. 球状体

大多数感染人类和脊椎动物的病毒形态为球形,如疱疹病毒属、腺病毒属、乳头瘤病毒属、多瘤病毒属、呼肠病毒属、黏病毒属和肠道病毒属等中的病毒。

2. 丝状体

该病毒体在分类学中常被归为杆状病毒,在人或脊椎动物病毒中比较少见,多见于植物病毒,如烟草花叶病毒及苜蓿银纹夜蛾核多角体病毒等。新分离的流感病毒(newly isolated influenza virus)及曾经流行的埃博拉病毒可呈现丝状。

3. 砖形体

该病毒体形状似砖形,如痘病毒属(*Poxviridae*)中的天花病毒和牛痘病毒等大型病毒多为砖形。

4. 弹状体

该病毒体形如子弹状,一端平齐,一端圆钝,多见于弹状病毒属,如水疱性口炎病毒和狂犬病病毒等。

5. 蝌蚪状体

该病毒体外形宛如蝌蚪状,由圆形或卵圆形的头部和细长的尾部构成。

第二节　病毒的结构与化学组成

病毒的结构可分为基本结构和辅助结构。基本结构由核心(core)和衣壳(capsid)组成,称为核衣壳(nucleocapsid)。有些病毒的衣壳外具有包膜或突出物,称为辅助结构(图15-2)。

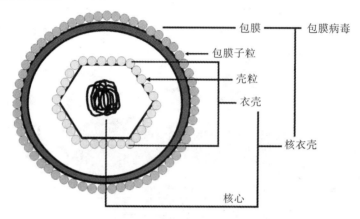

图15-2　病毒体结构模式图

一、病毒的结构

(一)病毒的基本结构

病毒的基本结构是指所有病毒均具有的结构,主要包括病毒的核心和病毒的衣壳,两者构成病毒的核衣壳,即裸露病毒。

1. 核心

核心是由核酸及少量非结构蛋白组成的病毒体中心。其中核酸构成病毒基因组,为病毒进行复制、遗传、变异提供遗传信息。少数病毒核心还具备逆转录酶、核酸多聚酶等。

2. 衣壳

衣壳包裹或镶嵌在病毒核酸外面,是由病毒基因组编码的蛋白质。病毒蛋白衣壳的主要功能是保护病毒核酸免受外界环境因素(如核酸水解酶等)的影响,并能介导病毒进入宿主细胞,是病毒体的主要抗原成分。衣壳由一定数量的壳粒(capsomere)组成,根据壳粒排列方式的不同,可分为以下几种对称类型。

(1)螺旋对称型(helical symmetry)　壳粒沿着螺旋形的病毒核酸链对称排

列,见于大多数杆状病毒、流感病毒及弹状病毒(图 15-3)。

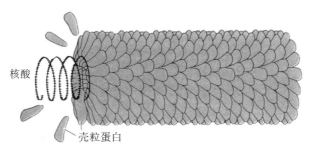

图 15-3　螺旋对称型

(2)二十面体对称型(icosahedral symmetry)　核酸浓集成球形或近球形,外周的壳粒排列成二十面体对称型。二十面体的每个面都呈等边三角形,由许多壳粒镶嵌组成。大多数病毒体三角形面由 6 个壳粒组成,称为六邻体,在三角形顶角可由 5 个壳粒组成,称为五邻体。大多数球形病毒衣壳均是立体对称型(图 15-4)。

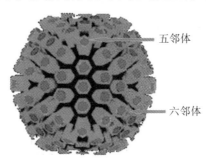

图 15-4　二十面体立体对称型

(3)复合对称型(complex symmetry)　病毒体结构较复杂,由螺旋对称及二十面体对称型组成,仅见于痘病毒、噬菌体等。

(二)病毒的辅助结构

某些病毒除具有基本结构外,还有一些具有辅助功能的结构,其中重要的辅助结构包括包膜和触须。

1. 包膜

某些病毒在出芽释放过程中,使核衣壳外包裹一层膜状结构,即"包膜"(envelope),这类病毒称为包膜病毒。包膜主要由脂质和刺突糖蛋白等组成,如人类免疫缺陷病毒(HIV)、SARS 冠状病毒、疱疹病毒及流感病毒等均具有包膜结构。

2. 触须

触须(antenna)常见于腺病毒,位于腺病毒核衣壳的各个顶角,顶端膨大呈球形,具有凝聚和毒害敏感宿主细胞的作用。

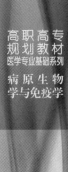

二、病毒的化学组成

病毒的化学组成主要包括核酸和蛋白质,某些病毒中还包含脂质、糖类等成分。

1. 病毒的核酸

核酸是决定病毒的感染性、复制特性和遗传性的基础,其主要成分是 DNA 或 RNA,每种病毒只含有一种核酸,因此,可将病毒分为 DNA 病毒和 RNA 病毒。病毒的核酸具有多样性,可以是线型或环型,可以是双链 RNA、单链 RNA、分节段 RNA、单链 DNA 或双链 DNA,也可根据核酸类型的不同对病毒进行分类。病毒的基因组大都很小,然而其编码信息却非常丰富,这样就会出现病毒基因组中多种编码基因的重叠现象。此外,病毒基因组中具有内含子,需进行转录翻译后剪接和加工。

2. 病毒的蛋白质

病毒的蛋白质可分为结构蛋白和非结构蛋白。

(1)结构蛋白　结构蛋白是指形成一个形态成熟、具有感染性的病毒颗粒所必需的蛋白质成分,如病毒体的衣壳蛋白、基质(matrix)蛋白或包膜蛋白。衣壳蛋白构成病毒的基本形态,保护内部的核酸。基质蛋白是连接衣壳蛋白与包膜蛋白的部分,一般具有跨膜及锚定(anchor)的功能区。包膜蛋白是核衣壳成熟时经过细胞的核膜或胞质膜释放时形成的,均具有跨膜的功能区。

(2)非结构蛋白　非结构蛋白主要是一些具有酶功能的蛋白质,如逆转录酶、蛋白水解酶、DNA 多聚酶、胸腺嘧啶核苷激酶等。非结构蛋白可以存在于病毒体内,如病毒的酶;也可能存在于感染细胞内,如抑制细胞生物合成的蛋白质或抑制病毒抗原经组织相容性抗原(MHC)递呈的蛋白质等。目前,广泛利用非结构蛋白进行抗病毒药物作用的靶点研究,有些病毒的非结构蛋白还具有抗细胞因子或抗细胞凋亡作用,因此,非结构蛋白的功能研究对阐明病毒的致病机制有重要价值。

第三节　病毒的增殖

一、病毒复制的周期

病毒是一种非细胞类微生物,缺乏完整的酶系,必须在易感的活细胞内寄生。病毒利用宿主细胞的酶系统、原材料和生物合成的场所,以其基因组为模板,利用宿主细胞的酶类及其他必要因素,复制病毒的基因组,转录、翻译相应的病毒蛋白质,最终释放子代病毒的过程称为病毒的复制周期(图 15-5)。病毒的复制周期主要包括以下步骤。

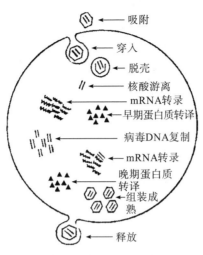

图 15-5 病毒复制周期模式图

1. 吸附

病毒吸附于宿主细胞是其增殖的第一步。病毒体既可通过随机碰撞、布朗运动或受宿主细胞表面电荷及化学物质亲和力的吸引,而非特异性吸附到易感细胞表面,也可以通过和宿主细胞表面特异性的病毒受体(receptor)进行结合而吸附(adsorption)。这种特异性吸附决定了病毒的组织嗜性及感染的宿主范围。例如,呼吸道上皮细胞及红细胞表面有血凝素蛋白,是流感病毒的受体;$CD4^+$ T 细胞是人类免疫缺陷病毒的受体之一等。无包膜病毒主要通过衣壳蛋白与细胞受体进行吸附,包膜病毒则主要通过刺突的糖蛋白与宿主受体细胞进行吸附。

2. 穿入

病毒吸附于宿主细胞膜上,可通过多种方式穿入宿主细胞。常见的穿入(penetration)方式有 3 种:①胞饮(viropexis)或内吞(endocytosis),病毒被细胞吞入胞内有膜的小泡中,形成类似吞噬空泡样结构,存在于细胞质内。无包膜病毒多以此方式穿入。②膜融合(fusion),多数有包膜病毒与宿主细胞膜发生融合,将病毒核衣壳释放入细胞质中。③直接穿入,某些无包膜病毒可直接将核酸注入宿主细胞,如噬菌体的侵染。

3. 脱壳

脱壳(uncoating)即病毒脱去包围于核酸外的衣壳蛋白,将核酸暴露的过程。不同病毒脱壳的方式不同,多数病毒在穿入时已在细胞溶酶体酶的作用下脱去衣壳,释放出核酸。少数病毒,如痘病毒,只部分脱壳,释放核心入胞后,在自身编码合成的脱壳酶作用下,脱去内层衣壳,使核酸完全释放出来。

4. 生物合成

病毒基因利用宿主细胞提供的低分子物质和能量合成大量病毒核酸及结构

蛋白的过程称为生物合成（biosynthesis）。病毒在胞内的合成根据病毒种类的不同而不同。多数DNA病毒在细胞核内合成DNA，在胞浆内合成蛋白质，而绝大多数RNA病毒的组分均在胞浆内合成。在病毒复制增殖成为成熟的病毒体之前，在电镜下观察不到完整的病毒体，也观察不到病毒颗粒，这个阶段称为隐蔽期（eclipse）。由于病毒基因组有不同类型，因此，在生物合成阶段，根据基因组转录mRNA及转译蛋白质的不同，可将病毒分成六大类型：双链DNA病毒、单链DNA病毒、单正链RNA病毒、单负链RNA病毒、双链RNA病毒和逆转录病毒。

(1) DNA病毒　人和动物的DNA病毒基因组大多数为双链DNA，如疱疹病毒和腺病毒。它们在细胞核内合成DNA，在胞质内合成病毒蛋白；只有痘病毒例外，因其本身携带DNA多聚酶，故DNA和蛋白质都在胞质内合成。

双链DNA病毒的复制一般可分为早期和晚期2个阶段。早期阶段，病毒先利用细胞核内依赖DNA的DNA多聚酶，转录出早期mRNA，在核糖体中翻译出早期蛋白。早期蛋白一般为非结构蛋白，主要合成病毒子代DNA所需要的DNA多聚酶、脱氧胸腺嘧啶激酶及多种调控病毒基因组转录和抑制宿主细胞代谢的酶。晚期阶段，病毒双链DNA通过解链后，利用早期转录、翻译的酶等分别以正链DNA和负链DNA为模板，复制出子代DNA。同时病毒DNA转录的mRNA可进入细胞质中，翻译出病毒的结构蛋白，包括衣壳蛋白和其他结构蛋白。

单链DNA病毒的生物合成需先合成另一条互补链，与亲代单链DNA形成DNA双链的复制中间体，然后解链，以新合成的互补链为模板复制子代单链DNA，转录mRNA并翻译出病毒蛋白。该类病毒种类很少，如犬细小病毒。

(2) RNA病毒　人与动物的RNA病毒大多数为单链RNA病毒。单链RNA病毒分为单正链RNA病毒与单负链RNA病毒。单正链RNA病毒的RNA基因组不仅可作为模板进行子代病毒RNA复制，还具有mRNA的功能，可直接翻译出病毒的非结构蛋白和结构蛋白。单负链RNA病毒利用病毒自身携带的依赖RNA的RNA多聚酶，先转录与亲代基因组互补的正链，形成RNA复制中间体，然后翻译出相应的蛋白质。单正链RNA病毒合成互补链利用的RNA多聚酶是将其本身RNA作为mRNA转译所合成的，而单负链RNA病毒的RNA多聚酶则是病毒自身携带的。

(3) 逆转录病毒　此类病毒体带有逆转录酶，利用病毒亲代RNA为模板合成互补的DNA链，从而构成了RNA∶DNA中间体。中间体中的RNA被细胞编码的核糖核酸酶H降解，进入细胞核，经细胞的DNA多聚酶作用，以DNA链为模板合成互补的另一条DNA链而成为双链DNA分子。该双链DNA分子整合至宿主细胞的染色体DNA上，成为前病毒（provirus），并可随宿主细胞的分裂而存在于子代细胞内。前病毒还可在核内通过依赖DNA的RNA多聚酶转录出病毒的 mRNA 与子代病毒的 RNA,后者可在胞质核糖体上转译出子代病毒蛋白质。

5. 组装与释放

子代病毒核酸复制后与病毒结构蛋白在宿主细胞一定部位组合成子代病毒的过程,称为组装(assembly)。病毒的种类不同,在细胞内复制出的子代病毒的核酸与蛋白质在宿主细胞内装配的部位及释放方式也不同。无包膜病毒装配成的核衣壳即成熟的病毒体,其在宿主细胞内大量增殖后使细胞破裂,将子代病毒全部释放至细胞外;有包膜的病毒装配成核衣壳后,获得核膜或细胞膜,然后以出芽方式释放(release)。有些病毒则通过细胞间桥或细胞融合方式在细胞间传播,如巨细胞病毒。

二、病毒的异常增殖

病毒进入宿主细胞后,可因病毒本身基因组不完整或发生了变化,而致不能在细胞内完成增殖的全过程和复制出有感染性的病毒体。另一方面,如宿主细胞缺乏病毒复制所需的酶、能量等条件,病毒也不能复制和装配、释放成熟的病毒体。

1. 缺陷干扰颗粒

基因组不完整或者基因发生突变,不能复制出完整的有感染性的病毒颗粒,这种病毒称为缺陷病毒(defective virus)。缺陷病毒不能复制,但能干扰同种成熟病毒颗粒进入细胞,故又被称为缺陷干扰颗粒(defective interfering particles, DIP)。DIP 可作为抗野毒株病毒复制的制剂,该 DIP 在干扰野毒株的同时,野毒株的完整基因组可弥补缺陷病毒基因组的不足,辅助缺陷病毒增殖,这种具有辅助功能的病毒称为该病毒的辅助病毒(helper virus)。在自然界还发现有些种的病毒是天然的缺陷病毒,需要在另一种病毒辅助下方可增殖,如丁肝病毒必须有乙肝病毒辅助方可增殖。

2. 顿挫感染

病毒进入宿主细胞后,若细胞不能为病毒增殖提供所需要的酶、能量及必要的成分,则病毒在其中不能合成本身的成分;或者虽能合成部分或全部病毒成分,但不能装配和释放,此感染过程称为顿挫感染或流产感染(abortive infection)。不能为病毒增殖提供条件的细胞,称为非容纳细胞(non-permissive cells);能为病毒提供条件,可产生完整病毒的细胞称为容纳细胞(permissive cells)。

第四节 理化因素对病毒的影响

了解理化因素对病毒的影响,在分离病毒、制备疫苗、预防病毒感染和传播及病毒学实验研究等方面均有实际意义。病毒受物理或化学因素的作用而失去感染性,称为灭活(inactivation)。然而灭活的病毒虽然失去感染性,但仍具有抗原性,常利用病毒的这种特性进行疫苗制备。

一、物理因素的影响

1. 温度

病毒耐冷不耐热,游离于体外的病毒在室温中几小时或 4 ℃几天就被灭活;在 0 ℃以下,尤其是－70 ℃或－196 ℃(液氮)及真空冷冻干燥环境中长期保持其感染性。高温可使病毒蛋白变性而失去感染性,也可使其中的酶类失活而无法复制。许多病毒感染引起的机体发热在一定程度上对病毒有抑制作用。

2. pH 及离子环境

病毒在 pH 为 6~8 的环境及生理浓度的盐溶液中稳定,但不同病毒对 pH 的耐受力有一定程度的不同,可据此对病毒进行鉴定。镁离子盐类(如 $MgCl_2$、$MgSO_4$ 等)或 Na_2SO_4 可保持病毒的活力,有些活病毒疫苗制剂中常加这类稳定剂。

3. 射线

X 射线、γ射线及紫外线可破坏病毒核酸的分子结构,使其失去生物活性。有些病毒经射线照射灭活后,再经可见光照射可以复活,这种作用称为光复活作用(photoreactivation)。某些病毒经活体染料(如甲苯胺蓝、吖啶橙等)着染后,易被可见光灭活,称为光感作用(photosensitization)。

4. 干燥

在常温下,干燥易使病毒灭活,但若在冷冻条件下进行真空干燥,可使病毒长久存活(数年至数十年),故常用此法保存病毒毒种。

二、化学因素的影响

1. 脂溶剂

有包膜病毒含有脂质,易被乙醚、氯仿、去氧胆酸钠等脂溶剂溶解而使病毒灭活,不易在含有胆汁的肠道内生存,而无包膜病毒则不受脂溶剂影响,故乙醚灭活实验常被用来鉴别病毒有无包膜。

2. 甘油

多数病毒在 50%甘油盐水中能长久存活,这是因为病毒体不含游离水分,不受甘油脱水作用的影响。制备牛痘苗或保存病毒感染组织时常用甘油盐水制剂。

3. 化学消毒剂

多数病毒在 0.5%~1%苯酚水溶液中不被灭活,但易被酒精、甲醛、升汞、氧化剂(如过氧化氢、高锰酸钾、漂白粉等)、碘酒、强酸及强碱等灭活。饮水中的漂白粉虽能杀死一般细菌,却不能杀灭少数抵抗力较强的病毒(如乙型肝炎病毒、脊髓灰质炎病毒及其他肠道病毒)。

4. 特殊杀病毒剂

β-丙内酯(β-propiolactone)是强力的烷化剂和酰化剂,0.2%～0.4%的β-丙内酯即可杀死各种病毒,但其水溶液不稳定,现主要用于杀灭储存的人血清或血浆中的肝炎病毒。环氧乙烷用于对书籍、纸张、皮革、织物、工艺品和仪器等进行消毒,但因其易爆炸和燃烧,故需储于特殊容器中,使用应谨慎。此外,还有β-丙二醇(β-propylene glycol)、三乙基乙二醇(triethylene glycol)和次氯酸钠(sodium hypochlorite)等,都能杀灭病毒。

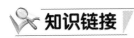

亚病毒

亚病毒(subvirus)是一类比病毒更为简单、不具有完整的病毒结构,仅具有某种核酸而不具有蛋白质,或仅具有蛋白质而不具有核酸,能够侵染动植物的微小病原体,包括类病毒、卫星病毒和朊病毒。类病毒是一类能感染某些植物并致病的单链闭合环状 RNA 分子,其复制是借助寄主的 RNA 聚合酶Ⅱ的催化,在细胞核中进行的 RNA 到 RNA 的直接转录后增殖,使宿主致病或死亡。卫星病毒是一类基因组缺损,基因需要依赖辅助病毒才能复制和表达,并完成增殖的亚病毒。朊病毒是一种比病毒小、具有侵染性的疏水蛋白质分子。它具有抗蛋白酶 K 水解的能力,可特异地出现在被感染的脑组织中,引起人的库鲁病、克雅氏症、致死性家族失眠症和动物的羊瘙痒病、牛海绵状脑病等。

小 结

病毒的基本结构由核心和衣壳组成,即核衣壳,辅助结构包括包膜和触须。病毒的复制周期包括吸附、穿入、脱壳、生物合成、组装与释放五个阶段。病毒复制过程中也会出现异常增殖,从而产生顿挫感染及缺陷病毒,这种缺陷病毒的存在会干扰同种成熟病毒颗粒进入细胞,故又被称为缺陷干扰颗粒。病毒对理化因素敏感,可受物理或化学因素的作用而失去感染性,从而形成灭活病毒。

思考题

1. 简述病毒的主要结构及功能。
2. 简述病毒的复制周期。
3. 何谓病毒的一步生长曲线?
4. 病毒增殖过程中会产生哪些异常增殖现象?

(芦宝静)

第十六章　病毒的感染与免疫

> **学习目标**
> 1. 掌握：病毒的持续性感染；干扰素抗病毒作用机制。
> 2. 熟悉：病毒的感染类型及致病机制；机体抗病毒免疫方式。
> 3. 了解：常见病毒的传播方式。
> 4. 其他：通过对病毒致病机制及机体抗病毒免疫的学习，分析持续性感染形成的原因。

第一节　病毒的致病作用

一、病毒感染的来源、途径

（一）病毒感染的来源

病毒感染的来源即传染源，主要包括患者、隐性感染者、慢性感染者、携带病毒的动物及中间宿主。隐性感染者能排出病毒而没有症状，慢性感染者可向外排毒几年甚至数十年而没有明显症状，成为病毒进一步传播的重要传染源。近年来，由跨种属传播引起的动物病毒感染人类病例数量呈上升趋势。

（二）病毒感染的途径

1. 水平传播

病毒在人群中不同个体间的传播，包括从动物到动物再到人的传播，称为水平传播（horizontal transmission）。

2. 垂直传播

病毒通过宫内、胎盘或产道直接由亲代传给子代的方式称为垂直传播（vertical transmission），如人巨细胞病毒（HCMV）、风疹病毒、HIV、HBV 的传播方式等，可引起胎儿先天性畸形、早产或死胎。分娩时，存在于孕妇产道的病毒可感染新生儿，如人单纯疱疹病毒（HSV）可引起新生儿疱疹，或者感染子代无任何

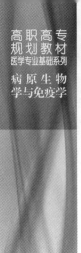

症状而成为病毒携带者，如 HBV 感染。

二、病毒感染的类型

(一) 细胞水平感染

病毒是严格的细胞内寄生微生物，以基因组复制的方式进行增殖，病毒感染宿主细胞可出现 3 种感染状态。

1. 杀细胞效应

杀细胞效应(cytocidal effect)是指病毒在宿主细胞内迅速复制，成熟后在短期内一次释放大量病毒，导致宿主细胞迅速裂解、死亡，引起杀细胞性感染(cytocidal infection)。杀细胞效应多见于无包膜、杀伤性强的病毒，如脊髓灰质炎病毒、柯萨奇病毒、鼻病毒、腺病毒等。发生杀细胞性感染的病毒多数引起急性感染。

2. 稳定状态感染

稳定状态感染(steady state infection)是指有包膜病毒以出芽方式释放子代病毒，不会引起细胞立即死亡，病毒可与宿主细胞在较长一段时间内共存。然而这种稳定状态感染持续一段时间后，因病毒感染引起的免疫应答及产生细胞融合等，故最终导致这些细胞被杀死，如麻疹病毒、流感病毒等感染。

3. 整合感染

某些 DNA 病毒或逆转录病毒在感染过程中，将全部或部分核酸整合于宿主细胞的染色体上，称为整合感染(integrated infection)。整合感染中，病毒基因随着细胞的分裂而传给子代，并长期存在于细胞中。整合了病毒基因的细胞，其遗传性会发生改变，细胞增殖加速，失去细胞间接触抑制，引起细胞转化等，如乙型肝炎病毒引起的慢性感染、HIV 病毒感染等。

(二) 整体水平感染

病毒侵入宿主体内后，可因病毒的种类、毒力及机体免疫力的不同而表现出不同的临床症状。常根据临床症状的有无来区分病毒感染的类型，可分为隐性感染和显性感染。显性感染又可以分为急性感染和持续性感染。持续性感染又可分为慢性感染、潜伏感染和慢发病毒感染。

1. 隐性感染

病毒进入机体后，不引起临床症状的感染称为隐性感染或亚临床感染(subclinical infection)。隐性感染虽然不出现典型的临床症状，但仍可获得免疫力而清除病毒感染。大多数临床感染表现为隐性感染。部分隐性感染者成为病毒携带者，其本身无症状，但病毒可在体内增殖，并向外散播病毒而成为传染源，该特征在流行病学上具有十分重要的意义。

2. 显性感染

显性感染是指病毒通过不同途径侵入机体后，在宿主细胞内进行大量复制增殖，引起细胞破坏、组织损伤而出现临床症状。根据症状出现的早晚及病毒在体内持续时间的长短，又分为急性感染和持续性感染。

（1）急性感染（acute infection） 病毒通过不同途径侵入机体后，在宿主细胞内大量复制增殖，导致细胞破坏。急性感染的潜伏期较短，发病急，病程为数日到数周。

（2）持续性感染（persistent infection） 有些病毒感染机体后，可在受染细胞内长期存在，且反复间断地向外界排出病毒，成为重要的传染源。持续性感染又可分为慢性感染、潜伏感染和慢发病毒感染3类。

1）慢性感染（chronic infection）。病毒可持续存在于血液、组织液或器官内。病毒在整个持续感染过程中不断向体外排毒，期间均可以被检出，病毒效价高，可经输血、注射而传播。病程可长数年或数十年之久，当机体免疫功能低下时发病。婴儿感染HBV后常导致持续性感染，大多数为无症状携带者。

2）潜伏感染（latent infection）。经急性或隐性感染后，病毒基因仍存在于一定的组织或细胞内，但不能产生有传染性的病毒颗粒。在某些条件下，病毒被激活而出现急性发作。如单纯疱疹病毒感染后，在三叉神经节中潜伏，此时机体不表现出临床症状，也不排毒。当机体受到生理或环境因素影响时，潜伏的病毒活化、增殖，沿感觉神经到达口唇皮肤或口腔黏膜，发生口唇疱疹，此时唾液腺内和唇疱疹内均有病毒，并不断向外排毒。水痘-带状疱疹病毒主要在儿童中引起水痘。病愈后，病毒潜伏在脊髓后跟神经节或颅神经的感觉神经节细胞内。当机体免疫功能低下时，病毒活化、增殖，沿神经干扩散到皮肤，发生带状疱疹。带状疱疹自愈后，病毒又潜伏回原处，所以，带状疱疹可在同一部位反复发作。

3）慢发病毒感染（slow viral infection）。病毒或致病因子感染后，经过很长的潜伏期，有时可长数年或数十年之久，之后出现慢性进行性疾病，直至死亡。如亚急性硬化性全脑炎（SSPE）引起中枢神经退行性病变，是麻疹病毒所致的慢发病毒感染，儿童时期感染病毒经过5～10年后表现为中枢神经系统疾病，脑组织中可以检出麻疹病毒。非常规病毒引起的慢发病毒病（如朊病毒感染引起的库鲁病、人的克雅病等）也属于这一类。

第二节 抗病毒免疫

人体的抗病毒免疫由非特异性免疫和特异性免疫组成。

一、非特异性免疫

非特异性免疫又称为固有性免疫,包括皮肤黏膜屏障及固有免疫细胞和分子[如 NK 细胞、树突状细胞(dendritic cell,DC)以及干扰素、细胞因子等]的作用,在抗病毒感染早期发挥重要作用,是机体针对病毒感染的第一道防线。其中,NK 细胞及干扰素在非特异性免疫中发挥重要作用。

(一)NK 细胞

NK 细胞(natural killer)来源于骨髓淋巴样干细胞,其分化发育依赖于骨髓或胸腺微环境,主要分布于外周血和脾脏。其表面表达 IgG Fc 受体(FcγR Ⅲ)不依赖抗原刺激,能自发地溶解多种肿瘤细胞和病毒感染细胞,也可借助 ADCC 作用杀伤靶细胞。活化的 NK 细胞也可通过释放 TNF-α 或 IFN-γ 等细胞因子发挥抗病毒作用。

(二)干扰素

干扰素(interferon,IFN)是由病毒或者其他干扰素诱生剂(interferon inducer)诱导人或动物细胞产生的具有抗病毒、抗肿瘤和免疫调节等多种生物学活性的糖蛋白。

1. 干扰素的种类和性质

根据其抗原性不同,干扰素可分为 α、β 和 γ 3 种。IFN-α 主要由人白细胞产生,IFN-β 主要由人成纤维细胞产生,二者统称为Ⅰ型干扰素,其抗病毒作用比免疫调节作用强。IFN-γ 由 T 细胞产生,又称为Ⅱ型干扰素,其免疫调节作用比抗病毒作用强。干扰素的分子量较小,对热较稳定,4 ℃可保存较长时间,-20 ℃可长期保存活性,56 ℃被灭活,对蛋白酶敏感。

2. 干扰素抗病毒机制及特点

干扰素具有广谱抗病毒作用,不能直接抗病毒,而必须经宿主细胞介导。α/β 干扰素作用于细胞的干扰素受体后,经信号传导等一系列生化过程,使细胞合成 2′,5′-腺嘌呤核苷合成酶(2′,5′-A 合成酶)、磷酸二酯酶及蛋白激酶等多种抗病毒蛋白。这些酶通过降解病毒 mRNA,抑制多肽链的延伸和转译等环节,阻断病毒蛋白的合成而发挥抗病毒的作用。此外,干扰素还可通过激活 NK 细胞和巨噬细胞来加强杀伤作用。

干扰素抗病毒作用的特点:①广谱性,IFN 对大多数病毒具有抑制作用。②种属特异性,一种动物产生的干扰素只能作用于同一种动物。③间接性,不直接杀死感染细胞,而是通过诱导临近细胞产生抗病毒蛋白而发挥作用。④发挥作用时间早,一般在病毒感染机体后数小时产生作用,但持续时间短,一般可持续1~3周。

通过干扰素、巨噬细胞和 NK 细胞等作用,机体在病毒感染的早期可抑制病毒的复制。由于干扰素还能扩散至邻近的细胞,使之产生抗病毒蛋白,因此,除可阻断病毒在已感染的细胞中复制外,还可限制病毒在细胞间扩散。在干扰素的作用下,体内 NK 细胞被激活后发挥杀伤病毒感染细胞的作用,更有利于清除病毒。若病毒的感染不能被非特异免疫抑制,则伴随病毒继续增殖,机体的特异性免疫将发挥抗病毒作用。

二、特异性免疫

病毒感染机体后能刺激机体产生特异性免疫应答,这种应答是宿主清除病毒感染或防止再次感染的有效方式。这种特异性免疫应答包括体液免疫应答和细胞免疫应答。其中,体液免疫应答主要通过产生的分泌型 IgA 及中和抗体,在清除释放在胞外的病毒感染中发挥重要作用;而细胞免疫应答则通过 CTL 效应杀伤靶细胞或激活吞噬细胞以阻断病毒复制,进一步清除病毒。

(一)体液免疫应答

病毒感染机体后,由于病毒自身抗原的作用,机体会产生多种病毒特异性抗体,如中和抗体、补体结合抗体、血凝抑制抗体等,可有效地阻止病毒向靶细胞扩散。

1. 中和抗体

中和抗体(neutralizing antibody)是指病毒感染细胞后产生的一种可以与靶细胞外游离病毒结合并使其失去感染能力的抗体。此类抗体多由病毒表面的一些抗原刺激产生,主要包括 IgG、IgM、IgA 3 种类型。IgG 的分子量小,可通过胎盘,新生儿可具有来自母体的中和抗体而得到约 6 个月的被动免疫保护期。IgM 的分子量大,不能通过胎盘。病毒感染后最早出现 IgM 抗体,故检查 IgM 抗体可作早期诊断。sIgA 抗体存在于黏膜分泌液中,在局部免疫中起主要作用,常可阻止病毒的局部黏膜入侵。中和抗体的分子量大,不能进入病毒感染的细胞,无清除细胞内病毒的作用。

2. 补体结合抗体

补体结合抗体(complement fixation antibody)是指由病毒内部抗原或表面非中和抗原刺激机体产生的可通过调理作用增强巨噬细胞吞噬作用的抗体。该抗体虽不能用于中和病毒的感染性,但可用于病毒性疾病的诊断。

3. 血凝抑制抗体

血凝抑制抗体(haemagglutination inhibition antibody)是指含有血凝素蛋白的病毒刺激机体产生的可抑制血凝现象的抗体,如流感病毒、乙脑病毒感染产生的血凝抑制抗体。此类抗体可具有中和抗体的作用,在病毒的血清学诊断中具有重要意义。

(二)细胞免疫应答

细胞内病毒感染的清除主要通过细胞免疫应答的作用,其中主要的效应细胞有细胞毒性 T 细胞(CTL)及辅助性 T 细胞(Th1)。CTL 细胞可通过抗原受体识别病毒感染的靶细胞,释放穿孔素和颗粒酶,通过裂解细胞和诱导细胞凋亡途径杀伤靶细胞。而 $CD4^+$ Th1 细胞主要通过释放多种细胞因子,如 IFN-γ、TNF、IL-12 等,激活 NK 细胞及巨噬细胞,诱导炎症,促进 CTL 增殖分化,从而发挥抗病毒作用。

总之,机体的抗病毒免疫中非特异性免疫及特异性免疫均发挥着重要作用,但二者免疫力持续的时间不同。一般认为,可引起全身性感染并具有典型病毒血症的患者可获得持久的免疫力,如麻疹病毒、乙脑病毒的感染;而容易变异的病毒引起的感染以及病程时间短、不侵入血流的感染,在病后获得短暂的免疫力,如流感病毒感染。

小 结

病毒可经过消化道、呼吸道等途径在个体之间进行水平传播,也可经由胎盘、产道垂直传播。病毒侵入机体后,可因病毒毒力及机体免疫力不同,出现隐性感染和显性感染,显性感染根据病程长短、发病缓急可分为急性感染和持续性感染。根据持续性感染的机制不同,又可分为慢性感染、潜伏感染和慢发病毒感染。

病毒感染机体后可诱导机体的非特异性及特异性免疫应答,其中非特异性免疫主要包括皮肤黏膜屏障及固有免疫细胞和分子(如 NK 细胞、树突状细胞、干扰素、细胞因子等)的作用,在抗病毒感染早期发挥重要作用。特异性免疫应答又包括体液免疫应答和细胞免疫应答。体液免疫应答可有效地作用于胞外游离病毒,阻止病毒向靶细胞扩散;细胞免疫应答主要对胞内感染的病毒发挥作用。

思考题

1. 病毒感染的类型有哪些?
2. 何谓干扰素?其抗病毒的主要作用机制是什么?
3. 机体抗病毒感染的方式主要有哪些?

(芦宝静)

第十七章 病毒感染的检查方法与防治原则

> **学习目标**
> 1.掌握：病毒感染标本的采集与送检原则。
> 2.熟悉：病毒感染的防治原则。
> 3.了解：病毒的分离培养、鉴定及其他检查方法。
> 4.其他：熟练掌握血液等标本的采集技能。学会应用病毒标本的采集与送检原则解释标本处理中的注意事项。

第一节 病毒感染的检查方法

病毒性疾病在临床上十分常见，约占人类传染病的75%。病毒性感染的检查不仅可以诊断疾病、评估疾病状态，还可用于流行病学的调查，为病毒性疾病的预防和治疗提供科学依据。

一、标本的采集与送检

病毒感染检查结果的成功关键取决于标本的正确采集和运送。为此，临床医务工作者必须掌握相关的专业知识，指导患者正确留取标本、合理送检。

(一)标本采集

标本采集与送检应遵循"无菌操作、尽早采集"的原则。不同病毒感染采取不同部位的标本，如呼吸道感染一般采集鼻咽洗漱液或痰液，肠道感染采集粪便，中枢神经系统感染采集脑脊液，病毒血症期采集血液。进行病毒分离或抗原检查的标本，应在发病初期或急性期采集，此时病毒大量增殖，检出率高。血清学检查应送检发病初期和恢复期双份血清。

(二)标本处理

有杂菌污染的标本，如鼻咽洗漱液、痰液、粪便等，应加入高浓度抗生素进行处理。组织、粪便等标本可置于含抗生素的50%甘油盐水中，低温保存送检。

(三)标本送检与保存

病毒在室温下很快灭活,标本采集后应立即送检。如果实验室距离较远,应将标本放入冰壶内,最好在1~2h内送检。暂时无法送检的,应将标本置于-70℃低温冰箱或液氮罐内保存。

二、病毒的分离培养与鉴定

由于病毒具有严格的细胞内寄生性,因此,进行病毒分离培养时,首先要保证活细胞的生长条件,然后将待检标本接种到活细胞中培养。分离培养病毒的方法主要有3种:动物接种、鸡胚培养和组织细胞培养。

(一)病毒的分离培养

1. 动物接种

动物接种是早期的病毒培养方法。常用的动物包括小鼠、大鼠、豚鼠、家兔和猴等。接种途径有鼻内、皮内、皮下、脑内、腹腔、静脉等。根据病毒的不同,选择敏感动物的适宜接种部位,如嗜神经病毒(乙脑病毒、狂犬病病毒等)可选用小鼠脑内接种。

2. 鸡胚培养

鸡胚对多种病毒敏感,常采用10~12日龄的鸡胚,根据病毒特性接种于鸡胚的不同部位。①绒毛尿囊膜接种,用于疱疹病毒、痘苗病毒等。②羊膜腔接种,如流感病毒的初次分离培养。③尿囊腔接种,如流感病毒及腮腺炎病毒的培养。④卵黄囊接种,如某些嗜神经病毒的培养等。目前,除分离流感病毒仍继续选用鸡胚培养法外,其他病毒的分离基本采用细胞培养法(图17-1)。

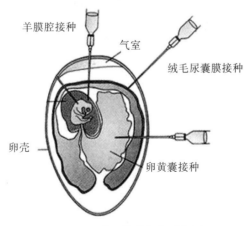

图17-1 鸡胚接种部位示意图

3. 组织细胞培养

将离体活组织块或活细胞加以培养,通称为组织培养,后者又称为细胞培养。组织细胞培养是目前病毒分离培养的主要方法,常用人胚肾细胞、人胎盘羊膜细胞、人胚胎肺成纤维细胞、鸡胚成纤维细胞等原代细胞以及传代细胞(HeLa 细胞、HEp-2 细胞)等。病毒感染细胞后,多数无须染色即可直接在光学显微镜下观察细胞病变。部分细胞不产生病变,但能改变培养液的 pH 或引起红细胞吸附及血凝现象。组织细胞培养可用于病毒分离培养、中和抗体效价测定、制备疫苗等。

(二)病毒在培养细胞中的增殖指征

1. 细胞病变效应

细胞病变效应(cytopathic effect,CPE)是指病毒在细胞内增殖引起的细胞形态学改变,表现为细胞皱缩、变圆、出现空泡、死亡、脱落等,或产生包涵体、多核巨细胞(或称为融合细胞)。某些病毒产生特征性 CPE,普通倒置显微镜下观察上述细胞病变,结合临床表现可作出预测性诊断。

2. 红细胞吸附现象

流感病毒等感染细胞 24~48 h 后,细胞膜上出现病毒的血凝素,血凝素能吸附豚鼠、鸡等动物及人的红细胞,发生红细胞吸附现象(hemadsorption phenomenon)。若加入相应的抗血清,则可中和病毒血凝素,抑制红细胞吸附现象的发生,称为红细胞吸附抑制试验。这一现象不仅可作为这类病毒增殖的指征,还可用于初步鉴定病毒。

3. 干扰现象

一种病毒感染细胞后可以干扰另一种病毒在该细胞中的增殖,这种现象称为干扰现象(interference phenomenon)。前者自身虽不产生 CPE,但能干扰后进入的病毒增殖,抑制其产生 CPE。

三、病毒感染的快速诊断

(一)病毒的形态学检查

1. 光学显微镜检查

用光学显微镜可直接观察痘类病毒等少量大病毒颗粒,也可直接检查某些病毒感染组织细胞中的包涵体。

2. 电子显微镜检查

①电镜直接检查,用于从疱疹液、粪便或血清标本中直接检查某些病毒颗粒,

如疱疹病毒、甲型肝炎病毒、乙型肝炎病毒颗粒等。②免疫电镜检查,将病毒标本制成悬液,加入特异性抗体后混合,使标本中的病毒颗粒凝集成团,再用电镜检查,可提高检出率。

(二)病毒抗原的检测

应用免疫荧光或酶联免疫吸附试验直接检测病毒抗原是快速而简单的方法。

1. 免疫荧光法

根据抗原抗体特异性结合的反应特点,用荧光素标记待检病毒的特异性抗体,使标记抗体与标本中的抗原发生特异性结合,在荧光显微镜下可见荧光,根据所用抗体的特异性判断为何种病毒感染。免疫荧光法具有快速、特异等优点,主要包括直接免疫荧光法、间接免疫荧光法等。

2. 酶联免疫吸附试验

酶联免疫吸附试验是指使用病毒特异性抗体检测标本中的病毒抗原,该法检测病毒具有简便、快速、特异等优点。

(三)病毒抗体的检测

应用病毒特异性抗原检测患者血清中的抗体也是诊断病毒感染的重要手段。IgM抗体出现于病毒感染早期,可用于快速诊断病毒感染。IgG抗体出现较迟,在血清中存在的时间也较长,因此,IgG抗体用于临床诊断必须具有早期和恢复期双份血清,两次标本中抗体的效价需升高4倍或以上才有诊断价值。常用的病毒抗体的检测方法有ELISA、免疫印迹法等。

(四)病毒核酸的检测

1. 核酸杂交技术

核酸杂交技术是分子生物学的标准技术,可用于检测病毒DNA或RNA分子的特定序列,具有敏感性高、特异性强、应用范围广等特点。常用的核酸杂交方法有斑点杂交、DNA印迹杂交、RNA印迹杂交与原位杂交等。其原理是首先将DNA或RNA转移并固定到硝酸纤维素膜上,与其互补的单链DNA或RNA探针用放射性核素或非放射性物质标记,探针通过氢键与其互补的靶序列结合,洗去未结合的游离探针后,通过放射自显影或显色反应检测特异结合的探针。

2. 聚合酶链反应

聚合酶链反应是一种体外快速扩增特异性DNA片段的技术,能在几小时内通过简单的酶促反应使待测的DNA扩增至几百万倍,然后取反应产物进行琼脂

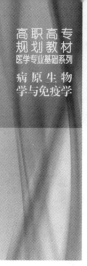

糖凝胶电泳,即可观察到核酸带。

第二节 病毒感染的防治原则

目前,大多数病毒感染缺乏特效治疗药物,因此,进行人工免疫是预防病毒感染最有效的手段。

一、病毒感染的预防

(一)人工主动免疫常用的生物制品

1. 减毒活疫苗

减毒活疫苗是通过选用毒力下降的病毒突变株而制成的疫苗。减毒活疫苗的优点是免疫效果好,但也存在保存与运输均需冷藏、室温下易灭活、具有潜在致病的危险性,具有在人群中有回复毒力突变的可能等缺点。对有免疫缺陷者、细胞免疫功能低下者或使用免疫抑制剂患者,应选用灭活疫苗。常用的减毒活疫苗有Sabin脊髓灰质炎疫苗、风疹疫苗、麻疹疫苗、水痘疫苗、腮腺炎疫苗、乙型脑炎疫苗、甲型肝炎疫苗等。

2. 灭活疫苗

灭活疫苗是通过理化方法将有毒力的病毒灭活后而制成的疫苗,其失去感染性,但仍保留病毒的免疫原性。灭活疫苗的优点是稳定、使用安全,但需要注射较大剂量、多次免疫才能诱发出有效的免疫力。常用的灭活疫苗有Salk脊髓灰质炎疫苗、狂犬病疫苗、乙型脑炎疫苗和流感疫苗等。

3. 基因工程疫苗

基因工程疫苗是应用重组DNA技术,通过载体将编码病毒特异性保护抗原的基因片段插入酵母或大肠埃希菌的基因组中而制成的疫苗。如乙肝疫苗即是通过在酵母中真核表达HBsAg所获得的。

4. 核酸疫苗

核酸疫苗是通过在真核细胞中将表达载体(如质粒DNA)与编码病原体有效免疫原的基因重组而制成的疫苗。广义的核酸疫苗还包括模拟病毒表位的合成肽疫苗、抗独特型疫苗、表达多种病毒表位的联合多价疫苗等。现在投入临床实验的核酸疫苗主要针对传统制备无法获得有效免疫应答的病毒,如HIV、HCV等。

(二)人工被动免疫常用的生物制品

人工被动免疫是指注射含有特异性抗体的免疫血清、丙种球蛋白以及与细胞免疫有关的转移因子、干扰素等。

1. 丙种球蛋白

丙种球蛋白主要来源于健康人静脉血和胎盘血。该类制剂不是针对某一特定病原体的抗体,因此,其免疫效果不如特异性免疫球蛋白,也不能预防一些特殊的病毒感染,如 HIV、SARS 等感染。临床上丙种球蛋白常用于免疫缺陷病以及乙型肝炎、麻疹、腮腺炎、水痘-带状疱疹等病毒感染性疾病的紧急预防与治疗。

2. 抗病毒血清

抗病毒血清是用病毒免疫动物,当动物获得免疫力后,分离纯化获得含有特异性抗体的血清。由于抗病毒血清来自于异种动物,因此,可能会引起超敏反应。常用的抗病毒血清有抗狂犬病血清。

3. 免疫调节剂

免疫调节剂主要指一大类能够增强、促进和调节免疫功能的生物制品。常用的免疫调节剂包括转移因子、白细胞介素、胸腺素、干扰素等。

二、病毒感染的治疗

(一)抗病毒化学药物

病毒的复制周期包括吸附、穿入及脱壳、病毒 mRNA 合成翻译及修饰、病毒基因组的复制以及病毒的装配、成熟和释放等步骤。抗病毒药物可据此进行分类。

1. 抑制病毒穿入、脱壳及病毒释放

早在 20 世纪 60 年代,金刚烷胺就被发现对甲型流感病毒具有抑制作用。其机制主要是影响病毒的吸附及其与宿主细胞膜的融合和脱壳。此外,预防与治疗流感的常用药物达菲也是针对与流感病毒释放相关的神经氨酸酶设计的。近年来,抗病毒(尤其是 HIV)新药的研发也有不少是针对此过程的。

2. 抑制病毒核酸复制及 mRNA 合成

①核苷类药物是临床应用最广泛的抗病毒药物之一。该类部分药物是针对病毒的聚合酶而设计的,可通过干扰病毒核酸的合成,影响病毒基因组复制。常用的药物有阿昔洛韦、齐多夫定、利巴韦林、疱疹净等。②非核苷逆转录酶抑制剂是一类非竞争性抑制剂,针对逆转录病毒的逆转录过程,抑制病毒复制。这类药物主要有奈韦拉平、吡啶酮等。

3. 抑制病毒蛋白的修饰

许多病毒需要通过其自身编码的特异性蛋白酶将翻译后生成的多聚蛋白质切割成具有功能活性的肽段。针对病毒蛋白酶的空间结构,研制出其对应的特异性抑制剂,该药物称为病毒蛋白酶抑制物。如沙奎那韦、茚地那韦、利托那韦等,用于HIV感染的治疗。

(二)免疫治疗

1. 免疫调节或治疗剂

免疫调节或治疗剂包括细胞因子、抗体、抗原肽以及其他免疫治疗剂等,其中使用最广的是细胞因子疗法。用于抗病毒的细胞因子主要有IFN、TNF、IL-2、IL-8、IL-10、IL-12等。其中,IFN对治疗慢性乙型肝炎、疱疹性角膜炎、带状疱疹等具有较好的疗效。

2. 治疗性疫苗

治疗性疫苗是指在已感染病原微生物或患某些疾病的机体中,通过给机体接种疫苗,诱导机体产生特异性免疫应答,以达到治疗或防止疾病恶化的一种免疫治疗制品。在针对人类免疫缺陷病毒、单纯疱疹病毒、乙肝病毒等感染的治疗性疫苗研制中,发现部分治疗性疫苗具有临床治疗作用。

(三)中草药的抗病毒作用

近年来,国内开展了很多中草药抗病毒作用的实验研究,如板蓝根等能抑制多种病毒,但其抗病毒的临床作用机制有待进一步研究。

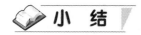
小 结

标本的正确采集和及时送检是病毒感染检查成功的关键。

病毒分离培养方法主要有细胞培养、动物接种和鸡胚接种,其中细胞培养是最常用的分离病毒方法。病毒在细胞内增殖的指征有细胞病变效应、红细胞吸附现象、干扰现象等。

病毒感染的快速诊断方法有光学显微镜、电镜和免疫电镜技术等形态学检查法,病毒抗原、特异性抗体等检测的免疫学方法以及病毒核酸检测技术。

预防病毒感染最有效的方法是人工免疫。人工主动免疫生物制品有减毒活疫苗、灭活疫苗、基因工程疫苗和核酸疫苗等,人工被动免疫生物制品有免疫球蛋白、抗病毒血清和免疫调节剂等。

思考题

1. 名词解释：细胞病变效应，红细胞吸附现象，减毒活疫苗。
2. 采集病毒感染标本的注意事项有哪些？
3. 检测病毒时，需要用抗生素做除菌处理的标本类型有哪些？为什么？
4. 病毒分离培养的方法有哪些？
5. 如何特异性预防病毒性疾病？

（蒋 斌）

第十八章 呼吸道病毒

> **学习目标**
> 1. 掌握：主要呼吸道病毒的致病性、免疫性以及特异性防治。
> 2. 熟悉：主要呼吸道病毒的生物学特性。
> 3. 了解：呼吸道病毒的微生物学检查方法。
> 4. 其他：熟练掌握痰、咽拭子等呼吸道标本的采集。

呼吸道病毒是指以呼吸道为侵入途径，在呼吸道黏膜上皮细胞中增殖，引起呼吸道局部感染或呼吸道以外组织器官病变的病毒。急性呼吸道感染中90％以上由病毒引起，具有传染性强、传播快、潜伏期短、发病急等特点。病后不易产生牢固的免疫力，易反复发生。本章主要介绍流感病毒、麻疹病毒、腮腺炎病毒、风疹病毒等常见呼吸道病毒的生物学特性、致病性、微生物学检查及防治原则。

案例分析

案例：临床检验医师检查电脑检验条码的状态，发现呼吸内科10床患者的痰液标本显示为"失败"，点击查看失败原因，显示为"标本为口水，建议重新采集"。检验医师联系主管医师，了解到留取痰液标本的护士为轮转的年轻护士，于是询问该护士是如何留取患者标本的。护士回答道："我也是按照正规操作留取的啊。让患者清晨起床漱口后，咳嗽，将痰咳到痰杯内。该患者平时没有什么痰，咳了很久也没有咳出痰液，过了好一会，才说有痰了。我当时也没仔细看，就把标本送检了。"

分析："痰培养＋药敏"是临床微生物最为常见的检验项目之一，其结果有助于临床呼吸道感染的诊断与治疗。痰液标本的正确采集与送检尤为重要。痰液标本分为痰常规标本、痰培养标本和24 h痰标本。3种标本收集容器和采集方法不同。痰常规标本使用普通容器；痰培养标本使用无菌容器和漱口溶液，操作过程注意无菌操作；24 h痰标本使用500 mL广口玻璃瓶，内盛少许清水，必要时加少许苯酚以防腐，从早晨7时起第一口痰开始至次日早晨7时第一口痰结束，全部痰液留在容器内送检。痰常规标本采集的正确方法：用清水漱口3次，深吸气后用力咳出气管深处的痰，不可混入漱口溶液、唾液、鼻涕等；对于无痰或痰量极少者，可用45 ℃、10％氯化钠注射液雾化吸入导痰。本案例中将患者唾液送检,标本不合格,无法进行后续检验。

第一节　流行性感冒病毒

流行性感冒病毒(influenza virus)简称流感病毒,是引起流行性感冒的病原体。流感病毒有甲、乙、丙三型。除引起人类感染外,还可以引起多种动物(猪、马等)感染。

一、生物学性状

(一)形态与结构

流感病毒是单负链RNA病毒,呈多形态性,以球形和丝状常见。球形直径为80~120 nm,核心直径约为70 nm。病毒体的结构从内向外依次为核衣壳、包膜和刺突三部分(图18-1)。

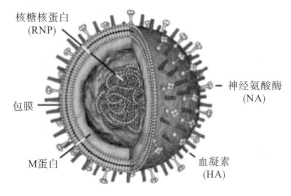

图 18-1　流行性感冒病毒结构模式图

1. 核衣壳

核衣壳位于病毒体的最内层,由核酸和核蛋白组成。核酸为分节段的单负链RNA,甲型和乙型有8个节段,丙型有7个节段,每个节段为一个基因,分别编码不同的蛋白质。因为核酸分节段,故病毒复制中易发生高频率基因重组,出现新的病毒株。包绕在核酸外面的衣壳蛋白称为核蛋白(nucleoprotein, NP),抗原结构稳定,很少发生变异,具有型特异性。

2. 包膜

包膜包括内、外两层,内层为基质蛋白(M蛋白),具有保护病毒核心及维持病毒形态的作用。基质蛋白免疫原性稳定,具有型特异性。外层为脂蛋白,来源于宿主细胞膜。

3. 刺突

流感病毒的包膜上镶嵌着两种病毒基因编码的糖蛋白刺突,一种为血凝素(hemagglutinin,HA),呈柱状;另一种为神经氨酸酶(neuraminidase,NA),呈蘑菇状。二者均具有免疫原性,是划分甲型流感病毒亚型的主要依据。

HA 的主要功能:①凝集红细胞,流感病毒能使鸡、豚鼠等动物和人的红细胞发生凝集,称为血凝现象。②吸附宿主细胞,病毒颗粒借助 HA 与细胞表面受体结合而吸附到宿主细胞上,构成病毒感染细胞的第一步。③免疫原性,HA 可刺激机体产生抗体,后者可中和相同亚型流感病毒,为保护性抗体。

NA 的主要功能:①参与病毒释放,NA 具有水解感染细胞表面糖蛋白末端的 N-乙酰神经氨酸的作用,有助于病毒释放。②促进病毒扩散,NA 可破坏细胞膜表面的病毒特异受体,使病毒从细胞上解离,有利于病毒扩散。③具有免疫原性,但其刺激机体产生的抗体不能中和病毒,而仅能抑制该酶的水解作用。

(二)分型与变异

根据核蛋白和基质蛋白的免疫原性不同,可将流感病毒分为甲、乙、丙三型。甲型流感病毒又根据 HA 及 NA 的免疫原性不同分为若干亚型。目前,在人间流行的甲型流感病毒亚型主要有 H1、H2、H3 和 N1、N2 等抗原构成的亚型。乙型和丙型流感病毒的免疫原性比较稳定,而甲型病毒的表面抗原(HA 和 NA)极易发生变异。流感病毒的变异与流行关系甚为密切,如果变异幅度小,系量变,只造成中小规模的流行,称为抗原漂移;如果变异幅度大,可形成新的亚型,系质变。由于人群对新的亚型病毒缺少免疫力,因此,可引起大规模的流行,甚至世界范围的大流行,称为抗原转变。流感病毒在历史上曾引起多次世界性大流行。甲型流感病毒自1934年被分离出来,已经历了数次重大变异,见表18-1。

表 18-1 甲型流感病毒抗原变异与流感流行

亚型名称	抗原结构	流行年代	最初流行地
原甲型	H1N1	1918—1957 年	西班牙
亚洲甲型	H2N2	1957—1968 年	亚洲(新加坡)
香港甲型	H3N2	1968—1977 年	中国香港
香港甲型与新甲型	H3N2,H1N1	1977—	俄罗斯

(三)培养特性

流感病毒最适宜在鸡胚中增殖,通过红细胞凝集试验可以确定鸡胚中有无病毒。组织培养时,一般用猴肾、狗肾传代细胞,但不引起明显的细胞病变,需用红细胞吸附试验判定有无病毒增殖。易感动物是雪貂。

(四)抵抗力

流感病毒不耐热,56 ℃下 30 min 被灭活;-70 ℃以下或真空冷冻干燥可长期保存。流感病毒对干燥、紫外线以及乙醚、甲醛等化学试剂敏感。

二、致病性与免疫性

流感病毒的传染源主要是患者,其次为隐性感染者。流感病毒随飞沫和气溶胶传播,侵入易感者的呼吸道黏膜上皮细胞,引起宿主细胞变性、坏死、脱落以及黏膜充血水肿、分泌物增多等症状。潜伏期一般为 1~4 天。流感病毒一般不引起病毒血症,但在代谢过程中产生的毒素样物质进入血流可引起发热、畏寒、头痛及全身肌肉酸痛等症状。少数抵抗力弱的患者易继发细菌感染,导致肺炎,死亡率较高。

人类对流感病毒普遍易感,流感病毒可诱发机体产生特异性细胞免疫和体液免疫。特异性抗体中仅抗 HA 抗体为中和抗体,在预防感染和阻止疾病发生方面有重要作用,对同型病毒有牢固免疫力,但亚型之间无交叉免疫。

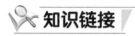

面对病毒的"反恐战争"——抗流感

2009 年 3 月,全球暴发了甲型 H1N1 流行性感冒疫情。WHO 称,这次引发甲型 H1N1 流感的病毒是禽流感和人类流感经过"洗牌效应"产生的新型变异病毒,人类对其缺乏免疫力。抗击流感的战斗如同"反恐战争",它很难避免,没有根治的良方。两针麻疹预防针就能使一名儿童一生远离麻疹,但流感预防针却需要年年注射,即便如此,也不一定完全有效,原因就在于流感病毒的变异比其他病毒都要迅速。流感疫苗的成分每年都在变,接种疫苗无法做到一劳永逸。因此,抗击流感将是一场持久的战争。

三、微生物学检查

(一)标本的采集与处理

病毒分离培养的标本采集应在发病的早期,标本包括鼻腔洗液、鼻拭子、咽漱液、支气管分泌物等,采集过程中尽量避免污染。拭子标本采集后立即浸于 pH 7.2 的肉汤或 Hanks 液中。标本采集后尽快接种或保存于-70 ℃。标本在接种前应加入一定浓度的青霉素或链霉素进行处理。

(二)检验方法

1. 病毒分离培养与鉴定

通常采取发病3天内患者的咽漱液或鼻咽拭子,经抗生素处理后接种于9～11日龄的鸡胚羊膜腔或尿囊腔中,33～35℃孵育3～4天后,取羊水或尿囊液进行血凝试验,并测定其效价。

2. 血清学诊断

取患者急性期和恢复期双份血清,用血凝抑制试验或补体结合试验检测抗体。若效价升高4倍以上,可作出初步诊断。

3. 快速诊断

快速诊断主要是采用间接或直接免疫荧光法、ELISA检测患者鼻甲黏膜或咽漱液及呼吸道脱落细胞中的病毒抗原。用单克隆抗体通过免疫酶标法快速检测出甲、乙型流感病毒在感染细胞内的病毒颗粒或病毒相关抗原。

四、防治原则

流感病毒的传染性强,播散快,容易引起流行。预防流感的一般措施是加强自身锻炼,增强免疫力,流行期间应尽量避免人群聚集,公共场所要注意空气流通,可用乳酸蒸气进行空气消毒。

流感疫苗的接种可降低发病率,但必须选用流行毒株型别。

临床常用的抗流感药物有磷酸奥司他韦及盐酸金刚烷胺。磷酸奥司他韦能够有效治疗、预防甲型流感和乙型流感。盐酸金刚烷胺于发病24～48 h内服用,可减轻流感患者的全身中毒症状。

流感疫苗不仅能增强接种者对流感病毒的免疫力,还有预防心脏病和中风的功效。

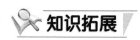

流感和心脑血管疾病的关系

大量研究报告显示,流感与心脑血管疾病的关系密切。在流感流行季节,死于心脏病发作的人数明显增多,冠心病暴死人数增加,中风发生概率增加1倍以上。

流感导致心脑血管疾病发生的原因是流感引起的急性肺炎等并发症破坏动脉粥样硬化斑块的稳定性。这些斑块是由胆固醇和纤维组织形成的沉积物,附着在动脉血管壁上,当它们分裂时,可释放出凝块,阻碍血液流向心脏,引起心脑血管疾病发作。

第二节 副黏病毒

副黏病毒(paramyxovirus)主要包括麻疹病毒、腮腺炎病毒、呼吸道合胞病毒、副流感病毒等,它们均可经呼吸道感染,引起相关疾病。

一、麻疹病毒

麻疹病毒(measles virus)是麻疹的病原体。麻疹是儿童最为常见的急性传染病,传染性强,易感人群接触后发病率几乎达100%。

(一)生物学性状

麻疹病毒呈球形,直径为120~250 nm,核心为单负链RNA。包膜表面有血凝素和融合因子两种刺突。免疫原性较稳定,只有一个血清型。该病毒在人胚肾、猴肾和人羊膜细胞中增殖,使宿主细胞融合成多核巨细胞,核内和胞浆中可出现嗜酸性包涵体。麻疹病毒对理化因素抵抗力较弱,加热至56 ℃后30 min可被灭活,可被一般消毒剂灭活,对紫外线以及脂溶剂如乙醚、氯仿等均敏感。

(二)致病性与免疫性

患者是唯一传染源,主要通过飞沫或鼻腔分泌物直接传播,也可通过污染的玩具、衣物等间接传播。出疹前后4~5天传染性最强,易感者接触后发病。

病毒先在上呼吸道上皮细胞内增殖,然后进入血液,形成第一次病毒血症。患者出现发热、上呼吸道炎症、结膜炎等症状。多数患者可在口腔颊部黏膜处出现灰白色、外绕红晕的Koplik斑,该症状对临床早期诊断有一定意义。血流中的病毒继而侵入全身淋巴组织和单核吞噬细胞系统进一步增殖,3~5天后,细胞内大量增殖的病毒再次进入血液,引起第二次病毒血症。此时全身皮肤出现丘疹,并有高热、频繁咳嗽等临床症状,少数患者可出现出血性皮疹。无并发症患者大多可自愈,但少数免疫力低下者易并发细菌感染,引起中耳炎、支气管炎及肺炎等,这是麻疹患儿死亡的主要原因之一。少数儿童感染后,病毒潜伏在体内,到青年期,潜伏的病毒被激活后可引起亚急性硬化性全脑炎(subacute sclerosing panencephalitis,SSPE)。SSPE为麻疹病毒急性感染后的迟发并发症,表现为渐进性大脑衰退,最终可发生痉挛、昏迷和死亡。麻疹病后机体可获得牢固免疫力,一般很少再感染。

(三)微生物学检查

对典型麻疹病例,根据临床症状即可诊断;对轻症和不典型病例,则需进行微生物学检查。

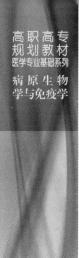

1. 病毒分离

取患者发病早期的咽洗液、咽拭子标本或血液,接种于人胚肾、猴肾或人羊膜细胞培养。7~10天后可见有多核细胞形成,感染细胞的胞浆内或核内有嗜酸性包涵体。可用免疫荧光法检测培养物中的麻疹病毒抗原。

2. 血清学检查

常用血凝抑制试验或中和试验检测急性期和恢复期双份血清,效价升高4倍以上有诊断意义。也可直接用免疫荧光法或酶联免疫吸附试验检测特异性IgM抗体,辅助疾病的早期诊断。

(四)防治原则

预防麻疹的主要措施是对儿童进行人工主动免疫,以提高机体的免疫力。接种麻疹减毒活疫苗预防麻疹,已纳入我国计划免疫,初种在8个月龄,学龄前再加强免疫一次,保护率在90%以上。

对接触麻疹患者的易感儿童,可采用人工被动免疫。注射麻疹患者恢复期血清或丙种球蛋白进行紧急预防,可防止发病或减轻症状。

二、腮腺炎病毒

腮腺炎病毒(mumps virus)是流行性腮腺炎的病原体,在世界各国均有流行,主要侵犯儿童。

(一)生物学性状

腮腺炎病毒呈球形,核酸为单负链RNA。衣壳呈螺旋对称。包膜上有HA和NA等突起,成分是糖蛋白。该病毒可在鸡胚羊膜腔内增殖,在猴肾等细胞培养中增殖能使细胞融合,出现多核巨细胞。腮腺炎病毒对乙醚、氯仿等脂溶剂及紫外线、热等敏感,56 ℃下30 min可使病毒灭活。

(二)致病性与免疫性

人是腮腺炎病毒的唯一宿主。病毒通过飞沫或人与人直接传播。学龄儿童为易感者。病毒侵入呼吸道上皮细胞和面部局部淋巴结内增殖,进入血流再通过血液侵入腮腺及其他器官。主要症状为一侧或双侧腮腺肿大,有发热、肌痛和乏力等症状。病毒也可扩散到胰腺、睾丸、卵巢、肾脏和中枢神经系统等,引起相应炎症。病后可获得牢固的免疫力。

(三)微生物学检查

根据症状等很容易作出诊断,但对不典型病例,仍需依靠实验室检查。可采集唾液、尿液、脑脊液等接种于鸡胚或培养细胞,观察是否出现细胞融合及多核巨细胞等典型的细胞病变效应,以判断结果。此外,也可检测血清中的 IgM、IgG,或用 RT-PCR 检测病毒核酸。

鉴于流行性腮腺炎并发症多,应重视预防,及时隔离患者,防止传播。对易感儿童接种腮腺炎减毒活疫苗。流行期间可注射丙种球蛋白。

三、呼吸道合胞病毒

(一)生物学性状

呼吸道合胞病毒(respiratory syncytial virus,RSV)呈球形,基因组为不分节段的单负链 RNA,包膜表面存在融合蛋白(F)和黏附蛋白(G)2 种糖蛋白。F 糖蛋白可使病毒包膜与细胞膜融合,G 糖蛋白具有宿主细胞的吸附作用。目前发现 RSV 只有一个血清型。病毒可在多种细胞培养中缓慢增殖,形成融合细胞,在胞质内有嗜酸性包涵体。该病毒抵抗力较弱,对热、酸及胆汁敏感。

(二)致病性与免疫性

RSV 主要经飞沫传播,流行期主要是冬季和早春。RSV 的传染性较强,是医院内交叉感染的主要病原之一。RSV 能引起婴幼儿严重的呼吸道疾病,其发生机制主要是免疫病理损伤造成呼吸道局部水肿、分泌物增多,引起Ⅰ型超敏反应等,发生喘憋、呼吸困难,甚至窒息死亡。呼吸道合胞病毒感染后,免疫力不持久,易再感染。

(三)微生物学检查

RSV 感染需要实验室检查才能确诊,可通过病毒分离和血清学检查进行诊断,但时间长。可用快速诊断方法(包括免疫荧光法、免疫酶和放射免疫法等)检查咽部脱落细胞内的 RSV 抗原,也可用 RT-PCR 检查标本中的 RSV 核酸,进行辅助诊断。

四、副流感病毒

(一)生物学性状

副流感病毒(parainfluenza virus)为球形,体积较大,核酸为单负链 RNA,不

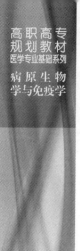

分节段,核衣壳呈螺旋对称形。包膜由双层脂蛋白组成,嵌有两种糖蛋白组成的刺突,一种是血凝素/神经氨酸酶(HN)蛋白,具有 NA 和 HA 的作用;另一种是融合蛋白 F,具有使细胞融合和溶解红细胞的作用。根据抗原构造不同,副流感病毒分为 5 个型,副流感病毒的抵抗力弱,不耐酸、热。

(二)致病性与免疫性

副流感病毒通过飞沫或直接接触传播,流行有季节性,是引起小儿急性呼吸道感染的重要病因之一。副流感病毒可以造成反复发作的上呼吸道感染,部分病例中病毒可扩散到下呼吸道,引起细支气管炎和肺炎,少数可引起急性喉气管支气管炎。

(三)微生物学检查

采集患者的鼻咽分泌物及咽漱液的混合标本进行病毒分离,常用红细胞吸附试验进行鉴定。免疫学诊断包括血凝抑制试验、ELISA 和免疫荧光法等,检测病毒抗原或血清中病毒特异性的 IgM 或 IgG 抗体。

第三节 其他呼吸道病毒

一、风疹病毒

风疹病毒(rubella virus,RUV)是引起风疹的病原体。

(一)生物学性状

风疹病毒呈不规则球形,为单正链 RNA 病毒,包膜表面有刺突,具有凝血和溶血活性。风疹病毒只有一个血清型,不耐热,能被乙醚、氯仿和胆酸盐灭活,4 ℃时易失活。

(二)致病性与免疫性

人是风疹病毒的唯一自然宿主。病毒可经飞沫传播,通过呼吸道黏膜侵入机体,在局部淋巴结增殖后,经病毒血症播散全身,表现为发热、麻疹样出疹,并伴有耳后和枕下淋巴结肿大。成人症状较重时,可出现关节炎、血小板减少性紫癜等。

风疹病毒感染最严重的危害是能垂直传播,导致胎儿先天性感染,主要表现为以先天性心脏病、白内障和神经性耳聋为主的先天性风疹综合征(congenital rubella syndrome,CRS)。

接种风疹减毒活疫苗是预防风疹的有效措施,孕妇禁用。

二、SARS冠状病毒

SARS冠状病毒(SARS coronavirus,SARS-CoV)是严重急性呼吸综合征(SARS)的病原体。SARS是一种急性呼吸道传染病,2002年11月至2003年6月在世界范围流行,平均死亡率达11%。2003年4月16日,WHO正式宣布SARS的病原体是一种新型冠状病毒,称为SARS冠状病毒。

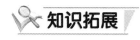

中东呼吸综合征冠状病毒(MERS-CoV)

2012年9月3日至2012年9月22日,英国发现并向世界卫生组织通报了一起急性呼吸道综合征并伴有肾衰竭的病例,患者曾去沙特阿拉伯和卡塔尔旅行。英国健康保护署进行实验室检验并确认该病的病原体是一种新型冠状病毒。世界卫生组织于2013年5月23日正式使用"中东呼吸综合征冠状病毒"命名此病毒。截至2014年10月底,全球向世界卫生组织通报了883例中东呼吸综合征冠状病毒感染实验室确诊病例,包括至少319例相关死亡病例。

(一)生物学性状

SARS冠状病毒是单正链RNA病毒。病毒颗粒呈不规则形,直径为60~220 nm,包膜表面有许多规则的刺突,形如一个丰满的圆形花冠,故命名为冠状病毒。

SARS冠状病毒对乙醚等脂溶剂敏感,不耐酸,可采用0.2%~0.5%过氧乙酸或氯制剂消毒。SARS冠状病毒对热的抵抗力比普通冠状病毒强,56 ℃下30 min方可被灭活。

(二)致病性与免疫性

SARS冠状病毒的传染源主要是SARS患者,该病毒的传染性极强,主要经过呼吸道传播,以近距离飞沫传播为主,也可通过接触患者的呼吸道分泌物经口、鼻、眼等传播。SARS起病急、传播快、潜伏期短,临床以发热为首发症状,体温高于38 ℃,伴有头痛乏力、关节痛等,继而出现干咳、胸闷、气短等症状。严重者可表现为呼吸窘迫、休克、弥散性血管内凝血(disseminated intravascular coagulation,DIC)等症状,死亡率较高。

预防SARS的主要措施是隔离患者、切断传播途径和提高机体免疫力。SARS为法定传染病,应按法定程序及时上报疫情,对患者及疑似患者进行及时隔离和治疗,严禁与外界人员接触,防止疫情扩散。目前,尚无疫苗用于特异性预防。

小　结

常见呼吸道病毒包括流行性感冒病毒、麻疹病毒、腮腺炎病毒、SARS冠状病毒和呼吸道合胞病毒等。

流行性感冒病毒分为甲、乙、丙三型，感染人类的主要是甲型流感病毒，其主要结构有核衣壳、包膜和刺突。HA、NA两种糖蛋白刺突是病毒致病和划分甲型流感病毒亚型的主要依据。HA、NA易发生抗原漂移和抗原转换变异，易引起流感流行。

麻疹病毒常引起儿童的急性传染病麻疹，典型症状是出现Koplik斑，这对临床早期诊断有一定意义。最严重的并发症是脑炎，最常见的并发症是肺炎。

腮腺炎病毒主要引起儿童流行性腮腺炎，人是腮腺炎病毒的唯一宿主，主要预防措施是给易感儿童接种腮腺炎减毒活疫苗。

风疹病毒除了引起风疹外，尚能通过垂直传播导致胎儿患先天性风疹综合征，妊娠早期检测风疹病毒的感染对减少畸形儿非常重要。

SARS冠状病毒可引起严重急性呼吸综合征，死亡率在10%以上，主要预防措施是隔离患者、切断传播途径和提高机体免疫力。

思考题

1. 名字解释：抗原漂移，抗原转变，Koplik斑。
2. 简述流感病毒的抗原变异与疾病流行的相关性。
3. 简述副黏病毒种类及其导致的主要疾病。

（蒋　斌）

第十九章 胃肠道感染病毒

> **学习目标**
> 1. 掌握：肠道病毒的种类、共同特征；脊髓灰质炎病毒的致病性及特异性预防措施；轮状病毒的致病性。
> 2. 熟悉：柯萨奇病毒、埃可病毒和新型肠道病毒的致病性。
> 3. 了解：肠道腺病毒、杯状病毒和星状病毒导致的疾病。
> 4. 其他：能通过肠道病毒的生物学性状理解肠道病毒的致病性和特异性预防原则。

胃肠道感染病毒是一类通过胃肠道感染与传播的病毒，主要包括肠道病毒（enterovirus）与急性胃肠炎病毒（viruses causing gastroenteritis），两者的传播途径相同，主要经消化道感染，但引起的疾病谱不同。其中肠道病毒可在肠道上皮细胞中增殖，主要引起多种肠道外疾病，很少引起肠道疾病，如脊髓灰质炎、心肌炎、手足口病和急性出血性结膜炎等；急性胃肠炎病毒则主要引起肠道内感染，表现为腹泻、呕吐等。

第一节 肠道病毒

一、肠道病毒概述

人类肠道病毒属于小RNA病毒科（*Picornaviridae*），包括脊髓灰质炎病毒（poliovirus）、柯萨奇病毒（coxsackievirus）、埃可病毒（ECHO）及新型肠道病毒（new enterovirus），共有71个血清型。

人类肠道病毒有以下共同特征：病毒体呈球形，核衣壳呈二十面体立体对称结构，无包膜；基因组为单正链RNA，具有感染性；对理化因素的抵抗力强，耐pH 3~9，在粪便、污水中能存活数月，56 ℃下30 min可被灭活，对紫外线、干燥敏感；经粪-口途径传播，在肠道中增殖，却引起多种肠道外疾病，常见临床表现有麻痹、无菌性脑炎、心肌炎、腹泻等。

(一)脊髓灰质炎病毒

脊髓灰质炎病毒是脊髓灰质炎的病原体,包括1、2、3三个血清型。该病毒侵犯脊髓前角运动神经细胞,导致弛缓性肢体麻痹,多见于儿童,故又名为小儿麻痹症。

1. 生物学性状

脊髓灰质炎病毒具有肠道病毒的典型形态与结构特征(图19-1)。其基因组为单正链 RNA,可直接起 mRNA 作用,转译出大分子多聚蛋白,经酶切后形成病毒结构蛋白 VP1~VP4。VP1、VP2 和 VP3 均暴露在病毒衣壳的表面,与病毒的吸附有关,VP1 带有中和抗原位点,VP4 位于衣壳内部,与病毒基因组的脱壳穿入有关。该病毒对理化因素的抵抗力较强,在污水和粪便中可存活数月,能耐受胃酸、蛋白酶和胆汁的作用;对热、去污剂均有一定的抗性。

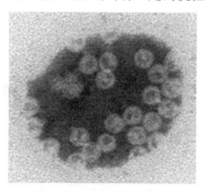

图 19-1　脊髓灰质炎病毒

脊髓灰质炎病毒仅能在灵长类动物细胞中增殖,常用人胚肾、人羊膜细胞及猴肾等进行培养。病毒增殖后出现典型的溶细胞型效应,细胞变圆、坏死、脱落,病毒从溶解的细胞中大量释放。

2. 致病性与免疫性

脊髓灰质炎病毒的传染源是患者和隐性感染者,主要通过粪—口途径传播。病毒以呼吸道、咽喉和肠道为侵入门户,先在局部黏膜和咽、扁桃体等淋巴组织和肠系膜淋巴结初步增殖,然后释放入血,形成第一次病毒血症,扩散至带有受体的靶组织。脊髓灰质炎病毒识别的受体为免疫球蛋白超家族的细胞黏附分子,只有很少的组织表达这种受体,如脊髓前角细胞、背根神经节细胞等。在靶组织中再次增殖后,引起第二次病毒血症和临床症状。

知识拓展

脊髓灰质炎病毒所识别的细胞受体属于免疫球蛋白超家族的细胞黏附分子 CD155，该分子可表达于人大脑、淋巴结、肝、肺和胎盘等组织，但病毒并不能在所有这些组织中引起疾病。因此，脊髓灰质炎病毒的组织亲嗜性与 CD155 受体分子有关，但不是完全由 CD155 分子决定，可能与宿主细胞内是否存在适合病毒增殖的条件有关，这反映出脊髓灰质炎病毒致病机制的复杂性。

机体免疫力的强弱显著影响其结局。90%以上感染者为隐性感染；约5%的患者只出现发热、头痛、乏力、咽痛和呕吐等非特异性症状，可完全恢复；对于1%~2%的患者，病毒侵入其中枢神经系统和脑膜，产生非麻痹型脊髓灰质炎或无菌性脑膜炎；只有0.1%~2.0%的患者可发展为永久迟缓性肢体麻痹，大多可留下跛行的后遗症。

脊髓灰质炎病毒显性或隐性感染后可获得对同型病毒的牢固免疫力，sIgA 可阻止病毒在咽喉部和肠道内的吸附、增殖；血清中的中和抗体可阻止病毒向靶组织扩散，阻止病毒进入中枢神经系统。

3. 微生物学检查法

粪便标本加抗生素处理后，接种于原代猴肾或人胚肾细胞中，若出现细胞病变，则用中和试验进一步鉴定型别。恢复期的血清抗体比发病早期的血清抗体有4倍或以上增长具有诊断意义。核酸杂交、PCR 等分子生物学方法检测病毒核酸，具有敏感、快速且特异性高的特点。

4. 防治原则

自20世纪50年代疫苗被成功研制出以后，脊髓灰质炎疫情得到了有效控制，全球的小儿麻痹症发病率逐年下降，绝大多数发达国家已消灭了脊髓灰质炎野毒株。目前使用的疫苗有2种，一种是灭活脊髓灰质炎疫苗（inactivated polio vaccine，IPV），又称 Salk 苗；另一种为脊髓灰质炎减毒活疫苗（oral polio vaccine，OPV），又称 Sabin 苗。

IPV 肌肉注射后可诱导血清中和抗体发挥抗病毒作用，但不能产生肠道免疫、接种剂量大、使用不方便、免疫接种面必须广泛等缺点限制了其使用。但其优点是稳定、易保存和运输以及不存在毒力返祖的危险。事实上，20世纪80年代后期，最初的灭活疫苗已改进为抗原性较好的增效 IPV。

OPV 口服免疫类似于自然感染，既可诱导产生血清中和抗体，又可刺激肠道局部产生 sIgA。此外，OPV 在咽部存留1~2周，从粪便中排出数周，可使接触者形成间接免疫。

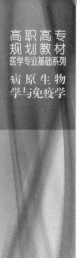

由于脊髓灰质炎病毒有Ⅰ、Ⅱ、Ⅲ三个血清型,因此,制成的IPV和OPV都是三价混合疫苗(TIPV或TOPV)。我国自1965年实行卫生部颁布的2月龄开始连服三次TOPV、每次间隔1个月、4岁时加强一次的免疫程序,可保持持久免疫力。2001年,我国被WHO列为亚太地区消灭脊髓灰质炎的第二批国家之一。但由于OPV热稳定性差,有毒力回复的可能,在罕见的情况下可发生疫苗相关麻痹型脊髓灰质炎(vaccine-associated paralytic poliomyelitis,VAPP)和疫苗衍生脊髓灰质炎病毒(vaccine-derived polioviruses,VDPV)病例,近些年发现少数国家发生多起VAPP和VDPV病例。同时全球于1999年已灭除Ⅱ型脊灰野病毒,目前野毒株病例均由Ⅰ、Ⅲ型引起,Ⅱ型脊灰病例由疫苗株引起。因此,自2016年5月起,全球停用OPV中的Ⅱ型组成部分,新的免疫程序建议先经至少一次IPV接种,再口服OPV,以排除发生VAPP和VDPV的危险,尽早实现在全球范围彻底根除脊髓灰质炎的目标。

(二)柯萨奇病毒、埃可病毒和新型肠道病毒

1. 生物学性状

(1)柯萨奇病毒(coxsackievirus) 1948年,Dalldorf和Sickles从美国纽约州柯萨奇镇的两名非麻痹型脊髓灰质炎患儿粪便中分离到一株非脊髓灰质炎的病毒。该病毒分成A、B两组,利用中和试验和交叉保护试验进一步将A组分成23个血清型(A1～A22、A24),B组分为6个血清型(B1～B6)。

(2)埃可病毒 埃可病毒即人类肠道致细胞病变孤儿病毒(enteric cytopathogenic human orphan virus,ECHO)。1951年,在研究肠道病毒的过程中,又发现了很多既不同于脊髓灰质炎病毒,也不同于柯萨奇病毒的新病毒,新病毒在培养细胞中增殖并产生细胞病变,当时不知其与人类何种病毒相关,故称其为人类肠道致细胞病变孤儿病毒。埃可病毒目前分为31个血清型,包括1～9型、11～27型、29～33型。

(3)新型肠道病毒(new enterovirus) 1976年,国际病毒分类委员会决定,所有新发现的肠道病毒统一按发现序号命名,即肠道病毒68～71型(enterovirus 68-71,EV68-71)。

2. 致病性

柯萨奇病毒、埃可病毒和新型肠道病毒的生物学性状和感染过程与脊髓灰质炎病毒相似,这些病毒均在肠道中增殖,却很少引起肠道疾病。不同型别的病毒可引起相同的临床综合征,如散发性脊髓灰质炎样麻痹症、暴发性脑膜炎、脑炎、发热、皮疹和轻型上呼吸道感染。同一型病毒也可引起几种不同的临床疾病。肠道病毒不同血清型引起的常见临床疾病如下:

(1)无菌性脑膜炎、麻痹 几乎所有肠道病毒都可引起无菌性脑膜炎、麻痹。

(2)流行性胸痛　常由柯萨奇B组病毒引起,症状为突发性发热和单侧胸痛。

(3)手足口病　手足口病主要由柯萨奇病毒A16和新型肠道病毒71型引起,特点为手、足、口、舌上出现水泡性损伤。

(4)疱疹性咽峡炎　疱疹性咽峡炎主要由柯萨奇A组病毒的某些血清型引起,典型的症状是在软腭、悬雍垂周围出现水泡性溃疡损伤。

(5)心肌炎和心包炎　心肌炎和心包炎主要由柯萨奇B组病毒引起,可在婴儿室引起暴发流行,死亡率高,散发流行于成人和儿童。

(6)眼病　眼病见于由A24引起的急性结膜炎和新型肠道病毒70型引起的急性出血性结膜炎。

3. 微生物学检查法

标本包括咽拭子、粪便和脑脊液等。除柯萨奇A组病毒等少数几个型别必须在乳鼠中增殖外,其余都能在猴肾原代和传代细胞中生长,在细胞质中增殖,产生细胞病变,也可做中和试验进行鉴定。此外,也可应用ELISA或RT-PCR技术进行辅助诊断。

4. 防治原则

目前,尚无有效的治疗药物和疫苗可用。

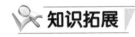

近年来,我国手足口病的发病率呈上升趋势,患者的临床症状主要以手、足、臀部、口腔黏膜等部位发生斑丘疹和疱疹为特征,其病原体以柯萨奇病毒和肠道病毒71型(EV71)最为常见,但柯萨奇病毒A16感染不会导致严重的中枢神经系统疾病。EV71引起的临床表现多样,以手足口病、疱疹性咽峡炎等多见,少数重症病例可表现为急性迟缓性麻痹、无菌性脑膜炎、脑干脑炎、肺水肿、肺出血等,重症患儿的病死率为10%~25%。引起EV71的传染源是患者和无症状带毒者,可经消化道、呼吸道和密切接触传播,以婴幼儿最为易感。

第二节　急性胃肠炎病毒

临床上大多急性胃肠炎由病毒引起,这些急性胃肠炎病毒分属不同的病毒科,但能引起相似的临床症状,主要是腹泻、呕吐等。急性胃肠炎病毒(acute gastroenteritis virus)包括轮状病毒(rotavirus)、诺如病毒(norovirus)、沙波病毒(sapovirus)、肠道腺病毒(enteric adenovirus,EAd)及星状病毒(astrovirus)等。

一、轮状病毒

轮状病毒属于呼肠孤病毒科（Reoviridae）、轮状病毒属（Rotavirus），因其外形在电镜下似车轮状而得名，是引起人类、哺乳动物和鸟类腹泻的重要病原体。

1. 生物学性状

轮状病毒为球形，直径为60～80 nm，无包膜，双层衣壳，二十面体立体对称，内衣壳呈放射状伸向外衣壳，呈车轮辐条状。基因组为双链RNA，由11个长度不等的基因片段组成，分别编码6个结构蛋白（VP1、VP2、VP3、VP4、VP6、VP7）和5个非结构蛋白（NSP1、NSP2、NSP3、NSP4、NSP5）。VP7是中和抗原，决定病毒的血清型；VP4为病毒的血凝素，也是重要的中和抗原；VP6位于内衣壳，是组和亚组特异性抗原，根据VP6的抗原性可将轮状病毒分为7个组（A～G）。

轮状病毒对理化因素有较强的抵抗力，在粪便中存活数天到数周。耐酸碱和反复冻融，耐pH 3.5～10，在55 ℃下30 min可被灭活。

2. 致病性和免疫性

轮状病毒感染呈世界性分布，A～C组轮状病毒能引起人类和动物腹泻，D～G组只引起动物腹泻。A组轮状病毒最为常见，是引起6个月至2岁婴幼儿严重胃肠炎的重要病原体，占病毒性胃肠炎的80%以上，是导致婴幼儿死亡的主要原因之一，年长儿童和成人常呈无症状感染。

人感染轮状病毒主要发生在深秋和初冬季，因此，常被称为秋季腹泻。传染源是患者和无症状带毒者，主要通过粪—口途径传播，也可通过呼吸道传播。病毒侵入人体后在小肠黏膜绒毛细胞内增殖，造成微绒毛萎缩、变短、脱落，细胞溶解死亡，腺窝细胞增生、分泌增多，导致严重腹泻、水和电解质丧失。患者表现为突然发病、发热、水样腹泻、呕吐，一般为自限性，可完全恢复。但严重时可出现脱水和酸中毒，若不及时治疗，则导致婴儿死亡。据估计，全世界每年有30万～50万婴幼儿因轮状病毒感染引起的重症腹泻而死亡。

机体感染轮状病毒后可产生型特异性抗体IgM、IgG和sIgA，它们对同型病毒有保护作用，对异型病毒只有部分保护作用，细胞免疫也有交叉保护作用。

案例分析

案例：患者，男性，11个月，急性起病，发热3天，伴呕吐、腹泻，大便每日10次左右，有黏液、霉臭味，蛋花汤样，无成形。粪便镜检偶有少量白细胞，血常规白细胞正常。请问：该患者最可能感染的病原体是什么？可能患了什么疾病？

分析：粪便镜检偶有少量白细胞，血常规白细胞正常，有可能存在病毒感染。结合患者的年龄、发病时间及蛋花样稀水便，初步诊断为轮状病毒感染。

3. 微生物学检查法

轮状病毒有特殊的形态结构,可用直接电镜法检查;也可用 ELISA、RIA 技术检测轮状病毒的抗原;或使用聚丙烯酰胺凝胶电泳法,根据轮状病毒 11 个基因片段的特殊分布图形进行分析判断。

4. 防治原则

预防措施以控制传染源、切断传播途径为主,严格消毒可能污染的物品和加强洗手环节也很重要。6 个月至 5 岁婴幼儿可口服减毒活疫苗。对轮状病毒感染的治疗主要是及时输液、纠正电解质平衡等支持疗法,以减少婴儿的死亡率。

二、肠道腺病毒、杯状病毒和星状病毒

1. 肠道腺病毒

肠道腺病毒 40、41、42 三型已被证实是引起婴儿病毒性腹泻的第二位病原体。基因组为双链 DNA 病毒,无包膜,衣壳为二十面体立体对称。小儿腺病毒胃肠炎在世界各地均有报告,主要经粪-口途径传播,四季均可发病,以夏季多见。该病毒主要侵犯 5 岁以下小儿,引起腹泻,发热或呼吸道症状较轻。通过检查病毒抗原、核酸及血清学检查可辅助诊断肠道腺病毒感染。目前,尚无特异性疫苗,主要采取对症治疗。

2. 杯状病毒

杯状病毒(calicivirus)呈球形,无包膜,二十面体立体对称,核酸为单正链 RNA,以往称为小圆形结构病毒(small round structured virus,SRSV)。引起人类胃肠炎的杯状病毒包括诺如病毒和沙波病毒两个属。

杯状病毒目前尚不能以细胞培养方式增殖,也无合适的动物模型。诺如病毒是世界上引起非细菌性胃肠炎暴发流行的最重要的病原体。杯状病毒的流行季节为秋冬季,可波及任何年龄组,患者、隐性感染者、健康带毒者为传染源。粪-口为主要的传播途径,其次为呼吸道杯状病毒的传染性强,感染引起小肠绒毛轻度萎缩和黏膜上皮细胞破坏,潜伏期约为 24 h,表现为突然发病、恶心、呕吐、腹痛和轻度腹泻,呈自限性,预后良好。

沙波病毒的形态特点是表面有杯状凹陷,故以往称为典型杯状病毒(classic calicivirus)。该病毒主要引起 5 岁以下小儿腹泻,但发病率很低,其临床症状类似于轻型轮状病毒感染。

3. 星状病毒

星状病毒呈球形,无包膜,表面结构呈星形,有 5~6 个角,因此而得名,核酸为单正链 RNA。该病毒呈世界性分布,经粪-口途径传播,易感者为 5 岁以下婴

幼儿。在温带地区,冬季为流行季节,但发病率只占病毒性腹泻的 2.8%。星状病毒感染类似于轮状病毒胃肠炎,但症状较轻。

小 结

  肠道病毒为单正链 RNA 病毒,主要通过粪—口途径传播,常引起肠道外疾病,如心肌炎、疱疹性咽峡炎、手足口病、无菌性脑膜炎、急性出血性结膜炎等。其中脊髓灰质炎病毒可发展为脊髓灰质炎,出现永久性迟缓性肢体麻痹、瘫痪,尤以下肢严重,多见于儿童,故又称为小儿麻痹症。脊髓灰质炎可通过脊髓灰质炎灭活疫苗(Salk 疫苗)和减毒活疫苗(Sabin 疫苗)进行有效预防。

  急性胃肠炎病毒主要是引起急性肠道内感染性疾病的胃肠道感染病毒,包括轮状病毒、诺如病毒、沙波病毒、肠道腺病毒及星状病毒等。其中,轮状病毒呈放射状排列,如车轮状,可用电镜直接检查,主要通过粪—口途径传播,主要临床表现为低热、呕吐和严重腹泻,腹泻物多为黄绿色蛋花样稀水便,有恶臭。其中,A 组轮状病毒是引起婴幼儿秋季严重腹泻的主要病原体。

思考题

1. 肠道病毒有哪些共同特征?
2. 简述轮状病毒的微生物学检查方法。
3. 试比较脊髓灰质炎灭活疫苗(Salk 疫苗)和减毒活疫苗(Sabin 疫苗)的主要优缺点。

(吕树娟)

第二十章 肝炎病毒

> **学习目标**
> 1. 掌握：甲型和乙型肝炎病毒的生物学性状、致病性、检查方法和防治。
> 2. 熟悉：丙型、丁型、戊型肝炎病毒的致病性。
> 3. 了解：肝炎病毒的致病机制。
> 4. 其他：能通过乙型肝炎病毒的抗原抗体功能分析HBV的血清学检查结果。

肝炎病毒（hepatitis virus）是一类侵犯肝脏并引起病毒性肝炎的病原体，目前公认的人类肝炎病毒有5种，即甲型肝炎病毒（hepatitis A virus，HAV）、乙型肝炎病毒（hepatitis B virus，HBV）、丙型肝炎病毒（hepatitis C virus，HCV）、丁型肝炎病毒（hepatitis D virus，HDV）及戊型肝炎病毒（hepatitis E virus，HEV）。这些肝炎病毒分属不同的病毒科，生物学特性和传播途径、临床经过均不完全相同，其中HAV、HEV经粪－口途径传播，引起急性肝炎，不转为慢性肝炎或慢性携带。HBV、HCV和HDV主要经血液传播，除引起急性肝炎外，可致慢性肝炎，并与肝硬化及肝癌相关，见表20-1。此外，还有一些病毒如巨细胞病毒、EB病毒、单纯疱疹病毒、黄热病病毒、风疹病毒等也可引起肝脏炎症，但并非以肝细胞作为主要靶细胞，故不列入肝炎病毒范畴。

表20-1 人类肝炎病毒的主要特征

特征	HAV	HBV	HCV	HDV	HEV
分类	小RNA病毒科	嗜肝DNA病毒科	黄病毒科	未确定	肝炎病毒科
核酸类型	ssRNA	dsDNA	ssRNA	ssRNA	ssRNA
潜伏期（天）	15～45	7～160	15～160	28～45	10～60
主要传播途径	粪－口	血源、垂直传播	血源、垂直传播	血源	粪－口
所致主要疾病	急性甲型肝炎	急、慢性乙型肝炎，重症肝炎，肝硬化	急、慢性丙型肝炎，重症肝炎，肝硬化	急、慢性丁型肝炎，重症肝炎，肝硬化	急性戊型肝炎
携带者	无	有	有	有	无

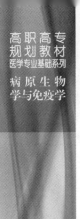

第一节 甲型肝炎病毒

甲型肝炎病毒是甲型肝炎的病原体,呈全球性分布。1973年,Feinstone首次在急性肝炎患者的粪便中利用免疫电镜技术发现了HAV颗粒。患者感染甲型肝炎后,大多为隐性感染或无黄疸型肝炎,少数人发生急性感染,预后良好,不发展为慢性。

一、生物学性状

甲型肝炎病毒属于小RNA病毒科(*Picornaviridae*)、嗜肝病毒属(*Hrpstovirus*),病毒颗粒呈球形,无包膜,二十面体立体对称,核酸为单正链RNA,长约7500个核苷酸,基因结构由5′末端非编码区、编码区和3′末端非编码区组成。病毒的衣壳蛋白的抗原性稳定,可诱生抗体,只有一个血清型。HAV的主要宿主是人类和灵长类动物。细胞培养可用原代狨猴肝细胞、传代恒河猴胚肾细胞、非洲绿猴肾细胞、人胚肺二倍体细胞株及人肝癌细胞株等,病毒增殖非常缓慢且不引起细胞病变。HAV对理化因素有较强的抵抗力,在污水和粪便中可存活数月,60 ℃下1 h不被灭活;对乙醚和酸均有较强的抵抗力,但100 ℃下5 min可被灭活;对紫外线和甲醛敏感。

二、致病性与免疫性

HAV的传染源为患者和隐性感染者,主要由粪—口途径传播,通过污染水源、食物、海产品、食具等造成散发流行或暴发流行。甲型肝炎的潜伏期平均为30天,在潜伏期末,患者粪便中排出大量病毒,传染性强。1988年,上海曾发生因食用HAV污染的毛蚶而暴发甲型肝炎流行,仅3个月患者就有30余万。

HAV经口侵入人体,早期在口咽部或唾液腺中增殖,然后在肠黏膜与局部淋巴结中大量增殖,侵入血液形成病毒血症,最终侵犯靶器官(肝脏)。甲型肝炎患者有明显的肝脏炎症,肝细胞肿胀、变性、溶解,临床上表现为疲乏、食欲减退、恶心、呕吐、黄疸、肝脾大、血清转氨酶升高等。HAV引起肝细胞损伤的机制尚不十分清楚,目前认为机体的免疫应答是引起肝组织损害的主要因素。

甲型肝炎发病后2周开始,机体产生抗-HAV IgM、IgG及肠道中产生sIgA,粪便中不再排出病毒。抗-HAV IgG在恢复后期出现,并可维持多年,对病毒的再感染有免疫力。甲型肝炎的预后较好。

三、微生物学检查法

甲型肝炎的微生物学诊断以血清学检查和病原学检查为主。抗-HAV IgM在感染早期出现时间短,是甲型肝炎早期诊断最可靠的血清学指标,抗-HAV IgG检测主要用于了解既往感染史或进行流行病学调查。病原学检查主要用于检测粪便标本,包括RT-PCR法检测核酸、ELISA检测抗原、免疫电镜法检测病毒颗粒等。

四、防治原则

HAV主要通过粪一口途径传播,因此,加强饮食、水源和粪便管理,以及强化卫生宣教工作是预防甲肝的主要措施。接种减毒活疫苗或灭活疫苗用于甲型肝炎的特异性预防,可起到良好的免疫保护作用。甲肝流行期间,丙种球蛋白对甲肝有被动免疫预防作用。

第二节 乙型肝炎病毒

乙型肝炎病毒是乙型肝炎的病原体,属于嗜肝DNA病毒科(*Hepadnaviridae*)、正嗜肝DNA病毒属(*Orthohepadnavirus*)。乙型肝炎在世界范围内均有传播,估计全世界乙型肝炎患者及无症状HBV携带者高达3.7亿,而我国是高流行区,人群HBV携带率为8%~10%。HBV感染后临床表现呈多样性,可表现为急性肝炎、慢性肝炎、重症肝炎或无症状携带,还可演变成肝硬化或肝癌。

一、生物学性状

(一)形态与结构

HBV感染者血清中有3种不同形态的病毒颗粒,即大球形颗粒、小球形颗粒和管形颗粒(图20-1)。

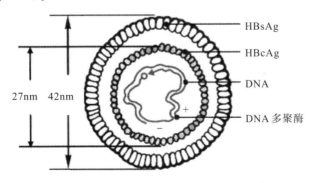

图20-1 乙型肝炎病毒的Dane颗粒结构示意图

1. 大球形颗粒

大球形颗粒又称Dane颗粒。1970年,Dane首先在乙型肝炎患者血清中发现大球形颗粒。Dane颗粒是具有感染性的完整的HBV颗粒,呈球形,直径为

42 nm,具有双层衣壳结构。外层相当于病毒的包膜,由脂质双层和病毒编码的包膜蛋白组成,包膜蛋白包括 HBV 表面抗原(hepatitis B surface antigen,HBsAg)及少量前 S1 抗原(Pre S1)和前 S2 抗原(Pre S2)。内层为病毒的核心,相当于病毒的核衣壳,呈二十面体立体对称,直径约为 27 nm,核心表面的衣壳蛋白为 HBV 核心抗原(hepatitis B core antigen,HBcAg),病毒核心内部含不完全双链 DNA 和 DNA 多聚酶等。

2. 小球形颗粒和管形颗粒

小球形颗粒直径为 22 nm,为一种中空颗粒,由 HBV 在肝细胞内复制时产生过剩的 HBsAg 装配而成,大量存在于血液中,不含病毒 DNA 及 DNA 多聚酶,无感染性。管形颗粒由小球形颗粒聚合而成,其成分与小球形颗粒相同,颗粒长 100~700 nm,直径为 22 nm。这些小球形颗粒和管形颗粒比病毒体的数量多 10^4~10^6 倍。

(二)基因结构

HBV DNA 的结构特殊,为不完全双链环状 DNA,其中一段仅为单链,两条链的长度不一致。长链为负链,有固定的长度,约含 3200 个核苷酸。短链为正链,长度不等,为负链的 50%~100%。负链的 5′末端共价接合病毒逆转录酶,正链的 5′末端含有一段寡聚核苷酸序列。病毒体的 DNA 多聚酶既具有以 RNA 为模板合成 DNA 的逆转录酶功能,又有催化合成 DNA 的多聚酶功能。

HBV 负链 DNA 含 4 个开放阅读框(open reading frame,ORF),分别称为 S 区、C 区、P 区和 X 区。S 区中有 S 基因、前 S1 基因和前 S2 基因,分别编码 HBV 的外衣壳蛋白(HBsAg、Pre S1 与 Pre S2)。C 区中有 C 基因及前 C 基因(Pre-C),可编码 HBcAg 及 HBeAg。HBeAg 为非结构蛋白,一般不出现在 HBV 颗粒中,由起始于第 1814 位核苷酸的 Pre-C 基因与 C 基因共同编码 HBeAg 的前体蛋白 Pre-C 蛋白,Pre-C 蛋白经切割加工后形成 HBeAg 并分泌到血循环中。HBcAg 是病毒内衣壳的主要成分,也存在于感染的肝细胞上,由起始于第 1901 位的 C 基因编码核心蛋白 HBcAg。P 区最长,编码 DNA 多聚酶等,该酶具有 DNA 聚合酶、逆转录酶和核糖核酸酶 H 的多重功能。X 区编码 HBxAg,可反式激活宿主细胞内的某些癌基因和病毒基因等,与肝癌的发生与发展有关(图 20-2)。

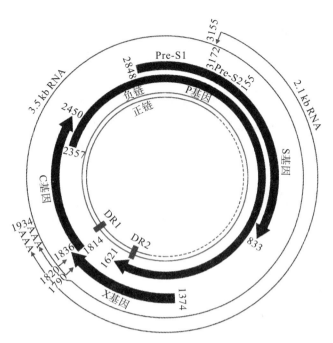

图 20-2　HBV 基因结构示意图

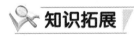

HBV 的复制方式

HBV 与肝细胞表面特异性受体结合后吸附到肝细胞表面,进入肝细胞后,脱去衣壳,病毒 DNA 进入细胞核内。在 HBV DNA 多聚酶的催化下,以负链 DNA 为模板,延长修补正链 DNA,形成完整的环状双链 DNA。双链 DNA 拓扑异构化形成超螺旋环状 DNA(即 cccDNA),在 RNA 多聚酶的作用下,以负链 DNA 为模板,转录成 0.8 kb、2.1 kb、2.4 kb 和 3.5 kb 的 4 种 mRNA。其中只有 3.5 kb mRNA 既可作为病毒的前基因组 RNA,又可编码 DNA 多聚酶、HBcAg 和 HBeAg 前体蛋白。2.1 kb RNA 转译成 HBsAg,故在部分 HBV 感染者中虽无病毒复制,但可长期产生 HBsAg。病毒的前基因组、蛋白质及 DNA 多聚酶进入组装好的病毒核衣壳中。在病毒 DNA 多聚酶的逆转录酶活性的作用下,以前基因组 RNA 为模板,逆转录出全长的 HBV DNA 负链。在负链 DNA 合成过程中,前基因组被核糖核酸酶 H 降解而消失。病毒以新合成的负链 DNA 为模板,复制互补的正链 DNA。正链 DNA 与负链 DNA 结合形成子代病毒基因组,然后进入内质网中装配成完整的病毒颗粒,经出芽方式释放到细胞外。由于 HBV 复制有逆转录过程,因此,病毒的 DNA 可整合于靶细胞的染色体中。

(三) 抗原组成

1. 表面抗原

表面抗原(HBsAg)主要为糖基化蛋白,大量存在于感染者的血液中,是HBV感染的主要标志。HBsAg具有抗原性,可引起机体产生特异保护性的抗-HBs,也是制备疫苗的最主要成分。HBsAg包括一段抗原性很强的序列,称为a抗原表位,以及两组相排斥的抗原表位,即d/y和w/r。HBsAg按不同的组合形式,构成HBsAg的4个基本亚型,即adr、adw、ayr、ayw,各亚型均有共同的a抗原表位,因此,各亚型间有交叉抗原性。Pre S1及抗-Pre S2抗原具有吸附于肝细胞受体的表位,其抗原性比HBsAg更强,抗-Pre S2及Pre S1能通过阻断HBV与肝细胞结合而起抗病毒作用。

2. 核心抗原

核心抗原(HBcAg)为内衣壳成分,其外被HBsAg所覆盖,故不易在血循环中检出。HBcAg的抗原性强,能刺激机体产生抗-HBc。抗-HBc IgG在血中持续时间较长,但无免疫保护作用;抗-HBc IgM的存在常提示HBV处于复制状态。HBcAg还可存在于感染的肝细胞表面,能被CTL识别,在清除HBV感染细胞中有重要作用。

3. e抗原

e抗原(HBeAg)由Pre C及C基因编码,HBeAg为可溶性蛋白质,游离存在于血中,其消长与病毒体及DNA多聚酶的消长基本一致,故可作为HBV复制及具有强感染性的一个指标。HBeAg可刺激机体产生抗-HBe,对HBV感染有一定的保护作用,是预后良好的象征。但由于HBV的Pre C区易突变,因此,受染细胞常不能被抗-HBe及相应的细胞免疫所识别而清除,从而使变异株在抗-HBe阳性的情况下仍大量增殖。

知识链接

HBV感染进程分为3个阶段,即免疫耐受期、免疫活化期和非活动期。免疫耐受期大多由围产期母婴垂直传播感染导致,感染后可在体内维持耐受状态数年至几十年,HBeAg阳性,病毒载量大于200000 IU/mL,但ALT水平正常,肝穿刺病理检查正常,肝脏炎症症状极轻,随后可进展至免疫活化期。免疫活化期又称为免疫清除期,HBV DNA病毒载量有所下降,但仍大于20000 IU/mL,ALT水平持续或间歇升高,肝穿刺检查可见活动性肝脏炎症,即中度或重度炎症坏死,其中部分患者可能发展为肝硬化。成年人感染HBV后大多表现为急性肝炎,最终可清除病毒,约10%患者将直接进入免疫活化期而形成慢性乙型肝炎。低活动期的特点为 HBV DNA 病毒载量小于 2000 IU/mL，ALT 水平正常，肝穿刺病理检查显示活动性炎症极少量或无，发展为肝硬化或肝癌的几率显著下降，是 HBV 感染得以控制的结果。在我国，慢性乙型肝炎患者大部分来源于母婴传播，HBV 感染的新生儿表现为典型的免疫耐受，没有明显的临床症状，但当进入成年期后往往发展为免疫活化状态，产生严重的肝脏病变，甚至发展为原发性肝细胞癌(HCC)。

(四) 动物模型与细胞培养

黑猩猩是对 HBV 最敏感的动物，故常用来进行 HBV 的致病机制研究和疫苗效价及安全性评价。嗜肝 DNA 病毒科的其他成员如鸭乙型肝炎病毒、土拨鼠肝炎病毒及地松鼠肝炎病毒等可在其相应的天然宿主中造成类似人类乙型肝炎感染，因此，也可用这些动物作为实验动物模型。HBV 尚不能在细胞培养中分离及培养，目前采用的细胞培养系统是病毒 DNA 转染系统，将病毒 DNA 导入肝癌等细胞后，病毒可整合并复制，在细胞中表达抗原成分。

(五) 抵抗力

HBV 对外界环境的抵抗力较强，对低温、干燥和紫外线均有耐受性，且不被 70% 乙醇灭活。用高压蒸汽灭菌法(100 ℃加热 10 min)可灭活 HBV，0.5% 过氧乙酸、5% 次氯酸钠和环氧乙烷等常用于 HBV 消毒。

案例分析

案例：患者，男，35 岁，因畏寒、发热、厌食、腹胀入院，入院后黄疸迅速加深，实验室检查发现胆红素和血清转氨酶显著增高。血清学检查：抗-HAV IgM (−)；HBsAg(+)、HBeAg(+)、抗-HBc IgM(+)；抗-HCV(−)；HDV Ag(−)、抗-HDV(−)。鉴于以上结果，可能感染了何种病原体？如何判断预后良好以及如何防治？

分析：肝炎病毒检测常用血清学方法，抗-HAV IgM(−)、抗-HCV(−)、HDV Ag(−)、抗-HDV(−) 排除了甲型、丙型、丁型肝炎病毒；HBsAg(+)、HBeAg(+)、抗-HBc IgM(+) 确认为乙型肝炎病毒感染，为"典型大三阳"。若 HBeAg 消失，血清学转换出现抗-HBe，则提示预后良好；若 HBsAg 消失，血清学转换出现抗-HBs，则患者趋于痊愈。对乙型肝炎的防治可采用一般性预防，包括严格筛选供血者、提倡使用一次性注射器、医用器械严格灭菌、特异性预防接种乙肝疫苗。

二、致病性与免疫性

(一)传染源

乙型肝炎患者或无症状HBV携带者为主要传染源,HBV携带者因无症状,不易被察觉,故其作为传染源的危害性更大。乙型肝炎病毒的潜伏期为30~160天,不论在潜伏期、急性期或慢性活动初期,患者血清都有传染性。

(二)传播途径

HBV的传播途径主要有血液或血制品传播、母婴传播和性传播3种。①血液和血制品传播,HBV在血循环中大量存在,而人又对其极易感,故极微量的污染血液进入人体即可导致感染。所以,血和血制品、注射、外科或牙科手术、针刺、皮肤黏膜的微小损伤等均可造成传播。②母婴传播,主要是围产期感染,即分娩时,婴儿通过微小的伤口而受到感染。有些婴儿在母体子宫内已被感染。哺乳也是传播HBV的途径。③性传播,HBV感染者的精液或阴道分泌物中可检出HBV,表明HBV可以通过性途径传播。但在西方国家,HBV感染主要发生在性乱者和静脉药瘾者中,故西方国家将乙型肝炎列为性传播疾病。

(三)致病与免疫机制

乙型肝炎的临床表现呈多样性,可表现为无症状带病毒、急性肝炎、慢性肝炎、重症肝炎等。HBV的致病机制迄今尚不完全清楚,一般认为,HBV对肝细胞的直接破坏作用不大,而免疫病理反应以及病毒与宿主细胞的相互作用是肝细胞损伤的主要原因。

HBV的主要致病机制较为复杂,目前研究认为有以下6种。

1. 细胞介导的免疫病理损害

病毒抗原致敏的T细胞可起杀伤效应,以清除有病毒抗原的靶细胞。CTL介导的效应有双重性:既可清除病毒,也可造成肝细胞损伤。细胞免疫应答的强弱与临床过程的轻重及转归有密切关系:当病毒感染波及肝细胞的数量不多、免疫应答处于正常范围时,特异的CTL可摧毁病毒感染的细胞,释放至细胞外的HBV则可被抗体中和而清除,临床表现为急性肝炎。相反,当受染的肝细胞数量众多,机体的细胞免疫应答超过正常范围时,引起大量细胞迅速坏死、肝功能衰竭时,可表现为重症肝炎。当机体免疫功能低下,病毒在感染细胞内复制受到CTL的部分杀伤作用,病毒仍可不断释放,又无有效的抗体中和病毒时,病毒则持续存在并再感染其他肝细胞,造成慢性肝炎。慢性肝炎造成的肝病变又可促进成纤维

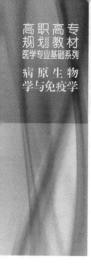

细胞增生,引起肝硬化。

2. 体液免疫引起的病理损伤

HBV 感染可诱导机体产生抗-HBs 等特异性抗体,这些保护性抗体可直接清除血循环中游离的病毒,但抗原抗体形成的免疫复合物可沉积于肾小球基底膜、关节滑液囊等,激活补体,导致Ⅲ型超敏反应,故患者可伴有肾小球肾炎、关节炎等。免疫复合物大量沉积于肝内,可使肝毛细管栓塞,并可诱导 TNF 增多,导致急性重型肝炎,临床表现为重症肝炎。

3. 自身免疫反应引起的病理损害

HBV 感染肝细胞后,还会引起肝细胞表面自身抗原发生改变,诱导机体产生针对肝细胞组分的自身免疫反应。

4. 免疫耐受机体

对 HBV 的免疫耐受常常是导致 HBV 持续性感染的重要原因。当 HBV 感染者的特异性细胞免疫和体液免疫处于较低水平或完全缺乏时,机体既不能有效地清除病毒,也不能产生有效的免疫应答杀伤靶细胞,病毒与宿主之间"和平共处",形成免疫耐受,即表现为无症状 HBV 携带或慢性持续性肝炎。

5. 病毒发生变异

HBV 的 Pre C 基因可发生变异,不能正确转译出 HBeAg,从而使病毒逃逸机体对 HBeAg 的免疫清除作用。

6. HBV 与原发性肝癌

HBV 感染与原发性肝细胞癌有密切关系。流行病学研究显示,我国 90% 以上的原发性肝细胞癌患者感染过 HBV,HBsAg 携带者发生原发性肝癌的危险性比正常人高 200 倍以上。初生时即感染土拨鼠肝炎病毒(WHV)的土拨鼠,经 3 年饲养后 100% 发生肝癌,而未感染 WHV 的土拨鼠则不发生肝癌。

三、微生物学检查法

HBV 感染的实验室诊断方法主要是检测血清标志物。HBV 的血清标志物主要包括抗原抗体系统和病毒核酸等。

(一) HBV 抗原、抗体检测

ELISA 检测患者血清中 HBV 抗原和抗体是目前临床上诊断乙型肝炎最常用的方法,主要检测 HBsAg、抗-HBs、HBeAg、抗-HBe 及抗-HBc(俗称"两对半")。

HBsAg 是机体感染 HBV 后最先出现的血清学指标,HBsAg 阳性见于急性肝炎、慢性肝炎或无症状携带,是 HBV 感染的指标之一,是筛选献血者的必检指

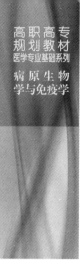

标。急性肝炎恢复后,一般在 1~4 个月内 HBsAg 消失,若持续 6 个月以上,则认为已向慢性肝炎转化。需要注意的是,由于 S 基因可突变或低水平地表达 HBsAg,因此,HBsAg 阴性并不能完全排除 HBV 感染。

抗-HBs 是 HBV 的特异性中和抗体,见于乙型肝炎恢复期、既往 HBV 感染者或接种 HBV 疫苗后。抗-HBs 的出现表示机体对乙型肝炎有免疫力。

HBeAg 与 HBV DNA 多聚酶的消长基本一致,因此,HBeAg 阳性提示 HBV 在体内复制,有较强的传染性,是母婴传播的标志。若持续阳性,则提示有发展成慢性肝炎的可能。如转为阴性,表示病毒停止复制。

抗-HBe 表示机体已获得一定的免疫力,HBV 复制能力减弱,传染性降低。但在 Pre C 基因发生变异时,即使抗-HBe 呈阳性,病毒仍大量增殖。因此,对抗-HBe 阳性的患者也应注意检测其血中的 HBV DNA,以全面了解病毒的复制情况。

抗-HBc 产生早、滴度高、持续时间长,但无免疫保护作用。抗-HBc IgM 阳性提示 HBV 处于复制状态,具有强的传染性。抗-HBc IgG 在血中持续时间较长,是感染 HBV 的标志。检出低滴度的抗-HBc IgG,提示既往感染;滴度高,提示急性感染。

总之,HBV 抗原、抗体的血清学标志与临床关系较为复杂,必须对几项指标进行同时分析,方能作出正确的诊断。结果分析见表 20-2。

表 20-2 HBV 抗原、抗体检测结果的临床分析

HBsAg	HBeAg	抗-HBs	抗-HBe	抗-HBc	结 果 分 析
+	−	−	−	−	HBV 感染或无症状携带
+	+	−	−	−	急性或慢性乙型肝炎或无症状携带
+	+	−	−	+	急性或慢性乙型肝炎(传染性强,"大三阳")
+	−	−	+	+	急性感染趋向恢复("小三阳")
−	−	+	+	+	既往感染恢复期
−	−	+	+	−	既往感染恢复期
−	−	−	−	+	既往感染或"窗口期"
−	+	−	−	−	既往感染或接种过疫苗

(二)血清 HBV DNA 检测

荧光定量 PCR 等技术可以直接检测 HBV DNA,该方法常用于临床诊断和药物效果评价。

四、防治原则

一般预防为加强对供血者的筛选。患者的血液、分泌物和排泄物以及用过的食具、药杯、衣物、注射器和针头等,均须严格消毒。提倡使用一次性注射器具。对高危人群应采取特异性预防措施,注射乙肝疫苗是最有效的预防方法。目前临床使用的基因工程疫苗是将编码 HBsAg 的基因在酵母菌中高效表达,经纯化后得到大量 HBsAg 以供制备疫苗。含高效价抗-HBs 的人血清免疫球蛋白(HBIG)可用于被动免疫预防。

乙肝的治疗至今尚无特效方法,一般认为用广谱抗病毒药物和调节机体免疫功能的药物同时治疗效果较好,常用核苷类似物和长效干扰素治疗。

第三节　丙型肝炎病毒

丙型肝炎病毒是丙型肝炎的病原体,丙型肝炎病毒感染呈全球性分布,主要经血或血制品传播。HCV 感染的重要特征是感染易于慢性化,部分患者可进一步发展为肝硬化或肝癌。

一、生物学特性

HCV 属于黄病毒科,呈球形,有包膜,直径约为 50 nm,基因组为单正链线状 RNA,由 3 个结构基因和 6 个非结构基因组成。已知 5′端非编码区保守性强,可用于基因检测诊断(图 20-3)。包膜蛋白 E1、E2 和非结构蛋白 NS1 区基因容易发生变异,引起包膜蛋白的免疫原性改变而不易被原有的抗包膜抗体识别,病毒发生免疫逃逸,这是感染易于慢性化的主要原因。HCV 至少分为 6 个基因型,这些基因型有不同的地理分布特征,不同基因型可能与病情轻重与治疗应答不同有关。

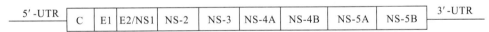

图 20-3　HCV 基因结构示意图

HCV 无理想的体外细胞培养模型,黑猩猩为敏感动物。HCV 对理化因素抵抗力不强,对乙醚、氯仿等有机溶剂敏感,紫外线、煮沸、甲醛等可使之灭活。

案例分析

案例:患者,男,因腹泻、皮疹和体重减轻而入院。2 年来,患有间歇性黄疸。1 年前曾因交通事故受伤而接受过输血,无静脉吸毒史。查体:黄疸,肝脾大,有触痛,直接高胆红素血症,血清转氨酶显著增高,HBV 血清标志物阴性,抗 HAV 阴性。肝活检显示肝细胞呈气球样变形,肝实质或紧邻肝门区域呈局灶性炎症并伴有肝细胞坏死。请问:该患者可能患了什么疾病？应如何诊断？

分析:排除 HAV、HBV 感染,结合曾有输血史判断,可能为 HCV 感染,应用抗-HCV 或 HCV RNA 诊断。

二、致病性和免疫性

HCV 的传染源是丙型肝炎患者和携带者,主要经输血或血制品传播、母婴传播,性接触也可传播。HCV 潜伏期为 6~12 周,感染后临床表现轻重不一,可表现为急性肝炎、慢性肝炎或无症状携带者。但慢性化患者居多,70%丙肝患者可转变成慢性肝炎。多数慢性肝炎患者的临床表现不明显,发病时已呈慢性过程,约 20%慢性肝炎可进一步发展为肝硬化、肝癌。目前认为,HCV 的致病机制与病毒对肝细胞的直接损伤、免疫病理反应及细胞凋亡有关。

HCV 感染后不能诱导有效的免疫保护反应。机体感染 HCV 后可产生特异性 IgM 和 IgG 型抗体,但出现较晚,且不能诱导有效的免疫保护反应。机体感染 HCV 后,由于病毒高度变异,不断出现免疫逃逸突变株,因此,抗体的免疫保护作用不强。感染 HCV 后也可诱生细胞免疫反应,但其主要作用可能是参与肝细胞损伤,而不能提供有效的免疫保护。

三、微生物学检查法

目前临床以诊断病毒 RNA 和检测抗体为主。因 HCV 在血液中含量很少,故需用极敏感的检测方法。采用 RT-PCR 法不但可以定性,也可定量检测。

ELISA 检测抗体可快速初筛献血者,并可用于诊断丙肝患者。

四、防治原则

严格筛选献血者和对血制品加强检测是预防丙型肝炎最主要的措施。因 HCV 免疫原性不强且毒株易于变异,因此,疫苗的研制有一定难度,目前尚无有效的疫苗。临床 PEG-IFN-α 联合利巴韦林是治疗丙型肝炎的首选药物。

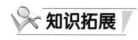
知识拓展

与乙型肝炎不同,聚乙二醇修饰的干扰素-α 联合利巴韦林(PEG-IFN-α/RBV)临床治疗丙型肝炎治愈率高,能对 40%~80%患者发挥作用。最新研究显示,编码白细胞介素-28(IL28B)基因的多态性(SNP)影响了自然丙型肝炎病毒 PEG-IFN-α/RBV 治疗的响应,这对正确地区分哪些患者无法对该治疗方式产生反应是非常重要的。

第四节 丁型肝炎病毒

丁型肝炎病毒是一种缺陷病毒,必须在乙型肝炎病毒或其他嗜肝 DNA 病毒辅助下才能成为成熟的病毒颗粒,并具有感染性复制。

一、生物学特性

HDV 为球形,直径为 35~37 nm,其基因组为一单负链环状 RNA,是已知动物病毒中最小的基因组。HDV 颗粒由 HBsAg 构成其外壳,但它并非 HDV 的基因产物,而是由同时感染宿主的 HBV 提供,内部由 HDV RNA 及与之结合的丁型肝炎病毒抗原(HDAg)组成。HDAg 主要存在于肝细胞内,在血清中出现早且消失快,不易被检测到。HDAg 可刺激机体产生抗体,可自感染者血清中检出抗-HD。

黑猩猩、土拨鼠和北京鸭对 HDV 敏感,可作为 HDV 研究的动物模型。

二、致病性和免疫性

HDV 的传播途径与 HBV 相同,主要经血传播,感染后可表现为急性肝炎、慢性肝炎或无症状携带者。HDV 感染有联合感染(coinfection)和重叠感染(superinfection)2 种类型。联合感染是指未感染乙肝的正常人同时感染 HBV 和 HDV;重叠感染是指乙型肝炎患者或无症状的 HBsAg 携带者再发生 HDV 感染。联合感染和重叠感染常可导致病情加重与恶化,可导致急性重型肝炎,病死率高。HDV 的致病机制可能与病毒对肝细胞的直接损伤作用和机体的免疫病理反应有关,HDAg 可刺激机体产生特异性 IgM、IgG 型抗体,但均没有免疫保护作用。

三、微生物学检查法

HDAg 在患者血清中持续时间短,ELISA 检测 HDAg 是早期诊断丁型肝炎的直接证据,但 HDAg 滴度较低,故不易检出。斑点杂交或荧光定量 PCR 等技术检测患者血清中或肝组织内的 HDV RNA,也是诊断 HDV 感染的可靠方法。

四、防治原则

HDV 与 HBV 有相同的传播途径,预防乙型肝炎的措施同样适用于预防丁型肝炎,因此,接种乙肝疫苗也可用于预防 HDV 感染。

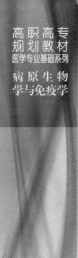

第五节 戊型肝炎病毒

戊型肝炎病毒曾称为经消化道传播的非甲非乙型肝炎病毒,是戊型肝炎的病原体。1986年,我国新疆南部地区发生戊型肝炎流行,约12万人发病,是迄今世界上最大的一次流行。1989年正式命名为戊型肝炎病毒。

一、生物学特性

HEV病毒体呈球状,无包膜,平均直径为32～34 nm,表面有锯齿状缺刻和突起,形似杯状,故将其归类于杯状病毒科(*Caliciviridae*)。HEV的基因组为单正链RNA,HEV有2个基因型,其代表株为缅甸株(B)和墨西哥株(M)。

二、致病性和免疫性

戊型肝炎的主要传染源是潜伏期末和急性期初的戊型肝炎患者,主要经粪—口途径传播,潜伏期为10～60天,临床上表现为急性戊型肝炎(包括急性黄疸型和无黄疸型)、重症肝炎以及胆汁淤滞性肝炎。多数患者于发病后6周即好转并痊愈,不发展为慢性肝炎。孕妇感染HEV后病情常较重,尤以怀孕后3个月最为严重,常发生流产或死胎,病死率达20%。

三、微生物学检查法

HEV感染的微生物学诊断应注意与HAV感染区别,临床上常用的方法是用ELISA检查血清中的抗HEV IgM,抗HEV IgM出现早、消失快,可作为早期现症患者的诊断依据。也可用电镜或免疫电镜技术检测患者粪便中的HEV颗粒,用RT-PCR法检测粪便或胆汁中的病毒核酸。

四、防治原则

预防HEV主要采取以切断传播途径为主的综合性预防措施,主要是保护水源、加强食品卫生管理、做好粪便管理、注意个人和环境卫生等。目前,尚无有效疫苗。

小 结

甲型肝炎病毒通过粪—口途径传播,引起甲型肝炎,可造成散发或暴发性流行。甲型肝炎预后良好,不会转为慢性肝炎,且病后可获得持久的免疫力。检测患者血清中的抗 HAV IgM 是诊断甲型肝炎的常用方法。

乙型肝炎病毒经血液或血制品、性接触、母婴途径传播,可引起无症状 HBsAg 携带、急性肝炎、慢性肝炎、重症肝炎等,并与原发性肝癌的发生密切相关。乙肝"两对半"抗原抗体检测和 PCR 检测是目前临床上诊断乙型肝炎最常用的方法,接种乙肝疫苗是预防乙型肝炎的最有效方法。

丙型肝炎病毒(HCV)主要通过静脉注射吸毒、输血或血制品传播,是引起输血后肝炎和肝硬化的重要病原体。慢性丙型肝炎可发展成肝硬化,与肝癌的发生密切相关。抗 HCV 抗体检测常用于诊断 HCV 感染,暂无疫苗。

丁型肝炎病毒(HDV)为缺陷病毒,不能独立复制,必须随 HBV 等嗜肝 DNA 病毒共同感染才能增殖。

戊型肝炎病毒(HEV)主要通过粪—口途径传播,临床上表现为急性戊型肝炎,不发展为慢性肝炎。在患者血清中检出抗-HEV IgM,即可确诊。

思考题

1. 试述 HBV 感染者体内可检测的抗原、抗体及其各自的临床意义。
2. 简述 HAV、HBV、HCV、HDV、HEV 的主要异同点。
3. 试述 HBV 的传播途径及防治原则。

(吕树娟)

第二十一章 逆转录病毒

> **学习目标**
> 1. 掌握：人类免疫缺陷病毒的主要生物学性状、致病性、微生物学检查方法和防治原则。
> 2. 熟悉：人类嗜T细胞病毒的致病性。
> 3. 了解：人类嗜T细胞病毒的微生物学检查方法和防治原则。
> 4. 其他：学会应用人类免疫缺陷病毒的主要生物学特征及致病性确诊艾滋病病例。

逆转录病毒属于逆转录病毒科,包括一大类含有逆转录酶的 RNA 病毒,分为肿瘤病毒亚科、泡沫病毒亚科和慢病毒亚科。其中对人致病的主要是慢病毒亚科中的人类免疫缺陷病毒和肿瘤病毒亚科中的人类嗜 T 细胞病毒。

第一节 人类免疫缺陷病毒

案例分析

案例:某医院收治了一名中年男性肺炎患者,经对症治疗好转后出院。1 个月后,又因"感冒引起肺炎"而入院。查体:体温 38.2～39 ℃,已持续 1 周,无明显诱因,乏力,伴有腹泻,后转入传染科治疗。转科不久,医生发现其全身淋巴结肿大,背部出现皮肤 Kaposi 肉瘤,视力下降后左眼失明,体重减轻。实验室检查:$CD4^+$ T 细胞减少,$CD4^+$ T 细胞/$CD8^+$ T 细胞为 0.5(正常范围为 1.8～2.2)。6 个月后患者死亡。病史记载患者生前于 5 年前被派往非洲工作,有不良性行为。

分析:患者最可能患艾滋病。患者有不良性行为史,无输血和吸毒史,因而最有可能通过性交传播。目前,初筛该疾病的常用方法是 ELISA 检测抗 HIV 抗体。因 HIV 容易产生耐药性,故需将逆转录酶抑制剂(如齐多夫定)与蛋白酶抑制剂(如茚地那韦)联用,可有效抑制 HIV 复制。

人类免疫缺陷病毒是获得性免疫缺陷综合征的病原体。人类免疫缺陷病毒有 HIV-Ⅰ和 HIV-Ⅱ两型,两者的核苷酸序列相差超过 40%。HIV-Ⅰ是引起全球艾滋病流行的病原体,HIV-Ⅱ主要局限于非洲西部,且毒力较弱,引起的艾滋病特点是病程长、症状轻。

一、生物学性状

(一)形态与结构

HIV 为 RNA 病毒,病毒体呈球形,直径为 100~120 nm(图 21-1),核衣壳呈二十面体对称,电镜下可见致密圆锥状核心,包含两条相同的单正链 RNA、逆转录酶、整合酶和核糖核酸酶 H。衣壳由 P24 结构蛋白构成,具有高度特异性。病毒体外层为脂蛋白包膜,其中嵌有 gp120 和 gp41 两种病毒特异的糖蛋白,gp120 为刺突,gp41 为跨膜蛋白。

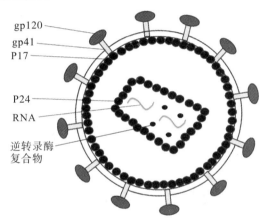

图 21-1　HIV 结构模式图

(二)基因组结构

HIV 基因组含两条完全相同的单正链 RNA,以二聚体形式存在。每个 RNA 基因组长约 9.2 kb,它们在 5′端通过氢键互相连接在一起形成二聚体。病毒基因组含有 gag、pol 和 env 3 个结构基因,以及 tat、rev、vif、nef、vpr、vpu 等调控基因(图 21-2)。

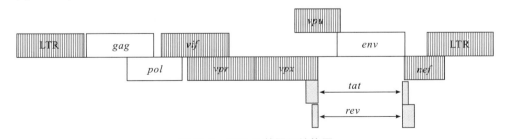

图 21-2　HIV-Ⅰ 基因组结构图

病毒基因组的 5′端和 3′端均含有长末端重复序列(long terminal repeat,

LTR)。LTR 包含启动子、增强子以及其他与转录调控因子结合的序列。

(三) 病毒复制

HIV 的复制与其他逆转录病毒类似。感染的第一步是病毒体表面蛋白 gp120 与靶细胞膜上的特异受体 CD4 分子结合，gp120 构象发生改变，进一步与其共受体 CCR5 或 CXCR4 结合，并进一步改变构象，使被 gp120 掩蔽的 gp41 得以暴露，介导病毒包膜与细胞膜发生融合，病毒核心进入细胞质。当病毒成熟后，逆转录酶就立即开始合成少量的 DNA。此时，病毒核心内的逆转录酶利用细胞内的条件，以病毒 RNA 为模板，继续完成其逆转录过程。具体过程为：逆转录酶以宿主细胞的 tRNA 为引物，逆转录产生互补的负链 DNA，形成 RNA：DNA 中间体。核糖核酸酶 H 降解了亲代 RNA 后，再以负链 DNA 为模板产生正链 DNA。在整合酶的作用下，病毒双链 DNA 基因组整合入细胞染色体中，成为前病毒(provirus)，病毒进入潜伏状态。前病毒基因组两端的 LTR 序列有启动和增强病毒基因转录的作用。当前病毒活化进行转录时，在细胞 RNA 聚合酶的催化下，病毒 DNA 转录形成 RNA。有的 RNA 经拼接成为病毒 mRNA，转译病毒的结构蛋白和非结构蛋白；有的 RNA 加帽和加尾形成病毒子代基因组 RNA，与病毒蛋白装配成核衣壳核心，从细胞膜出芽释放时获得包膜，组成完整的子代病毒体（图 21-3）。

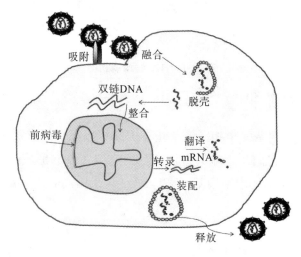

图 21-3 HIV 复制周期

(四) 培养特性

在体外，HIV 能感染 $CD4^+$ T 细胞和巨噬细胞。实验室中常用新鲜分离的正常人 T 细胞或从患者自身分离的 T 细胞培养病毒。HIV 也可在某些 T 细胞株(H9、CEM)中增殖，感染后的细胞出现不同程度的病变，在培养液中可测到逆转录酶活性,在培养细胞中可查到病毒的抗原。恒河猴及黑猩猩可作为 HIV 感染的动物模型。

(五) 抵抗力

HIV 对理化因素的抵抗力较弱,含病毒的液体或血清在 56 ℃加热 10 min 即可被灭活。0.2%次氯酸钠、0.1%漂白粉、1% NP40、35%异丙醇、70%乙醇、0.3% H_2O_2 或 0.5%来苏儿处理 10 min,均可灭活病毒。冻干的血制品需在68 ℃下加热 72 h 才能灭活污染病毒。病毒也可在室温(20~22 ℃)保存活力达 7 天。

二、致病性与免疫性

(一) 感染源与传播途径

艾滋病的感染源是 HIV 无症状携带者和艾滋病患者,其血液、精液、阴道分泌物、乳汁、唾液、脑脊髓液等样本中均含病毒。HIV 的主要传播方式有 3 种:①性接触传播。②接触污染的血液及血制品传播,包括输血及共用注射器。③母婴传播。目前,在西方国家,性接触传播是最主要的传播途径。

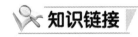

知识链接

人类免疫缺陷病毒的流行现状

人类免疫缺陷病毒(HIV)是造成人类免疫系统缺陷的一种病毒。1981年,人类免疫缺陷病毒首次在美国被发现,它是一种感染人类免疫系统细胞的慢病毒,属逆转录病毒的一种。HIV 在世界范围内导致了近 1200 万人死亡,超过 3000 万人受到感染。2011 年,全球估计有 3400 万人与人类免疫缺陷病毒相伴生存,其中 250 万人属于新发感染病例,另外,有 170 万人死于艾滋病。这些数字在不断增长中,其中,东亚、东欧、中亚等地区涨幅最快。感染最严重的地区仍然是撒哈拉以南的非洲,其次是南亚与东南亚。我国所有省、自治区、直辖市均有 HIV 感染者,约 90%通过性传播途径感染。性途径已成为主要的传播途径,男男同性性传播比例上升明显。截至 2013 年 9 月 30 日,我国约有 HIV 感染者 43.4 万例。在所有报告的病例中,学生感染人数上升。大学生感染人群里,95%是男生。

(二) 致病机制

1. HIV 对 $CD4^+T$ 细胞的损伤

HIV 主要侵袭 $CD4^+T$ 细胞和单核-巨噬细胞,引起机体免疫系统的进行性损伤。研究发现,HIV-Ⅰ除了需要 CD4 分子受体外,还需要辅助受体 CCR5 与 CXCR4 才能进入细胞。HIV 损伤 $CD4^+T$ 细胞的主要机制有:病毒感染可能导致宿主细胞膜通透性改变;HIV 感染使 $CD4^+T$ 细胞融合,形成多核巨细胞,多核巨细胞丧失正常分裂能力,最后导致细胞溶解;HIV 复制产生大量未整合的 cDNA,干扰宿主细胞代谢。HIV 以前病毒形式存在时,受感染细胞的细胞增殖和细胞因子的分泌功能均发生障碍。CTL 对感染的 $CD4^+T$ 细胞有直接杀伤作用,HIV 抗体介导的 ADCC 作用使 $CD4^+T$ 细胞大量减少;诱导 $CD4^+T$ 细胞凋亡;HIV 作为超抗原激活大量的 $CD4^+T$ 细胞,也是细胞死亡和免疫缺陷的重要原因。

2. HIV 对其他细胞的损伤

HIV 感染后,机体 B 细胞功能出现异常;HIV 感染导致单核细胞亚群损伤;HIV 感染后,淋巴结的组织结构功能开始退化,使大量病毒释放于外周血中而产生典型的病毒血症;HIV 感染可引起神经细胞损伤。

(三)临床表现

1. 急性期

在 HIV 感染后 1~3 周内,感染者可表现出类似单核细胞增多症的症状,如发热、头痛、咽炎、淋巴结肿大、腹泻、皮疹甚至脑炎。$CD4^+T$ 细胞也会出现一过性减少,病毒复制诱发了机体的体液免疫和细胞免疫。2~4 周抗 HIV 抗体及 CTL 出现对病毒的复制产生抑制,病毒血症减轻,各种症状也减轻和消失,转入无症状感染期。

2. 无症状期或潜伏期

此期可持续数年,感染者几乎没有什么症状,或者症状轻微,有无痛性淋巴结肿大。HIV 虽然在外周血中数量低,但仍处于活跃增殖的状态,具有感染性。

3. 艾滋病相关综合征期

随着病毒大量增殖,免疫系统的进行性损伤加重,各种症状开始出现,如淋巴结肿大、低热、盗汗、全身倦怠、体重下降等,随后出现各种特殊性或复发性的非致命性感染,症状逐渐加重。

4. 典型艾滋病期

随着病毒大量复制,免疫系统的进行性损伤加重,抗 HIV 抗体滴度下降,机体的免疫力已被彻底击溃。此时患者血液中病毒的数量大幅增加,抗感染能力显著下降,一些对正常人无明显致病作用的病毒(如 HCMV)、细菌(如鸟型分枝杆菌)、真菌(如白假丝酵母菌)和卡氏肺孢菌,常可造成致死性感染。

（四）免疫性

1. 体液免疫

针对 HIV 感染，机体可产生高滴度的抗 HIV 的多种抗体。对病毒有抑制作用的是中和抗体，该类抗体主要针对 gp120 和 gp41 的膜外段。病毒通过变异和遮蔽中和抗原表位的方式来逃避该类免疫。这些中和抗体的滴度往往很低，仅能降低血清中病毒的抗原量，不能控制病情。

2. 细胞免疫

HIV 感染可激活 $CD8^+$ T 细胞和 $CD4^+$ T 细胞，细胞免疫对 HIV 感染有明确的清除作用，但并不能清除 HIV 感染的细胞，这与病毒导致的免疫逃逸作用有关。

三、微生物学检查法

HIV 感染的微生物学检查方法有两大类：一类是测定抗体，这是目前最常应用的方法；另一类是测定病毒及其组分。

（一）抗体检测

检测抗体的主要方法有 ELISA 和蛋白质印迹试验。ELISA 用于 HIV 感染的常规初筛检测及筛选献血者。蛋白质印迹试验能分别检测针对各种 HIV 抗原的抗体，敏感性和特异性均较 ELISA 高，是 HIV 血清学检测中最常用的确证性试验。

（二）抗原检测

常用 ELISA 夹心法检测 HIV 的核心蛋白 P24，这种抗原通常出现于病毒的急性感染期。无症状期时 P24 抗原常为阴性，发病期时 P24 抗原又可重新被检出并伴抗 P24 抗体消失。

（三）核酸检测

近年来，应用逆转录聚合酶链反应（RT-PCR）、分支 DNA 检测法（bDNA）定量检测血浆中的 HIV RNA，用于监测病情发展和评价抗病毒治疗效果。

（四）病毒分离

取新鲜分离的正常外周血单个核细胞（PBMC），接种患者的血浆、血液单个核细胞等样本共培养，7～14 天才出现不同程度的细胞病变。细胞病变出现后，可用间接免疫荧光法检测培养细胞中的病毒抗原，以确定 HIV 的存在。通常检测培养液上清中的逆转录酶活性和 P24 抗原，对 HIV 进行定量。

四、防治原则

(一)抗病毒药物治疗

目前,已有多种抗HIV的药物被开发出来,这些药物作用的靶位点是逆转录酶RT和蛋白酶PR。联合使用1种抗PR药物和2种抗RT药物能有效地抑制病毒复制,使血浆中的病毒颗粒浓度在短期内(2~3周)急剧地下降,而且能大大延长病毒产生耐药性的时间,从而使长期缓解成为可能。这一治疗方案被称为高效抗逆转录病毒治疗(highly active anti-retroviral therapy,HAART)。整合酶抑制剂、膜融合抑制剂等新化疗药物的研发和上市,将使疗效进一步提高。

(二)HIV疫苗

几乎所有疫苗研制的方案均在HIV中试验过,但都宣告失败。HIV独特的生物学特性,尤其是病毒的多样性和易变性构成了疫苗研发的最大障碍。

(三)HIV感染的控制措施

AIDS是一种全球性疾病,尚无法用药物和疫苗有效地控制HIV感染,我们必须采取预防HIV感染的综合措施,主要包括:开展广泛宣传教育,普及AIDS的传播途径,杜绝性滥交和吸毒;建立和加强对HIV感染的监测体系,及时了解流行状况,采取应对措施;加强进出口管理,严格国境检疫;性生活中使用安全套(抗HIV抗体阴性的一夫一妻制的性伙伴除外);不共用任何针头和注射器;所有可能接触HIV的妇女必须在怀孕前进行HIV抗体检测,若结果为阳性,则应尽可能避免怀孕;艾滋病感染的母亲应避免母乳喂养。

第二节 人类嗜T细胞病毒

人类嗜T细胞病毒(human T-cell leukemia viruses,HTLV)属于逆转录病毒科、RNA肿瘤病毒亚科,与HIV一样感染人类$CD4^+$T细胞,可引起人类T细胞白血病与毛细胞白血病。

一、生物学性状

电镜下HTLV为球形颗粒,直径约为100 nm。衣壳蛋白P24、核衣壳蛋白P15和基质蛋白P19构成病毒体的蛋白核心;核衣壳的核心内包裹着几个拷贝的逆转录酶分子和2个相同单链RNA分子。病毒包膜的膜表面嵌有gp46糖蛋白和 P21 跨膜蛋白,介导与细胞表面受体结合。该病毒基因组的结构与 HIV 相似,两端均为 LTR,其 5′端至 3′端依次排列着 gag、pol 和 env 3 个结构基因以及 tax 和 rex 2 个调节基因。

二、致病性

HTLV-Ⅰ和 HTLV-Ⅱ 是引起人类肿瘤的逆转录病毒,它们仅感染 $CD4^+$ T 细胞并在其中生长,致使受感染的 T 细胞发生转化,最后发展为 T 细胞性白血病。HTLV 诱发白血病的机制与 TAX 和 REX 两个调节蛋白有关。TAX 激活 NF-κB,进而激活 IL-2 受体基因,使受感染的细胞表面出现 IL-2 受体。TAX 也激活 IL-2 基因,导致 IL-2 过量表达。IL-2 与 IL-2 受体结合,导致 $CD4^+$ T 细胞大量增殖;TAX 还能激活细胞原癌基因,表达转化蛋白,促进细胞转化和增殖;HTLV 前病毒可能导致细胞基因突变。

HTLV 感染还能引起免疫抑制,主要表现为:Th 细胞增生及功能障碍、非特异性多克隆 B 细胞激活、CTL 功能下降及 MHC 抗原异常表达。此外,HTLV 感染还可通过引起自身免疫或其他不明机制引起中枢神经系统损害。

HTLV 感染以 HTLV-Ⅰ 为主,主要通过性接触、输血、注射等方式传播,垂直传播也是将病毒传给婴儿的主要途径。成人 T 细胞白血病呈现明显的地方性流行的特征,主要分布在日本西南部、加勒比海地区、南美洲东北部和非洲一些地区。我国福建省的东部沿海地区也发现有 HTLV-Ⅰ 感染流行。

三、微生物学检查法与防治原则

HTLV 感染的诊断主要是检测患者血液中的抗-HTLV 抗体,用 ELISA 检测 HTLV 抗体可以作初步诊断,阳性结果用直接放射免疫沉淀法或蛋白质印迹法确认。PCR 法可用来检测病毒的核酸,该法不仅能检测抗体阴性的 HTLV 感染,而且能对 HTLV 进行型别诊断。

目前,尚没有抗 HTLV 的特效药物和疫苗。对血液及血制品的抗-HTLV 进行筛检,对感染人群和高危人群进行阻断传播途径的教育是有效的预防措施。

小 结

人类免疫缺陷病毒呈球形,有包膜,其上镶嵌有糖蛋白刺突 gp120 和跨膜蛋白 gp41,核心为两条相同的线状正链 RNA,并含有逆转录酶、整合酶和蛋白酶。HIV 复制经过吸附与穿入、脱壳、逆转录和整合、生物合成、装配与释放等过程。HIV 的显著特点之一是高度变异性,原因是逆转录酶无校正功能、错配性十分高。

HIV 目前主要通过性接触传播(包括同性或异性间的性行为),其次是经输血(或血制品)、静脉吸毒共用注射器和母婴途径传播。

HIV 主要破坏 $CD4^+$ T 细胞,造成严重的免疫功能缺陷,尤其是细胞免疫功能缺陷,继而诱发致死性机会性感染(如卡氏肺孢菌性间质性肺炎)和恶性肿瘤(如 Kaposi 肉瘤)。

HIV 感染的常规初筛方法为:用 ELISA 检测抗 HIV 抗体。两次阳性者,采用免疫印迹法做确证试验。HIV 目前尚无安全、有效的疫苗。洁身自好是防止 HIV 感染的首要对策。广泛开展 AIDS 宣传教育、提倡安全的性行为、对 HIV 感染者进行有效监控、切断传播途径是预防 AIDS 的关键措施。

思考题

1. 名词解释:HIV,高效抗逆转录病毒治疗。
2. 试述 HIV 的传播方式及预防对策。
3. 试述 HIV 的复制过程,并提出筛选抗 HIV 感染药物的可能策略。
4. 试述 AIDS 疫苗研制中存在的主要障碍。

(王林定)

第二十二章 虫媒病毒和出血热病毒

> **学习目标**
> 1.掌握：乙型脑炎病毒的致病性与免疫性。
> 2.熟悉：乙型脑炎病毒的生物学特性、微生物学检查方法和防治原则；汉坦病毒、克里米亚－刚果出血热病毒的致病性。
> 3.了解：汉坦病毒、克里米亚－刚果出血热病毒的生物学特性、防治原则及登革病毒的致病性。
> 4.其他：学会应用相关知识对疾病的流行采取适当的预防措施。

第一节 虫媒病毒

虫媒病毒(arbovirus)是一大类通过吸血的节肢动物叮咬易感的脊椎动物而传播疾病的病毒。病毒呈小球形，直径为20～60 nm，核心含单股RNA，有类脂包膜，包膜表面有血凝素。病毒对温度、乙醚、酸等敏感。在自然状况下，病毒在节肢动物体内增殖但不发病，可在动物中传播，一旦节肢动物叮咬人，便可将病毒传染给人。吸血节肢动物既是病毒的储存宿主，又是传播媒介；所致疾病具有明显的季节性和地方性，是自然疫源性疾病，也是人兽共患疾病。该类病毒分布广泛，种类繁多，能引起人类感染的虫媒病毒有100多种。目前，我国流行的虫媒病毒主要有乙脑病毒、登革病毒等。

一、流行性乙型脑炎病毒

流行性乙型脑炎病毒(Encephalitis B virus)简称乙脑病毒，是流行性乙型脑炎(简称乙脑)的病原体。乙脑是通过蚊虫叮咬传播的一种中枢神经系统的急性传染病，多发生于夏秋季。该病的临床症状轻重不一，病死率高，幸存者可留下神经性后遗症。

(一)生物学性状

流行性乙脑病毒属RNA病毒，呈球形，直径为35～50 nm，有包膜。病毒的

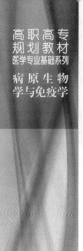

免疫原性稳定且不易变异,只有一个血清型,故接种疫苗后预防效果较好。病毒抵抗力弱,对乙醚、甲醛和氯仿等较敏感;不耐热,56 ℃下 30 min 可被灭活,低温下能较长时间保存。

(二)传播途径

1. 传播媒介

在我国,传播乙脑病毒的蚊种主要是三带喙库蚊。由于蚊体可携带乙脑病毒越冬并经卵传代,因此,蚊不仅是传播媒介,还是病毒的长期储存宿主。

2. 传染源

乙脑病毒的主要传染源是带病毒的猪、牛、羊、马、鸡、鸭、鹅等。动物被蚊虫叮咬后感染病毒,不出现明显的临床症状和体征,但可引起病毒血症。在我国,幼猪是最重要的传染源和中间宿主。病毒在蚊与动物之间不断循环。当带有病毒的蚊虫叮咬人时,则可引起人体感染。

(三)致病性与免疫性

病毒进入人体后,先在皮肤的毛细血管内皮细胞和局部淋巴结等处增殖,释放病毒进入血液,引起第一次病毒血症。病毒随血液播散至肝、脾等处继续增殖,并释放入血,引起第二次病毒血症,临床表现为发热、寒冷、头痛等流感样症状。绝大多数感染者的病情不再继续发展,成为隐性感染或轻型病例,并可获得牢固的免疫力。少数免疫力低下感染者,病毒可穿过其血脑屏障进入脑组织,损伤脑实质和脑膜,出现高热、头痛、呕吐、意识障碍、惊厥或抽搐、呼吸衰竭等严重的中枢神经系统症状,死亡率高。部分患者恢复后可能有后遗症,表现为偏瘫、失语、智力减退等。乙脑病后或隐性感染机体均可获得持久的免疫力,以体液免疫为主。

(四)实验室检查法

临床诊断可用血清学方法,常用的方法有血凝抑制试验、ELISA 或胶乳凝集试验等。通常检测急性期和恢复期双份血清,恢复期效价升高 4 倍以上时具有辅助诊断价值。应用 RT-PCR 技术检测乙脑病毒的特异性核酸片段,目前已广泛用于乙脑的早期快速诊断。

(五)防治原则

防蚊和灭蚊是预防乙脑的关键。预防乙脑最重要的环节是对易感人群接种乙脑疫苗。我国目前普遍采用地鼠肾细胞培养的灭活疫苗进行预防接种,免疫对象是 9 个月至 10 岁儿童。疫苗安全有效,免疫保护率在 60% 以上。流行季节前采取对幼猪进行免疫接种等措施可控制乙脑病的传播。

二、登革病毒

登革病毒(dengue virus)是登革热的病原体。登革热是由伊蚊传播的急性传染病,在热带、亚热带地区,特别是东南亚、西太平洋、中南美洲流行,我国近年来在广东、海南及广西等地区均有发生。

登革病毒的形态结构与乙脑病毒相似,根据抗原性不同分为 4 个血清型。该病毒易在蚊体中增殖,可在蚊体胸内接种培养,也可用白纹伊蚊的传代细胞(C6/C36 株)或地鼠肾等哺乳类动物细胞进行培养,初生小鼠对登革病毒敏感。

在自然界,登革病毒储存于人和猴中,通过埃及伊蚊和白纹伊蚊等传播。病毒感染人体后,可在毛细血管内皮细胞和单核细胞中增殖,然后经血流播散,引起疾病。临床上表现为普通型登革热(DF)和登革出血热/登革休克综合征(DHF/DSS)两种类型。前者病情较轻,出现发热、肌肉和关节酸痛、淋巴结肿胀及皮疹等典型登革热症状。后者病情较重,初期与典型登革热的症状相似,随后病情迅速发展,出现严重出血,表现为皮肤大片紫癜及淤斑、消化道出血等,并进一步发展为出血性休克,死亡率高。其致病机制至今尚未完全清楚。

登革病毒的微生物学检查可采取患者发病 1~3 天样本接种白纹伊蚊(C6/C36 株)或小鼠进行分离培养,也可用白纹伊蚊或埃及伊蚊做胸腔接种分离病毒。检出患者血清中的特异性 IgM 型抗体有助于早期诊断。登革病毒感染的预防措施主要是灭蚊和改善环境卫生,减少蚊虫滋生和对人叮咬。登革病毒的疫苗尚未研制成功。

第二节 出血热病毒

出血热病毒引起发热、皮肤黏膜及不同脏器出血,可伴有低血压和休克等,主要由某些节肢动物或啮齿类动物传播。目前,我国已发现的出血热病毒主要有汉坦病毒、克里米亚-刚果出血热病毒和埃博拉病毒等。

一、汉坦病毒

汉坦病毒(Hantaan virus)又叫肾综合征出血热病毒(hemorrhagic fever with renal syndrome virus,HFRSV),是肾综合征出血热的病原体。1978 年,韩国学者李镐汪从韩国汉坦河附近的黑线姬鼠肺组织中分离出汉坦病毒。

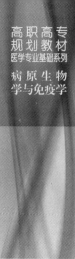

(一)生物学性状

汉坦病毒呈球形、椭圆形或多形态性,直径约为 120 nm。核酸类型为单负股 RNA,分长、中、短 3 个节段,有包膜,核衣壳为螺旋对称。

汉坦病毒可在非洲绿猴肾细胞(Vero-E6)、人肺癌传代细胞、人胚肺二倍体细胞、地鼠肾细胞中增殖,但细胞病变不明显。因此,常用免疫荧光法测定感染细胞质内的病毒抗原作为病毒增殖的指标。易感动物也有多种,主要为鼠类,如黑线姬鼠。

汉坦病毒对热(56 ℃、30 min)、酸(pH<3)、γ 射线等敏感,对各种脂溶剂也敏感。在 4~20 ℃较稳定,可长期维持其传染性,在鼠肺及肾内存活 150~200 天。

(二)致病性与免疫性

汉坦病毒的传染源为鼠类。在我国以黑线姬鼠和褐家鼠为主要的传染源。病毒在鼠体内增殖,随唾液、尿、粪便大量排出而污染水、土壤和空气,通过呼吸道、消化道或接触病鼠排泄物等方式感染人。人被病毒感染后,经 1~3 周潜伏期,出现以发热、出血及肾脏损伤为主的临床症状。典型临床病程可分为 5 期,即发热期、低血压期、少尿期、多尿期和恢复期。病死率为 3%~20%,一般为 5%左右。病死率的高低除与病型不同、病情轻重有关外,还与治疗早晚、措施得当与否有很大关系。病后可获得持久免疫力,以体液免疫为主。

(三)微生物学检查法和预防原则

微生物学检查法主要有分离病毒及血清学检查。现也采用免疫荧光染色检测病毒培养细胞中的病毒抗原。

灭鼠、防鼠是预防汉坦病毒的关键,同时要加强饮食、环境卫生的管理,注意个人防护。目前,我国使用灭活疫苗进行预防接种,安全可靠,2 年保护率在 90%以上。在抗病毒药物研究中发现,利巴韦林在体外能抑制汉坦病毒聚合酶活性。

二、克里米亚-刚果出血热病毒

我国新疆部分地区曾发生一种以急性发热伴严重出血为特征的急性传染病,当时定名为新疆出血热。该病是一种自然疫源性疾病,主要分布在有硬蜱活动的荒漠和牧场。现已知该病是由克里米亚-刚果出血热病毒引起的。该病毒的形态结构与汉坦病毒相似,但其传播方式和致病性与汉坦病毒完全不同。羊、牛、马和骆驼等家畜以及子午沙鼠和塔里木兔等为病毒的储存宿主,硬蜱(亚洲璃眼蜱)既是传播媒介,又是储存宿主。病毒以动物↔蜱↔人的传播方式在疫区流行,4~5 月份为流行高峰。人被蜱叮咬或通过皮肤伤口而感染,经 5~7 天的潜伏期而发病,以高热、皮肤黏膜出血点、便血、血尿和低血压休克等为主要临床症状。可采用不同方法检测患者血清中的病毒抗原、特异性 IgM 抗体等,进行辅助诊断。该病的主要预防措施为防止被硬蜱叮咬;避免皮肤破损处与患者血液、动物血液或脏器直接接触。病后机体可获得较为持久的免疫力。

三、埃博拉病毒

埃博拉病毒(Ebola virus)引起的埃博拉出血热是一种烈性传染病,主要特征是高热、疼痛、全身广泛性出血、多器官功能性障碍和休克,死亡率高达90%。

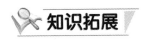

2014 年西非埃博拉病毒疫情

西非埃博拉病毒疫情是自 2014 年 2 月开始在几内亚境内发生的大规模病毒疫情,波及几内亚、利比里亚、塞拉利昂等西非国家,并且首次超出边远的丛林村庄,蔓延至人口密集的大城市。截至 2014 年 12 月 17 日,世界卫生组织(WHO)发表数据显示埃博拉出血热疫情肆虐的利比里亚、塞拉利昂和几内亚的感染病例(包括疑似病例)达 19031 人,其中死亡人数达 7373 人。此次疫情在感染人数、死亡人数、影响范围和蔓延速度等方面均为历史上最为严重的一次。2016 年 1 月,世界卫生组织宣布非洲西部埃博拉疫情已经结束。

埃博拉病毒属于丝状病毒科,病毒颗粒呈丝状、U 型或环形。直径为 80 nm,长短不一,外有类脂包膜。埃博拉病毒可感染猴、乳鼠、田鼠、豚鼠,引起动物死亡,病毒抵抗力不强,但在室温中可稳定保持其传染性。

埃博拉病毒通过皮肤黏膜侵入宿主,在细胞质中复制,并产生大量的病毒,在肝、脾、肺、淋巴结引起广泛组织坏死。该病毒破坏内皮细胞导致血管损伤,造成广泛出血及低血容量性休克。埃博拉病毒的潜伏期为 5~10 天,临床特征是突发起病、高热、头疼、肌痛、乏力,继而出现呕血、黑便、淤斑、黏膜出血等现象,患者常死于休克和多器官功能障碍。

微生物检查要做好安全防御措施,标本采集和处理必须在安全防护的实验室中进行,可用免疫荧光染色和 ELISA 检测抗原。尚无有效的疫苗用于预防埃博拉出血热,应采取综合性措施预防,发现患者要立即隔离,患者的分泌物、排泄物、血液及接触的物品须严格消毒,尸体应立即深埋或火化。治疗埃博拉出血热困难。

小 结

虫媒病毒和出血热病毒都是通过吸血的节肢动物或啮齿类动物叮咬易感的脊椎动物而传播疾病的病毒,病毒通过带毒动物在自然界传播,人类通过被带毒的动物叮咬而感染。大多数虫媒病毒病和病毒性出血热是一种自然疫源性疾病,病情严重,对人类健康的危害极大。目前,对该类病毒没有特效的治疗手段,因此,加强个人防护、避免与传染源和传播媒介接触、控制和消灭传播媒介和啮齿类动物是主要的预防手段。

思考题

1. 何谓虫媒病毒?虫媒病毒的共同特性有哪些?
2. 简述乙型脑炎病毒的致病性。

(盛亚琳)

第二十三章 疱疹病毒

> **学习目标**
> 1. 掌握：常见的人类疱疹病毒的种类及其致病性。
> 2. 熟悉：常见的人类疱疹病毒的生物学特性和免疫性。
> 3. 了解：常见的人类疱疹病毒的微生物学检查方法及防治原则。
> 4. 其他：能够辨别常见的临床疱疹病毒感染性疾病。

疱疹病毒(herpes viruses)属于疱疹病毒科(*Herpesviridae*),为一群结构相似、大小中等的有包膜双链的 DNA 病毒。现已发现疱疹病毒 100 多种,其宿主广泛,可以感染多种动物和人,根据其生物学特性分为 α、β、γ 三个亚科。α 疱疹病毒如单纯疱疹病毒 1 型和 2 型、水痘-带状疱疹病毒,感染细胞病变明显,常潜伏于神经细胞中;β 疱疹病毒如人巨细胞病毒,增殖缓慢,感染细胞形成巨细胞病变;γ 疱疹病毒如 EB 病毒,主要感染和潜伏在淋巴细胞中。感染人类的疱疹病毒分类及其所致疾病见表 23-1。

表 23-1 人类疱疹病毒的主要种类与所致疾病

亚科	种类	所致疾病
α	单纯疱疹病毒 1 型(HSV-1)	龈口炎、唇疱疹、角膜炎、脑炎、脑膜脑炎
	单纯疱疹病毒 2 型(HSV-2)	生殖器疱疹、新生儿疱疹
	水痘-带状疱疹病毒(VZV)	水痘、带状疱疹
β	人巨细胞病毒(HCMV)	巨细胞病毒感染、间质性肺炎、肝炎、单核细胞增多症等
	人疱疹病毒 6 型(HHV-6)	婴幼儿玫瑰疹
	人疱疹病毒 7 型(HHV-7)	婴幼儿玫瑰疹
γ	EB 病毒(EBV)	传染性单核细胞增多症、Burkitt 淋巴瘤、鼻咽癌等
	人疱疹病毒 8 型(HHV-8)	卡波济肉瘤

第一节 单纯疱疹病毒

一、生物学性状

单纯疱疹病毒(herpes simplex virus,HSV)具有典型的疱疹病毒形态特征,呈球形,有包膜,直径为 150~200 nm。核心为线性 dsDNA,核衣壳为二十面体立

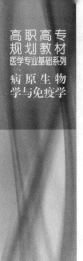

体对称,由162个壳粒组成;其外围有一层被膜,最外层为脂质包膜,表面含有多种糖蛋白,在病毒复制和致病过程中发挥重要作用,并能诱导产生中和抗体。病毒对热、乙醚及脂溶剂敏感,低温下可生存数月,在56 ℃下30 min即可被灭活。

HSV有HSV-1和HSV-2两种血清型,这两种血清型的基因组结构相似,约有50%的同源性,同时具有型特异性抗原。

HSV的宿主范围较广,可感染人和多种动物,如家兔、小鼠等。HSV能在多种细胞中增殖,产生明显的病毒致细胞病变效应(CPE),并在核内出现嗜酸性包涵体。

二、致病性与免疫性

人群中HSV感染非常普遍,多为隐性感染,占80%~90%。HSV的传染源为患者和病毒携带者。密切接触和性接触是主要的传播途径,病毒经口腔及生殖道黏膜和破损皮肤等多种途径侵入机体。

(一)原发感染

HSV-1原发感染的主要临床表现为皮肤与黏膜局部疱疹,潜伏期为2~10日,平均为4日,多发生于6个月到2岁的婴幼儿。原发感染常见的是疱疹性龈口炎、疱疹性角膜炎、皮肤疱疹性湿疹或疱疹性脑炎等。HSV-2原发感染多发生于性生活后,主要引起生殖器疱疹,属于性传播性疾病。

(二)潜伏及再激活感染

HSV原发感染后产生的特异性免疫力可清除大部分病毒,但少数病毒可长期潜伏于神经细胞内,不表现临床症状。HSV-1潜伏于三叉神经节和颈上神经节,HSV-2潜伏于骶神经节。当机体发热、寒冷、情绪紧张、感染及使用激素时,潜伏的病毒被激活并重新增殖,病毒沿感觉神经纤维轴索下行到末梢支配的上皮细胞内继续增殖,常引起同一部位复发性局部疱疹,如唇鼻间皮肤与黏膜交界处出现成群的小疱疹。

(三)先天性感染

HSV可经胎盘、产道及产后接触3种途径感染,其中产道感染最为常见,可导致新生儿疱疹,重症患儿表现为疱疹性脑炎或播散性感染,病死率较高。孕妇感染后,病毒可通过胎盘或宫颈逆行感染胎儿,引起流产、早产、死胎或先天性畸形。

细胞免疫在抗HSV感染中发挥主要作用,可控制和清除病毒感染;抗病毒表面糖蛋白的中和抗体可消除细胞外游离的病毒,阻止病毒在体内扩散,改变病程,但不能消灭潜伏的病毒和阻止复发。

三、微生物学检查法

(一) 病毒分离与鉴定

采取患者的水疱液、唾液、角膜拭子或角膜刮取物、阴道拭子和脑脊液等接种于易感细胞进行分离培养。通常 2～3 天后出现细胞肿胀、变圆、细胞融合等病变,可据此作出初步诊断。再用中和试验、PCR 技术及免疫荧光试验等方法进行系统的特异性鉴定。

(二) 快速诊断

用免疫荧光技术、免疫酶标记技术等检查细胞内 HSV 特异性抗原,也可用核酸杂交或 PCR 技术检测标本中有无病毒特异性核酸,对疱疹性脑炎、疱疹性角膜炎的早期诊断和及时抗病毒治疗有重要意义。

临床也常用酶联免疫吸附试验(ELISA)检测 HSV 特异性抗体。特异性 IgM 抗体阳性提示近期感染,特异性 IgG 抗体检测常用于血清流行病学调查。

四、防治原则

目前,对 HSV 感染尚无特异性的预防措施,疫苗正在研制中。应注意避免与患者进行密切接触,孕妇产道有 HSV-2 感染者可进行剖宫产;无环鸟苷(acyclovir,ACV,阿昔洛韦)和丙氧鸟苷(ganciclovir,GCV,更昔洛韦)可用于治疗生殖器疱疹、疱疹性角膜炎、疱疹性脑炎等,疗效较好,但不能清除潜伏感染的病毒或防止潜伏感染复发。

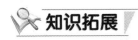

单纯疱疹病毒与基因治疗

单纯疱疹病毒在自然界中普遍存在,具有天然的嗜神经性,能自然感染有丝分裂后的神经元,可由外周神经逆行感染进入中枢神经系统并在其中长期潜伏,是外源大容量基因常用的运载工具;通过构建复制缺陷型 HSV 载体,将 HSV 载体应用于中枢神经系统疾病基因治疗具有巨大的潜在应用价值。

第二节 水痘-带状疱疹病毒

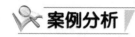

案例:患者,女性,55岁,有糖尿病10多年。近期感冒后出现右前胸及后背部阵发性针刺样疼痛伴夜间加重2天。随后疼痛部位出现大片红色斑丘疹,表面有密集成簇的水疱。请问:该患者可能患了什么疾病?

分析:带状疱疹在成人和老年人中多见。当机体免疫力下降时潜伏的病毒被激活,病毒沿神经轴索到达所支配的皮肤细胞内增殖,产生疱疹。该患者有基础的糖尿病,近期的感冒可能导致机体免疫力下降,潜伏在体内的水痘-带状疱疹病毒被激活而致病。由于带状疱疹的症状典型,因而根据临床表现即可作出诊断。

水痘-带状疱疹病毒(varicella-zoster virus,VZV)是引起水痘和带状疱疹的病原体。儿童期原发感染时引发水痘,病愈后VZV潜伏于体内。当潜伏病毒被激活后,则引起带状疱疹。

一、生物学性状

VZV只有一个血清型,生物学性状大多同HSV,能在体外培养的人或猴成纤维细胞中增殖,但生长缓慢,可形成多核巨细胞及核内嗜酸性包涵体。VZV对一般实验动物及鸡胚不敏感。

二、致病性与免疫性

人是VZV的唯一宿主。传染源主要是患者,病毒主要经呼吸道飞沫传播或接触传播,随病毒血症播散至皮肤。经2~3周潜伏期后,全身皮肤出现丘疹、水疱,并可发展为脓疱疹。皮疹呈向心性分布,其中躯干较多。水痘多为自限性,一般病情较轻,偶尔并发病毒性脑炎或肺炎。

带状疱疹仅发生于有水痘病史的患者,以成人和老年人多见。水痘康复后少量病毒可潜伏于脊髓后根神经节或脑神经的感觉神经节中(图23-1)。当机体免疫力下降时,受某些因素(如冷、热、药物、X射线、器官移植等)刺激,潜伏的病毒被激活,病毒沿神经轴索到达所支配的皮肤细胞内增殖,产生疱疹,因其沿神经分布排列呈带状,故称为带状疱疹,中医称为"缠腰火丹"或"蜘蛛疮"。VZV好发于胸、腹部,且疼痛剧烈。

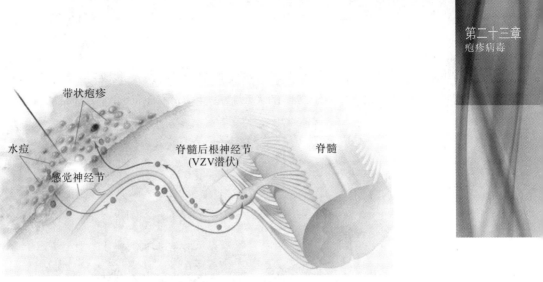

图 23-1　VZV 在体内的潜伏再扩散途径示意图

患水痘后的机体可产生持久的特异性免疫力,极少再患水痘,但不能有效清除神经节中潜伏的病毒,故不能阻止带状疱疹的发生。

三、微生物学检查法

根据临床表现即可作出诊断。必要时可取病损皮肤的水疱基底部标本、皮肤刮取物、活检组织等检测核内嗜酸性包涵体和多核巨细胞。快速诊断可用免疫荧光法、FAMA、ELISA 检测 VZV 抗原或抗体,也可用 PCR 技术检测标本中的 VZV DNA。

四、防治原则

VZV 减毒活疫苗已用于特异性预防,带状疱疹特异性高效价免疫球蛋白(VZV Ig)对预防感染或减轻临床症状有一定效果。阿糖腺苷、阿昔洛韦和干扰素等抗病毒药物可用于治疗免疫抑制患儿的水痘、成人水痘和带状疱疹。

第三节　人巨细胞病毒

人巨细胞病毒(human cytomegalovirus,HCMV)是巨细胞病毒感染的病原体。因 HCMV 可使易感细胞变大、肿胀、折光性增强,呈现"巨大细胞"的致细胞病变效应,故得名。

一、生物学性状

HCMV 是最大的人疱疹病毒(图 23-2),形态结构与 HSV 相似,直径为180～250 nm,基因组约为 240 kb。HCMV 感染的宿主范围较窄,人类是其唯一宿主,仅在人成纤维细胞中增殖。病毒在细胞培养中增殖缓慢,复制周期较长,出现细胞病变需2~6周，主要表现为细胞肿胀、核增大及形成"巨大细胞"，可见细胞核内出现周围绕有一轮"晕"的大型嗜酸性包涵体，宛如"猫头鹰眼"状。

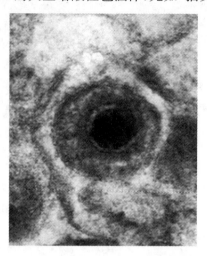

图23-2　HCMV透射电镜图(×200,000)

二、致病性与免疫性

HCMV在人群中的感染率很高，通常以隐性感染为主，仅少数人有临床症状。多数人感染后可长期携带病毒，病毒主要潜伏在唾液腺、乳腺、肾脏及外周血单核细胞和淋巴细胞中，潜伏病毒可被再激活而导致复发感染。

HCMV的传染源为患者与隐性感染者。病毒可持续或间歇地从唾液、乳汁、尿液等分泌物中排出。病毒可通过母婴、密切接触、性接触及器官移植等多种途径传播。

(一)先天性感染

HCMV是最常见的引起先天性感染的病毒，可通过胎盘或宫颈上行感染胎儿，引起宫内感染。先天性感染率为0.5%~2.5%，其中5%~10%的新生儿出现临床症状，患儿表现为肝脾大、黄疸、血小板减少性紫癜及溶血性贫血；少数呈先天性畸形，如小头畸形、智力低下；重者可致流产或死胎。部分患儿可于出生后数月或数年才出现临床症状，表现为智力低下和先天性感觉神经性耳聋等。

(二)围生期感染

分娩时新生儿通过感染的产道或母乳接触病毒，一般多无明显的临床症状，少数表现为短暂的间质性肺炎、肝脾轻度肿大和黄疸。

(三) 儿童和成人原发感染

儿童和成人原发感染通常为隐性感染,多数人感染后长期带毒,表现为潜伏感染,可长期或间歇排出病毒。少数感染者出现以单核细胞增多症为主的临床表现,有时输入大量含有 HCMV 的血液也可出现单核细胞增多症、肝炎等。上述临床症状较轻,一般预后良好。

(四) 免疫功能低下者感染

免疫功能低下者感染常发生于器官移植、白血病、艾滋病、恶性肿瘤及长期应用免疫抑制剂等免疫功能低下的患者,原发感染或潜伏激活的 HCMV 均可引起严重疾病,如肺炎、肝炎、视网膜炎及脑膜炎等,病死率较高。HCMV 也是艾滋病患者最常见的机会性感染的病原体之一。

HCMV 感染后可诱导机体产生相应的体液免疫和细胞免疫。体液免疫对防御 HCMV 感染具有一定的保护作用,但特异性中和抗体不能阻止潜伏病毒的再激活。细胞免疫在限制 HCMV 播散、潜伏病毒再激活和控制感染的发生和发展中发挥重要作用。

三、微生物学检查法

病毒分离阳性是目前临床诊断的"金标准",快速分离、鉴定病毒常用于临床实验室快速诊断,但一般难以在实验室常规开展。临床多采用快速诊断方法:将组织标本或尿液标本(离心后取沉渣)涂片,吉姆萨染色或 HE 染色后镜检,观察到巨大细胞及核内嗜酸性包涵体可作初步诊断;利用免疫荧光法检测病毒抗原,如 HCMV pp65 抗原血症检测,ELISA 检测血清中的抗体,IgM 阳性辅助诊断 HCMV 活动性感染和宫内感染,IgG 检测多用于了解人群感染率;或用核酸原位杂交法、定量 PCR 法检测病毒 DNA。

四、防治原则

目前,尚无安全有效的 HCMV 疫苗。更昔洛韦与缬更昔洛韦适用于肾移植和骨髓移植等免疫抑制患者发生的严重 HCMV 感染,以及艾滋病患者并发 HCMV 活动性感染。此外高效价的抗 HCMV Ig 具有一定的治疗作用。

第四节 EB 病毒

EB 病毒(Epstein-Barr virus,EBV)属于 γ 亚科的疱疹病毒,是 1964 年 Epstein 和

Barr 从非洲儿童恶性淋巴瘤细胞培养物中发现的一种新的人类疱疹病毒。

一、生物学性状

EBV 的形态结构与其他疱疹病毒相似,直径约为 180 nm。EBV 具有嗜 B 淋巴细胞的特性,目前,尚不能用常规方法进行 EBV 体外培养,可用永生化淋巴母细胞系进行培养。EBV 基因组可编码多种抗原,包括病毒增殖性感染时表达的早期抗原(early antigen,EA)、衣壳抗原(viral capsid antigen,VCA)、膜抗原(membrane antigen,MA)以及潜伏感染时表达的 EBV 核抗原(EB nuclear antigen,EBNA)和潜伏膜蛋白(latent membrane protein,LMP)。

二、致病性与免疫性

EBV 在人群中的感染率非常普遍,国内 90% 以上 3~5 岁儿童感染过 EBV。多数儿童初次感染后无明显症状,青少年和成人初次感染可表现为典型的传染性单核细胞增多症。EBV 感染的传染源是患者和隐性感染者,主要通过唾液传播,也可经输血传播。

(一)EBV 感染所致和相关的疾病

1. 传染性单核细胞增多症

传染性单核细胞增多症是一种急性的全身性淋巴细胞增生性疾病。在青春期初次感染较大量的 EBV 时发病。发病后典型的临床表现为发热、咽炎、颈淋巴结炎、肝脾大、血单核细胞和异形淋巴细胞增高。病程可持续数周,预后良好。严重免疫缺陷的儿童、AIDS 患者和器官移植者的病死率较高。

2. Burkitt 淋巴瘤

Burkitt 淋巴瘤即非洲儿童恶性淋巴瘤,发生在非洲和南美洲某些温热带地区,呈地方性流行。该病多见于 6 岁左右的儿童,好发部位为面部、腭部。在肿瘤组织中发现 EBV 基因组,且 EBV 抗体阳性患者中 80% 以上的抗体效价高于正常人,故认为 EBV 与 Burkitt 淋巴瘤有密切关系。

3. 鼻咽癌

东南亚和我国广东、广西、福建等地区为鼻咽癌高发区,鼻咽癌多发生于 40 岁以上的中老年人。EBV 与鼻咽癌的关系十分密切,其主要依据为:鼻咽癌患者的活检组织中存在 EBV 抗原和核酸;鼻咽癌患者血清中的 EBV 相应抗体效价高于正常人。

4. 淋巴组织增生性疾病

免疫功能缺陷患者易发生 EBV 诱发的淋巴组织增生性疾病。1%~10% 移植患者会发生淋巴组织增生性疾病,如恶性单克隆 B 淋巴细胞瘤。

原发感染后,机体产生特异性中和抗体和细胞免疫,首先出现 EBV VCA 抗体和 MA 抗体,然后出现 EA 抗体。EBNA 抗体出现表示机体已建立细胞免疫。抗体可防止外源性 EBV 再感染,但不能完全清除潜伏在细胞内的 EBV。

三、微生物学检查法

EBV 分离培养较为困难,临床常用快速诊断方法,如原位核酸杂交法或 PCR 检测标本中的 EBV DNA,或用免疫荧光法检查细胞中的 EBV 抗原。EBV 特异性抗体检测多用酶免疫法或免疫荧光法,EA-IgA 和 VCA-IgA 抗体的滴度持续升高对鼻咽癌有辅助诊断意义,异嗜性抗体检测主要用于辅助诊断传染性单核细胞增多症。

四、防治原则

大多数传染性单核细胞增多症患者(约 95%)能康复,仅少数患者发生脾破裂,因此,在急性期应限制剧烈运动。EBV 感染与鼻咽癌关系密切,EBV 抗体检测有助于鼻咽癌的早期诊断、早期发现和治疗;同时预防 EBV 感染的疫苗正在研制中。

第五节 新型人类疱疹病毒

一、人类疱疹病毒 6 型

人类疱疹病毒 6 型(human herpes virus 6,HHV-6)属于疱疹病毒 β 亚科,具有嗜 $CD4^+$ T 淋巴细胞特性,由美国 Salahuddin 和 Joseph 等在 1986 年从淋巴组织增生性疾病和 AIDS 患者的外周血单核细胞中分离出的新型疱疹病毒。

HHV-6 在人群中感染十分普遍,机体感染后终身带毒。HHV-6 潜伏于单核-巨噬细胞、唾液腺、肾脏等细胞和器官中,主要经唾液传播。婴幼儿原发感染后大多数无明显的临床症状,少数引起婴儿玫瑰疹(又称为婴儿急疹),一般预后良好。

HHV-6 感染诊断可采用间接免疫荧光技术检测病毒特异性 IgM 抗体,或用定量 PCR 检测 HHV-6 的 DNA。迄今为止,尚无有效疫苗用于特异性预防。

二、人类疱疹病毒 7 型

人类疱疹病毒 7 型(human herpes virus 7,HHV-7)是在 1990 年由 Frenkel 等从健康成人外周血的 $CD4^+$ T 细胞中分离出的新型 β 亚科疱疹病毒,同样具有嗜 $CD4^+$ T 细胞特性。

HHV-7是一种普遍存在的人类疱疹病毒,感染后主要潜伏在人外周血单核细胞和唾液腺,通过唾液传播。HHV-7原发感染与疾病的关系尚待证实,可能与婴儿的玫瑰疹、神经损伤和器官移植并发症有关。目前,尚无有效的预防和治疗措施。

三、人类疱疹病毒8型

人类疱疹病毒8型(human herpes virus 8,HHV-8)是在1994年由Yuan Chang等从AIDS患者的卡波济肉瘤(Kaposi's sarcoma,KS)活检组织中发现的,故又称为卡波济肉瘤相关疱疹病毒(Kaposi's sarcoma-associated herpes virus,KSHV)。

HHV-8的传播途径尚未明确,性传播可能是其重要的传播途径,另外也可能与唾液传播、器官移植及输血传播有关。目前认为HHV-8与KS的发生相关,在各种类型的KS中,HHV-8 DNA的检出率很高。

可用PCR加DNA杂交方法检测病毒DNA或免疫印迹、免疫荧光和ELISA等方法检测抗体或抗原。目前,尚无特异性预防和治疗措施。

小 结

单纯疱疹病毒(HSV)有两种类型,HSV-1感染可引起疱疹性龈口炎、疱疹性角膜炎、皮肤疱疹性湿疹或疱疹性脑炎等,HSV-2主要引起生殖器疱疹。原发感染后,HSV-1潜伏于三叉神经节和颈上神经节,HSV-2潜伏于骶神经节。当机体免疫力下降时,HSV可被激活并引起复发性局部疱疹。

儿童首次感染水痘-带状疱疹病毒(VZV)时引起水痘,康复后病毒潜伏在脊髓后根神经节或脑神经的感觉神经节中。当机体免疫力下降时,潜伏的病毒被激活而引起带状疱疹。VZV减毒活疫苗用于特异性预防。

人巨细胞病毒(HCMV)因使被感染细胞肿大并有巨大的核内包涵体而得名。HCMV感染多为隐性感染或潜伏感染,当机体免疫功能低下时病毒被激活,发生显性感染;HCMV是最常见的引起先天性感染的病毒之一,也是器官移植、肿瘤和AIDS致死的重要原因。

EB病毒(EBV)具有嗜B淋巴细胞特性,在人群中感染普遍,可引起传染性单核细胞增多症、淋巴组织增生性疾病,并与Burkitt淋巴瘤和鼻咽癌密切相关。

思考题

1. 简述人疱疹病毒的主要类型和所致疾病。
2. 引起胎儿先天性畸形的疱疹病毒主要有哪些?
3. 简述单纯疱疹病毒和水痘-带状疱疹病毒潜伏的部位。
4. 与人类肿瘤的发生相关的疱疹病毒有哪些?

(张俊玲)

第二十四章　其他病毒及朊粒

> **学习目标**
> 1. 掌握：狂犬病的防治原则；被犬等咬伤后伤口处理的方法。
> 2. 熟悉：狂犬病病毒的致病性。
> 3. 了解：人乳头瘤病毒的致病性及朊粒的概念。

第一节　人乳头瘤病毒

人乳头瘤病毒（human papilloma virus，HPV）属于乳多空病毒科。HPV 呈球形，直径为 45~55 nm，核衣壳呈二十面立体对称，无包膜。基因组为双链环状 DNA，按功能分为 3 个基因区。HPV 的抵抗力强，能耐受干燥并可长期保存，加热或经福尔马林处理可被灭活。

人类是 HPV 唯一的自然宿主，病毒侵入人体后，停留于感染部位的皮肤和黏膜中，不产生病毒血症。HPV 感染后在细胞核内增殖，细胞核着色深，形成嗜碱性核内包涵体，此为 HPV 感染的基本特征。HPV 主要通过直接或间接接触污染物品以及性传播和母婴传播等途径感染人类。

HPV 对皮肤和黏膜上皮细胞具有高度亲嗜性。根据感染部位不同，分为嗜皮肤性和嗜黏膜性两大类临床表现。前者主要感染皮肤，引起各种类型皮肤疣，如寻常疣、甲周疣、跖疣、扁平疣等；后者主要感染呼吸道和生殖道黏膜，引起生殖器疣（尖锐湿疣）、喉乳头瘤等。其中，尖锐湿疣的发病率最高，传染性强，在性传播疾病中占重要地位。近年研究表明，HPV16、HPV18 等型与子宫颈癌、喉癌、舌癌等发生有关。

HPV 感染诊断主要通过染色镜检、HPV DNA 和血清学试验等方法。例如，将疣状物做组织切片或生殖道局部黏液涂片，用帕尼科拉染剂染色后，可在光镜下观察到特征性空泡细胞或角化不良细胞和角化过度细胞，据此作初步 HPV 诊断。PCR、核酸分子杂交技术检测标本中 HPV DNA 可用于疣的确诊。

目前，国际上已经有二价（HPV16、HPV18）或四价（HPV6、HPV11、HPV16、HPV18）2 种 HPV 疫苗，均对宫颈癌有预防作用。宫颈癌的主要治疗方法有：①物理治疗，如激光、微波、冷冻、电灼、手术切除、光动力疗法等去除肉眼可见的瘤体和亚临床感染。②药物治疗,如0.5%足叶草脂毒素酊、5%咪喹莫特、50%三氯醋酸、氟尿嘧啶软膏等。③免疫疗法,如干扰素、白细胞介素、胸腺素、转移因子等。

第二节 狂犬病病毒

狂犬病病毒(rabies virus)是一种嗜神经病毒,可引起家犬、猫和多种野生动物感染,并通过动物咬伤等形式传染人类而引起狂犬病,又称为恐水症,是一种人兽共患传染病,在世界大部分地区流行。近年来,我国因狂犬病死亡人数明显上升,成为一种对人类健康危害较大的传染病。

案例分析

案例:患者,男,52岁。患者外出时被流浪狗咬伤下肢后,到个体私人诊所注射了劣质狂犬病疫苗,2个月后伤口局部出现麻木及蚁走感,发热(38.4～39.6℃)、精神恍惚、烦躁不安、流涎及较典型的"怕水、怕风、怕光"三恐症,病程5～8天,死于呼吸衰竭。

分析:患者表现为典型的狂犬病症状。人被犬等动物咬伤后,除进行及时、彻底地伤口处理外,还必须及时接种狂犬疫苗,咬伤严重者尚须注射抗狂犬病免疫血清。

一、生物学性状

狂犬病病毒的形态似子弹状,一端钝圆,另一端扁平,平均大小为(60～85)nm×(130～300)nm。核心为单股负链RNA,外绕螺旋对称排列的蛋白质衣壳,表面有脂蛋白包膜,包膜嵌有许多糖蛋白刺突,其与病毒的感染性和毒力有关。

病毒在易感动物和人的中枢神经细胞(主要是大脑海马回的锥体细胞)中增殖时,在胞质内形成嗜酸性包涵体,称为内基小体。内基小体呈圆形或椭圆形,直径为20～30 μm,可辅助诊断狂犬病。

狂犬病病毒可以发生毒力变异。从感染动物的体内分离出的病毒毒力强,称为野毒株。将野毒株在家兔脑内连续传代后,其对人或犬的致病性明显减弱,这种变异的狂犬病病毒称为固定毒株。

狂犬病病毒的抵抗力不强,对热敏感,60℃ 30 min或100℃ 2 min即可被灭活。但脑组织内的病毒在室温或4℃条件下的传染性可保持1～2周,在4℃中性甘油中可保存数月。狂犬病病毒易被强酸、强碱、乙醇、乙醚、碘、甲醛等灭活,肥皂水、离子型或非离子型去垢剂也有灭活病毒的作用。

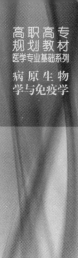

二、致病性与免疫性

狂犬病病毒能引起多种家畜和野生动物,如狗、猫、牛、羊、猪、马、狼、狐狸、野鼠、松鼠、蝙蝠等的自然感染。人患狂犬病主要是由被患病动物咬伤所致。动物在发病前5天,其唾液中含有病毒,人被咬伤后,病毒通过伤口进入体内。狂犬病病毒的潜伏期一般为1~3个月,但也有短至1周或长达数年的,其长短取决于被咬伤部位距头部的远近及伤口内感染的病毒量。进入机体的病毒在肌纤维细胞中增殖,由神经末梢沿神经轴索上行至中枢神经系统,在神经细胞内增殖并引起中枢神经细胞损伤,然后沿传出神经扩散至唾液腺和其他组织。典型的临床经过分为3期:①前驱期,患者表现为低热、头痛、全身不适,继而恐惧不安,愈合的伤口及其神经支配区有痒、痛及蚁走等异样感觉。②兴奋期,患者表现为神经兴奋性增高、吞咽或饮水时喉头肌肉发生痉挛、恐水、怕风,甚至闻水声或其他轻微刺激均可引起痉挛发作,故又称为恐水症。③麻痹期,3~5天后,患者由兴奋期转入麻痹期,最后因昏迷、呼吸循环衰竭而死亡,病死率几乎达100%。

狂犬病病毒感染机体后,机体可产生细胞免疫和体液免疫,在抗狂犬病病毒感染中发挥重要作用。

三、微生物学检查法

人被犬或其他动物咬伤后,检查动物是否患有狂犬病,对采取防治措施有重要作用。一般将动物捕捉隔离观察,若7~10天后不发病,则认为该动物无狂犬病或咬人时唾液中尚无狂犬病病毒;若发病,则将其杀死,取海马回部位的脑组织涂片,用免疫荧光法检查病毒抗原,同时做组织切片检查内基小体。

对狂犬病患者的生前检查,可取唾液沉渣涂片、眼睑及面颊皮肤活检,用免疫荧光法检查病毒抗原,但阳性率不高。应用反转录PCR法检测标本中的病毒RNA,敏感性和特异性均高。

四、防治原则

加强家犬管理、注射犬用狂犬病疫苗、捕杀野犬是预防狂犬病的关键。人被动物咬后,应采取以下措施:

1. 及时并正确处理伤口

立即用20%肥皂水、0.1%新洁尔灭或清水反复冲洗伤口,再用3%碘酒及70%酒精涂擦。

2. 被动免疫

在48 h内,用高效价抗狂犬病马血清或抗狂犬病患者免疫球蛋白在伤口周围与底部行浸润注射及肌注,剂量为 40 IU/kg。若与狂犬病疫苗联合使用,则可最大限度地防止狂犬病的发生。

3. 疫苗接种

狂犬病的潜伏期较长,人被咬伤后应及早接种疫苗,可有效地控制狂犬病的发生。我国目前采用地鼠肾原代细胞或二倍体细胞制备的人用灭活的狂犬病疫苗,接种方法是第 0、3、7、14、28 天进行上臂三角肌肌内注射。全程免疫后,可在 7~10 天获得中和抗体,并保持免疫力 1 年左右。

第三节 朊 粒

朊粒(prion)是一种由正常宿主细胞基因编码的、构象异常的朊蛋白(prion protein,PrP),也译为传染性蛋白粒子或蛋白浸染颗粒,简称朊粒或朊病毒。朊粒是人和动物传染性海绵状脑病(transmissible spongiform encephalopathy,TSE)的病原体。

一、生物学性状

朊粒是一种不含核酸和脂类的疏水性糖蛋白,由正常宿主细胞的基因编码产生,该基因位于人 20 号染色体短臂上,编码 253 个氨基酸。朊粒有 2 种分子构型,一种构型为三维立体结构,主要由 4 个 α-螺旋组成,分子量为 33~35 kDa,该构型是正常基因产物,存在于正常组织与感染动物的组织中,通常情况下无害,称为细胞朊蛋白(cellular prion protein,PrP^C);另一种构型具有 2 个 α-螺旋和 4 个 β-折叠,分子量为 27~30 kDa,仅存在于感染动物组织中,具有致病性和传染性,称为羊瘙痒病朊蛋白(scrapie prion protein,PrP^{SC})。

朊粒对理化因素的抵抗力很强,对蛋白酶有抗性,对热、辐射、酸碱及常用消毒剂均有很强的抵抗力。目前,灭活朊粒的方法是室温 20 ℃,用 1 mol/L NaOH 或 2.5% NaOH 溶液处理 1 h 后,再用 134 ℃高压蒸汽灭菌 2 h 以上。

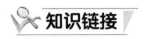

朊粒的发现

20 世纪 60 年代,英国生物学家阿尔卑斯用放射处理性核素射线破坏组织的 DNA 和 RNA 后发现其仍具感染性,因而认为羊瘙痒症的致病因子并非核酸,可能是蛋白质。但因为缺乏有力的实验支持,所以,没有得到认同,甚至被视为异端邪说。1947 年发现水貂脑软化病,其症状与羊瘙痒症相似,之后又陆续发现了马鹿和鹿的慢性消瘦病、猫的海绵状脑病。1982 年,美国学者

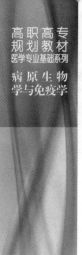

Prusiner将其作为羊瘙痒病的病原体首次提出。1983年,在意大利召开的"植物和动物的亚病毒病原"国际学术会议上,正式将朊粒、类病毒与拟病毒统称为亚病毒。最为震惊的是1996年春天在全世界发生的"疯牛病"。该病甚至引发了政治与经济动荡,一时间人们"谈牛色变"。由于在朊粒研究中的贡献,Prusiner获得1997年诺贝尔生理或医学奖。

二、致病性与免疫性

朊粒是一种完全不同于细菌、真菌、病毒等的病原因子,其致病机制尚未完全阐明。TSE是一种人和动物的慢性退行性、致死性中枢神经系统疾病。人类TSE可分为传染性、遗传性和散发性3种类型。朊粒主要通过消化道、血液、神经及医源性等多途径传播。人类和动物TSE主要有以下几种:

1. 克-雅病

克-雅病是最常见的传染性海绵状脑病,好发年龄多为50~75岁,传播途径不明,具有家族性常染色体的显性遗传。临床表现为进行性发展的痴呆、肌痉挛、小脑共济失调、运动性失语,并迅速发展为半瘫、癫痫,甚至昏迷,最终死于感染或中枢神经系统功能衰竭。

2. 库鲁病

库鲁病是一种人类传染性海绵状脑病。此病是发生在大洋洲巴布亚新几内亚高原土著部落的一种中枢神经系统进行性、慢性、退化性疾病。临床症状以共济失调、颤抖等神经系统症状为主,晚期表现为痴呆、四肢瘫痪,最后多因继发感染而死亡。

3. 牛海绵状脑病

牛海绵状脑病俗称为疯牛病,是一种牛传染性海绵状脑病。该疾病潜伏期为4~5年,通常从发病到死亡只需几个月时间。病牛初期以体重减轻、产奶量下降为主要症状,然后出现运动失调、震颤等神经系统症状。因该病表现为感觉过敏、恐惧甚至狂躁,故被称为疯牛病。

4. 羊瘙痒病

病羊以消瘦、脱毛、步态不稳等为临床特征,死亡率极高。

三、微生物学检查法

取可疑患者的脑组织或非神经组织切片,经适当处理使其失去感染性并破坏PrP^C。用免疫组化或免疫印迹技术检测PrP^{Sc}是目前确诊TSE的有效手段。此外,从患者的外周血白细胞中提取DNA,并对朊粒基因进行分子遗传学分析,可以协助诊断家族性克-雅病。

四、预防与治疗

目前,尚无疫苗用于预防 TSE,也缺乏有效的治疗药物。预防该病主要针对该病可能的传播途径,如消灭已知的感染牲口、对患者进行适当隔离、禁止食用污染的食物、对神经外科器械进行严格规范化消毒以及对角膜等移植时要排除供体患该病的可能性等。

小 结

本章主要介绍人乳头瘤病毒、狂犬病病毒、朊粒等。学习时重点掌握狂犬病病毒。

人乳头瘤病毒感染后形成嗜碱性核内包涵体,是 HPV 感染的基本特征。HPV 主要通过直接或间接接触污染物品、性传播及母婴传播等途径感染,引起各种类型的皮肤疣、尖锐湿疣、喉乳头瘤等。HPV16、HPV18 等型感染与子宫颈癌等肿瘤发生有关。

狂犬病病毒是一种嗜神经病毒,呈子弹头状,胞质内形成内基小体可辅助诊断狂犬病。病毒感染可致狂犬病,又称为恐水症,临床出现特有的恐水、怕风、兴奋、咽肌痉挛、流涎、进行性瘫痪等症状,最后因呼吸、循环衰竭而死亡,病死率达100%。狂犬病最重要的传染源是犬,其次是猫。及时并正确处理伤口、被动免疫及疫苗接种是预防狂犬病的关键。

朊粒、类病毒与拟病毒统称为亚病毒。朊粒有2种分子构型,即 PrP^C 和 PrP^{SC},仅后者具有致病性和传染性。朊粒对理化因素的抵抗力极强,主要通过消化道、血液、神经及医源性等途径传播,可致克-雅病、库鲁病、牛海绵状脑病、羊瘙痒病等。

思考题

1. 名词解释:内基小体,朊粒,牛海绵状脑病。
2. 简述狂犬病的防治原则。
3. 人乳头瘤病毒主要引起哪些疾病?
4. 简述朊粒的结构和抵抗力。

(蒋 斌)

第二篇 医学寄生虫学

第二十五章 寄生虫学总论

学习目标

1. 掌握：人体寄生虫学的基本概念及研究范畴、寄生虫与宿主的相互作用。
2. 熟悉：寄生虫病的流行特点和防治原则。
3. 了解：目前寄生虫病的流行现状。

第一节 寄生虫与宿主

一、寄生虫及其分类

两种生物生活在一起，其中一方受益，一方受害，这种关系称为寄生，如病毒、立克次体、细菌、真菌、寄生虫等可寄生于人、动物、植物等。通常受益的一方称为寄生物，受害的一方称为宿主（host），在寄生关系中宿主提供寄生物所需的营养物质及居住场所。营寄生生活的单细胞原生动物和多细胞无脊椎动物称为寄生虫（parasite）。依据寄生部位可将寄生虫分为体外寄生虫（ectoparasite）和体内寄生虫（endoparasite）。生活史中有一个阶段或整个生活史营寄生生活的称为专性寄生虫（obligatory parasite），如血吸虫。可以过自由生活，但有机会侵入宿主体内也可营寄生生活者称为兼性寄生虫（facultative parasite）。在本质上，这些兼性寄生虫是自由生活的动物，如粪类圆线虫。还有一些寄生虫通常蛰伏在宿主体内，当宿主免疫功能受损时活化而致病，这类寄生虫称为机会致病性寄生虫，如刚地弓形虫和微小隐孢子虫等。

二、寄生虫生活史及其宿主

(一)寄生虫生活史

寄生虫完成一代生长、发育与繁殖的整个过程称为生活史(life cycle)。寄生虫的生活史具有多样性,依据是否需要中间宿主,可大致分为两种类型:不需要中间宿主,寄生虫在宿主体内或自然环境中发育至感染期后直接感染人称为直接型,如蛔虫、钩虫等;需要中间宿主,幼虫在其体内发育到感染期后经中间宿主才能感染人,称为间接型,如丝虫、血吸虫等。

(二)宿主

在寄生虫生活史中,有的只需一个宿主,有的则需两个或两个以上宿主。成虫或有性生殖阶段所寄生的宿主称为终宿主(definitive host)。幼虫或无性生殖阶段所寄生的宿主称为中间宿主(intermediate host)。若需两个以上中间宿主,则依顺序称其为第一中间宿主、第二中间宿主。例如,卫氏并殖吸虫第一中间宿主为川卷螺,第二中间宿主为溪蟹和蝲蛄。有些寄生虫既可寄生于人,也可寄生于脊椎动物,脊椎动物体内的寄生虫在一定条件下可传给人,从流行病学角度来看,这些动物称为储蓄宿主(reservoir host,也称为储存宿主、保虫宿主)。例如,华支睾吸虫成虫既可以寄生于人,也可以寄生于猫,猫是其储蓄宿主。有些寄生虫侵入非适宜宿主后不能继续发育,但可长期处于停滞发育状态,当有机会进入适宜宿主体内,便可发育为成虫。这种非适宜宿主称为转续宿主(paratenic host)。

第二节 寄生虫与宿主的相互关系

一、寄生虫对宿主的作用

(一)掠夺营养

寄生虫在宿主体内生长发育、繁殖所需要的营养物质绝大部分来自宿主,寄生虫数量越多,所需营养也越多。寄生虫可摄取宿主的血液、淋巴液、组织液和消化物质。例如,钩虫吸附于宿主肠黏膜,除了吸取血液外,还可造成慢性失血和消化吸收功能障碍,从而导致宿主营养不良。

(二)机械性损伤

寄生虫入侵、移行、占位等可造成组织损伤或破坏,如血吸虫尾蚴侵入皮肤引起尾蚴性皮炎;肺吸虫童虫在宿主体内移行引起肝脏等多个器官损伤;细粒棘球绦虫在肝脏中引起占位性损害等。

(三) 毒性与免疫损伤

寄生虫排泄物、分泌代谢产物、组织溶解酶以及虫体、虫卵死亡崩解物对宿主是有害的,可造成寄生部位组织的增生、化生、坏死等损害或免疫病理反应。例如,有些蜱的涎液具有神经毒性,叮咬宿主后可致其肌肉麻痹甚至瘫痪;可溶性抗原所导致的虫卵肉芽肿是血吸虫病的病理基础。

二、宿主对寄生虫的影响

宿主对寄生虫的影响主要表现为免疫应答,包括非特异性免疫(先天免疫)和特异性免疫(获得性免疫)。宿主通过上述免疫应答可以杀伤、抑制或消灭感染的寄生虫。

(一) 固有免疫

固有免疫即宿主对某种寄生虫具有的先天不易感性。例如,人类对鼠疟具有先天的不易感性;西非黑人中 Duffy 血型阴性者可免遭间日疟原虫感染。此外,有些健康机体可通过生理屏障(如皮肤、黏膜、胎盘及吞噬细胞等)抵御某些寄生虫的侵入。

(二) 适应性免疫

适应性免疫即寄生虫抗原刺激宿主的免疫系统诱导的特异性细胞免疫和体液免疫,可分为消除性免疫和非消除性免疫两种类型。

1. 消除性免疫

消除性免疫可清除体内的寄生虫,并对再感染产生完全抵抗力。例如,热带利什曼原虫引起的皮肤利什曼病是一种很少见的免疫状态,患者痊愈后对同种原虫具有完全抵抗力。

2. 非消除性免疫

非消除性免疫是寄生虫感染中常见的免疫类型,包括以下两种类型。

(1) 带虫免疫(premunition) 宿主体内的寄生虫不能被完全清除,要维持在低密度水平,这样对再感染有一定的抵抗力,一旦用药物清除体内残存的寄生虫,这种免疫也就随之消失,如疟疾免疫。

(2) 伴随免疫(concomitant immunity) 血吸虫感染后所产生的免疫力对体内原有的成虫无杀伤作用,但可杀伤再次侵入的童虫。

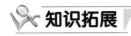

寄生虫感染能够调节自身免疫性疾病

现已提出某些寄生虫感染能够调节实验诱导或自然发生的自身免疫性疾病,包括Ⅰ型糖尿病、炎性肠病和多发性硬化等。目前,寄生虫感染治疗自身免疫病的研究主要针对寄生虫或其虫卵,其中蠕虫最多见。目前,大多数研究还在动物实验阶段,但有一些临床试验在进行中。美国 FDA 和欧洲医学会已经正式批准发展蠕虫卵作为一种药物制剂,在欧洲和美国克罗恩病患者多中心临床试验已经开展。

第三节 寄生虫病的流行与防治

寄生虫病在一个地区流行必须具备三个基本环节,即传染源、传播途径和易感人群。只有当这三个环节在某一地区同时存在并相互联系时,才可能引起寄生虫病的流行。

一、寄生虫病流行的基本环节

(一)传染源

传染源是指感染了寄生虫的人和动物,包括患者、带虫者和保虫宿主。传染源体内的寄生虫在生活史的某一发育阶段可以直接或间接进入另一宿主体内继续发育。

(二)传播途径

1. 经口感染

经口感染是最常见的感染途径。例如,原虫的包囊、蠕虫的感染性虫卵等通过污染的食物、蔬菜、饮用水感染,生吃或半生吃含有囊蚴的鱼、虾、蟹类或含有绦虫囊尾蚴的猪肉、牛肉而感染。

2. 经皮肤感染

存在于土壤中的钩虫或粪类圆线虫丝状蚴以及存在于水中的血吸虫尾蚴与人体皮肤接触后可直接侵入人体。

3. 经媒介昆虫传播

疟原虫的子孢子和丝虫的感染期幼虫通过蚊虫叮咬进入人体;利什曼原虫前鞭毛体通过昆虫白蛉叮咬进入人体。此类以节肢动物为传播媒介的传染病称为

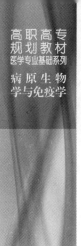

虫媒病(vector-borne parasitic disease)。

4. 经接触感染

阴道毛滴虫、齿龈内阿米巴、疥螨等可分别通过性交、接吻、同床睡眠等直接接触或通过洗浴具、衣物被褥等间接接触而感染。

5. 经胎盘感染

经胎盘感染即母体妊娠时感染寄生虫(如弓形虫等),可通过胎盘感染胎儿。

6. 其他方式

输血(如疟原虫)及自体感染(如猪囊尾蚴、微小膜壳绦虫等)等。

(三)易感人群

人体对寄生虫一般易感。人体对寄生虫感染的免疫力多属于带虫免疫。未经感染的人因缺乏特异性免疫力而成为易感者;具有免疫力的人,当寄生虫从其体内清除后,这种免疫力会逐渐消失,重新处于易感状态。易感性还与年龄有关。流行区儿童的免疫力一般低于成年人,非流行区的人进入流行区后也会成为易感者。人对某种寄生虫的易感性除受免疫力的影响外,还与生活习惯和生产方式有关。例如,如喜食生鱼片的人易感染华支睾吸虫,从事旱地种植业的人对钩虫的感染率较高。

二、影响寄生虫病流行的因素

(一)自然因素

自然因素包括地理环境和气候因素,如温度、雨量、光照等。自然因素通过对流行过程中三个环节的影响而发挥作用。地理环境会影响中间宿主的滋生与分布。例如,肺吸虫的中间宿主溪蟹和蝲蛄只适于生长在山区小溪,因此,肺吸虫病大多只在丘陵、山区流行。温暖、潮湿、疏松、含氧充分的土壤有利于蛔虫卵和鞭虫卵发育成感染期虫卵。

(二)生物因素

部分寄生虫在其生活史中需要中间宿主或节肢动物,这些中间宿主或节肢动物的存在与否决定了这些寄生虫病能否流行。例如,我国丝虫病和疟疾的流行与相应蚊媒的地理分布是一致的;无钉螺滋生的长江以北地区无日本血吸虫病流行。

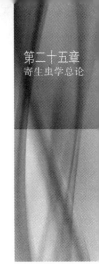

(三) 社会因素

社会因素、自然因素和生物因素常常相互作用，共同影响寄生虫病的流行。由于自然因素和生物因素一般是相对稳定的，而社会因素往往是可变的，因此，社会的稳定、经济的发展、医疗卫生的进步和防疫保健制度的完善以及人民群众科学、文化水平的提高，对控制寄生虫病的流行起主导作用。

三、寄生虫病流行的特点

(一) 地方性

某种疾病在某一地区经常发生，无需自外地输入，这种情况称为地方性。寄生虫病的流行常有明显的地方性，与当地的气候条件、中间宿主或媒介节肢动物的地理分布、人群的生活习惯和生产方式有关。例如，钩虫病在气候干寒的西北地带很少流行；我国某些地区有食生肉的习惯，因此，有猪带绦虫或牛带绦虫病流行；而我国西北畜牧地区流行的包虫病则与当地的生产环境和生产方式有关。

(二) 季节性

气候季节性的变化与寄生虫病的流行呈现明显的相关性。例如，温暖、潮湿的条件有利于钩虫卵及钩蚴在外界发育，因此，钩虫感染多见于春、夏季节；疟疾传播需要媒介按蚊，因此，疟疾的传播和感染季节与按蚊出现季节一致。

(三) 自然疫源性

有些人体寄生虫病可以在人和脊椎动物之间自然地传播，称为人兽共患寄生虫病 (parasitic zoonoses)，如血吸虫病、肝吸虫病、肺吸虫病、旋毛虫病、弓形虫病等。

四、寄生虫病的防治措施

切断寄生虫病流行的三个环节是防治寄生虫病的基本措施。

(一) 消灭传染源

在寄生虫病的传播过程中，传染源是主要环节。在流行区，普查、普治患者和带虫者以及保虫宿主是控制传染源的重要措施。在非流行区，监测和控制来自流行区的流动人口是防止传染源输入和扩散的必要手段。

(二) 切断传播途径

不同的寄生虫，其传播途径不尽相同。加强粪便和水源管理、注意环境和个

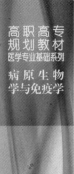

人卫生,以及控制和杀灭媒介节肢动物和中间宿主是切断寄生虫病传播途径的重要手段。

(三)保护易感者

人类对各种人体寄生虫感染大多缺乏先天的特异免疫力,因此,对人群采取必要的保护措施是防止寄生虫感染的最直接方法。其关键在于加强健康教育,改变不良的饮食习惯和行为方式,以及提高群众的自我保护意识。必要时可在皮肤上涂抹驱避剂以防吸血节肢动物叮刺。

五、寄生虫病的防治现状

目前,我国已在防治五大寄生虫病(疟疾、血吸虫病、丝虫病、黑热病、钩虫病)的工作中取得了举世瞩目的成就。1958年,我国宣布基本消灭黑热病。经过30多年的防治工作,2006年我国宣布基本消灭丝虫病。截至2009年,全国报告疟疾发病数已下降到1.4万,24个疟疾流行省(直辖市、自治区)中仅有81个县(市、区)的疟疾发病率超过1/10000,这标志着我国疟疾防治工作已具备从控制疟疾走向消除疟疾的条件。日本血吸虫病在新中国成立前后流行于长江流域及其以南12个省(区),危害十分严重。截至2013年底,上海市、浙江省、福建省、广东省、广西壮族自治区达到传播阻断标准,四川省、云南省和江苏省达到传播控制标准,湖北省所有流行县均达到传播控制或传播阻断标准,以湖沼型流行区为主的安徽省、江西省和湖南省尚处于疫情控制阶段。据推算,中国有血吸虫病患者近20万。2006－2013年监测期间,土源性线虫病国家级监测点人群感染率从20.88%下降至3.12%,呈逐年下降趋势;蛔虫、鞭虫、钩虫、蛲虫感染率分别从2006年的10.10%、5.88%、8.88%、10.00%下降到2013年的0.76%、0.42%、2.04%、6.78%。

但是,寄生虫病仍然是危害人民健康和阻碍流行区经济发展的严重问题。疟疾发病率虽明显下降,但传播疟疾的蚊媒依然广泛存在,这是局部地区疟疾疫情仍然比较严重的原因,加上人口广泛流动和恶性疟疾抗药性增加,大多数中低度流行区的基层防治能力比较薄弱,形势不可低估。血吸虫病近年在某些原已控制的地区死灰复燃,急性感染时有发生;受大型建设工程实施、生态环境变化、防治机构监测能力不足等因素影响,部分传播阻断地区的疫情不降反升,并有向非流行区扩散的趋势。

随着生活水平提高,生猛海鲜、蛙肉、蛇肉、鱼肉、蟹肉等已成为人们餐桌上的美味佳肴。由于饮食结构和习惯的改变,食源性寄生虫病已成为影响我国食品安全和人民健康的主要因素之一,其发病率不断增加,如旋毛虫病、肝吸虫病、肺吸虫病、弓形虫病、广州管圆线虫病、带绦虫病和囊虫病等。一些机会致病性寄生虫（如隐孢子虫、弓形虫等）也有逐渐增加的趋势。自改革开放以来，国际交往日益频繁，一些国外的寄生虫病（如罗阿丝虫病、曼氏血吸虫病等）输入国内，给我国寄生虫病防治工作带来了新的问题。因此，人们应该认识到防治寄生虫病是一项长期而艰巨的任务，只有进一步加快经济发展，同时将寄生虫病的防治纳入社会发展的规划，才是控制乃至消灭我国人体寄生虫病的希望所在。

小 结

寄生虫是指过着寄生生活的多细胞无脊椎动物和单细胞的原生动物。寄生虫宿主包括终宿主、中间宿主、保虫宿主和转续宿主。寄生虫通过夺取营养、机械性损伤、毒性及免疫损伤作用损害宿主。寄生虫感染方式包括经口感染、经皮肤感染、经媒介昆虫感染、经接触感染、经胎盘感染等。寄生虫病的防治措施包括消灭传染源、切断传播途径和保护易感者。

思考题

1. 解释下列名词并举例说明：宿主和寄生虫，终宿主，中间宿主，保虫宿主，转续宿主。
2. 寄生虫对宿主的损害作用有哪些？请举例说明。
3. 简述寄生虫病的流行特点和防治原则。

（刘　淼　孟德娣）

第二十六章 吸 虫

> **学习目标**
> 1.掌握：华支睾吸虫、布氏姜片虫、卫氏并殖吸虫和日本血吸虫的形态、生活史、致病和诊断。
> 2.熟悉：华支睾吸虫、布氏姜片虫、卫氏并殖吸虫和日本血吸虫的防治原则。
> 3.了解：华支睾吸虫病、布氏姜片虫病、卫氏并殖吸虫病和日本血吸虫病的流行。
> 4.其他：能通过华支睾吸虫、布氏姜片虫、卫氏并殖吸虫和日本血吸虫的生活史解释其致病及流行因素。

第一节 概 述

吸虫属于扁形动物门的吸虫纲，该纲有3个目，即单殖目、盾殖目和复殖目。寄生于人体的吸虫属于复殖目，称为复殖吸虫。复殖吸虫虽然种类繁多、形态各异、生活史复杂，但基本结构和发育过程略同，均具有有性世代和无性世代交替，无性世代在软体动物中寄生，有性世代大多在脊椎动物中寄生。

一、形态

吸虫的成虫背腹扁平，呈叶状或长舌状，两侧对称，大小依虫种而异。吸盘为附着器官，通常有2个，分别为口吸盘和腹吸盘。体壁由外层的皮层和皮层下的细胞体构成，系合胞体结构。皮层和细胞体之间由胞质小管相通。皮层整层具有胞质性，无核，也无细胞界限，由外质膜、基质和基质膜组成。感觉器官位于基质中，其中一端有纤毛伸出体表，另一端由神经突与神经系统相连，具有保护、吸收营养和感觉等功能。消化系统包括口、前咽、咽、食管及肠管，口由口吸盘围绕，位于虫体的前端或腹侧面；前咽短小或缺失；咽是肌质构造，呈球形；咽和肠管之间为细长的食管，食管两侧常有若干个单细胞腺体，分别有管道通向虫体前端；肠管分左右两支，向虫体后端延伸，绝大部分虫种的两条肠管在虫体后端形成封闭的盲端,少数吸虫(如裂体科)的两条肠管在虫体后部联合成单一的盲管。吸虫无肛门,未被消化吸收的废物可经口排出体外。排泄系统由焰细胞、毛细管、集合管、排泄囊、排泄管和排泄孔组成。焰细胞是凹形细胞,有一个大的细胞核,显微镜下核仁明显,在凹入处有一束纤毛,因其纤毛颤动时似火焰跳跃而得名。排泄液借纤毛颤动而进入胞腔,经毛细管、集合管集中到排泄囊,经排泄孔排出体外。复殖吸虫的神经系统不发达,在咽的两侧各有一个神经节,相当于神经中枢。神经节间由背索相连,两个神经节各发出前后三条神经干,分布于背面、腹面及侧面,向后伸展的神经干在几个不同的水平上都由横索相连。感觉末梢由前后神经干发出到达口吸盘、咽和腹吸盘等器官,以及体壁外层中的许多感觉器。除血吸虫是雌雄异体外,其他均为雌雄同体。雌雄生殖孔开口于生殖窦内,或各自由生殖孔开口。雄性生殖器官包括睾丸、输出管、输精管、贮精管、射精管、阴茎袋、前列腺及阴茎。阴茎开口于生殖窦或生殖孔,交配时阴茎可经生殖孔伸出体外,与雌性生殖器官的远端交接。雌性生殖器官包括卵巢、输卵管、梅氏腺、卵模、卵黄腺、子宫及劳氏管。劳氏管一端接受精囊或输卵管,另一端向背面开口或成为盲管。卵黄腺由许多卵黄泡组成。卵细胞由卵巢排出后在输卵管中与精子相遇而受精,然后与由卵黄管排出的卵黄球一同进入卵模。卵由卵模逐个推进子宫管,并不断向远端移动,卵的成熟程度随移动而增加。子宫长短不一,靠近生殖孔的一段为肌质结构,称为子宫远端,虫卵由此排出;子宫远端尚有阴道的作用,吸虫可进行异体受精或自体受精。

二、生活史

复殖吸虫的生活史复杂,都需要经历有性世代与无性世代交替,同时还有宿主的转换。宿主的转换包括有性世代寄生的宿主(终宿主)的转换和无性世代寄生的宿主(中间宿主)的转换,有些吸虫在无性世代还需转换宿主(第一中间宿主、第二中间宿主)或通过转续宿主进入终宿主体内。复殖吸虫的第一中间宿主为淡水螺类或其他软体动物,第二中间宿主依虫种不同可为鱼类、甲壳类或者节肢动物等,终宿主大多为人和脊椎动物。

复殖吸虫的生活史离不开水,其发育阶段主要包括卵、毛蚴、胞蚴、雷蚴、尾蚴、囊蚴、后尾蚴(从囊中脱出的幼虫)与成虫。卵从成虫所寄生的器官排进腔道并随排泄物排出宿主体外,在水中孵出毛蚴或被宿主吞食后才孵出毛蚴。毛蚴侵入中间宿主后发育为胞蚴,胞蚴体内胚团分裂发育成许多雷蚴。胞蚴和雷蚴都可以不止一代,有的虫种可继续产生三四代雷蚴。每个雷蚴中的胚团经无性分裂发育为许多尾蚴,在一定的外界条件下从母体逸出。尾蚴借助尾部摆动,在水中游动,在某些物体上结囊形成囊蚴,或进入第二中间宿主体内发育为囊蚴。囊蚴进入终宿主的消化道内后脱囊而出,在适宜的寄生部位发育为成虫。

三、分类

我国常见的人体吸虫分类及寄生部位见表 26-1。

表 26-1　我国常见的人体吸虫分类及寄生部位

科	属	种	感染期	感染途径	寄生部位
后睾科	支睾属	华支睾吸虫	囊蚴	经口	肝胆管
异形科	异形属	异形吸虫	囊蚴	经口	肠管
片形科	姜片属	布氏姜片吸虫	囊蚴	经口	小肠
	片形属	肝片形吸虫	囊蚴	经口	肝胆管
并殖科	并殖属	卫氏并殖吸虫	囊蚴	经口	肺
	狸殖属	斯氏狸殖吸虫	囊蚴	经口	皮下或其他组织器官
裂体科	裂体属	日本裂体吸虫	尾蚴	经皮肤	门脉系统
棘口科	棘隙属	日本棘隙吸虫	囊蚴	经口	小肠

第二节　华支睾吸虫

案例分析

案例:患者,男,23 岁,系广东来南京读书的大学生,近半年来右上腹不适、消化不良、疲乏无力而入院。自称来校读书以前,在广东曾出现几次轻度黄疸症状,并伴有上腹部不适,尿色变深,感到疲乏、头晕等。近半年来发作次数较多,无饮酒史。检查:心肺正常,巩膜轻度黄染,肝大在肋下 2 cm,有轻度触痛,脾未触及。无腹水及四肢水肿。胸部 X 线检查正常。血常规检查:白细胞计数 $11700/mm^3$,N 58%,L 1g%,E 25%。HBV 表面抗原阴性;肝功能检查正常;粪便检查有华支睾吸虫卵。追问病史:患者来自华支睾吸虫病流行区,家乡有吃生鱼的习惯。最后诊断为华支睾吸虫病。

1. 在诊断华支睾吸虫病时,如何进行 A 型肝炎、B 型肝炎、酒精中毒性肝炎的鉴别诊断?
2. 本例患者被诊断为华支睾吸虫病的重要依据是什么?
3. 治疗本例患者首选的药物及治疗方法是什么?

分析:1. 在诊断华支睾吸虫病时,应注意与下列疾病进行区别:①A 型肝炎不会引起肝炎性黄疸反复发作。②B 型肝炎虽有可能,但此患者的病情发展很缓慢,血检时 HBV 表面抗原呈阴性。③患者无饮酒史,可完全否定酒精中毒性肝炎的可能性。

2.诊断为华支睾吸虫病的重要依据:患者来自华支睾吸虫病的流行区,家乡有吃生鱼的习惯;嗜酸性粒细胞增高是对诊断的有力启示;在粪便中查出华支睾吸虫卵是确诊华支睾吸虫病的主要依据。检查方法有粪便直接涂片法,该法易漏检,多采用各种集卵法如自然沉淀法和改良加藤法(Kato-Katz)等,必要时用十二指肠引流液进行离心沉淀检查。

3.目前,治疗本病的药物首选吡喹酮,最适剂量为 20~50 mg/kg,每日 2 次,2 日治愈率达 95% 以上。

华支睾吸虫(*Clonorchis sinensis*)又称肝吸虫(liver fluke)。成虫寄生于人体肝胆管内,可引起华支睾吸虫病(clonorchiasis),该病又称肝吸虫病。

一、形态

(一)成虫

成虫(图 26-1)体形狭长,背腹扁平,前端稍窄,后端钝圆,形状如葵花子,体表无棘。活时虫体略呈淡红色,死后或经固定后为灰白色。虫体大小为 $(10\sim25)$ mm $\times$ $(3\sim5)$ mm。口吸盘略大于腹吸盘,前者位于虫体前端,后者位于虫体前 1/5 处。成虫的消化道简单,口在口吸盘的中央,咽呈球形,食道短,后接肠支。肠支分 2 支,沿虫体两侧直达后端,末端为盲端,不汇合。成虫雌雄同体,睾丸 2 个,呈分支状前后排列于虫体后 1/3 处;卵巢 1 个,呈分叶状,位于睾丸之前。受精囊呈椭圆形,位于睾丸与卵巢之间。子宫在卵巢与腹吸盘之间,内含大量的虫卵,盘绕向前开口于生殖腔。卵黄腺为颗粒状,分布于虫体中段的两侧。

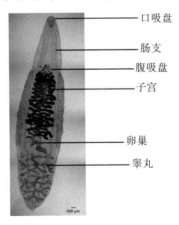

图 26-1 华支睾吸虫成虫

(二)虫卵

华支睾吸虫的虫卵(图 26-2)呈黄褐色,形似芝麻粒,甚小,大小为 $(27\sim35)$ μm $\times$

(12～20)μm。虫卵一端较窄且有卵盖,卵盖周围的卵壳增厚突起形成肩峰;另一端钝圆,有一小疣。虫卵从粪便中排出时,卵内已含有毛蚴。

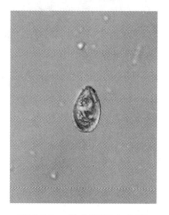

图 26-2　华支睾吸虫虫卵

二、生活史

成虫寄生在人或哺乳动物(猫、犬等)的胆道系统,主要在肝胆管内。成虫产出虫卵,虫卵随胆汁进入消化道,随粪便排出体外。虫卵入水被第一中间宿主淡水螺(如豆螺、沼螺和涵螺等)吞食后,在其消化道内孵出毛蚴,经胞蚴、雷蚴增殖产生大量的尾蚴。尾蚴从螺体逸出,在水中侵入第二中间宿主淡水鱼、虾体内发育为囊蚴。囊蚴为肝吸虫的感染阶段。终宿主(人或哺乳动物)因食入含有活囊蚴的淡水鱼、虾而感染。囊蚴在十二指肠消化液的作用下脱囊发育为童虫,童虫经胆总管逆行至肝胆管继续发育为成虫,并开始产卵(图 26-3)。从食入囊蚴至粪便中出现虫卵约需 1 个月。肝吸虫每日产卵量为 1600～4000 个,平均每日产卵量为 2400 个左右。华支睾吸虫的成虫寿命为 20～30 年。

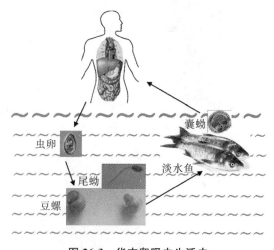

图 26-3　华支睾吸虫生活史

三、致病

华支睾吸虫病的危害主要是使患者的肝脏受损。成虫主要寄生在肝胆管内,病理变化主要由成虫吸附于管壁的机械刺激和虫体的机械堵塞作用,以及虫体的排泄物、分泌物及代谢产物的化学刺激引起,可导致胆管内膜和胆管周围的炎症、胆管狭窄、胆汁流出受阻和胆汁淤积,引起阻塞性黄疸。肝胆管周围的结缔组织增生,可引起邻近肝细胞坏死、萎缩、脂肪变,甚至纤维化。若合并细菌感染,则导致胆管炎或胆囊炎。

病情轻重主要取决于感染程度、宿主的生理状态和营养状况以及重复感染情况。绝大多数患者为轻度感染,常无或仅有轻微的临床表现,如上腹饱胀感、偶尔腹泻等。中度感染者常表现为腹痛、腹胀、食欲不振、肝区隐痛、肝大、乏力或头晕等,甚至出现消化不良、经常性腹泻、脾大。重度感染者早期有发热、神经衰弱、营养不良、黄疸及肝脾大等症状,晚期可出现肝硬化、腹水、低蛋白血症、贫血、发育障碍,甚至死亡。儿童患者可出现生长发育障碍,严重感染者可致侏儒症。

四、诊断

(一)病原学检查

从患者粪便或十二指肠液内查见虫卵是确诊依据。常见的检查方法有粪便直接涂片法、自然沉淀法和改良加藤法(Kato-Katz),十二指肠引流液离心沉淀也可查获虫卵。

(二)免疫学诊断

免疫学诊断方法有皮内试验、间接血凝试验、酶联免疫吸附试验和间接荧光抗体试验等。

五、流行

(一)分布

华支睾吸虫病主要分布在亚洲,如中国、日本、朝鲜、越南和东南亚国家。我国除青海、宁夏、内蒙古及西藏等省(自治区)尚未报道外,其余各个省、市、自治区均有不同程度的流行,以广东珠江三角洲最为严重(部分地区感染率在16%以上),其次为广西、黑龙江及吉林等地。

（二）流行因素

华支睾吸虫病为人兽共患寄生虫病，患者、带虫者和保虫宿主（猫、猪、鼠及其他哺乳动物）均可作为传染源。若感染者的粪便污染水源，则虫卵入水。淡水螺分布广泛，常与淡水鱼、虾生活在同一水域，为虫卵在水中完成幼虫期发育提供便利条件。流行区居民常因生食或吃未熟的淡水鱼、虾而感染。例如，广东、香港和台湾等地的居民食鱼生或鱼生粥；安徽、江苏、山东等地的居民吃醉虾；沈阳、江苏、北京、山东、四川等地居民吃未烤熟的小鱼；朝鲜族居民有用生鱼佐酒的习惯。有些流行区的捕鱼者习惯用口叼鱼、居民抓鱼后不洗手、炊事用具和器皿生熟不分等也可造成感染。

六、防治

做好卫生宣教，改善饮食习惯和烹饪方法，不食生的或未熟的淡水鱼、虾。不用生鱼喂养猫、犬等动物。加强粪便管理，严禁未经无害化处理的粪便入水。目前，治疗肝吸虫病的常用药物是吡喹酮和阿苯达唑，其中吡喹酮为首选药物。

第三节　布氏姜片虫

布氏姜片虫（*Fasciolopsis buski*）俗称为姜片虫，寄生于人体小肠，可致姜片虫病（fasciolopsiasis）。

一、形态

（一）成虫

布氏姜片虫的成虫（图 26-4）呈长椭圆形，背腹扁平，前窄后宽，体表有体棘，大小为 (20～75) mm×(8～20) mm，是寄生于人体中的最大的吸虫。该成虫活时呈肉红色，肥厚，固定后颜色变为灰白色，质地变硬，形如姜片。口吸盘位于虫体前端，腹吸盘靠近口吸盘后方，肌肉发达，呈漏斗状，肉眼可见。成虫的咽和食管短，肠支呈波浪状弯曲，延至虫体末端。睾丸 2 个，呈珊瑚状分支，前后排列于虫体后半部。卵巢呈分支状，位于子宫与睾丸之间；充满虫卵的子宫盘曲在卵巢和腹吸盘之间。

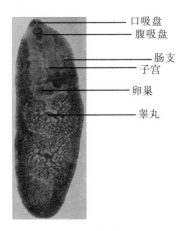

图 26-4 布氏姜片虫成虫

(二)虫卵

虫卵(图 26-5)为淡黄色,呈长椭圆形,大小为(130~140)μm×(80~85)μm,是寄生于人体中的最大的蠕虫卵,卵壳薄,卵盖小而不明显,卵内含 1 个卵细胞和数十个卵黄细胞。

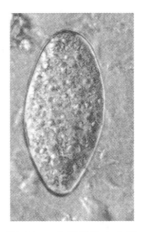

图 26-5 布氏姜片虫虫卵

二、生活史

成虫寄生于人或猪小肠内,虫卵随粪便入水,在适宜条件下发育孵出毛蚴。毛蚴侵入中间宿主扁卷螺体内,经胞蚴、母雷蚴、子雷蚴等无性增殖,发育产生大量的尾蚴。尾蚴从螺体逸出,在菱角、荸荠、茭白等水生植物表面形成囊蚴;尾蚴也可直接在水面成为囊蚴。人或猪等终宿主食入带有囊蚴的水生植物后,囊蚴在消化液和胆汁作用下脱囊成为童虫,经 1~3 个月发育为成虫(图 26-6)。成虫在人体内的寿命一般为 4 年左右,在猪体内的寿命约为 1 年。

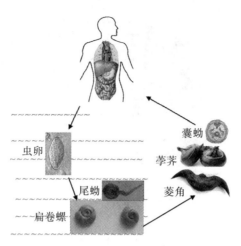

图 26-6　布氏姜片虫生活史

三、致病

姜片虫的虫体大,吸盘发达且吸附力强,可使被吸附的肠黏膜与其附近组织发生炎症反应、出血、水肿、溃疡,甚至形成脓肿;病变部位的中性粒细胞、淋巴细胞和嗜酸性粒细胞浸润,黏膜上皮细胞的黏液分泌增加。患者可有营养不良、消化功能紊乱、腹痛、腹泻、水肿、荨麻疹等症状;严重者出现精神萎靡、消瘦、贫血,甚至腹水。大量感染时,虫体成团可引起肠梗阻。儿童患者可有不同程度的发育障碍及智力减退等。

四、诊断

检获粪便中的虫卵或虫体是确诊姜片虫感染的主要依据。诊断方法主要有病原学检查(如直接涂片法和改良加藤法等)以及免疫学诊断(如 ELISA 和 IFA 等)。

五、流行

姜片虫病是人兽共患寄生虫病,主要分布在亚洲的温带和亚热带国家。在我国,姜片虫病主要分布在浙江、广东、贵州、湖北、江西、江苏等 17 个省(市、自治区)。患者、带虫者和保虫宿主是本病的传染源,家猪是主要的保虫宿主,也有关于野猪、犬及猕猴自然感染的报道。人可因生食含囊蚴的水生植物或饮用含囊蚴的生水而感染。

六、防治

做好卫生宣教,注意饮食卫生,不生食水生植物,不喝生水。勿用被囊蚴污染的生青饲料喂猪。加强粪便管理,严禁未经无害化处理的粪便入水。及时治疗患者、带虫者和保虫宿主。常用于治疗该疾病的药物为吡喹酮。

第四节　卫氏并殖吸虫

案例分析

案例：患者，男，56岁，工人，主诉反复胸痛、咳嗽、咳痰6个月，于2014年2月入院。患者于2010年6月因不明原因出现发热、双侧胸痛、咳嗽、咳白色黏液痰、食欲减退、消瘦，在市人民医院就诊。胸片检查见右中肺块状阴影，怀疑为肺转移癌，经对症治疗和化疗1个月症状减轻，右中肺部阴影消失。2013年11月，因咳嗽、咳痰、胸痛加重到市二院就诊，胸片显示右上肺片状模糊影，诊断为肺结核，经抗结核治疗3个月无效，来市人民医院就诊，以肺结核住院。

检查：一般情况尚可，浅表淋巴结不大，左腰部触及1个3 cm×5 cm包块，质地中等，无压痛，心肺无异常，腹部正常。血常规：嗜酸性粒细胞增高，痰抗酸杆菌(一)，胸片显示右上中肺有斑片状阴影，胸膜增厚。抗结核治疗1个多月复查胸片，显示右中肺阴影消失，左下肺又出现片状阴影及胸膜增厚，怀疑原来的诊断。追问病史：患者于2010年生食小石蟹治疗关节炎，几个月后，右胸部、左上腹相继出现无痛性包块；对比发病以来每次胸片肺部阴影部位、形态各异。嗜酸性粒细胞计数为 $2.6 \times 10^8 /L$，痰检卫氏并殖吸虫虫卵阴性，血清学检测卫氏并殖吸虫特异性抗体反应阳性。考虑卫氏并殖吸虫病。经积极治疗，患者所有症状消失，肺部阴影逐步吸收，痊愈后出院。三个月后随访无异常，最后诊断为卫氏并殖吸虫病。

1. 卫氏并殖吸虫病的临床表现特点是什么？
2. 卫氏并殖吸虫病综合判断的依据是什么？
3. 治疗本例患者应选用的药物是什么？怎样安排用药疗程？

分析：1. 卫氏并殖吸虫病主要是童虫或成虫在人体组织与器官内移行、寄居造成的损伤及免疫病理反应，常波及全身多个器官，症状较复杂。临床上根据主要损伤部位可分为胸肺型、脑型、肝型及皮肤型等。如果虫体寄生在肺部，X线检查可见游走性病变，临床表现为咳嗽、咳痰、胸痛等，在皮下可触及移行性包块或结节。

2. 卫氏并殖吸虫病常波及全身多个器官，症状较复杂。痰或粪便中查获虫卵可确诊，但是比较困难，因为卫氏并殖吸虫病往往是以童虫或成虫在人体组织或器官内移行为特征。故在临床上采用综合判断，其依据如下：①曾到卫氏并殖吸虫病流行区或有生食石蟹、蝲蛄史。②临床症状不典型，血液检查嗜酸性粒细胞增高。③X线显示胸膜增厚，肺部有移动性边缘模糊的浸润阴影。④血清学检测特异性抗体为阳性反应。⑤皮下常可触及游走性、无痛性包块或结节。

3. 常用的治疗并殖吸虫病的药物有：①吡喹酮，一般总剂量为 150 mg/kg，分2日口服。②硫氯酚,剂量为50 mg/kg·d,分3次口服,隔日给药,10～20天为一疗程。

卫氏并殖吸虫(*Paragonimus westermani*)又称为肺吸虫,成虫主要寄生在宿主的肺部。

一、形态

(一)成虫

成虫(图26-7)虫体肥厚,腹部扁平,背部隆起。虫体长为7.5～12 mm,宽4～6 mm,厚3.5～5 mm,长宽之比约为2∶1,似半粒花生。活虫呈红褐色,死后为灰褐色。口吸盘位于虫体前端,腹吸盘在虫体中横线之前,两吸盘大小相近。消化系统有口、咽、食道和肠管,后者分为左右两支,沿虫体两侧向后延伸至体末。卵巢1个,分叶呈指状,与盘曲的子宫左右并列于腹吸盘之后的两侧。睾丸2个,呈分支状,左右并列于虫体后1/3处。生殖器官左右并列为该虫的显著特征。

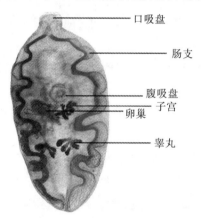

图26-7 卫氏并殖吸虫成虫

(二)虫卵

虫卵(图26-8)为金黄色的不规则椭圆形,大小为(80～118) μm×(48～60) μm,最宽处在近卵盖端。卵盖大而明显,常倾斜。卵壳厚薄不均匀,末端明显增厚。卵内含有1个卵细胞和10余个卵黄细胞。

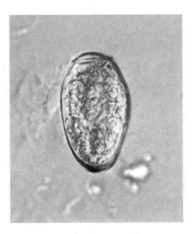

图 26-8 卫氏并殖吸虫虫卵

二、生活史

成虫寄生于人或肉食性哺乳动物的肺部，产出虫卵经气管随痰咳出或因将痰咽下而随粪便排出。虫卵入水，在适宜条件下发育并孵出毛蚴。毛蚴侵入第一中间宿主川卷螺体内，经胞蚴、母雷蚴、子雷蚴的无性增殖，发育成尾部短小呈小球状的尾蚴。尾蚴从螺体内逸出，侵入第二中间宿主溪蟹或蝲蛄体内发育为囊蚴。终宿主如人因生食或半生食含有囊蚴的溪蟹、石蟹或蝲蛄而感染。囊蚴在消化液的作用下，在小肠脱囊发育为童虫。童虫穿过肠壁进入腹腔，徘徊、窜扰、穿过横膈经胸腔进入肺部，发育为成虫（图 26-9）。成虫除在肺部寄生外，也可在皮下、肝、脑、脊髓、心包及眼眶等处异位寄生，但一般不能发育成熟。从囊蚴进入体内至虫体发育成熟并产卵需 2～3 个月。成虫寿命一般为 5～6 年，少数可达 20 年。

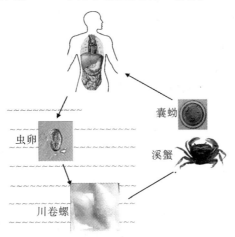

图 26-9 卫氏并殖吸虫生活史

三、致病

卫氏并殖吸虫病主要是由童虫和成虫在器官组织内寄生、移行或窜扰造成的机械性损伤及其排泄、分泌等代谢产物引起的免疫病理反应所致。基本病变过程分为3期：脓肿期、囊肿期和纤维疤痕期。

多数感染经数天至1个月左右的潜伏期出现急性临床表现，轻者无症状或仅表现为低热、乏力及荨麻疹等；重者则有畏寒、发热、腹痛、腹泻等症状，血中嗜酸性粒细胞比例可达40%，少数甚至超过80%。

根据童虫及成虫的游走和寄居部位，可对卫氏并殖吸虫病的临床表现分型：①胸肺型，以胸痛、咳嗽、多痰等为主要临床表现，可有特征性胸部X线表现。②皮下型，皮下游走性包块或结节，多发生于腹壁，其次为胸壁。③腹型，以腹痛、腹泻及便血等临床表现为主，有时大便带血。④肝型，以肝大、肝区疼痛及肝功损害等为主要临床表现。⑤脑型，有头痛、头晕、偏瘫、视力障碍及癫痫等临床表现。有的患者可同时出现多种临床表现类型。

四、诊断

(一)病原学诊断

痰液或粪便中检获虫卵即可确诊。痰检虫卵的检出率高于粪检虫卵。粪检虫卵以沉淀法为宜。检查痰液时，宜取清晨咳出的新鲜痰，用5% NaOH消化后的痰做离心沉淀，然后取沉渣做涂片检查。疑为皮下型患者，可摘除皮下包块或结节，若检获童虫或成虫，则可确诊。

(二)免疫学诊断

免疫学诊断有皮内试验、IHA、ELISA等。

五、流行

(一)分布

卫氏并殖吸虫广泛分布于亚洲、非洲、拉丁美洲和大洋洲。我国黑龙江、吉林、辽宁、安徽、浙江、福建、河南、四川等25个省(市、自治区)均有卫氏并殖吸虫分布。

(二)流行因素

卫氏并殖吸虫病是一种人兽共患寄生虫病。患者和保虫宿主是该病的重要传染源。犬、猫、虎、豹、狮等多种野生动物为保虫宿主,野猪、野鼠为卫氏并殖吸虫的转续宿主。第一中间宿主川卷螺及第二中间宿主溪蟹和蝲蛄是卫氏并殖吸虫病传播和流行的必要环节,不良的饮食习惯是传播和流行的关键因素,因为腌、醉溪蟹、石蟹及蝲蛄或制作溪蟹酱、石蟹酱和蝲蛄酱等过程中,均有可能未杀死其中的囊蚴;生吃或半生吃转续宿主,也可能导致感染。

六、防治

加强卫生宣教,不生吃或半生吃溪蟹、蝲蛄及野猪肉,不饮生水,以防病从口入。加强粪管、水管,严禁用未经无害化处理的粪便施肥,以防虫卵入水。及时治疗患者和带虫者,控制传染源。常用于治疗卫氏并殖吸虫病的药物为吡喹酮、硫氯酚。

第五节 日本血吸虫

案例分析

案例:患者,男,36岁,河南省新乡市人,主诉发热、腹痛、腹泻、脓血便近1个月。现病史:3个月前,患者到湖南农村,因天气炎热,多次在河边洗脚、洗澡,当时足、手臂等处皮肤有点状红斑和丘疹,刺痒,有时出现风疹块,以为是蚊虫叮咬所致。后发烧、咳嗽、咳痰,吃感冒药几天后症状消失。一个多月后又开始发烧、上腹痛、腹泻且带有脓血等症状,每天2~3次,食欲减退,消瘦,曾到镇卫生院就诊,以为是痢疾,多次服药无效,后到市人民医院就诊。既往史:曾患疟疾,经有效治疗后未再犯病。

体检:体温39℃,发育尚可,消瘦病容,体重55 kg,神志清楚,心、肺(一),腹部稍膨胀,肝剑突下3 cm,有压痛,脾可触及,四肢(一)。血常规 WBC 19×10^9/L,N 48%,L 35%,E 17%,Hb 115 g/L,尿常规正常。胸部X线检查正常。

1. 根据上述病史、体检结果,你怀疑患者是什么病?
2. 你认为还应当进行哪些检查及化验以便确诊?
3. 应当如何正确处理患者?

分析:1. 患者发病前3个月曾到湖南血吸虫病流行区,并且有下水历史;当时足、手臂等处皮肤有小米粒状红色豆疹,发痒,可能是尾蚴性皮炎;1~2个月开始发烧、腹泻、大便有脓血;入院检查:体温39℃,肝剑突下3 cm,有压痛,血常规 WBC 增高,特别是嗜酸性粒细胞增高(17%)。根据上述情况初步怀疑为血吸虫病急性期。

2. 血吸虫病的诊断包括病原诊断和免疫诊断两大部分。因疑为急性期,故以病原学诊断为主,从粪便检查到虫卵或孵化出毛蚴即可确诊。

3. 对此患者应即时处理,包括对症治疗和病原治疗。对症治疗:由于患者有明显的症状,如发烧、拉痢、食欲不振等,应给予对症治疗。病原治疗:首选吡喹酮,成人总剂量为 40～60 mg/kg,分 2 次服用。

日本血吸虫也称为日本裂体吸虫(*Schistosoma japonicum*),简称为血吸虫。成虫寄生于人及哺乳动物静脉血管内,可引起血吸虫病(schistosomiasis)。除日本血吸虫外,还有曼氏血吸虫、埃及血吸虫、湄公血吸虫等 5 种血吸虫,仅有日本血吸虫在我国流行。

知识链接

《送瘟神》是毛泽东主席于 1958 年 7 月 1 日在得知江西省余江县消灭了血吸虫后创作的两首七律诗歌。

第一首:
绿水青山枉自多,华佗无奈小虫何。千村薜荔人遗矢,万户萧疏鬼唱歌。
坐地日行八万里,巡天遥看一千河。牛郎欲问瘟神事,一样悲欢逐逝波。

第二首:
春风杨柳万千条,六亿神州尽舜尧。红雨随心翻作浪,青山着意化为桥。
天连五岭银锄落,地动三河铁臂摇。借问瘟君欲何往,纸船明烛照天烧。

一、形态

(一)成虫

成虫(图 26-10)雌雄异体,雌虫寄居于雄虫的抱雌沟内,呈雌雄合抱状态。雌雄虫的前端都具有发达的口吸盘与腹吸盘。消化系统有口、咽、食管和肠管。肠管在腹吸盘之前分左右两支,在虫体的中后部汇合,终止于末端。成虫吸食血液,消化后的血色素沉积于肠管壁,使虫体尾端呈黑色。雄虫为乳白色,呈圆柱形,大小为(12～20) mm×(0.5～0.55) mm。自腹吸盘向后,背腹扁平,虫体两侧向腹面卷曲形成抱雌沟。睾丸 7 个,呈串珠样排列于腹吸盘之后。雌虫为灰褐色,呈圆柱形,较雄虫细长,大小为(20～25) mm×(0.1～0.3) mm,前细后粗。卵巢 1 个,呈长椭圆形,位于虫体中后部。卵黄腺排列于末端肠管两侧。

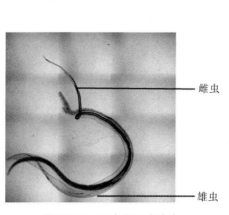

图 26-10　日本血吸虫成虫

(二) 虫 卵

虫卵(图 26-11)为淡黄色,呈椭圆形,大小为 $(74 \sim 106)\,\mu m \times (55 \sim 80)\,\mu m$。卵壳厚薄均匀,无卵盖,卵壳一侧有小棘,此为鉴别日本血吸虫卵的重要标志。卵壳表面常黏附较多宿主组织的残留物。卵内含一成熟毛蚴,毛蚴与卵壳之间可见一些大小不等、圆形或卵圆形的油滴状毛蚴分泌物,此为可溶性虫卵抗原(soluble egg antigen,SEA)。

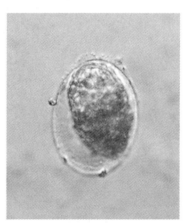

图 26-11　日本血吸虫虫卵

(三) 毛 蚴

毛蚴(图 26-12)呈梨形或长椭圆形,左右对称,平均大小为 $99\,\mu m \times 35\,\mu m$。体前端有 1 个锥形的顶突(也称为钻孔腺)、1 个顶腺和 2 个侧腺。除顶突外,周身布满纤毛。

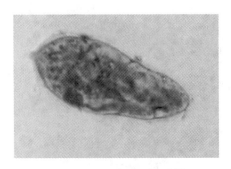

图26-12 日本血吸虫毛蚴

(四)尾蚴

尾蚴(图26-13)属于叉尾型,由体部和尾部组成,尾部分叉,大小为(100～150)μm×(140～160)μm。尾蚴口孔位于体前端正腹面。腹吸盘位于虫体后部的1/4处。全身被有小棘和纤毛。体前部为头器,内有一单细胞头腺。体中部和后部有5对单细胞穿刺腺,其中2对位于腹吸盘之前,3对位于腹吸盘之后,以两束导管开口于头器的顶端。

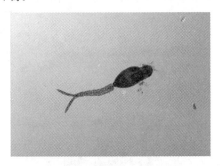

图26-13 日本血吸虫尾蚴

二、生活史

成虫寄生于人或其他多种哺乳动物的门脉-肠系膜静脉系统。成虫借助吸盘吸附于血管壁,以血液为营养。雌雄虫通过合抱发育成熟,在宿主肠黏膜下层的静脉末梢内产卵。在血管内压、腹内压以及肠蠕动的作用下,肠壁坏死组织向肠腔内溃破,小部分虫卵可随溃破坏死组织一起落入肠腔,随粪便排出体外,其余虫卵随血液回流沉积于肝脏、结肠和小肠等组织中逐渐死亡及钙化。随粪便排出的虫卵污染水体,在适宜条件下孵出毛蚴。毛蚴主动侵入钉螺体内,在螺体内经母胞蚴、子胞蚴的无性繁殖,产生大量的尾蚴。尾蚴从螺体内逸出后入水,游动或悬浮于水面。当尾蚴接触人或动物的皮肤时,体部钻入宿主皮肤,尾部脱落在皮肤外面。尾蚴钻入宿主皮肤后即转化为童虫。童虫侵入末梢血管或淋巴管后,随血流经右心到肺,再由左心进入体循环,到达门脉-肠系膜静脉寄居,逐渐发育成熟并产卵(图 26-14)。从尾蚴侵入人体至发育成熟并产卵约需 24 天。成虫寿命约 4.5 年,最长可达 40 年。

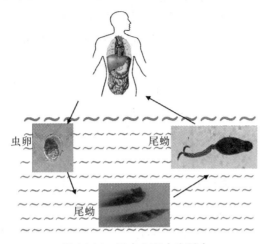

图 26-14　日本血吸虫生活史

三、致病

日本血吸虫的尾蚴、童虫、成虫和虫卵 4 个阶段均可对宿主造成不同程度的损害。

(一)尾蚴所致损害

尾蚴侵入人体皮肤可引起尾蚴性皮炎,局部出现瘙痒和丘疹等症状,多在接触疫水后数小时内出现。一般初次接触尾蚴者的皮疹反应不明显,重复感染后反应逐渐加重,严重者可伴有全身水肿及多形红斑等。

(二)童虫所致损害

童虫在移行过程中可引起所经脏器的病变,其中以肺部病理改变较为明显,可引发肺炎和一些全身过敏反应。患者常出现发热、咳嗽、痰中带血、嗜酸性粒细胞增多及全身不适等表现。

(三)成虫所致损害

成虫在静脉内寄生,可导致静脉内膜炎和静脉周围炎等,其分泌代谢产物可形成免疫复合物,沉积在相应组织和器官中诱发Ⅲ型超敏反应,导致宿主组织损伤(如血吸虫病性肾病等)。

(四)虫卵所致损害

虫卵是血吸虫病的主要致病阶段。成熟虫卵内的毛蚴可释放可溶性虫卵抗

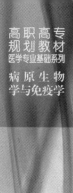

原(SEA)，SEA透过卵壳渗透到宿主组织中，被巨噬细胞吞噬、处理后，将抗原信息递呈给辅助性T细胞(Th)。致敏的Th细胞再次受到同种抗原刺激后产生各种细胞因子，吸引淋巴细胞、巨噬细胞、嗜酸性粒细胞、中性粒细胞及浆细胞等趋向，聚集于虫卵周围，形成虫卵肉芽肿，而肉芽肿中心组织坏死则形成嗜酸性脓肿。随着病程进展，卵内毛蚴死亡，坏死物质被吸收，类上皮细胞转变为成纤维细胞；成纤维细胞产生胶原纤维，引起脏器纤维化。由于窦前静脉阻塞，导致门脉高压，出现肝脾大、腹壁、食道及胃底静脉曲张、上消化道出血与腹水等症状。

初次感染者的临床症状主要有发热、肝脾大、外周血白细胞及嗜酸性粒细胞显著增加、食欲减退、下腹部疼痛不适、腹泻、恶心等消化道症状，粪便直接涂片可查到大量虫卵，称为急性血吸虫病。临床急性血吸虫病未得到彻底治疗，或因少量多次感染，可有全身乏力、贫血、消瘦、营养不良、腹痛、间歇性腹泻或黏液血便等症状，称为慢性血吸虫病。病程不断进展，虫卵肉芽肿严重损害肝脏组织结构，导致肝、肠组织纤维化，可出现肝硬化、巨脾、上消化道出血、腹水和其他综合征等，称为晚期血吸虫病。也可因异位寄生出现脑型、肺型、胃型和皮肤型血吸虫病。儿童反复大量感染血吸虫可致侏儒症。

四、诊断

(一)病原学诊断

从粪便内检获虫卵或孵化毛蚴，以及通过直肠黏膜活组织检获虫卵和虫卵肉芽肿，是确诊血吸虫病的依据，主要有直接涂片法、改良加藤法和毛蚴孵化法。而直肠黏膜活组织检查适用于慢性及晚期血吸虫病患者。

(二)免疫学诊断

免疫学诊断常用方法有环卵沉淀试验(circumoval precipitin test，COPT)、IHA、ELISA、斑点免疫胶体金渗滤试验(dot-immunogold filtration assay，DIGFA)等。

五、流行

(一)分布

日本血吸虫病流行于中国、日本、菲律宾及印度尼西亚。我国血吸虫病曾广泛分布于长江流域及其以南的湖南、湖北、江西、安徽、江苏、云南、四川、浙江、广东、广西、上海、福建、重庆等12个省(市、自治区)。截至2010年，福建、广东、广西、上海、浙江5省已达到血吸虫病疫情消灭标准。截至2014年底，全国推算血吸虫感染者为 11.56 万例，全国报告急性血吸虫病例仅为 2 例，处于低发水平。截至 2015 年 9 月底，全国 453 个流行县(市、区)达到了传播控制及以上标准，其中有 140 个县(市、区)达到了传播控制标准，313 个县(市、区)达到了传播阻断标准。

(二)流行环节

1. 传染源

日本血吸虫病是人兽共患寄生虫病，传染源包括患者和保虫宿主如牛、猪等家畜及鼠、兔等野生动物。牛、猪等家畜是我国血吸虫病流行的主要传染源。

2. 传播途径

含有血吸虫卵的粪便污染水源、水体中存在钉螺及人群接触疫水是传播本病的 3 个重要环节。在我国，钉螺分布环境复杂，大多在江湖洲滩、沟渠水田等环境中。我国血吸虫病流行区类型有平原水网型、山区丘陵型和湖沼型 3 种，其中湖沼型为当前我国血吸虫病流行区的主要类型。

3. 易感者

人类对日本血吸虫易感。非流行区居民初次进入流行区往往易发生急性感染。

六、防治

当前，我国血吸虫病防治工作正处于"十三五"全国血吸虫病防治规划阶段，同时又处于攻坚制胜的关键时期。血吸虫病的流行因素复杂，须因地制宜、综合治理、科学防治，采取以有螺地带禁止放牧、农机替代耕牛、改建无害化厕所等关键技术措施为主，以健康教育、人群血吸虫病查治、钉螺调查与控制以及农、林、水血吸虫病防治综合治理工程等为辅的措施。

吡喹酮是当前治疗血吸虫病的首选药物，具有安全有效、使用方便的特点。对于急性血吸虫患者，采用总剂量 120 mg/kg 于 4 或 6 日内分服，每日服 3 次；慢性患者采用 40 mg/kg 一次顿服；体弱或有夹杂症者可分 2 次服用；晚期患者按总剂量 60 mg/kg 于 2 或 3 日内分服，每日 3 次，也可按总剂量 90 mg/kg 于 6 日内分 18 次服用。在疾病难以控制的湖沼地区和大山区，利用吡喹酮开展群体化疗已成为我国血吸虫病防治策略的一个重要组成部分。

小 结

寄生于人体的吸虫主要有华支睾吸虫、布氏姜片虫、卫氏并殖吸虫和日本血吸虫。前三者感染期为囊蚴,经口感染,是重要的食源性寄生虫病的病原体。日本血吸虫感染期为尾蚴,经皮肤感染。治疗吸虫的首选药物是吡喹酮。

思考题

1. 请比较4种吸虫的感染期、感染方式、中间宿主及致病期。
2. 人食生的或未煮熟的淡水鱼、虾可感染哪种吸虫?简述这种吸虫的生活史特点。
3. 需水生植物作媒介的吸虫是哪种?人是如何感染的?这种吸虫的重要保虫宿主是什么?
4. 写出肺吸虫病的分型及人体感染的原因,如何防治?
5. 卫氏并殖吸虫引起人体的临床表现复杂、多样,简述不同类型的主要症状。
6. 日本血吸虫感染人体后,虫卵肉芽肿的形成有何病理意义?最常受累的组织器官有哪些?
7. 消灭钉螺可预防哪种吸虫的传播和流行?简述这种吸虫的生活史特点。

(任翠平)

第二十七章 绦 虫

> **学习目标**
> 1.掌握：猪带绦虫和牛带绦虫的形态、生活史、致病及诊断；猪带绦虫成虫、牛带绦虫成虫形态的鉴别要点。
> 2.熟悉：猪带绦虫、牛带绦虫的流行与防治。
> 3.了解：绦虫的概论。
> 4.其他：学会应用绦虫的结构特征及生活史解决临床疾病的诊断、鉴别诊断和治疗，解释各种绦虫病的发病机制。

第一节 概 述

绦虫(cestode)属于扁形动物门、绦虫纲(Class Cestoda)。绦虫成虫大多寄生在脊椎动物的消化道中，生活史多为复杂型，需要1～2个中间宿主。人可作为一些绦虫的终宿主或中间宿主。寄生于人体的绦虫有30余种，分属于多节绦虫亚纲的圆叶目(Cyclophyllidea)和假叶目(Pseudophyllidea)。

一、形态

(一)成虫

虫体为白色或乳白色，扁长如带，左右对称，分节，无口和消化道，无体腔，绝大多数为雌雄同体。体长数毫米至数米不等，因虫种而异。虫体一般可分为头节(scolex)、颈部(neck)和链体(strobilus)。头节位于虫体前端，细小，顶端具有固着器官。通常圆叶目绦虫头节多呈球形，固着器官常为4个圆形吸盘，吸盘中央可有能伸缩的圆形突起，称为顶突(rostellum)，顶突周围有1圈或数圈棘状或矛状小钩。假叶目绦虫头节一般呈梭形，其固着器官是头节的背腹侧面向内陷形成的两条吸槽。绦虫靠头节上的固着器官吸附在宿主肠壁上。颈部位于头节后，具有生发细胞，不分节，一般比头节细。链体的节片即由此向后连续长出，链体由前后相连的节片构成，节片数目不等。靠近颈部的节片较细小，其内的生殖器官尚未发育成熟,称为未成熟节片(幼节)。往后至链体中部的节片逐渐增大,其中的生殖器官逐渐发育,越向后则越成熟。生殖器官发育成熟的节片称为成熟节片(成节)。在链体后部,子宫中已有虫卵的节片称为妊娠节片(孕节)。链体后部的孕节体积最大,圆叶目绦虫的孕节中除了储满虫卵的子宫外,其他器官均已退化。末端的孕节体积最大,可从链体上脱落或裂解,新的节片又不断从颈部长出,这样就使绦虫能够保持一定的长度。

(二)中绦期

绦虫在中间宿主体内发育的阶段称为中绦期(metacestode)。各种绦虫中绦期的形态结构各不相同,常见以下几种类型。

1. 囊尾蚴

囊尾蚴(cysticercus)俗称囊虫(bladderworm),为半透明的泡状囊,其中充满囊液,囊壁上有一向内翻转的头节悬于囊液中。

2. 棘球蚴

棘球蚴(hydatid cyst)是棘球绦虫的中绦期,为一种较大的囊,囊内充满囊液及大量的原头节(protoscolex)。另外还有许多小的生发囊,生发囊附着在囊壁上,也可脱落悬浮于囊液中。生发囊内含有更小的囊和原头节,所以,一个棘球蚴中可含有成千上万的原头节。

3. 泡球蚴

泡球蚴(alveolar hydatid cyst)属于棘球蚴型,囊较小,但可不断向囊内和囊外芽生若干小囊,而使体积不断增大。囊内充满胶状物而非囊液,其中头节较少。

4. 似囊尾蚴

似囊尾蚴(cysticercoid)体型较小,前端有很小的囊腔和与之相比较大的头节,后部则是实心的带小钩的尾状结构。

5. 多头蚴

一个囊尾蚴中具有多个从生发层(germinal layer)生长出的头节,为羊体内寄生的多头带绦虫的中绦期。

6. 原尾蚴

原尾蚴是假叶目绦虫在第一中间宿主体内发育的幼虫,为一实体,无头节的分化,但在一端有一小突,称为小尾(cercomere),小尾上有6个小钩。

7. 裂头蚴

裂头蚴(plerocercoid)是原尾蚴被假叶目绦虫的第二中间宿主吞食后发育而成。裂头蚴已失去小尾及小钩,开始形成附着器,并分化出头节。

(三)虫卵

两种目绦虫卵的形态不同,其中假叶目绦虫卵为椭圆形,卵壳较薄,一端有小盖,卵内含有一个卵细胞和若干个卵黄细胞,与吸虫卵相似;圆叶目绦虫卵多呈圆球形,外面是极薄的卵壳和很厚的胚膜,卵内是已发育的幼虫,具有3对小钩,称为六钩蚴(oncoospere)。

二、生活史

绦虫的成虫寄生于脊椎动物的消化道中,虫卵自子宫孔排出或随孕节脱落而排出,假叶目绦虫与圆叶目绦虫在外界的发育明显不同。

假叶目绦虫的生活史需要2个中间宿主,虫卵排出后必须进入水中才能继续发育。孵出的幼虫称为钩球蚴(coracidium),其体内有3对小钩,体外被有一层纤毛,能在水中游动。第一中间宿主为剑水蚤,钩球蚴可在其体内发育为原尾蚴。第二中间宿主为鱼或蛙等脊椎动物,钩球蚴可在其体内发育为裂头蚴,裂头蚴进入终宿主肠道内才能发育为成虫。

圆叶目绦虫的生活史只需一个中间宿主,个别种类甚至无需中间宿主。虫卵在子宫中已经开始发育,内含六钩蚴。圆叶目绦虫无子宫孔,虫卵随孕节自链体脱落而排出体外,孕节被挤压或因自身活动破裂后虫卵散出,被中间宿主吞食后孵出六钩蚴,六钩蚴钻入宿主肠壁随血流到达组织内,发育成中绦期幼虫。中绦期幼虫被终宿主吞食后,在肠道内被胆汁激活才能脱落或翻出头节,逐渐发育为成虫。成虫在终宿主体内存活的时间随种类而异,有的仅能存活几天到几周,而有的可存活几十年。

三、致病

绦虫成虫寄生于宿主肠道,可大量地掠夺宿主的营养,但引起的症状通常并不严重,仅有腹部不适、腹痛、消化不良、腹泻或交替的腹泻与便秘等,个别种类如阔节裂头绦虫因为大量吸收维生素B_{12}可引起宿主贫血。引起症状的主要原因是虫体固着器官吸盘和小钩及微毛对宿主肠道的机械性刺激和损伤,以及虫体释出的代谢产物的刺激。

绦虫幼虫在人体内寄生造成的危害远较成虫大,裂头蚴和囊尾蚴可在皮下和肌肉内引起结节和游走性包块。若绦虫幼虫侵入眼、脑等重要器官,则可引起严重的后果。棘球蚴在肝、肺等处也能造成严重的危害,其囊液一旦进入宿主组织便可诱发变态反应导致宿主休克,甚至死亡。

第二节 链状带绦虫

案例分析

案例：患者，女，26岁，因粪便中发现白色节片前来就诊。患者身体健康，2年前顺产一健康男孩，否认有任何胃肠道或中枢神经系统病症。饮食中喜食猪肉和牛肉。自从发现粪便中有白色节片后，常感到厌食、恶心和腹部痉挛，偶尔有饥痛感。体检正常，血红蛋白、白细胞计数及尿常规化验均正常，粪便检查发现有带绦虫卵。患者带来的一孕节经注射墨汁检查后发现，子宫分支是10～12支。该患者可能患哪种带绦虫病？为什么？是否需要住院治疗？应注意防止什么并发症？

分析：该患者患猪带绦虫病。因为孕节经注射墨汁检查后发现，孕节内子宫分支数为10～12支，若是牛带绦虫，则其孕节内子宫分支数为15～30支。该患者身体健康，就诊前只发现一些轻微的消化道症状，而且体检均为正常，因此，不需要住院治疗。但必须尽快用药（常用药为槟榔南瓜子合剂）驱除虫体，以免通过自体内、外感染而并发囊尾蚴病。

链状带绦虫（*Taenia solium* linnaeus，1758）又称猪肉绦虫、猪带绦虫或有钩绦虫。成虫寄生于人体小肠，可引起猪带绦虫病（taeniasis suis）；幼虫寄生于猪的器官中，也可以寄生于人体组织器官中，引起猪囊尾蚴病（cysticercosis），所以也称囊虫病。

知识拓展

链状带绦虫

在我国古代医籍中，猪带绦虫被称为寸白虫或白虫。早在公元217年，《金匮要略》中便有关于白虫的记载。公元610年，巢元方在《诸病源候论》卷十八《寸白虫候》："寸白者，九虫内之一虫也。长一寸而色白，形小褊，因腑脏弱而能发动"，并指出是因"炙食"肉类而感染。明《景岳全书·杂证谟》："寸白虫，此虫长寸许，色白，其状如蛆子，母子相生，有独行者，有个个相接不断者，故能长至一二丈。"我国《神农本草经》中记录了3种驱白虫的草药：雷丸、贯众、芜荑。

一、形态

（一）成虫

成虫为乳白色，扁长如带，薄而透明，长2～4 m，前端较细，向后渐扁阔。头节近似球形,直径为 0.6~1 mm,除有 4 个吸盘外,顶端还具有顶突,其上有小钩 22~36 个,排列成内外两圈(图 27-1)。颈节纤细,直径仅约头节的一半,不分节。链体节片数为 700~1000 片,近颈部的幼节节片短而宽,中部的成节近方形,末端的孕节则为长方形。每一节片的侧面有一生殖孔,略突出,不规则地分布于链体两侧。每一成节具有雌雄生殖器官各一套,睾丸 150~200 个,输精管向一侧横走,经阴茎囊开口于生殖腔。卵巢在节片后 1/3 的中央,分为三叶,除左右两大叶外,在子宫与阴道之间另有一中央小叶。卵黄腺位于卵巢之后。孕节中充满虫卵的子宫向两侧分支,每侧有 7~13 支,每一支又继续分支,呈现不规则的树枝状。每一孕节中约含 4 万个虫卵。

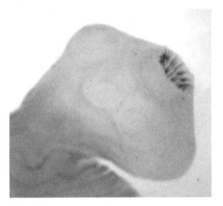

图 27-1　链状带绦虫头节

(二) 虫 卵

虫卵(图 27-2)呈球形或近似球形,直径为 31~43 μm。卵壳透明,很薄且脆,易碎,内为胚膜。虫卵自孕节散出后,卵壳多已脱落,成为不完整虫卵。胚膜较厚,为棕黄色,由许多棱柱体组成,在光镜下呈放射状的条纹。胚膜内含球形的六钩蚴,直径为 14~20 μm,有 3 对小钩。

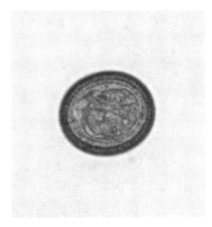

图 27-2　链状带绦虫虫卵

(三) 幼虫

幼虫(图 27-3)即猪囊尾蚴(cysticercus cellulosae),俗称囊虫,呈卵圆形,如黄豆大小5 cm×(8~10) cm,为白色半透明的囊状物,囊内充满透明的囊液。囊壁分两层,外为皮层,内为间质层,有一向内翻卷收缩的头节,受胆汁刺激后可翻出,其形态结构和成虫的一样。

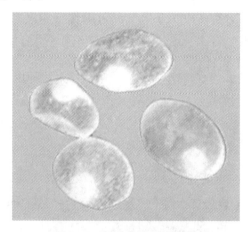

图 27-3 链状带绦虫囊尾蚴

二、生活史

人是猪带绦虫唯一的终宿主,也可作为中间宿主。猪和野猪是主要的中间宿主(图 27-4)。用猪囊尾蚴感染白掌长臂猿和大狒狒获得成功,提示某些灵长类动物也可成为猪带绦虫的终宿主。

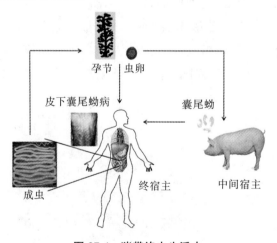

图 27-4 猪带绦虫生活史

成虫寄生于人的小肠上段,以头节固着于小肠壁。孕节单节或5~6节相连从链体脱落,随粪便排出体外。脱离虫体的孕节仍具有一定的活动力,节片可因受挤压破裂而使虫卵散出。虫卵或节片被猪等中间宿主食入后,在中间宿主小肠内经消化液作用,虫卵胚膜破裂,六钩蚴逸出,然后借其小钩和分泌物的作用钻入小肠壁,经循环系统或淋巴系统到达中间宿主的身体各处。在寄生部位,虫体逐渐长大,中间细胞溶解形成空腔,充满液体,约经10周后,发育为囊尾蚴并逐渐成熟。囊尾蚴在猪体内的寄生部位为运动较多的肌肉,以股内侧肌最多见,其次为深腰肌、肩胛肌、咬肌、腹内斜肌、膈肌、心肌、舌肌等,还可以寄生于脑、眼等处。囊尾蚴在猪体内可存活数年,被囊尾蚴寄生的猪肉俗称"米猪肉"或"豆猪肉"。当人误食生的或未煮熟的含囊尾蚴的猪肉后,囊尾蚴在小肠内受胆汁刺激而翻出头节,附着于肠壁,经2～3个月发育为成虫并排出孕节和虫卵,成虫在人体内的寿命可超过25年。虫卵或孕节被人误食后,可在人体中发育成囊尾蚴,但无法继续发育为成虫。

三、致病

成虫寄生于人体小肠,肠绦虫病的临床症状一般轻微。粪便中发现节片是患者求医最常见的原因。少数患者有上腹或全腹隐痛、消化不良、腹泻、体重减轻等症状,偶有因绦虫头节固着于肠壁而致局部损伤者,偶发肠穿孔或肠梗阻。国内曾报告大腿皮下和甲状腺组织内成虫异位寄生的病例。

囊尾蚴在人体内的寄生部位很广泛,但数量各不相同。囊尾蚴主要寄生于人体的肌肉、皮下组织、脑和眼,其次为心、舌、口、肝、肺、腹膜、上唇、乳房、子宫、神经鞘、骨等部位。脑囊尾蚴病和眼囊尾蚴病的临床症状最为严重,其他部位囊尾蚴病的临床症状常因不易发现而被忽略。寄生于不同部位的囊尾蚴,其大小和形态也有所不同。在疏松的结缔组织与脑室中的囊尾蚴多呈圆形,大小为5～8 mm,在肌肉中略伸长,在脑底部的囊尾蚴长2～5 cm,且具有分支或葡萄样突起,称为葡萄状囊尾蚴。

人体囊尾蚴病依其主要寄生部位可分为3类。

1. 皮下及肌肉囊尾蚴病

皮下囊尾蚴结节数可从1个至数千个不等,以躯干和头部较多,四肢较少。结节在皮下呈圆形或椭圆形,直径为0.5～1.5 cm,硬度近似软骨,手可触及,与皮下组织无粘连、无压痛、无炎症反应及色素沉着。该病常分批出现,并可自行逐渐消失。感染轻时可无症状,感染严重时可自觉肌肉酸痛无力、发胀、麻木或呈假性肌肥大症等。

2. 脑囊尾蚴病

由于囊尾蚴在脑内的寄生部位与感染程度以及机体的免疫反应不同,因此,患者的症状也有所不同,有的患者终生无症状,有的患者可猝死。脑囊尾蚴病的临床症状极为复杂多样,可分为五型。

(1) 癫痫型　癫痫型最常见,约占脑囊尾蚴病的50%或70.9%。癫痫型以反复发作各种类型的癫痫为特征,临床表现为小发作、大发作、精神运动性发作。发作后常遗留一时性肢体瘫痪、颅神经麻痹或失语等症状,可能与囊尾蚴寄生于大脑皮层运动区及感觉区有关。

(2)颅内压增高型　颅内压增高型由囊尾蚴寄生导致脑脊液循环障碍或脑组织水肿、血管变性所致。以急性起病或进行性加重的颅内压增高为特征,临床表现为头晕、剧烈头痛、恶心、呕吐、耳鸣、记忆力减退等。

(3)脑膜炎型　虫体寄生于脑底部引起慢性脑膜炎,以急性或亚急性脑膜刺激征为特点,临床表现为恶心、呕吐、颈部强直、克氏征阳性等。

(4)精神障碍型　患者有进行性加剧的精神异常及痴呆,可出现急性精神错乱、谵妄、幻觉、兴奋或朦胧状态、易怒、恐惧、精神忧郁等症状。

(5)运动障碍型　运动障碍型由虫体寄生于小脑或第四脑室所致,患者可出现肌张力增高、肌反射亢进、步态蹒跚、眼球震颤等症状。

3. 眼囊尾蚴病

囊尾蚴可寄生在眼的任何部位,但绝大多数寄生在眼球深部玻璃体及视网膜下,通常累及单眼,少数双眼同时有囊尾蚴寄生。症状轻者表现为视力障碍,眼底镜检有时可见头节蠕动。眼内囊尾蚴存活时,一般患者尚能忍受。但囊尾蚴一旦死亡,虫体的分解物可产生强烈刺激,造成眼内组织变性,导致玻璃体浑浊、视网膜脱离、视神经萎缩,并发白内障、继发青光眼、细菌性眼内炎等,最终导致眼球萎缩而失明。

四、诊断

(一)猪带绦虫病的诊断

猪带绦虫病是由食用生的或未煮熟的"米猪肉"所致,故询问吃肉方式以及节片排出史对确诊有一定意义。由于该虫节片的蠕动能力较弱,检获孕节和虫卵的机会较少,应连续数天检查可疑患者的粪便,必要时还可用槟榔南瓜子试验性驱虫法驱虫。收集患者的全部粪便,用水淘洗检查头节和孕节可以确定虫种并明确疗效。将检获的头节或孕节夹在两张载玻片之间轻压后,观察头节上的吸盘和顶突小钩或孕节的子宫分支情况及数目即可确诊,加用肛门拭子法可提高虫卵的检出率。

(二)囊尾蚴病的诊断

囊尾蚴病的诊断一般比较困难,所以,询问病史有一定的意义,但主要还是根据发现皮下囊尾蚴结节来确诊。眼囊尾蚴病可用眼底镜检查,对于脑和深部组织的囊尾蚴,可用CT、核磁共振等影像仪器检查,并结合其他临床症状如癫痫、颅内压增高和精神症状等确定。免疫学试验具有辅助诊断价值，尤其是对无明显临床体征的脑型患者更具有重要的参考意义。目前，应用的免疫学方法有 IHA、ELISA 和 Dot-ELISA。以上 3 种为抗体检测方法，其敏感性和特异性均有待提高；还可用单克隆抗体检测囊虫的循环抗原，也可从唾液中检测抗囊虫 IgG，用重组抗原进行免疫学诊断。

五、流行

(一) 分布

猪带绦虫呈世界性分布，但感染率不高，主要流行于欧洲、中美一些国家及东南亚等国。猪带绦虫在我国分布也很广泛，如云南、黑龙江、吉林、山东、河北、河南、陕西、湖北、福建、海南、青海、江苏等省，其中以黑龙江省的感染率最高。近年来，各地猪带绦虫感染人数均呈增加趋势，有的地方呈局限性流行或散在发生。患者以青壮年为主，且男性患者多于女性患者，农村患者多于城市患者。

(二) 感染方式

人体猪带绦虫病是由误食含有囊尾蚴的肉类引起的，而囊尾蚴病由误食虫卵或节片所致，危害程度因囊尾蚴寄生的部位和数量不同而不同。人体感染囊尾蚴病的方式有 3 种：①自体内感染，当绦虫病患者反胃、呕吐时，肠道逆蠕动将孕节反入胃中引起感染。②自体外感染，患者误食自己排出的虫卵而引起再感染。③异体(外来)感染，患者误食他人排出的虫卵而引起。猪带绦虫病和囊尾蚴病可单独发病，也可同时存在。

(三) 流行因素

猪带绦虫病的流行因素主要有：猪的饲养方法不当；或仔猪散养；或厕所直接建造于猪圈之上(连茅圈)，猪可吞食粪便，造成猪受染。各地猪的囊尾蚴感染率高低不一。

在猪带绦虫病流行严重的地区，当地居民食用生猪肉或未煮熟猪肉的习惯是该病传播的重要因素。例如，云南省少数民族地区的节日菜肴——白族的"生皮"、傣族的"剁生"、哈尼族的"噢嚅"，均使用生猪肉制作。还有烟熏食品或腌肉不再经火蒸煮。另外，如西南地区的"生片火锅"、云南的"过桥米线"、福建的"沙茶面"等，都是将生肉片在热汤中稍烫后，蘸佐料或拌米粉和面条食用。其他地区的散在病例多为食用含活囊尾蚴的猪肉制品，或生、熟砧板不分造成的交叉污染。

猪囊尾蚴感染或流行的原因是误食猪带绦虫卵。用新鲜人粪施肥，节片或虫卵污染环境；或因卫生习惯不良,外界虫卵和自身虫卵沾在手指及指甲缝中,以致误食虫卵；也有一部分是由自身感染所致,肠内有猪带绦虫成虫寄生时,肠道逆蠕动使脱落的孕节和虫卵入胃,经消化液作用孵出六钩蚴而造成体内自身感染。猪带绦虫卵在外界存活时间较长,4 ℃左右能存活一年,－30 ℃能活3～4个月,37 ℃时只能活7天左右；虫卵的抵抗力也较强,70%酒精、3%来苏儿、酱油和食醋对其几乎无作用,只有2%碘酒和100 ℃高温才可以将其杀死。

六、防治

各地防治猪带绦虫病的经验是要抓好"驱、管、检"的综合防治措施。

1. 治疗患者

在普查的基础上及时为患者进行驱虫治疗。由于成虫寄生在肠道常可导致囊尾蚴病,因此,必须尽早、彻底地驱虫。驱绦虫药物较多,吡喹酮、甲苯达唑、阿苯达唑等都有较好的驱虫效果。槟榔南瓜子合剂的疗效良好。多数患者在服药5～6 h内即排出完整的虫体,若只有部分虫体排出,则可用温水坐浴,让虫体慢慢排出,切勿用力拉扯,以免虫体前段的头节断留在消化道内。用过的水应进行适当的处理以免虫卵扩散。服药后应留取24 h粪便,仔细淘洗检查有无头节。如未得头节,应加强随访,若3～4个月内未再发现节片和虫卵,则可视为治愈。用吡喹酮、阿苯达唑后虫体完全崩解,无法从粪便中淘洗出节片。

治疗囊尾蚴病的常用方法是用手术摘除囊尾蚴。眼囊尾蚴病唯一合理的治疗方法是手术摘取虫体。若待虫体死亡,则引起剧烈的炎症反应,最后不得不摘除整个眼球。但在特殊部位或较深处的囊尾蚴往往不易施行手术,而仅能给予对症治疗,如患脑囊尾蚴病时给予抗癫痫药物和激素治疗等。治疗过程中虫体死亡可导致患者出现脑水肿、颅内压升高等脑炎症状,严重时危及生命。一般建议患者在医生密切观察下进行治疗。驱虫药吡喹酮、阿苯达唑和甲苯达唑可使囊尾蚴变性和坏死,特别是前者具有疗效高、药量小、给药方便等优点。

2. 管理厕所、猪圈

发动群众管好厕所,建圈养猪,控制人畜互相感染。

3. 注意个人卫生

必须大力宣传囊尾蚴病的危害性,革除不良习惯,不食用生肉；饭前、便后洗手,以防误食虫卵；烹调时务必将肉煮熟；切生、熟肉的刀和砧板要分开。

4. 加强肉类检查

提倡肉畜统一宰杀,严格执行城乡肉品的卫生检查,尤其要加强农贸市场上个体商贩出售的肉类检验。在供应市场前,肉类必须经过严格的检查和处理。猪

肉在 $-13 \sim -12$ ℃环境中 12 h,囊尾蚴可全部被杀死。

在防治中要加强领导,农、牧、卫生、商业部门应密切配合,狠抓综合性措施的落实,切实做到防治见效。

第三节　肥胖带绦虫

肥胖带绦虫(*Taenia saginata* Goeze,1782)又称牛带绦虫、牛肉绦虫或无钩绦虫,在我国古籍中也被称为白虫或寸白虫。它与猪带绦虫同属于带绦虫科、带绦虫属,两者的形态和发育过程相似。

一、形态

牛带绦虫与猪带绦虫很相似,但虫体大小和结构有差异,主要区别见表 27-1。两种绦虫的虫卵在形态上难以区别。

表 27-1　两种带绦虫的区别

区别点	猪带绦虫	牛带绦虫
虫体长	2～4 m	4～8 m
节片	700～1000 节,较薄、略透明	1000～2000 节,较厚、不透明
头节	球形,直径约为 1 mm,具有 4 个吸盘,有顶突和 2 圈小钩(25～50 个)	略呈方形,直径为 1.5～2.0 mm,仅有 4 个吸盘,无顶突及小钩
成节	卵巢分左右两叶和中央小叶	卵巢只分左右两叶
孕节	子宫分支不整齐,每侧有 7～13 支	子宫分支较整齐,每侧有 15～30 支
囊尾蚴	头节具顶突和小钩,寄生于人体中引起囊尾蚴病	头节无顶突及小钩,不寄生于人体

二、生活史

人是牛带绦虫唯一的终宿主。成虫寄生在人的小肠上段,头节常固着在十二指肠空肠曲下 40～50 cm 处,孕节多逐节(或相连的数节)脱离链体,随宿主粪便排出。通常每天排出 6～12 节,最多 40 节。每一孕节含虫卵 8 万～10 万个。从链体脱下的孕节仍具有显著的活动力,有的可自动地从肛门逸出。当孕节沿地面蠕动时可将虫卵从子宫前端排出,或孕节破裂,虫卵散出并污染环境。当中间宿主吞食虫卵或孕节后,虫卵内的六钩蚴即在其小肠内孵出,然后钻入肠壁,随血循环到周身各处,尤其是运动较多的股、肩、心、舌和颈部等肌肉内,经60～75 天发育为牛囊尾蚴(cysticercus bovis)。除牛科动物黄牛、水牛、牦牛、印度牛等外,羊、长颈鹿、羚羊、野猪等也可被牛囊尾蚴寄生。牛囊尾蚴的寿命可达 3 年。

人食用生的或未煮熟的含有囊尾蚴的牛肉后,囊尾蚴在肠消化液的作用下,翻出头节并吸附于肠壁,经 8～10 周发育为成虫。成虫寿命为 20～30 年,甚至更长。人一般不是牛带绦虫的中间宿主。

三、致病

寄生于人体的牛带绦虫成虫通常为1条,但在地方性流行区,重症感染者感染虫体的数量可达8条,最多达31条。患者一般无明显症状,部分患者出现恶心、呕吐、腹部不适、消化不良、腹泻或体重减轻等症状。由于牛带绦虫的孕节活动力较强,大多数患者都能发现自己排出的节片,并有孕节自动从肛门逸出和肛门瘙痒等症状。脱落的孕节在肠内移动可引起回盲部剧痛,另外,偶尔可引起阑尾炎、肠腔阻塞等并发症。节片可在其他部位异位寄生,曾有节片寄生在子宫腔、耳咽管等部位的报告。

调查发现牛带绦虫病患者的指甲缝中常带有绦虫卵,误食虫卵的机会应当不少;但人体几乎没有牛囊尾蚴寄生,至今全世界较可靠的人体感染记录仅有几例,显示人对牛带绦虫的六钩蚴具有自然免疫力。

四、诊断

询问病史对发现牛带绦虫患者比发现猪带绦虫患者更有价值,这是因为牛带绦虫孕节的活动力强,常自动逸出肛门,更易引起患者重视。常有患者携带排出的孕节前来求诊。观察孕节的方法与猪带绦虫相同,根据子宫分支的数目特征可区分两者。若节片已干硬,则可用生理盐水浸软,或用乳酸酚浸泡透明后再观察。通过粪检可查到虫卵甚至孕节,但采用肛门拭子法查到虫卵的机会更多。

五、流行与防治

(一)分布

牛带绦虫呈世界性分布,在喜食牛肉(尤其是有生吃或半生吃牛肉习惯)的地区和民族中流行,一般地区仅有散在流行。我国20多个省有散在分布的牛带绦虫患者,但在若干少数民族农牧区如新疆、内蒙古、西藏、云南、宁夏、四川的藏族地区、广西的苗族地区、贵州的苗族和侗族地区以及台湾的雅美族和泰雅族地区有地方性的流行。其中,以西藏的感染率最高,可超过70%,患者多为青壮年,一般男性稍多于女性。近年来,由于人口流动频繁且量大,在非流行区尤其是城市中常见输入性病例,应引起重视。

(二)流行因素

造成牛带绦虫病地方性流行的主要因素是患者和带虫者粪便污染牧草和水

源以及居民食用牛肉的方法不当。

流行区农牧民常在牧场及野外排便,致使牧场、水源和地面受到粪便污染。牛带绦虫卵在外界可存活8周或更久,因此,牛很容易吃到虫卵或孕节而受到感染。广西和贵州的侗族地区,人畜共居一楼,人住楼上,楼下即是牛圈,人粪直接从楼上排入牛圈内,使牛受污染的机会增多,囊尾蚴感染率可高达40%。当地少数民族有食用生牛肉或不熟牛肉的习惯,这些食肉习惯都容易造成人群感染。例如,贵州苗族、侗族居民喜欢吃"红肉"和"腌肉",广西苗族居民喜食"酸牛肉"等,这些食用牛肉的方法都是将生牛肉切碎后稍加佐料即食。藏族居民喜欢将牛肉稍风干即生食,或食用大块未烤熟的牛肉。非流行地区无食用生牛肉的习惯,但偶尔因食入未煮熟牛肉或混用生食、熟食的刀和砧板而引起散发流行。

(三)防治原则

防治原则同猪带绦虫。

第四节 细粒棘球绦虫

细粒棘球绦虫(*Echinococcus granulosus* Batsch,1786)又称为包生绦虫。成虫寄生于犬科食肉类动物中,幼虫(棘球蚴或包虫)寄生于人或其他多种食草动物的组织器官内,可引起棘球蚴病(echinococcosis)或包虫病(hydatid disease, hydatidosis)。棘球蚴病分布地域广泛,是一种严重危害人类健康和畜牧业生产的人兽共患病。在我国,该病被列为重点防治的寄生虫病之一。

一、形态

(一)成虫

成虫(图27-5)是绦虫中最短小的虫种之一,体长2~7 mm,由头节及链体组成,链体仅具幼节、成节和孕节各一节,偶或多一节。头节略呈梨形,具有顶突和4个吸盘。顶突富含肌肉组织,伸缩力强,其上有两圈大小相间呈放射状排列的小钩,小钩共28~48个(通常30~36个)。各节片均为狭长形,成节的结构与带绦虫相似,孕节生殖孔开口于节片一侧中部,子宫具有不规则的分支和侧突(也称为侧囊),含虫卵200~800个。

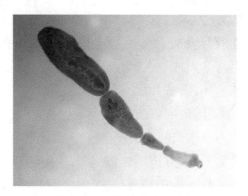

图 27-5　细粒棘球绦虫成虫

(二) 虫 卵

细粒棘球绦虫卵与猪带绦虫卵、牛带绦虫卵相似,在光镜下难以区分。

(三) 棘 球 蚴

棘球蚴(图 27-6)为圆形囊状体,单发或多发,大小因寄生时间、部位以及宿主的不同而异。小者直径可能不足 1 cm,大者直径可达 40 cm,内含囊液。棘球蚴为单房性囊,由囊壁和内含物(生发囊、原头蚴、子囊、孙囊和囊液等)组成。囊壁外有宿主的纤维组织包绕。

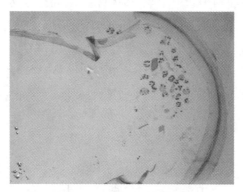

图 27-6　细粒棘球绦虫棘球蚴

囊壁分两层,外层为角皮层(cuticle layer),厚约 1 mm,乳白色,半透明,似粉皮状,较松脆,易破裂,光镜下无细胞结构而呈多层纹理状。内层为生发层(germinal layer),也称为胚层,厚 22～25 μm,具有细胞核。生发层紧贴在角皮层内,电镜下可见生发层上有无数微毛延伸至角皮层内。囊腔内充满囊液,称为棘球蚴液(hydatid fluid)。囊液为无色透明或微带黄色,比重为 1.01～1.02,pH 为 6.7～7.8,内含多种蛋白质、肌醇、卵磷脂、尿素及少量糖、无机盐和酶等,具有抗原性。

生发层向囊内长出许多原头蚴(protoscolex),原头蚴呈椭圆形或圆形,大小为 170 μm×122 μm,为向内翻卷收缩的头节,其顶突和吸盘内陷,保护着数十个小钩。

生发囊(brood capsule)也称为育囊,是仅有一层生发层的小囊,由生发层的有核细胞发育而成。据观察,最初由生发层向囊内芽生成群的细胞空腔化后,形成小囊并长出小蒂与胚层连接,在小囊内壁上长出5～40个数量不等的原头蚴。

原头蚴除向生发囊内生长外,也向囊外生长为外生性原头蚴。由于原头蚴可不断扩张,其危害比内生的棘球蚴更大。子囊(daughter cyst)可由母囊的生发层直接长出,也可由原头蚴或生发囊进一步发育而成。子囊结构与母囊相似,其囊壁具有角质层和生发层,囊内也可生长原头蚴、生发囊以及与子囊结构相似的小囊,称为孙囊(grand daughter cyst)。从壁上脱落的原头蚴、生发囊及小的子囊悬浮于囊液中,称为囊砂或棘球蚴砂(hydatid sand)。一个棘球蚴中可有无数个原头蚴,一旦破裂,即可在中间宿主体内形成许多新的棘球蚴。

二、生活史

细粒棘球绦虫的终宿主是犬、豺、狼等犬科食肉类动物,中间宿主是羊、牛、骆驼等多种食草类动物和人。成虫寄生在终宿主的小肠上段,以顶突上的小钩和吸盘固着在肠绒毛基部隐窝内,孕节或虫卵随宿主粪便排出。孕节有较强的活动能力,可沿草地或植物爬行,致使虫卵污染动物皮毛和周围环境,如牧场、畜舍、土壤及水源等。当中间宿主吞食虫卵或孕节后,六钩蚴在其小肠内孵出,然后钻入肠壁,经血循环至肝、肺等器官,经3～5个月发育成棘球蚴。一般感染半年后,囊的直径为0.5～1.0 cm,以后每年增长1～5 cm,最大可长到30～40 cm。棘球蚴被犬、狼等终宿主吞食后,其所含的每个原头蚴都可发育为成虫,从感染至发育成熟并排出虫卵和孕节约需8周。由于棘球蚴中含有大量的原头蚴,因此,犬、狼肠内寄生的成虫可达数千至上万条。成虫寿命为5～6个月。若孕卵或孕节被人误食,人就会得棘球蚴病。棘球蚴在人体内可存活40年,甚至更久(图27-7)。

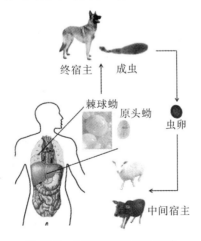

图 27-7 细粒棘球绦虫生活史

三、致病

棘球蚴病俗称包虫病。棘球蚴对人体的危害以机械损害为主,严重程度取决于棘球蚴的体积、数量、寄生时间和部位。儿童和年轻人是棘球蚴病的高发人群,40岁以下者约占80%。六钩蚴侵入宿主组织后,周围出现炎症反应和细胞浸润,逐渐形成一个纤维性外囊。因棘球蚴生长缓慢,往往在感染5~20年后才出现症状。原发的棘球蚴感染多为单个;继发感染常为多发,约占患者的20%以上,可同时累及数个器官。棘球蚴可寄生于人体内所有部位。据我国新疆15298例病例分析,最多见的寄生部位是肝(占69.9%),多在右叶,肺(19.3%)、腹腔(3%)以及原发在肝再向各器官转移(5.3%)次之,其他部位分别是脑(0.4%)、脾(0.4%)、盆腔(0.3%)、肾(0.3%)、胸腔(0.2%)、骨(0.2%)、肌肉(0.1%)、胆囊(0.1%)、子宫(0.1%)以及皮肤、眼、卵巢、膀胱、乳房、甲状腺等(0.4%)。棘球蚴在肺和脾内生长较快,在骨组织内则生长极慢。巨大的棘球蚴囊多见于腹腔,它可以占满整个腹腔,推压膈肌,甚至使一侧肺叶萎缩。棘球蚴不断生长可压迫周围组织、器官,引起组织细胞萎缩、坏死。因此,棘球蚴病的临床表现极其复杂,常见症状有如下几种。

1. 局部组织压迫和刺激症状

受累部位有隐痛和坠胀感,若寄生于肝脏,则肝区可有疼痛、上腹饱胀感、消化不良、肝大等;若寄生于肺部,则可引起咳嗽、咯血、胸痛等呼吸系统症状;若寄生于脑,则可出现颅内压增高等一系列症状。

2. 全身中毒症状

患者可出现食欲减退、体重减轻、消瘦、贫血、发育障碍、恶病质等毒性症状。

3. 包块形成

位于体表的包块可见棘球蚴震颤。

4. 超敏反应

超敏反应有荨麻疹、血管神经性水肿、嗜酸性粒细胞增多症和过敏性休克等。一旦因外伤或手术不慎造成棘球蚴破裂,大量囊液外流,可进入胆道、腹腔或胸内等部位,引起胆道梗死、急性弥漫性腹膜炎等,严重者可引起过敏性休克,甚至死亡。囊内原头节、子囊等进入体腔等处可引起继发性棘球蚴病。

四、诊断

对于疑似患者应详细询问其病史,了解其是否来自或去过疫区,是否有犬、羊等动物和皮毛接触史。对疑似患者的痰液、尿液、腹水或胸水做直接镜检,如查见棘球蚴砂、棘球蚴碎片或原头蚴等即可确诊。由于棘球蚴脆弱易破，一般禁止用穿刺作为诊断措施，以免引起过敏性休克或继发性棘球蚴病，可采用 X 线、B 超、CT、MRI 或同位素扫描等物理诊断方法进行诊断和定位。对具备手术指征的患者，可手术摘除可疑棘球蚴，并对摘除物进行病理检验，以进一步确诊。

免疫诊断是重要的辅助诊断方法，常用皮内试验和血清学检查法，如 ELISA、IHA、亲和素-生物素-酶复合物酶联免疫吸附试验（ABC-ELISA）和 Dot-ELISA 等。目前认为对棘球蚴病的免疫诊断应采取综合方法，用 2～3 项血清学试验以提高诊断准确率。

五、流行

(一) 分布

细粒棘球绦虫主要分布于世界各地的畜牧区，在欧洲、美洲、大洋洲、非洲和亚洲都有流行。我国棘球蚴病主要流行于新疆、宁夏、青海、西藏和甘肃等西部地区，其次是四川、内蒙古、贵州、陕西、辽宁、云南、广西、山西、吉林和黑龙江等省、自治区，河南、湖南、河北、上海及福建也有病例报道。

(二) 流行因素

1. 虫卵对环境的污染

虫卵对外界有较强的抵抗力，能耐 $-56\ ℃$ 低温，在干燥的环境中能生存 11～12 天，室温水中能活 7～16 天；对化学药品也有很强的抵抗力，一般化学消毒剂不能杀死虫卵。孕节有较强的活动能力，可沿草地或植物蠕动，致使虫卵污染周围环境，如牧场、畜舍、土壤及水源等。虫卵可随动物或人的活动及尘土、风、水散播，导致虫卵污染环境。

2. 人、畜等与环境密切接触

在流行区，犬、牛和羊等动物皮毛常黏附大量虫卵，儿童常因与家犬亲昵、嬉戏等而获得感染。病死的家畜或其内脏多用于喂狗或抛在野外，犬、狼可随意吞食；病犬、病狼等粪便极易污染牧场、水源，这些造成了本病在动物间的传播流行。流行区居民常因在生活、生产活动中与畜群、牧犬或皮毛接触而受到感染，也有许多人通过食入被虫卵污染的食物而受到感染。

在非流行区，人因偶尔接触受感染的犬或接触到来自流行区的动物皮毛而受感染。随着我国经济迅速发展，流行区的畜产品大量流向市场，因此，非流行区也存在着潜在的危险。

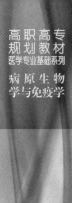

六、防治

在流行区应采取以预防为主的综合性防治措施,主要包括以下几方面:加强卫生宣传教育,普及棘球蚴病知识,养成良好的个人卫生和饮食卫生习惯;加强卫生法规建设和卫生检疫,结合法规强化人的卫生行为规范,严格、合理地处理病畜及其内脏,不用其喂狗,严禁乱扔,提倡深埋或焚烧;定期为家犬、牧犬驱虫。

棘球蚴病的治疗一般以手术治疗为主,手术中应注意避免囊液外溢,防止发生过敏性休克和继发感染。内囊摘除术和新的残腔处理办法明显提高了手术治愈率。对早期棘球蚴病可选用阿苯达唑、吡喹酮或甲苯达唑等药物进行治疗。

第五节 其他人体寄生绦虫

一、曼氏迭宫绦虫

曼氏迭宫绦虫(*Spirometra mansoni*)又称孟氏裂头绦虫,成虫主要寄生在犬、猫科动物体内,偶尔寄生在人体小肠中;其中绦期幼虫(裂头蚴)可在人体内寄生,导致曼氏裂头蚴病(sparganosis mansoni),其危害远比成虫大。

成虫呈带状,长 60～100 cm,宽 0.5～0.6 cm,乳白色。头节细小,呈指状,其背腹面各有一条纵行的吸槽。颈部细长,链体有节片约 1000 个,一般节片宽度均大于长度,但远端的节片长度与宽度几近相等。成节和孕节均具有发育成熟的雌雄生殖器官,且结构基本相似。肉眼即可见到节片中部凸起的子宫,在孕节中更为明显。

睾丸呈小泡状,有数百个,散布在节片中部,由睾丸发出的输出管在节片中央汇合成输精管,然后弯曲向前并膨大成储精囊和阴茎,再通入节片前部中央腹面的圆形雄生殖孔。卵巢分两叶,位于节片后部,自卵巢中央伸出短的输卵管,其末端膨大为卵模后连接子宫。卵模外有梅氏腺包绕。阴道为纵行的小管,其月牙形的外口位于雄性生殖孔之后。卵黄腺散布在实质的表层。子宫位于节片中部,螺旋状盘曲,紧密重叠,基部宽大而顶端窄小,略呈发髻状,子宫孔开口于阴道口之后。卵呈椭圆形,两端稍尖,长 52～76 μm,宽 31～44 μm,呈浅灰褐色,卵壳较薄,一端有盖,内有一个卵细胞和若干个卵黄细胞(图 27-8)。

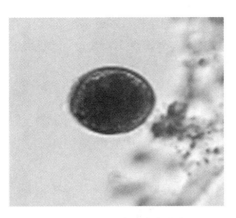

图 27-8　曼氏迭宫绦虫虫卵

裂头蚴呈长带形,白色,大小约为 300 mm×0.7 mm,头部膨大,末端钝圆,体前端无吸槽,中央有一明显凹陷,是与成虫相似的头节。体不分节但具横皱褶。

曼氏迭宫绦虫的生活史需要 3 个宿主(图 27-9)。终宿主主要是猫和犬,此外还有虎、豹、狐等食肉动物。第一中间宿主是剑水蚤,第二中间宿主主要是蛙,蛇、鸟和猪等可作为其转续宿主。人可成为它的第二中间宿主、转续宿主或终宿主。

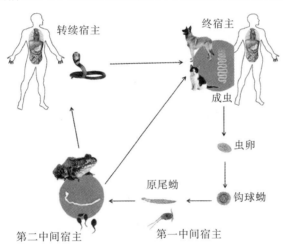

图 27-9　曼氏迭宫绦虫生活史

成虫寄生在终宿主的小肠内。卵自子宫孔产出,随宿主粪便排出体外进入水中,在适宜的温度下,经 2～5 周发育,孵出钩球蚴。钩球蚴呈椭圆形或圆形,周身被有纤毛,直径为 80～90 μm,常在水中做无定向螺旋式游动,当其主动碰击剑水蚤时即被吞食,随后脱去纤毛,穿过肠壁进入血腔,经 3～11 天发育成原尾蚴。一个剑水蚤血腔里的原尾蚴数为 20～25 个。原尾蚴呈椭圆形,前端略凹,后端有小尾球,内含 6 个小钩。带有原尾蚴的剑水蚤被蝌蚪吞食后失去小尾球,随着蝌蚪逐渐发育成蛙,原尾蚴也发育成裂头蚴。裂头蚴具有很强的收缩和移动能力,常迁移到蛙的肌肉、腹腔、皮下或其他组织内,特别好在大腿或小腿的肌肉中寄居。当受感染的蛙被蛇、鸟或猪等非正常宿主吞食后,裂头蚴不能在其肠中发育为成虫,而是穿出肠壁,移居到腹腔、肌肉或皮下等处继续生存,蛇、鸟、猪等即成为裂头蚴的转续宿主。猫、犬等终宿主吞食了被裂头蚴感染的第二中间宿主蛙或转续宿主后,裂头蚴逐渐在其肠内发育为成虫。一般在感染约3周后,终宿主粪便中开始出现虫卵。成虫在猫体内的寿命约3年半。

曼氏迭宫绦虫成虫偶尔寄生于人体,但对人的致病力不大,患者一般无明显症状,可因虫体机械和化学刺激引起中腹和上腹不适、微疼、恶心呕吐等轻微症状,经驱虫后症状消失。

裂头蚴寄生于人体中可引起曼氏裂头蚴病,我国已报道数千例曼氏裂头蚴病,其危害比成虫大,严重程度因裂头蚴移行和寄居部位不同而异。裂头蚴寄生于人体的常见部位是眼睑、四肢、躯体、皮下、口腔颌面部和内脏。被侵袭部位可形成嗜酸性肉芽肿囊包,致使局部肿胀,甚至发生脓肿。囊包直径为1～6 cm,具有囊腔,腔内盘曲的裂头蚴有1条至10余条不等。

曼氏迭宫绦虫成虫感染可以用粪检虫卵确诊。曼氏裂头蚴病则主要靠从局部检出虫体来诊断,询问病史有一定的参考价值,必要时还可以进行动物感染实验。采用CT等放射影像技术有助于诊断,也可用裂头蚴抗原进行各种免疫学辅助诊断。

曼氏迭宫绦虫分布广泛,但成虫感染人体并不多见,国外仅见于日本、俄罗斯等少数几个国家。在我国,成虫感染病例仅10多例,分布在上海、广东、台湾、四川和福建等地。

曼氏裂头蚴病多见于东亚和东南亚各国,欧洲、美洲、非洲和澳洲也有记录。我国21个省、市、自治区已报告数千例曼氏裂头蚴病,包括广东、吉林、福建、四川、广西、湖南、浙江、海南、江西、江苏、贵州、云南、安徽、辽宁、湖北、新疆、河南、河北、台湾、上海和北京,各民族均有感染者。

人体感染曼氏裂头蚴病的途径有2种,即裂头蚴或原尾蚴经皮肤或黏膜侵入及误食裂头蚴或原尾蚴。因此,在防治方面,应注意不用蛙肉外贴伤口,不食用生的或未煮熟的肉类,不饮生水。成虫感染可用吡喹酮、阿苯达唑等药驱除。治疗曼氏裂头蚴病主要靠手术摘除,手术中应将虫体尤其是头部取尽,方能根治;也可用40%酒精和2%普鲁卡因2～4 mL局部封闭杀虫。

二、微小膜壳绦虫

微小膜壳绦虫(*Hymenolepis nana*)又称短膜壳绦虫,属于膜壳科、膜壳属,主要寄生于鼠类,也可寄生于人体,引起微小膜壳绦虫病(hymenolepiasis nana)。

微小膜壳绦虫为小型绦虫,成虫(图27-10)体长5～80 mm,宽0.5～1 mm,链体有100～200个节片,最多可达1000节。头节呈球形,直径为0.13～0.4 mm,

具有4个吸盘和1个短而圆、可自由伸缩的顶突。顶突上有20～30个小钩,这些小钩排成一圈。颈部长而纤细。所有节片的宽均大于长,由前向后逐渐增大,各节片的生殖孔都位于虫体同侧,幼节短小。成节有3个较大的圆球形睾丸,横向排列在节片中部,贮精囊较发达。卵巢呈分叶状,位于节片中央。卵黄腺呈椭圆形,在卵巢后方的腹面。孕节大小为(0.15～0.30)mm×(0.8～1.0)mm,被充满虫卵的子宫占据整个节片。子宫呈袋状。

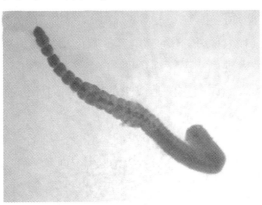

图 27-10 微小膜壳绦虫成虫

虫卵(图27-11)为圆形或近圆形,大小为(48～60)μm×(36～48)μm,无色透明。卵壳很薄,其内有较厚的胚膜,胚膜两端略凸起,两端分别发出4～8根丝状物,弯曲地延伸在卵壳和胚膜之间,胚膜内含有一个六钩蚴。

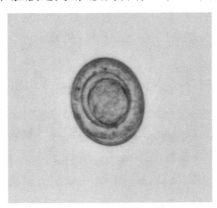

图 27-11 微小膜壳绦虫虫卵

微小膜壳绦虫的发育既可以不经过中间宿主,也可以经过中间宿主。

1. 直接感染和发育

成虫寄生在鼠类或人的小肠内,脱落的孕节或虫卵随宿主粪便排出体外。这些虫卵具有感染性,若被另一宿主吞食,则虫卵在其小肠内经消化液的作用孵出六钩蚴,然后钻入肠绒毛,约经4天发育为似囊尾蚴,6天后似囊尾蚴穿破肠绒毛回到肠腔,以头节吸盘固着在肠壁上,逐渐发育为成虫,成虫寿命仅数周。若虫卵

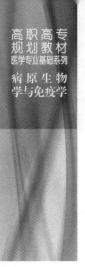

在宿主肠道内停留时间较长,则可孵出六钩蚴,然后钻入肠绒毛经似囊尾蚴发育为成虫,即在同一宿主肠道内完成其整个生活史,称为自体感染(autoinfection),可在该宿主肠道内不断繁殖,造成自体内重复感染。

2. 经中间宿主发育

实验证明印鼠客蚤、犬蚤、猫蚤和致痒蚤等多种蚤类及其幼虫、面粉甲虫和拟谷盗等可作为微小膜壳绦虫的中间宿主。虫卵可在这些昆虫血腔内发育为似囊尾蚴,若鼠和人食入此种昆虫,则可受到感染。

成虫除寄生于鼠和人体外,还可感染其他啮齿动物如旱獭、松鼠等。另外,曾有报告称在犬粪便中发现微小膜壳绦虫卵。

微小膜壳绦虫的致病原因主要是成虫的顶突小钩和体表微毛对宿主肠壁的机械性损伤以及虫体的毒性分泌物。在虫体附着部位,肠黏膜发生坏死,有的可形成溃疡,并有淋巴细胞和中性粒细胞浸润。轻度感染者一般无明显症状,在粪检时查到虫卵可证实感染。重度感染者多为自体内重复感染,特别是儿童患者可出现胃肠道和神经系统症状,如恶心、呕吐、食欲缺乏、腹痛、腹泻,以及头痛、头晕、烦躁、失眠,甚至惊厥等。少数患者还可出现皮肤瘙痒和荨麻疹等过敏症状,驱虫后症状消失。除寄生于肠道外,微小膜壳绦虫还可侵犯其他组织,曾有报告称在一妇女胸部的肿块中检获微小膜壳绦虫成虫。

宿主的免疫状态对微小膜壳绦虫的感染和发育过程影响很大。使用类固醇激素治疗造成的免疫抑制可引起内脏中似囊尾蚴异常增生和播散,而大多数重度感染者又都有使用免疫抑制剂的病史。因此,在临床进行免疫抑制治疗前应先驱除该虫。

从患者粪便中检出虫卵或孕节是确诊依据。采用水洗沉淀法或饱和盐水浮聚法可提高虫卵检出率。

微小膜壳绦虫呈世界性分布,在热带和温带地区较为多见。微小膜壳绦虫分布于我国 17 个省、自治区,各地的感染率一般低于 1%,新疆乌鲁木齐、伊宁和喀什的感染率稍高,分别为 8.78%、11.38% 和 6.14%。各年龄组均可感染,以 10 岁以下儿童的感染率较高。

由于微小膜壳绦虫的生活史可以不需中间宿主,虫卵自孕节散出后便具有感染性,可直接感染人体。虫卵主要通过手-口的方式进入人体。因此,该虫的流行主要与个人卫生习惯有关,尤其是儿童更有可能被感染。

虫卵自孕节散出后便具有感染性,在粪、尿中能存活较长时间,如在抽水马桶和尿液中可分别存活 8.5 h 和 7.5 h;对外界的干燥抵抗力较弱,干燥环境下不久即可丧失感染性。偶然误食带有似囊尾蚴的中间宿主昆虫也可造成感染。另外,免疫功能低下或免疫缺陷可造成自体内重复感染。

所以,预防微小膜壳绦虫病的重要措施是:彻底治疗患者,搞好环境和个人卫生,消灭鼠类,消除传染源。驱虫治疗可用吡喹酮 15～25 mg 一次顿服,治愈率达 98%;也可使用阿苯达唑、槟榔南瓜子合剂等。

小　结

　　链状带绦虫成虫虫体长 2～4 m,由 700～1000 个节片组成,包括头节、颈节和链体 3 部分。终宿主是人,中间宿主是猪、人。人因误食囊尾蚴或虫卵而受到感染。成虫寄生于人体小肠内,引起猪带绦虫病。幼虫(囊尾蚴)寄生于猪体内,引起痘猪;寄生于人体,引起囊虫病。

　　肥胖带绦虫成虫体长 4～8 m,终宿主是人,中间宿主是牛。人因误食含囊尾蚴的牛肉而感染。成虫寄生于人体小肠内,引起肥胖带绦虫病。肥胖带绦虫与链状带绦虫的头节不同是明显的鉴别要点。

　　细粒棘球绦虫成虫体长 2～7 mm,寄生于犬科食肉类动物的小肠内,幼虫(棘球蚴)寄生于牛、羊等食草动物及人体内。棘球蚴常寄生于人的肝、肺、脑等处,引起棘球蚴病。

　　曼氏迭宫绦虫成虫主要寄生于猫、犬等动物小肠内,偶尔寄生于人体,引起人体曼氏迭宫绦虫病;其幼虫(裂头蚴)常寄生于人体,导致曼氏裂头蚴病,其危害远比成虫严重。

　　微小膜壳绦虫成虫主要寄生于鼠类的小肠内,偶尔寄生于人体,引起微小膜壳绦虫病。

思考题

　　1. 诊断猪带绦虫病时应注意哪些问题?治疗猪囊虫病时应注意哪些问题?
　　2. 链状带绦虫和肥胖带绦虫的生活史有何异同点?比较猪带绦虫和牛带绦虫对人体危害的异同点。在诊断中应怎样鉴别?如何预防?
　　3. 细粒棘球绦虫的棘球蚴的致病特点是什么?
　　4. 人体感染裂头蚴病的途径与方式是什么?
　　5. 微小膜壳绦虫感染人体有哪几种方式?简述微小膜壳绦虫的生活史特点、对人体的危害以及微小膜壳绦虫病的防治原则。

(罗庆礼)

第二十八章 线 虫

> **学习目标**
> 1.掌握：重要线虫成虫和虫卵的基本形态；线虫不同阶段所致的疾病及其防治原则。
> 2.熟悉：重要线虫的生活史过程（包括重要的终宿主、中间宿主、感染阶段、感染方式、寄生部位等要点）；重要线虫病的临床表现、诊断方法。
> 3.了解：线虫病的流行情况。
> 4.其他：熟练掌握重要线虫在不同阶段所致疾病的实验室诊断方法；通过重要线虫的分布、形态、生活史熟悉临床常见线虫感染人体所致疾病及其诊断方法和防治原则。

第一节 概 述

线虫是无脊椎动物，隶属于线形动物门、线虫纲，种类丰富，数目繁多，全世界有1万余种。大部分线虫营自生生活，广泛分布在自然界中；仅少部分线虫寄生于动植物体内。我国常见寄生于人体的线虫如蛔虫、鞭虫、钩虫、蛲虫、丝虫等可以对人体造成损伤，甚至危害生命。

一、形态

（一）成虫

成虫呈圆柱形，体不分节，前端一般钝圆，后端逐渐变细。雌雄异体，雄虫一般比雌虫小，且尾端多向体腹面卷曲或膨大。

1.体壁
体壁自外向内由角皮层、皮下层和纵肌层3部分组成。
（1）角皮层　角皮层由皮下层分泌产生的蛋白质（角蛋白、胶原蛋白等）、碳水化合物及少量类脂等混合成分组成，覆盖于体表及口孔、肛孔、排泄孔、阴道等部位,使体表光滑,具有弹性。虫体前端、后端一般具有由角皮形成的特殊结构,如唇瓣、乳突及雄虫的交合伞、交合刺等。这些结构除与虫体的感觉、运动、附着、交配等生活活动有关外,也常是鉴定虫种的重要依据。

(2)皮下层　皮下层在角皮层邻接内层,由合胞体组成,无细胞界限,含丰富的糖原颗粒、线粒体、内质网及酯酶、磷酸酶等。在虫体背面、腹面和两侧面的中央均向内增厚、突出,形成4条纵索,包括背索、腹索和2条侧索。两索之间的部分称为索间区。背索和腹索较小,其内有纵行的神经干;两条侧索明显粗大,其内有排泄管通过。

(3)纵肌层　纵肌层在皮下层之内,由单一纵行排列的肌细胞组成,肌细胞由可收缩的纤维部分和不可收缩的细胞体构成,前者邻接皮下层呈垂直排列,含肌球蛋白和肌动蛋白,可使肌肉收缩与松弛;后者的细胞体含有胞核、线粒体、内质网、糖原和脂类,可以贮存大量糖原。根据肌细胞的大小、数量及排列方式,可分为3种肌型:多肌型、少肌型和细肌型。多肌型肌细胞较多,且细胞体突入原体腔明显,如蛔虫;少肌型肌细胞在每一索间区内只有2~5个大肌细胞,如钩虫;细肌型肌细胞多而细小,如鞭虫。

2. 内部结构

(1)原体腔　由于体壁与内脏之间的腔隙没有体腔膜覆盖,因此,称为原体腔。原体腔内充满液体,称为原体腔液,其化学成分主要为蛋白质、葡萄糖、微量元素、电解质等。原体腔液是组织器官间营养物质、氧和代谢产物交换的介质,也是内部器官的保护层,同时在虫体的运动、排泄等方面起着非常重要的作用。

(2)消化系统　线虫的消化系统包括消化管和腺体。消化管由口孔、口腔、咽管(食道)、中肠、直肠和肛门组成,是完全的消化道。口孔在头部顶端,周围被唇瓣围绕。不同虫种的口腔形状不一,有的口腔变大形成口囊,囊内有齿,如钩虫。咽管呈圆柱形,下段膨大,咽管壁肌肉内有3个咽管腺,1个较长的背咽管腺(开口于口腔中)和2个亚腹咽管腺(开口于咽管腔中)。腺体分泌蛋白酶、淀粉酶、纤维素酶及乙酰胆碱酯酶等,有助于消化食物或抗原成分。肠壁由单层柱状上皮细胞构成,含有丰富的线粒体、糖原颗粒、内质网及核蛋白体等,是进行吸收和输送营养物质的场所。雄虫的直肠通入泄殖腔,雌虫的肛门位于虫体末端的腹面。

(3)生殖系统　雄性生殖器官常为一条单管,由睾丸、储精囊、输精管、射精管等组成,属于单管型。尾端具有1个或1对角质交合刺,由引带和神经控制,可以自由伸缩。雌性生殖器官多为双管型,有两套卵巢、输卵管、子宫、排卵管,两个排卵管汇合通入一个阴道,开口于虫体腹面的阴门。

(4)神经系统　咽部神经环是神经系统的中枢,是神经节的联合体。由此向前、向后发出纵行的神经干,位于背索和腹索中,各神经干之间有神经相连。线虫的感觉器官分布在头部和尾部的乳突、头感器和尾感器。乳突主要分布在口孔周围和虫体末端,具有触觉功能;头感器和尾感器能使虫体对机械或化学刺激作出反应,同时具有调节腺体分泌的作用。一些虫种缺少尾感器。

(5)排泄系统　线虫的排泄系统有管型和腺型2种。有尾感器的虫种的排泄系统为管型结构,无尾感器的虫种的排泄系统为腺型结构。管型排泄系统有一对长排泄管纵贯虫体,由一短横管相连,在横管中央腹面有一小管经排泄孔通向体外;该型虫种偏多,如蛔虫、钩虫、丝虫等。腺型排泄系统只有一个排泄细胞,位于肠管前端,开口在咽部神经环附近的腹面;该型常见的有旋毛形线虫、鞭虫等。

(二)虫卵

虫卵一般为卵圆形,包括卵壳和内容物两部分。卵壳颜色常见为黄色、棕黄色或无色,能抵抗外界的机械压力,防止外界水溶性物质进入卵内。有些虫种,卵壳外附加蛋白质外膜,可以保持虫卵的水分不被蒸发,防止过快干枯死亡。虫卵内容物因虫种而异,有的线虫卵细胞尚未分裂,如受精蛔虫卵;有的已分裂为数个细胞,如钩虫卵;有的则已发育为蝌蚪期胚,如蛲虫卵;有的虫种,虫卵内的胚胎在子宫内即发育成熟,自阴门排出时已为幼虫阶段,如丝虫。

二、生活史

线虫的基本发育过程分为虫卵、幼虫和成虫3个阶段。虫卵在外界环境(温度、湿度、氧等)适宜的条件下发育成熟,有的虫种能孵出幼虫并进一步发育为感染期蚴,从而感染人体,如钩虫;有些虫种卵内的卵细胞发育成幼虫,形成感染期卵,进入人体后才能孵出幼虫,如蛔虫;还有一些虫种直接产幼虫,其幼虫在中间宿主体内发育为感染期蚴后,通过中间宿主再感染人体,如丝虫。幼虫以蜕皮方式发育长大,一般分为4期,共蜕皮4次,第4次蜕皮后进入成虫阶段。

根据生活史中有无中间宿主,线虫的发育可分为2种类型:生活史中无中间宿主者,称为直接发育型,又称为土源性线虫,寄生肠道的线虫多属于此型,如蛔虫;生活史中有中间宿主者,称为间接发育型,也可统称为生物源性线虫,如丝虫。

三、致病

成虫的危害包括机械性破坏和毒性作用。疾病的严重程度与虫种、数量、寄生部位以及人体对寄生虫的防御能力与免疫反应等因素有关。一般寄生于组织内的线虫比寄生于肠道内的线虫的致病性强。幼虫在体内移行,可导致附近组织、器官的炎症反应、过敏反应,给临床诊断带来困难。

第二节　似蚓蛔线虫

案例分析

案例：患者，女，40岁，农民，因腹痛、发热、恶心、呕吐、腹部剧痛入院，平时有生吃黄瓜、生菜的习惯。血常规：WBC 9.8×10^9 /L，分类 N 59.5%，L 25.5%，M 5%，Eos 9.2%，Bas 0.8%，RBC 4.2×10^{12} /L 和 PLT 260×10^9 /L，彩超发现胆道明显扩张至2 cm，且胆道内有多条明显的移动影像。粪便检查见蛔虫卵。医生诊断为胆道蛔虫病。治疗方案：应用十二指肠镜在胆道内取虫，从胆道内取出5条蛔虫成虫。同时使用药物阿苯达唑进行驱虫治疗。

分析：蛔虫病的病原体为蛔虫，成虫寄生于小肠，蛔虫以肠腔内半消化食物为食，通过虫体爬行、叮咬损伤肠黏膜而致病。蛔虫呈世界性分布，主要分布于温带及热带，经济不发达、温暖潮湿及卫生条件差的国家或地区更为广泛流行。本案例中的患者喜欢生吃自家种的黄瓜、生菜，由于人粪栽培，粪便未经过无害化处理，粪便中的蛔虫卵在自然界中发育成感染期虫卵，人经口误食了感染期虫卵，虫卵在小肠内孵出幼虫，后者钻入小血管或小淋巴管，经肝脏、右心到达肺部，穿破肺泡上的毛细血管，进入肺泡，经过2周，幼虫经支气管、气管到达咽部，被宿主吞咽入食管，经胃到小肠，在小肠内发育为成虫。虫体除掠夺营养、损伤肠黏膜之外，还引起体内超敏反应、嗜酸性粒细胞增多。严重者引起并发症，如胆道蛔虫症、肠穿孔、肠梗阻等。预防蛔虫病应做到饭前、便后洗手，生吃的瓜果蔬菜要彻底洗净；消灭苍蝇、蟑螂，不吃被它们爬过的食物；粪便施肥需经无害化处理。

似蚓蛔线虫（*Ascaris lumbricoides* Linnaeus,1758）简称蛔虫，是人体内最常见的寄生虫之一，呈全球性分布。成虫寄生于小肠，引起蛔虫病。

一、形态

（一）成虫

成虫呈长圆柱体，前端较钝圆，后端尖细，形如蚯蚓，活时虫体颜色略呈粉红色或微黄色。体表有横纹，虫体两侧有明显的侧索。口孔位于虫体顶端，周围有3片排列呈"品"字形的唇瓣，内缘有锯齿形的细齿。雌虫长为20～35 cm，个别达49 cm，宽为3～6 mm，尾端呈圆锥状，生殖器官为双管型，阴门位于虫体腹面前、中1/3交界处。雄虫长为15～31 cm，宽为2～4 mm，尾端向腹面弯曲，生殖系统为单管型，有2个镰刀状的交合刺。

(二) 虫卵

从人体排出的蛔虫卵分受精卵和未受精卵 2 种(图 28-1)。受精蛔虫卵呈宽椭圆形,大小为(45~75) μm×(35~50) μm,卵壳厚而透明,其表面常有一层凹凸不平的蛋白质膜,可被胆汁染成棕黄色。卵内含有 1 个大而圆的卵细胞,卵细胞与两端卵壳之间有明显的新月形空隙。

未受精蛔虫卵呈长椭圆形,大小为(88~94) μm×(39~44) μm,卵壳、蛋白质膜相对较薄。卵内含有许多大小不等的折光性强的卵黄颗粒。

受精卵或未受精卵的蛋白质膜有时可脱落,而形成无色透明的脱蛋白质膜卵,应与其他虫卵相区别。

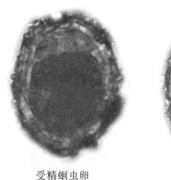 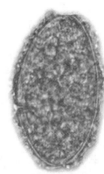 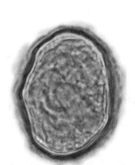

受精蛔虫卵　　　　未受精蛔虫卵　　　　感染期蛔虫卵

图 28-1　蛔虫虫卵

二、生活史

蛔虫的生活史简单,不需要中间宿主,可分为在外界土壤中发育和在人体内发育 2 个阶段(图 28-2)。

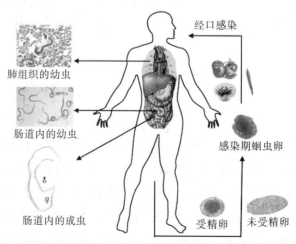

图 28-2　蛔虫生活史

(一)在外界土壤中发育

成虫寄生在小肠,雌虫产出的虫卵随粪便排出体外。在温度适宜(21~30℃)、潮湿、荫蔽、氧气充分的外界环境中,受精蛔虫卵卵壳内的卵细胞约在2周内发育成幼虫。再经1周,卵内幼虫蜕皮1次,此时具有感染能力,称为感染期虫卵。未受精蛔虫卵不能发育为感染期虫卵。

(二)在人体内发育

人经口误食感染期虫卵后,虫卵进入小肠内,幼虫从卵内孵出,孵出的幼虫钻入肠壁,钻入小血管或小淋巴管,经肝脏、右心到达肺部,穿破肺泡上的毛细血管,进入肺泡,在肺泡内经过2周的发育,进行第2次和第3次蜕皮。然后,幼虫经支气管、气管到达咽部,被宿主吞咽入食管,经胃到小肠,在小肠内经第4次蜕皮成为童虫,再经数周,发育为成虫。从感染期虫卵感染人体到雌虫开始产卵需60~75天。蛔虫成虫在人体内的寿命一般为1年左右。在小肠内寄生的蛔虫成虫一般为1条至10余条。

三、致病

(一)幼虫致病

幼虫在肝、肺等组织移行导致组织机械性损伤,尤其是在肺部移行穿过肺泡毛细血管时,出现局部点状出血,中性粒细胞、嗜酸性粒细胞浸润,黏液分泌增加,引起蛔蚴性肺炎。同时,幼虫的代谢产物及死亡虫体分解产物均可引起宿主局部或全身的过敏反应,临床表现为发热、咳嗽、咳痰、咳血、呼吸困难等。大部分病例于发病后1~2周内自愈。偶尔幼虫也可移行至其他脏器引起异位损伤。

(二)成虫致病

1. 掠夺营养、机械损伤

蛔虫在小肠以肠腔内半消化食物为食,虫体爬行、叮咬损伤肠黏膜,导致体内糖、蛋白质、脂肪以及维生素的吸收障碍,从而形成营养不良。患者食欲下降、恶心、呕吐、腹部疼痛,疼痛部位常位于肚脐周围。有时出现绞痛和腹泻。严重感染者可出现发育障碍,常见于儿童。

2. 超敏反应

成虫分泌物、代谢物等毒性物质引起体内超敏反应,出现荨麻疹、皮肤瘙痒、血管神经性水肿、视神经炎、结膜炎等症状。

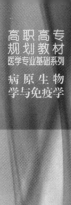

3. 并发症

成虫有钻孔习性,在宿主发热、大量食入辛辣食物等因素刺激下,可钻入开口于肠壁的各种管道中,如胆总管、胰腺管、阑尾等,引起胆道蛔虫症、蛔虫性胰腺炎和蛔虫性阑尾炎等并发症;严重时成虫可穿透肠壁,引起肠穿孔,导致腹膜炎。此外,大量成虫扭结成团,会堵塞肠管或导致寄生部位的肠段蠕动障碍,引起肠梗阻。

四、实验诊断

通过显微镜在患者粪便中检查出虫卵或在粪便、呕吐物等标本中查到成虫即可确诊。因蛔虫产卵量大,粪便中的虫卵检出率高,故常采用直接涂片法。对粪便未查到虫卵而高度怀疑者,也可采用自然沉淀法、饱和盐水浮聚法、改良加藤法等提高检出率;对怀疑为蛔虫性肺炎的患者,可从痰中检查幼虫进行诊断。

五、流行

(一)分布

蛔虫呈世界性分布,主要分布在温带及热带,经济不发达、温暖潮湿及卫生条件差的国家或地区的流行更为广泛。我国各地均有蛔虫流行,云南、贵州、江西、甘肃和青海的感染率较高。中国疾病预防控制中心于2006—2013年在全国建立了22个监测点,用于监测土源性线虫病。监测期间,蛔虫的感染率从2006年的10.10%下降到2013年的0.76%,下降幅度为92.48%,这说明随着卫生条件的改善和人民对防治蛔虫病意识的提高,感染率已经明显下降,但是儿童和青壮年仍为蛔虫高感染人群。因此,应结合校园、家庭健康教育和环境改善等措施,加强对儿童蛔虫感染、青壮年蛔虫感染的防治。

(二)流行因素

蛔虫曾经广泛流行、感染率高的主要原因有:①蛔虫的生活史简单、产卵量大。每条雌虫每天可产24万个虫卵,在外界环境中虫卵可直接发育成感染期虫卵;虫卵卵壳厚、抵抗力强,在外界可活数月至1年。②酱油、食用醋或腌菜、泡菜的盐水都不能将虫卵杀死,虫卵甚至对一些化学品也具有一定的抵抗力。例如,10%的硫酸、盐酸、硝酸或磷酸等皆不能影响虫卵发育为幼虫,受精卵蛔虫卵浸泡在5%～10%甲醛溶液内能正常发育为含幼虫的感染期虫卵。③粪便未经无害化处理,污染环境。如水源和土壤等,加上鸡、犬、蝇类等动物机械性携带蛔虫而广泛传播。④未形成良好的卫生习惯。饭前便后不洗手、喝生水、生吃未洗干净的瓜果和蔬菜等,均易误食感染期虫卵而感染蛔虫病。

六、防治

加强卫生宣传教育,普及卫生知识,纠正不良的生活习惯和行为,防止食入感染期蛔虫卵,以减少感染机会。做好粪便管理及粪便无害化处理,用无害化处理的粪便施肥,减少土壤污染,改善环境卫生。对患者及带虫者进行驱虫治疗,是控制和消灭传染源的重要措施。防治线虫常用的药物有阿苯达唑、甲苯达唑、左旋咪唑、枸橼酸哌嗪等。

第三节 毛首鞭形线虫

毛首鞭形线虫(*Trichuris trichiura* Linnaeus,1771)简称鞭虫,是常见的人体肠道寄生线虫之一。成虫主要寄生于人体盲肠,可引起鞭虫病,全球感染人数达 7.95 亿。

一、形态

(一) 成虫

成虫前细后粗,外形似马鞭。虫体前 3/5 呈细线状,后 2/5 明显粗大如鞭柄。鞭虫口腔极小,无唇瓣,咽管细长。雌虫长 35～50 mm,尾端钝圆而直;雄虫稍小,长 30～45 mm,尾端向腹面呈环状卷曲,有 1 根交合刺。雌雄生殖器官均为单管型。

(二) 虫卵

虫卵(图 28-3)呈纺锤形或腰鼓形,大小为 (50～54) μm×(22～23) μm,虫卵颜色为棕黄色,卵壳较厚,两端各有一透明塞状突起,称为盖塞。虫卵自人体排出时,卵内有 1 个尚未分裂的卵细胞。

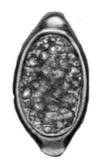

图 28-3 鞭虫虫卵

二、生活史

成虫寄生于盲肠,感染严重时也可寄生于结肠、直肠甚至回肠下端。虫卵随粪便排出,在适宜的温度(20～30 ℃)和湿度下,约经 3 周发育成含幼虫的感染期卵。被感染期卵污染的食物、饮水、蔬菜等经口进入人体,到达小肠。卵内的幼虫自卵壳一端的盖塞处孵出,钻入局部肠黏膜摄取营养,进行发育。经 8～10 天后,幼虫回到肠腔,再移行至盲肠,以其纤细的前端钻入肠壁黏膜至黏膜下层组织,以血液和组织液为食并发育为成虫(图 28-4)。自感染到产卵约需 60 天,每条雌虫每天产卵 5000～20000 个,成虫寿命为 3～5 年。

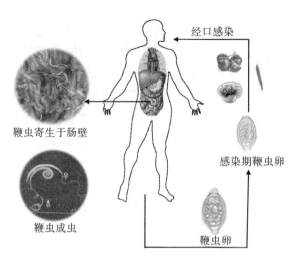

图 28-4 鞭虫生活史

三、致病

成虫以其细长的前端钻入患者肠黏膜,以组织液和血液为食,引起肠黏膜点状出血、肠壁组织充血、水肿等慢性炎症反应;少数患者出现细胞增生、肠壁组织明显增厚,并形成肉芽肿病变。轻度感染一般无症状,只在粪便检查时才发现虫卵。重度感染累及结肠、直肠甚至回肠下段,成虫吸血和损伤肠黏膜渗血导致慢性失血,表现为头晕、消瘦、贫血、食欲不振、恶心、呕吐、腹痛和腹泻等症状。儿童重度感染可导致直肠套叠而出现直肠脱垂。部分患儿可出现荨麻疹、发热、嗜酸性粒细胞增多、四肢水肿等全身症状。

四、实验诊断

鞭虫病的诊断以显微镜检查出粪便中的虫卵为依据,常见的方法有直接涂片法、沉淀集卵法、饱和盐水浮聚法等。因虫卵较小,故容易漏检,宜反复检查,以提高检出率。

五、流行

鞭虫的分布及流行与蛔虫的分布一致,但感染率不及蛔虫高。鞭虫呈全球分布,多见于温暖潮湿的热带、亚热带及温带地区,农村感染率高于城市,儿童感染率高于成人。我国各地均有鞭虫流行,云南、贵州、江西、海南和山东的感染率较高。中国疾病预防控制中心于 2006—2013 年在全国建立了 22 个监测点。监测期间,鞭虫感染率从 2006 年的 5.88% 下降到 2013 年的 0.42%,下降幅度为 92.86%。人是鞭虫病唯一的传染源。虫卵在适宜的环境中可存活数月至数年,但对干燥、低温的抵抗力不如蛔虫卵,因此,南方感染率高于北方。

六、防治

防治原则与蛔虫基本相同,如加强粪便、水源管理,注意个人卫生、饮食卫生。患者和带虫者应定期驱虫,常用的药物有阿苯达唑和甲苯达唑,但一般驱虫药物对鞭虫的疗效不如蛔虫。

第四节 蠕形住肠线虫

蠕形住肠线虫(*Enterobius vermicularis* Linnaeus,1758)又称蛲虫,主要寄生于小肠末端、盲肠和结肠,可引起蛲虫病。

一、形态

(一)成虫

成虫细小,为乳白色。口孔位于头顶端,周围有3片小唇瓣。虫体角皮具有横纹,前端角皮膨大形成头翼。体两侧角皮突出如嵴,称为侧翼。咽管末端膨大呈球形,称为咽管球。雌虫大小为(8~13)mm×(0.3~0.5)mm,虫体中部膨大,尾端直而尖细,其尖细部分约为虫体长的1/3,并呈纺锤形。生殖系统为双管型,前后两子宫汇合通入阴道,阴门位于体前、中1/3交界处的腹面正中线上,肛门位于体中、后1/3交界处的腹面。雄虫明显小于雌虫,大小为(2~5)mm×(0.1~0.2)mm,体后端向腹面卷曲,具有尾翼及数对乳突,生殖系统为单管型,泄殖腔开口于虫体尾端,有1根交合刺。

(二)虫卵

虫卵(图28-5)呈不规则椭圆形,一侧扁平,另一侧凸出,形状似柿核,大小为(50~60)μm×(20~30)μm,无色透明,卵壳外有一层光滑的蛋白质膜。虫卵自虫体排出时,卵壳内细胞多已发育成蝌蚪期胚胎。

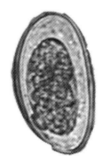

图28-5 蛲虫虫卵

二、生活史

成虫寄生于人体的盲肠、结肠及回肠下段,重度感染时也可寄生在小肠上段甚至胃及食管等部位。虫体借助头翼、唇瓣的作用附着在肠黏膜上,或在肠腔内呈游离状态。成虫以肠内容物、组织液或血液为食。雌、雄虫交配后,雄虫大多死亡而被排出;雌虫子宫内充满虫卵,并向肠腔下段移行。在肠内低氧、压环境中,虫卵一般不排卵或仅排少量卵。当宿主睡熟后,肛门括约肌松弛,部分雌虫移行到肛门外。因温度和湿度的改变及氧气的刺激,雌虫开始大量排卵,每条雌虫每天平均产卵万余个,虫卵被黏附在肛周皮肤褶皱处。排卵后的雌虫多因干枯而死亡,但少数雌虫可由肛门蠕动移行返回至肠腔。若雌虫进入阴道、子宫、输卵管、尿道或腹腔、盆腔等部位,可导致异位寄生。

虫卵在肛门附近时,因温度(34～36℃)、相对湿度(90%～100%)适宜及氧气充足,卵胚快速发育,约经 6 h,卵壳内幼虫发育成熟并蜕皮 1 次,成为感染期虫卵。雌虫在肛周产卵活动引起周围皮肤瘙痒,当患者用手搔抓时,虫卵污染手指,再经口食入形成自身感染。感染期虫卵也可散落在被单、衣裤、玩具、食物上,经口食入或随空气吸入使人感染。虫卵在十二指肠内孵出幼虫,幼虫沿小肠下行途中蜕皮 2 次,到结肠内再蜕皮 1 次后发育为成虫(图 28-6)。自吞食感染期虫卵至雌虫产卵需 2～6 周,一般需 4 周。雌虫寿命为 2～4 周,一般不超过 2 个月。但由于容易反复感染,因此,感染可持续多年。

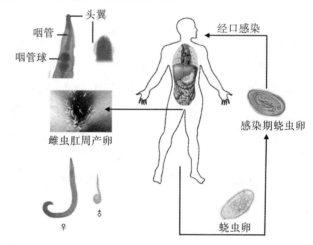

图 28-6 蛲虫生活史

三、致病

雌虫在肛周爬行、产卵所引起的肛门及会阴部皮肤瘙痒及继发性炎症,是蛲虫病的主要症状。患者常有烦躁不安、食欲减退、失眠、夜惊、夜间磨牙等症状。长期反复感染,会影响儿童的身心健康。

虫体附着局部的肠黏膜轻度损伤,可致消化功能紊乱或慢性炎症,一般无明显症状。若有异位寄生,则可导致严重后果,较为常见的是雌虫侵入阴道后引起阴道炎、子宫内膜炎和输卵管炎等。若虫体或虫卵在腹腔、腹膜、盆腔、肠壁组织、输卵管等部位寄生,则引起以虫体或虫卵为中心的肉芽肿病变。因阑尾与盲肠直接相连,故蛲虫可以钻入阑尾引起蛲虫性阑尾炎。此外,曾有肝、肺、膀胱、输尿管、前列腺等处异位性损伤的报道。

四、实验诊断

由于蛲虫在肛周排卵，粪便检查虫卵的阳性率极低，因此，诊断蛲虫病首选透明胶纸法或棉签拭子法。即于清晨排便前或洗澡前，在肛门周围皮肤上取材，并在显微镜下检查虫卵，此法操作简单、检出率高。若首次检查为阴性，可连续检查2～3天。在患儿睡后用手抓挠肛门时，检查肛周有无爬行的成虫也可确诊。

五、流行

蛲虫感染呈世界性分布，一般为城市感染率高于农村、儿童感染率高于成人，尤其以学校、幼儿园等集体机构生活的儿童感染率更高。中国疾病预防控制中心于2006－2013年在全国建立了22个监测点。监测期间，蛲虫感染率从2006年的10.00%下降到2013年的6.78%，降幅为32.20%。但福建、海南、广东、广西和重庆等地3～12岁儿童的蛲虫感染率依然很高。

人是蛲虫病唯一的传染源，感染方式主要是通过肛门－手－口的直接感染和人群的间接接触感染。直接感染是由于蛲虫卵藏于指甲垢内或在皮肤上长时间生存，婴幼儿或儿童吸吮手指或用不洁的手取食将虫卵带入口中。间接接触感染是儿童吸入教室、寝室空气中的蛲虫卵或与玩具、衣被上的蛲虫卵接触而感染，这是集体机构和家庭传播蛲虫的主要方式。

六、防治

由于该病易感染、难防治，因此，应采取综合措施，即采用驱虫治疗的同时防止再感染。普及预防蛲虫的知识，讲究公共卫生、家庭卫生和个人卫生，做到饭前便后洗手、勤剪指甲、定期烫洗被褥和清洗玩具。用0.05%碘液处理玩具，1 h后虫卵即可被全部杀死。

驱除蛲虫常用阿苯达唑或甲苯达唑；将几种药物合用效果更好，且可减少副作用。蛲虫膏、2%氯化氨基汞膏或甲紫具有止痒杀虫的作用，肛周瘙痒可用其涂抹。

第五节　十二指肠钩口线虫和美洲板口线虫

案例分析

案例：患者，女，32岁，农民。诉头昏、耳鸣、心悸、气急近1月。病史：赤脚到田间干活，脚趾间、手指间有时出现针刺感、奇痒，1～2天后形成斑疹、水泡。

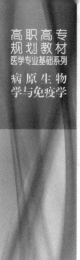

一般检查:体温正常,面色苍白,脉搏96次/分,呼吸20次/分,血压正常;血常规:RBC 2.87×10^{12}/L,Hb 75 g/L;血涂片镜检:红细胞直径小,中央淡染区扩大;粪便检查:钩虫卵阳性,隐血阳性。医生诊断为钩虫病。

分析:钩虫病的病原体为钩虫,钩虫广泛流行于淮河及黄河以南的广大地区,东北、华北、西北地区的钩虫感染率较低。在我国,常见的钩虫为十二指肠钩虫和美洲钩虫。北方以十二指肠钩虫为主,南方以美洲钩虫为主,但两种钩虫混合感染极为普遍。成虫寄生于小肠,通过虫体运动所致的机械性损伤和成虫吸血致病。人群感染率为农村高于城市、南方高于北方。

患者为南方农民,赤脚劳作时通过皮肤接触感染钩虫。钩虫通过口囊吸附于小肠绒毛,摄取血液、黏膜上皮和组织液,频繁更换吸血部位,可致小肠黏膜散在点状或斑片状出血。钩虫的头腺可分泌抗凝素,即使其移动部位,原有吸附部位的黏膜创面仍会不断渗血,最终形成炎症或浅小溃疡,引起消化道症状以及黑便、贫血、营养不良。虽然患者贫血较严重,但由于病程长、进展缓慢,加之机体的代偿功能较好,临床症状不明显,因此,易延误诊断。为了防止再感染,在5~8月份流行季节,应尽量不用未经处理的人粪施于旱地作物,必要时可用畜粪或化肥代替。提倡穿鞋下地,并在手、脚皮肤上涂抹防护剂。

寄生于人体的主要钩虫有十二指肠钩口线虫(*Ancylostoma duodenale* Dubini,1843,简称十二指肠钩虫)、美洲板口线虫(*Necator americanus* Stiles,1902,简称美洲钩虫)。偶尔寄生于人体的有锡兰钩口线虫(*Ancylostoma ceylanicum* Loose,1991,简称锡兰钩虫)、犬钩口线虫(*Ancylostoma caninum* Ercolani,1859,简称犬钩虫)、巴西钩口线虫(*Ancylostoma braziliense* Gomezde Faria,1910,简称巴西钩虫)。在我国仅有十二指肠钩虫和美洲钩虫两种。它们寄生在小肠,可引起钩虫病,临床表现为严重的贫血,危害人体健康。钩虫病是我国五大寄生虫病之一。

一、形态

(一)成虫

虫体呈圆柱形,活时为肉红色,死后为灰白色,身体细小,虫体前端有一发达的角质口囊。口囊腹侧前缘有钩齿或板齿附着器官。虫体末端膨大形成交合伞,由肌性辐肋支持,依其所在部位分别称为背辐肋、侧辐肋和腹辐肋。辐肋的类型(特别是背辐肋)是鉴定虫种的特征结构(图28-7)。消化管和生殖管均开口于交合伞,有1对交合刺。雄性生殖系统为单管型,而雌性生殖系统为双管型。主要以虫体外形的特态、口囊特点、雄虫交合伞外形及其背辐肋分支、交合刺形状及雌虫阴门位置、尾刺的有无为区别十二指肠钩虫与美洲钩虫的依据,见表28-1。

表 28-1　寄生于人体的两种钩虫成虫的区别

要点	十二指肠钩虫	美洲钩虫
大小	雌虫：(10~13) mm×0.6 mm 雄虫：(8~11) mm×(0.4~0.5) mm	雌虫：(9~11) mm×0.4 mm 雄虫：(7~9) mm×0.3 mm
体形	前端与后端均向背侧弯曲，体呈 C 型	前端向背侧仰曲，后端向腹面弯曲，体呈 S 型
口囊	腹侧前缘有 2 对钩齿	腹侧前缘有 1 对板齿
背辐肋	基部远端分 2 支，每支再分 3 小支	基部远端分 2 支，每支再分 2 小支
交合刺	两刺呈长鬃状，末端分开	两刺末端合并形成倒钩
阴门	在体中部略后	在体中部略前
尾刺	有	无

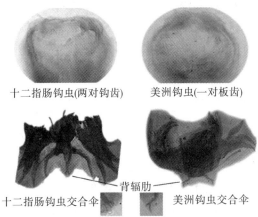

图 28-7　寄生于人体的两种钩虫成虫的口囊和交合伞

（二）虫卵

两种钩虫虫卵的形态不易区别，均为椭圆形，大小为(56~76) μm×(36~40) μm，平均大小为 60 μm×40 μm。虫卵的比重约为 1.06；卵壳薄，无色透明，卵内含有 4~8 个卵细胞，卵壳与卵细胞之间有明显的空隙。若室温较高或粪便放置过久，则卵内的卵细胞发育为多细胞或胚胎期，甚至发育为活动的幼虫。钩虫卵与脱蛋白质膜的受精蛔虫卵的卵壳都是无色透明，大小形状相似，易混淆。但钩虫虫卵(图 28-8)的卵壳薄，内含多个卵细胞，而脱蛋白膜的受精蛔虫卵的卵壳厚，一般只含 1 个卵细胞，两者可以区别。

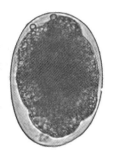

图 28-8　钩虫虫卵

（三）幼虫

幼虫分为杆状蚴和丝状蚴两个阶段。杆状蚴大小为(0.23~0.4) mm×(0.017~0.029) mm，体壁透明，前端钝圆，后端尖细。幼虫的口腔细长，有口孔，咽管前端粗、中段细、后段膨大呈球状。丝状蚴大小为(0.5~0.7) mm×

0.025 mm,体表覆盖鞘膜,口腔封闭,在与咽管连接处的腔壁背面和腹面各有1个角质矛状结构,称为口矛或咽管矛,有助于虫体穿刺进入人体。丝状蚴具有感染能力,又称为感染期蚴。

二、生活史

(一)在外界土壤中发育

钩虫成虫寄生在人体小肠内,雌虫成熟交配后产卵,虫卵随粪便排出体外,在潮湿、荫蔽、氧气充分、疏松、温度为25~30 ℃的土壤中,约经24 h 孵出杆状蚴。杆状蚴在土壤中以细菌和有机物为食,在5~8天蜕皮2次成为丝状蚴。丝状蚴不进食,靠体内贮存的营养存活。丝状蚴具有向温性、向湿性和向上性的活动特点,接触到人的皮肤时活动力增强,依靠机械性穿刺和酶的作用,从皮肤薄嫩处经毛囊、汗腺口或破损皮肤侵入人体,一般需0.5~1 h。

(二)在人体内发育

丝状蚴侵入皮肤后停留24 h,然后进入小静脉或小淋巴管,随血流经右心到肺,穿过肺微血管进入肺泡,再循支气管、气管到达咽部,然后被咽下,顺着消化道到达小肠,蜕皮2次发育为成虫。自感染期蚴钻入皮肤至成虫交配产卵,一般需5~7周。每条十二指肠钩虫日平均产卵10000~30000个,美洲钩虫日平均产卵5000~10000个。成虫在人体内一般可存活3年左右;个别报道十二指肠钩虫可存活7年,美洲钩虫可存活15年。寄生于人体的钩虫数量有1条至数千条,甚至上万条,如福建一病例驱出钩虫数达14907条。

钩虫丝状蚴主要经皮肤感染。十二指肠钩虫还可经口感染,食入含丝状蚴的蔬菜时,丝状蚴可不被胃酸杀死,直接在小肠内发育成熟;偶尔还通过母乳和胎盘感染(图28-9)。

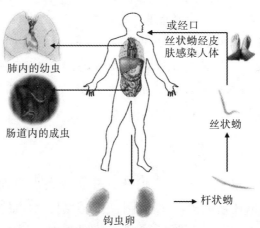

图28-9 钩虫生活史

三、致病

人体感染钩虫后是否出现临床症状,除与钩蚴侵入皮肤的数量及成虫在小肠内寄生的数量有关外,还与人体的健康状况、营养条件及免疫力有密切的关系。两种钩虫的致病作用相似,但十二指肠钩虫对人的危害比美洲钩虫大。

(一)幼虫致病

1. 钩蚴性皮炎

人赤脚劳作时接触含有丝状蚴的土壤,丝状蚴钻入皮肤后,脚趾或手指间等皮肤较薄处或暴露的皮肤处可出现充血斑点或丘疹,患者有皮肤刺痛、烧灼和奇痒感,搔破后常有继发感染,形成脓疮,最后经结痂、脱皮而愈,病程为2周,继发感染时病程为1~2个月。

2. 钩蚴性肺炎

钩蚴移行至肺时,穿破微血管进入肺泡,引起局部出血及炎性病变。患者可出现咳嗽、痰中带血,并伴有畏寒、发热等全身症状。

(二)成虫致病

1. 肠道病变及症状

成虫咬附于肠黏膜上,可造成散在出血点及小溃疡,病变深可累及黏膜下层,甚至肌层,引起肠功能紊乱,影响小肠消化与吸收营养的功能,加速贫血的发生。该病的临床表现主要为上腹部疼痛、食欲不振、胃肠胀气、腹泻,严重时出现明显的消化道出血症状,粪便以柏油样便、血便或血水便为主。

2. 贫血

贫血是钩虫病最重要的临床症状。钩虫借助钩齿或板齿咬附于肠黏膜,以血液为食,边吸边排,且吸血量大,导致宿主失血;咬附时不断更换部位,造成多部位出血;吸血时钩虫的头腺分泌抗凝素,使伤口不易凝血而有利于吸血,并使伤口长时间渗血。因此,钩虫可导致患者长期慢性失血,铁和蛋白质不断耗损而导致贫血。由于缺铁,血红蛋白的合成速度比细胞新生速度慢,使红细胞的体积变小、着色变浅,因而呈低色素小细胞型贫血。

3. 异嗜症

少数严重感染者可出现喜食生米、生豆,甚至泥土、煤渣、破布等异常症状,称为异嗜症。补充铁剂后,大多数患者的这些症状消失。

4. 婴儿钩虫病

婴幼儿表现为急性便血性腹泻,粪便为黑便或柏油样便。贫血严重者的并发

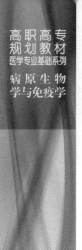

症多、预后差、病死率高,应引起高度重视。

四、实验诊断

钩虫病的诊断主要为通过显微镜检查粪便中的虫卵。美洲钩虫卵和十二指肠钩虫卵相似,不易区分。检查钩虫病常用的方法有直接涂片法、饱和盐水浮聚法等,其中饱和盐水浮聚法的检出率高;也可采用钩蚴培养法,此法的检出率与饱和盐水浮聚法相近,但需培养5～7天后才能孵出幼虫。

五、流行

钩虫感染呈世界性分布。中国疾病预防控制中心于2006—2013年在全国建立了22个监测点。监测期间,钩虫感染率从2006年的8.88%下降到2013年的2.04%。钩虫病广泛流行于淮河及黄河以南的广大地区,如云南、海南、福建、四川和广东等地。东北、华北、西北地区的钩虫感染率较低。北方以十二指肠钩虫为主,南方以美洲钩虫为主,但两种钩虫混合感染极为普遍。钩虫感染与虫体生长发育的自然条件、土壤受粪便污染程度、人们的生活习惯及农作物的生产方式有关。钩虫感染率最高的是60岁以上人群,以半农半商的菜农为主,其次是农民。婴儿可因使用受钩蚴污染的尿布或被放置于土壤上而受感染,有时也可经胎盘或乳汁感染。

六、防治

对钩虫病的防治要采用综合性防治措施,主要包括:及时查治感染者,加强粪便管理和无害化处理,注意个人防护和防止感染。常用于治疗钩虫病的药物有阿苯达唑、甲苯达唑。对钩虫患者要适当补充铁剂和维生素。用15%噻苯咪唑软膏局部涂敷,同时辅以透热疗法,可以治疗钩蚴性皮炎。在5～8月流行季节,应尽量不用未经处理的人粪作肥料,必要时可用畜粪或化肥代替。提倡穿鞋下地,手、脚皮肤上涂抹防护剂以预防感染。

第六节 旋毛形线虫

旋毛形线虫[*Trichinella spiralis*(Owen,1835)Railliet,1895]简称旋毛虫,是严重危害人体健康的动物源性寄生虫,主要在动物间通过相互残杀、食肉而流行、传播。人食用含旋毛虫囊包幼虫的猪肉或其他动物肉类而感染,引起旋毛虫病。人和多种哺乳动物皆可作为旋毛虫的宿主,成虫和幼虫的寄生部位分别为小肠和肌细胞。旋毛虫的危害大,严重感染可导致人畜死亡,是一种重要的人兽共患寄生虫病的病原体之一。

一、形态

(一)成虫

成虫呈线状,乳白色,虫体前端稍细。雄虫大小为$(1.4 \sim 1.6)$ mm $\times (0.04 \sim 0.05)$ mm,雌虫大小为$(3.0 \sim 4.0)$ mm $\times 0.06$ mm。消化道含口、咽管、中肠、直肠和肛门,咽管占体长的$1/3 \sim 1/2$,呈毛细管状,内有杆状体,能分泌具有消化功能和抗原性强的物质。两性成虫的生殖器官均为单管型。雌虫的子宫较长,其中段含有虫卵,后段和近阴道处则充满幼虫。

(二)幼虫

幼虫自阴门产出,大小为 124 $\mu m \times 6$ μm。寄生在宿主横纹肌细胞内的幼虫长约为 1 mm,卷曲于梭形骨骼肌细胞内的囊包中,囊包大小为$(0.25 \sim 0.5)$ mm $\times (0.21 \sim 0.42)$ mm,囊包壁厚,由成肌细胞蜕变以及结缔组织增生形成,囊包内通常含 $1 \sim 2$ 条幼虫,多时可达 7 条。

二、生活史

旋毛虫成虫主要寄生在宿主的十二指肠和空肠上段,幼虫则寄生在同一宿主的横纹肌细胞内,在肌肉内形成具有感染性的囊包蚴。虫体无需在外界环境中发育,但必须更换宿主才能完成下一代生活史。

宿主食入含有活幼虫囊包的肉类及其制品而感染,在消化酶的作用下,幼虫在胃中自囊包内逸出,并钻入十二指肠及空肠上段的肠黏膜,经过 24 h 的发育再返回肠腔,在感染后 48 h 内,幼虫经 4 次蜕皮发育为成虫。雌、雄虫交配,雄虫随即死亡,雌虫子宫内的虫卵发育为幼虫。这种繁殖方式为卵胎生。受孕的雌虫可侵入腹腔或肠系膜淋巴结寄生。每条雌虫一生可产幼虫 $1500 \sim 2000$ 条,排蚴期可持续 $4 \sim 16$ 周或更长。雌虫寿命一般为 $1 \sim 2$ 个月,长者为 $3 \sim 4$ 个月。

产于肠黏膜内的新生幼虫侵入局部淋巴结或小静脉,随淋巴和血循环到达各器官、组织或体腔,但只有侵入横纹肌内的虫体才能进一步发育长大。适合幼虫发育的部位多为活动频繁、血液供应丰富的部分,如膈肌、舌肌、咽喉肌、胸肌及腓肠肌等处。幼虫刺激肌细胞时,其周围出现炎性细胞浸润、纤维组织增生。幼虫进入肌细胞约 1 个月后形成囊包。囊包如果不能进入新的宿主体内,则多在半年后钙化;少数钙化囊包内的幼虫可存活数年,最长可达 30 年。

三、致病

旋毛虫的主要致病阶段是幼虫。其致病程度与食入幼虫囊包的数量、幼虫的活力和侵入部位以及宿主对旋毛虫的免疫力等若干因素有关。轻度感染者无明显症状;重度感染者的临床表现复杂多样,若不及时治疗,则在发病后数周内死亡。旋毛虫致病过程可分为3个时期。

(一)侵入期

宿主食入旋毛虫囊包,其幼虫在小肠内脱囊至发育为成虫,期间损伤肠黏膜,出现充血、水肿、出血,甚至形成浅表溃疡。患者出现恶心、呕吐、腹痛、腹泻等急性胃肠道症状,同时可伴有厌食、乏力、低热等全身性反应。此时,极易被误诊为其他胃肠道疾病。侵入期历时约1周。

(二)幼虫移行期

新生幼虫随淋巴、血循环到达各器官及侵入横纹肌内发育,移行时所经部位发生炎症反应,如急性全身性血管炎,患者出现发热、水肿、嗜酸性粒细胞增多等。幼虫侵入横纹肌后,引起肌纤维变性、肿胀、排列紊乱、横纹消失、肌细胞坏死、崩解,肌间质轻度水肿并有炎症细胞浸润。患者全身肌肉酸痛、压痛,尤以腓肠肌、肱二头肌、肱三头肌疼痛最为明显。咽喉部肌肉受累时,患者可出现吞咽困难和语言障碍。幼虫也可移行至肺、心脏、中枢神经等,导致肺部炎症、心肌炎、非化脓性脑膜脑炎等。患者可因心力衰竭、败血症、呼吸道并发症而死亡。幼虫移行期历时2周至2个月以上。

(三)囊包形成期

囊包形成期为受损肌细胞的修复过程。伴随囊包的形成,急性炎症逐渐消退,囊包内幼虫最终被钙化,患者全身症状相应减轻或消失,但肌痛仍可持续数月。重症患者可出现恶病质,或因毒血症、心肌炎而死亡。

四、实验诊断

由于旋毛虫病的临床表现非常复杂,不易及时、正确地诊断。因此,在诊断过程中应注重流行病学调查和病史询问。对有发热、全身肌肉酸痛的患者应询问有无生食或半生食动物肉类史、有无群体发病,若有,则应做肌肉活检,查获幼虫囊包即可确诊;或对患者所食的剩余肉类做镜检或动物接种,也有助于确诊。

对早期或轻度感染者,可以通过免疫学方法如ELISA(酶联免疫吸附试验)、

FAT(荧光抗体试验)、CPT(环蚴沉淀试验)检测患者血清中的特异性抗体或循环抗原。免疫学方法可作为诊断该病的重要辅助手段。

五、流行

旋毛虫感染呈世界性分布,其流行具有地方性、群体性和食源性等特点。欧美地区的发病率偏高。我国以3个区域为感染高发区,即西南地区的云南、西藏、广西、四川,中原地区的河南、湖北和东北地区的辽宁、吉林、黑龙江。2001~2004年,全国人体重要寄生虫现状调查中10个省(市、区)的人群旋毛虫感染率为3.31%。旋毛虫是一种动物源性寄生虫,除人之外,还在猪、狗、羊、牛、鼠等150多种哺乳动物之间广泛传播,猪是人类感染旋毛虫的主要传染源。人食入含幼虫囊包的生的或半生的动物肉类而感染。幼虫囊包的抵抗力较强,耐低温,在 $-15℃$ 可存活20天,在腐肉中可存活2~3个月,一般熏、烤、腌制和暴晒等方式不能杀死幼虫。近年来,不少人热衷于吃涮羊肉、涮猪肉、烤串等,使得旋毛虫的发病率有增高趋势,应予以高度重视。

六、防治

大力进行卫生宣教,改变饮食习惯,不生食或半生食猪肉或其他动物肉类,切过生肉的刀具及砧板应进行彻底清洗,以杜绝感染;认真贯彻肉类食品卫生检查制度,禁止未经宰后检查的肉类上市;提倡肉猪圈养;加强卫生和饲料管理,以防猪受感染。治疗旋毛虫病的有效药物为阿苯达唑和甲苯达唑等,疗效好,疗程短,副作用小。

第七节 丝 虫

丝虫(filaria)是由节肢动物传播的一类寄生性线虫,因虫体细长如丝而得名。寄生在人体的丝虫有8种,即班氏吴策线虫(班氏丝虫)、马来布鲁线虫(马来丝虫)、帝汶布鲁线虫(帝汶丝虫)、罗阿罗阿线虫(罗阿丝虫)、旋盘尾线虫(盘尾丝虫)、常现唇棘线虫(常现丝虫)、链尾唇棘线虫(链尾丝虫)和奥氏曼森线虫(奥氏丝虫)。我国仅有班氏丝虫和马来丝虫两种。它们寄生在淋巴系统,引起淋巴丝虫病,严重危害人体健康。淋巴丝虫病是我国五大寄生虫病之一。

一、形态

(一)成虫

两种丝虫成虫的形态相似,班氏丝虫略大于马来丝虫。班氏丝虫的雌虫大小为(40～69.1)mm×(0.12～0.22)mm,雄虫为(13.5～28.1)mm×(0.07～0.11)mm。虫体细长呈丝状,乳白色,体表光滑。雌虫尾部钝圆,略向腹面弯曲,生殖器官为双管型,子宫充满虫卵,虫卵发育迅速,在向生殖孔移动的过程中产出幼虫。此期幼虫称为微丝蚴,繁殖方式为卵胎生。雄虫尾端向腹面卷曲2～3圈,生殖系统为单管型。

(二)微丝蚴

虫体细长,头端钝圆,尾端尖细,外被鞘膜(图28-10)。体内有圆形的体核,虫体前部1/5处有神经环,头部无核部位为头间隙,尾部有尾核。以微丝蚴的大小、体态、头间隙、体核、尾核进行鉴别,班氏微丝蚴和马来微丝蚴的主要区别见表28-2。

表28-2 班氏微丝蚴与马来微丝蚴的鉴别点

鉴别要点	班氏微丝蚴	马来微丝蚴
大小(μm)	(244～296)×(5.3～7.0)	(117～230)×(5.0～6.0)
体态	柔和,弯曲较大	硬直,大弯中有小弯
头间隙(长:宽)	较短(1:1或1:2)	较长(2:1)
体核	圆形,较小,排列均匀,清晰可数,椭圆形	大小不等,排列密集,不易分清
尾核	无	2个,前后排列

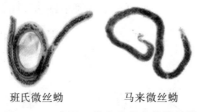

班氏微丝蚴　　　马来微丝蚴

图28-10 我国两种人体丝虫的微丝蚴

二、生活史

班氏丝虫和马来丝虫的生活史基本相同,都要经过2个发育阶段,即幼虫在中间宿主蚊体内的发育阶段及成虫在终宿主人体内的发育阶段(图28-11)。

(一)在蚊体内发育

当雌蚊吸入带有微丝蚴的患者血液时,微丝蚴随血液进入蚊胃,经1～7h,脱去鞘膜,穿过胃壁经血腔侵入胸肌。幼虫在2～4天内缩短变粗,形成腊肠期幼虫。此后,虫体逐渐变长,内部组织分化,消化道形成,体腔出现,最后发育成为丝状蚴。丝状蚴离开胸肌,移入血腔,其中大多数到达下唇,当蚊再吸血时,丝状蚴自蚊下唇逸出,经吸血的伤口或正常皮肤钻入人体。

(二)在人体发育

感染期幼虫进入人体后的具体移行途径,至今尚不清楚。一般认为,幼虫可迅速侵入淋巴管内,并移行至大淋巴管及淋巴结,在那里发育为成虫。丝虫的雌、雄虫多互相缠绕于定居的组织内,交配后,雌虫产出微丝蚴。微丝蚴可停留于淋巴液中,但多随淋巴经胸导管入血循环。它们白天滞留于肺血管中,夜晚则出现于外周血液,两种微丝蚴出现的高峰时间略有不同,班氏微丝蚴为晚上10时至次晨2时,马来微丝蚴为晚上8时至次晨4时。微丝蚴在外周血液中的夜多昼少现象称为夜现周期性。

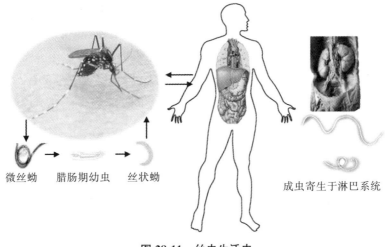

图 28-11 丝虫生活史

三、致病

丝虫的成虫、丝状蚴和微丝蚴对人体均有致病作用,但以成虫为主。人体感染丝虫后,丝虫病的病情及发展取决于宿主的免疫功能、感染虫体的数量以及侵犯的部位等。丝虫病的潜伏期多为4~5个月,也可达1年甚至更长时间,病程可长达数十年。两种丝虫的寄生部位有所不同,马来丝虫多侵犯上下肢的浅部淋巴系统;班氏丝虫除侵犯浅部淋巴系统外,还侵犯深部淋巴系统,主要见于下肢、阴囊、腹股沟、肾盂等部位。丝虫病的临床表现大致可分为以下几种。

(一)急性期超敏反应及炎症反应

虫体及虫体代谢产物等刺激机体产生局部及全身反应。早期在淋巴管可出现内膜肿胀、内皮细胞增生,随之管壁及周围组织发生炎症细胞浸润,导致管壁增厚、淋巴管瓣膜的功能受损、管内形成淋巴栓。浸润的细胞中有大量的嗜酸性粒细胞,但病变的淋巴管或淋巴结中不一定有成虫或微丝蚴,提示急性炎症与超敏反应有关。

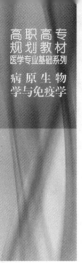

急性期炎症反应可发生于感染期幼虫侵入人体后几周,患者出现淋巴管炎、淋巴结炎及丹毒样皮炎等,以下肢淋巴管较为常见。发作时见一红线自上而下发展,此即逆行性淋巴管炎,俗称"流火"或"红线"。淋巴结炎常与淋巴管炎同时发作,常见部位为腹股沟及股部。丹毒样皮炎为皮肤浅表微细淋巴管炎所致,发作时皮肤出现一片红肿,状似丹毒,发作部位多见于下肢小腿内侧及内踝上方。成虫寄生在阴囊内的淋巴管,可致所在部位的淋巴管及其间质炎症,患者出现精索炎、附睾炎及睾丸炎。出现局部症状的同时,患者常伴有畏寒、发热症状,即丝虫热。

(二)慢性期阻塞性病变

急性病变不断发展,症状反复发作,局部出现增生性肉芽肿。肉芽肿的中心可见变性的虫体和嗜酸性粒细胞,周围有纤维组织包绕,还有大量的浆细胞、巨噬细胞和淋巴细胞。组织反应继续出现,最后可导致淋巴管部分阻塞以至完全阻塞。阻塞部位以下的淋巴管内压力增高,形成淋巴管曲张甚至破裂,淋巴液流入周围组织。因阻塞部位不同,患者产生的症状和体征也有所不同。常见的病变有以下几种。

1. 象皮肿

淋巴液滞留于皮下组织,由于淋巴液中蛋白含量较高,因此,刺激纤维组织增生,使局部皮肤和皮下组织显著增厚、变粗、变硬而形成象皮肿。局部血循环障碍使皮肤的汗腺、脂腺及毛囊的功能受损,抵抗力降低,易引起细菌感染,常致局部急性炎症或慢性溃疡,这些病变又可加重象皮肿的发展。象皮肿为慢性丝虫病的常见病变,多发生于下肢和阴囊。其他部位如上肢、乳房及阴唇等也可见象皮肿。

2. 睾丸鞘膜积液

睾丸鞘膜积液多由班氏丝虫所致。阻塞发生于精索、睾丸淋巴管时,淋巴液可流入鞘膜腔内,引起鞘膜积液。

3. 乳糜尿

乳糜尿由班氏丝虫所致。由于主动脉前淋巴结或肠干淋巴结受阻,从小肠吸收的乳糜液经腰淋巴干反流至泌尿系统,与之有关的淋巴管曲张破裂(部位多在肾脏),乳糜随小便排出,引起乳糜尿。患者的小便呈乳白色,如淘米水样。

4. 隐性丝虫病

隐性丝虫病也称为热带肺嗜酸性粒细胞增多症,占丝虫病患者的1%左右。患者表现为夜间阵发性咳嗽、哮喘、持续性超度嗜酸性粒细胞增多和IgE水平升高,胸部X线可见中下肺弥漫性粟粒样阴影。在外周血中查不到微丝蚴,但可在肺和淋巴结的活检物中查到。其机制主要是宿主对微丝蚴抗原的Ⅰ型超敏反应。

四、实验诊断

从血液中查找微丝蚴是诊断丝虫病的主要方法。取血时间以晚上9时以后为宜。常用的方法有：①厚血膜法，取末梢血涂成厚血片，干后溶血镜检或溶血后染色镜检。②新鲜血滴法，取末梢血加盖片直接镜检，可观察微丝蚴在血中卷曲摆动情况。③海群生白天诱出法，白天给患者服海群生以诱导微丝蚴出现在外周血中，15 min后即可采血，该方法适用于夜间采血不便的人群。

可对患者的鞘膜积液、乳糜尿、乳糜腹水及心包积液等做离心沉淀，取沉渣涂片镜检微丝蚴。对有淋巴结肿大或在乳房等部位有可疑结节的患者，也可做组织切片以查找成虫或微丝蚴。血液及体液中不易检出微丝蚴，可用免疫学方法作辅助诊断。

五、流行

丝虫病流行于热带及亚热带，是全世界重点控制的十大热带病之一，也是我国重点防治的五大寄生虫病之一。班氏丝虫病呈世界性分布，以亚洲及非洲较为严重。马来丝虫仅局限于亚洲。我国曾经是世界上丝虫病流行最为严重的国家之一，经过40多年的防治，已达到基本消灭丝虫病的标准，但对丝虫病疫情的监测和预防任务依然严峻。丝虫病的传染源是血中带有微丝蚴的患者及带虫者，传播媒介为蚊类。其中，班氏丝虫病的传播媒介主要为淡色库蚊和致倦库蚊，其次为中华按蚊；马来丝虫病的传播媒介主要为中华按蚊和嗜人按蚊。人对丝虫均易感。影响丝虫病流行的主要因素是温度、湿度、雨量及地理环境。这些因素可改变蚊的发育、滋生，间接影响丝虫病的传播。丝虫病的感染季节多在5~10月，但在终年温暖的南方如广东省，11月仍可查获蚊体感染期幼虫。

六、防治

在丝虫病流行区应积极开展宣传教育，加强人群监测，定期对原微丝蚴血症者进行复查，同时结合监测，对漏诊、漏治者补查补治。防蚊、灭蚊是控制和消灭丝虫病的主要措施。治疗患者和带虫者，常用的药物是海群生、呋喃嘧酮和伊维菌素。流行区推行全民食用海群生药盐，有良好的防治效果。

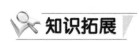
知识拓展

阿维菌素与诺贝尔奖

坎贝尔和大村智发明了阿维菌素（Avermectin），并以此获2015年诺贝尔生理学或医学奖。阿维菌素从根本上降低了河盲症和淋巴丝虫病的发病率。

淋巴丝虫病患者在全世界约有1亿,病程分为急性炎症期和慢性阻塞期。慢性阻塞期的临床表现包括淋巴水肿和象皮肿、睾丸鞘膜积液、乳糜尿等。丝虫病是世界上第2位致残性疾病,严重危害人类的健康。链霉菌是一类生活在土壤中的细菌,能够产生包括链霉素在内的多种抗菌物质。日本微生物学家大村智从土壤样品中分离了链霉菌的新菌株,来寻找新的生物活性成分。在美国工作的爱尔兰寄生虫生物学家威廉·坎贝尔拿到了大村智的链霉菌菌株,他发现其中一个菌株产生的一种成分能有效对抗动物内的寄生虫。这种生物活性物质被命名为阿维菌素。对阿维菌素进行化学修饰得到伊维菌素。人们用伊维菌素在被寄生虫感染的人身上做试验,发现它能有效地杀死寄生虫蚴。大村智和坎贝尔的贡献使一类能有效对抗寄生虫病的新药得以被发现。伊维菌素是对非洲等地传染病有显著疗效的药物,一年有2亿人使用该药物。据世界卫生组织预计,在该药物的帮助下,有望在本世纪20年代消灭这些疾病。阿维菌素的发现对全球以及对人类的影响都是无法估量的。

第八节　其他人体寄生线虫

一、粪类圆线虫

粪类圆线虫[*Strongyloides stercoralis*(Bavay,1876)Stiles and Hassall,1902]是一种兼性寄生虫。粪类圆线虫的生活史复杂,包括自生世代和寄生世代。在寄生世代中,成虫主要在宿主(如人、狗、猫、狐狸等)小肠内寄生,幼虫可侵入肺、脑、肝、肾等组织器官,引起粪类圆线虫病。

(一)形态与生活史

1. 自生世代

雄虫大小为(0.7~1.0) mm×(0.04~0.05) mm,尾端向腹面卷曲,具有2根交合刺。雌虫为(1.0~1.7) mm×(0.05~0.075) mm,尾端尖细,生殖系统为双管型。成熟成虫子宫内有呈单行排列的各发育期虫卵,阴门位于体腹面中部略后。卵为椭圆形,卵壳薄而透明。在温暖、潮湿的土壤内,虫卵在数小时即可孵出杆状蚴,在1~2天内经4次蜕皮发育为自生生活的成虫,此过程称为间接发育。

2. 寄生世代

在外界环境不适时,杆状蚴蜕皮2次,发育为丝状蚴,通过皮肤或黏膜侵入人体进行寄生生活,此过程称为直接发育。丝状蚴侵入体皮肤后,经静脉系统、右心至肺,穿过肺毛细血管进入肺泡后,大部分幼虫沿支气管、气管逆行至咽部,随宿主的吞咽动作进入消化道,钻入小肠黏膜,蜕皮2次发育为成虫。寄生在小肠的雌虫大小为 2.2 mm×(0.03~0.07) mm,虫体半透明,体表具有细横纹,口腔短,咽管细长,为体长的 1/3~2/5,尾尖细,末端略呈锥形。生殖器官为双管型,子宫前后排列,各含虫卵 8~12 个,单行排列。阴门位于距尾端 1/3 处的腹面。寄生在小肠的雌虫多钻入肠黏膜内,并在此产卵。虫卵形似钩虫卵,但较小,部分卵内含幼虫。虫卵发育很快,数小时后即可孵化出杆状蚴,并自黏膜内逸出,进入肠腔,随粪便排出体外。杆状蚴的头端钝圆,尾部尖细,长 0.2~0.45 mm,具有双球型咽管。被排出的杆状蚴既可经 2 次蜕皮直接发育为丝状蚴而感染人体,又可在外界间接发育为自生世代的成虫。

当宿主免疫力低下或发生便秘时,寄生于肠道中的杆状蚴可迅速发育为具有感染性的丝状蚴。这些丝状蚴可在小肠下段或结肠经黏膜侵入血循环,引起体内自身感染。当排出的丝状蚴附着在肛周时,可钻入皮肤,导致体外自身感染。有的虫体可寄生在肺或泌尿生殖系统,随痰排出的多为丝状蚴,随尿排出的多为杆状蚴。

(二) 致病与诊断

丝状蚴侵入皮肤后,可引起小出血点、丘疹,并伴有刺痛和痒感,甚至出现移行性线状荨麻疹,蔓延速度快,为每小时 10 cm 以上。荨麻疹出现的部位及快速蔓延的特点是粪类圆线虫幼虫在皮肤移行的重要诊断依据;丝状蚴在肺部移行时,穿破毛细血管,引起肺泡出血、细支气管炎性细胞浸润。轻者可表现为过敏性肺炎或哮喘,重度感染者可出现咳嗽、多痰、持续性哮喘、呼吸困难、嗜酸性粒细胞增多等症状。成虫寄生在小肠黏膜内引起机械性刺激和毒性作用,轻者表现为以黏膜充血为主的卡他性肠炎,重者可表现为水肿性肠炎或溃疡性肠炎,甚至引起肠壁糜烂、肠穿孔,也可累及胃和结肠。患者可出现恶心、呕吐、腹痛、腹泻等,并伴有发热、贫血和全身不适等症状。丝状蚴在自身重度感染者体内可移行扩散到心、脑、肺、胰、卵巢、肾、淋巴结、甲状腺等处,引起广泛性的损伤,形成肉芽肿病变,导致弥漫性粪类圆线虫病。粪类圆线虫的致病与其感染程度、侵袭部位及宿主免疫功能状态有密切的关系。机体免疫力低下和应用免疫抑制剂是粪类圆线虫重症感染的主要因素。各种消耗性疾病(如恶性肿瘤、白血病、结核病等)患者以及先天性免疫缺陷患者和艾滋病患者常因自体重复感染,疾病明显加重。幼虫可进入脑、肝、肺、肾及泌尿系统等器官,导致弥漫性的组织损伤,患者可出现腹泻、肺炎、出血、脑膜炎及败血症等症状,甚至因严重衰竭而死亡。故有人认为粪类圆线虫是一种机会性致病寄生虫。

粪类圆线虫病的病原诊断主要以从新鲜粪便、痰、尿或脑脊液中检获杆状蚴或丝状蚴或培养出丝状蚴为确诊依据。对轻、中度感染者,血常规显示白细胞总数和嗜酸性粒细胞百分比增多,甚至可高达50%,同时用ELISA法检测患者血清中的特异性抗体具有较好的辅助诊断价值。

(三)流行与防治

粪类圆线虫病在热带、亚热带和温带经济不发达的国家和地区流行,在寒冷地区呈散发性分布。有些国家的人群感染率为30%左右。我国平均感染率为0.122%,局部流行于华南、西南地区。在个别山区,20岁以上的人群感染率曾高达88.2%。人群感染主要是由与土壤中的丝状蚴接触所致。感染率高低常常与生活环境和卫生习惯有关。气候温暖、潮湿的土壤适于自生世代循环发育,增加感染机会。因粪类圆线虫幼虫对环境的抵抗力较弱,故该病流行不严重。但由于激素类药物和免疫抑制剂使用增多,因此,该病的病例有增多的趋势。

粪类圆线虫的流行因素和防治原则与钩虫相似,但感染率较低。除应加强粪便与水源管理以及做好个人防护外,更应注意避免发生自身感染。使用类固醇激素药物和免疫抑制剂前,应做粪类圆线虫常规检查,如发现有感染,应及时给予驱虫治疗。此外,对犬、猫也应进行检查和治疗。用于治疗粪类圆线虫病的驱虫药物首选噻苯达唑,也可用阿苯达唑、噻嘧啶、伊维菌素和左旋咪唑进行治疗。

二、广州管圆线虫

广州管圆线虫[*Angiostrongylus cantonensis*(Chen,1935)Dougherty,1946]成虫寄生于鼠肺部血管。人是广州管圆线虫的非正常宿主,幼虫偶侵入人体,滞留于人体的中枢神经系统,引起嗜酸性粒细胞增多性脑膜脑炎或脑膜炎。

(一)形态

1. 成虫

成虫呈线状,细长,体表具有微细环状横纹。头端钝圆,头顶中央有一小圆口,无明显口囊。雌虫大小为(17~45) mm×(0.3~0.66) mm,尾端呈斜锥形,子宫为双管型,呈白色,与充满血液的肠管缠绕成红、白相见的醒目的螺旋纹,阴门开口于肛孔之前。雄虫大小为(11~26) mm×(0.21~0.53) mm,交合伞对称,呈肾形,有2根交合刺。

2. 虫卵

虫卵呈长椭圆形,大小为(64.2~82.1) μm×(33.8~48.3) μm,卵壳薄而透明,新鲜虫卵内含有1个卵细胞。

3. 感染期幼虫

感染期幼虫为第3期幼虫,呈细杆状,大小为(0.462~0.525) mm×(0.022~

0.027）mm，虫体无色透明，体表具有2层鞘。头端稍圆，尾顶端尖细。

（二）生活史

广州管圆线虫成虫寄生于终宿主鼠的肺动脉内。虫卵产出后进入肺毛细血管，第1期幼虫孵出后穿破肺毛细血管进入肺泡，沿呼吸道上行至咽，再吞入消化道，随后与宿主粪便一起排出。第1期幼虫被吞入或主动侵入中间宿主螺类或蛞蝓体内后，在宿主组织内先后发育为第2、3期幼虫，第3期幼虫为感染期幼虫。鼠因吞食含感染期幼虫的中间宿主、转续宿主或被感染期幼虫污染的食物而受到感染。我国发现的中间宿主有褐云玛瑙螺、福寿螺和蛞蝓，此外还有皱疤坚螺、短梨巴蜗牛、中国圆田螺和方形环棱螺。转续宿主有黑眶蟾蜍、虎皮蛙、金线蛙、蜗牛、鱼、虾和蟹等。终宿主以褐家鼠和黑家鼠较多见，此外还有白腹巨鼠、黄毛鼠和屋顶鼠等。

人因生食或半生食中间宿主和转续宿主而受到感染，生食被幼虫污染的蔬菜、瓜果或饮用含幼虫的生水也可受到感染。由于人是非正常宿主，因此，在人体内的幼虫通常滞留在中枢神经系统，不在肺血管内完成其发育。虫体停留在第4期幼虫或成虫早期（性未成熟）阶段。

（三）致病

幼虫在人体移行主要侵犯中枢神经系统，除大脑及脑膜外，还包括小脑、脑干及脊髓等，可引起嗜酸性粒细胞增多性脑膜脑炎或脑膜炎。这种疾病的主要病理改变为充血、出血、脑组织损伤及由巨噬细胞、嗜酸性粒细胞、淋巴细胞和浆细胞所参与的肉芽肿性炎症反应。最明显的症状为急性剧烈头痛及颈项强直，可伴有颈部运动疼痛、恶心、呕吐、低度或中度发热。在严重病例中出现发热伴有神经系统异常、面瘫、嗜睡、昏迷甚至死亡。

（四）诊断

根据典型的急性脑膜脑炎或脑膜炎症状的体征，有吞食或接触含广州管圆线虫的中间宿主或转续宿主者，若从脑脊液中查获虫体，则可确诊，但一般检出率不高。脑脊液压力升高、白细胞总数明显增多及嗜酸性粒细胞数超过10%，用ELISA法检测患者血清中的特异性抗体具有辅助诊断价值。

（五）流行

广州管圆线虫病分布于热带和亚热带地区。我国台湾、香港、广东、浙江、福建、海南、天津、黑龙江、辽宁、湖南等地呈散在分布。迄今为止，全世界已报道

3000多例病例。我国发生过3次因食用未煮熟的螺肉而导致的广州管圆线虫病暴发流行,此病已成为威胁国民健康的重要食源性寄生虫病。广州管圆线虫病是一种人兽共患病,人是广州管圆线虫的非正常宿主,作为传染源的意义不大;终宿主是鼠类,是主要的传染源。

(六)防治

预防广州管圆线虫病的关键措施是不吃生的或半生的中间宿主(螺类),不吃生菜,不喝生水;因幼虫可经皮肤侵入机体,故应防止在加工螺类的过程中受到感染。灭鼠以控制传染源对预防此病具有十分重要的意义。阿苯达唑和甲苯达唑对此病有良好的疗效,若能得到及时诊断与治疗,则预后效果佳。

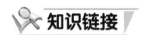

我国广州管圆线虫病的疫情

1997年10—11月,浙江省温州市首次发生广州管圆线虫集体感染并引起广州管圆线虫病暴发,因食凉拌"辣味螺肉"造成105人中47人发病。同年9—10月,有同样症状和体征的散在病例10余例,前后累计60余例。2006年6—9月,北京市疾病预防控制中心报告病例160例,其中100例住院治疗,60例门诊治疗,所有患者在发病前都曾到北京市某川菜馆就餐,96例患者明确有食用凉拌螺肉史。2007年11月—2008年5月,云南大理医疗机构陆续报告了广州管圆线虫病病例,对33例病例进行调查发现20例病例有生食螺类史。3次疫情都是患者食用了未被彻底加工的广州管圆线虫感染的福寿螺后引起的食源性寄生虫病暴发流行。随着饮食结构的调整和食物的多样化发展,罹患食源性寄生虫病的风险也在不断增加,因此,应大力开展宣传教育,倡导科学的饮食习惯,以防类似事件再次发生。

三、美丽筒线虫

美丽筒线虫(*Gongylonema pulchrum* Molin,1857)为哺乳动物(特别是反刍动物)和鸟类口腔、食管黏膜和黏膜下层的寄生线虫,偶可寄生于人体引起筒线虫病,是一种人兽共患寄生虫病。

(一)形态

1. 成虫

成虫呈乳白色,细长如线状。在反刍动物体内的成虫较大,寄生于人体的雌虫大小平均为52.09 mm×0.33 mm,雄虫为25.16 mm×0.20 mm,体表有明显纤细的横纹。虫体前部表皮有许多大小不等、形状各异的角质突纵行排列；前端两侧有一对颈乳突，其后为波浪状的侧翼；口小，有头乳突。雄虫尾部有较宽的膜状尾翼，两侧不对称，有13对有柄乳突；有2根交合刺，大小不等，形状各异。雌虫尾端呈钝锥状，略向腹面弯曲，阴门略隆起，位于肛门稍前方。成熟雌虫的子宫内充满含幼虫的虫卵。

2. 虫卵

虫卵呈椭圆形，寄生于人体的美丽筒线虫虫卵为$(50\sim70)\ \mu m \times (25\sim42)\ \mu m$，卵壳厚而透明，卵内含幼虫。

(二) 生活史

美丽筒线虫的生活史需要经历在终宿主（牛、羊或猪等动物）和中间宿主（屎甲虫、蟑螂等）体内的发育和繁殖。成虫寄生于人和动物的口腔和食管的黏膜或黏膜下层。雌虫产出的虫卵自黏膜破溃处进入消化道，随宿主粪便排出体外，被中间宿主（粪甲虫、蟑螂等）吞食后，在其消化道内孵出幼虫。幼虫穿过肠壁进入血体腔，发育为成囊的感染期幼虫。终宿主吞食此感染期幼虫后，幼虫在宿主胃内破囊而出，侵入胃或十二指肠的黏膜内，向上潜行至食管、咽或口腔等处黏膜内寄生，发育为成虫。自吞食感染期幼虫到发育为成虫约需2个月。成虫在人体寄生期多为1年左右，个别可长达10年。

(三) 致病与实验诊断

美丽筒线虫成虫在口腔上下唇、舌、颊、颚、齿龈、咽喉及食管等处的黏膜及黏膜下层寄生。虫体在黏膜及黏膜下层自由移动，导致局部黏膜出现水疱或血疱。患者感觉寄生部位有虫样蠕动感、异物感、肿胀感，甚至影响说话，致使声音嘶哑。有的患者可表现为精神不安、失眠、恐惧等精神症状。

检查口腔黏膜，有异物蠕动感者的黏膜有病变或可疑处，用针挑破黏膜，取出虫体镜检，即可确诊。

(四) 流行与防治

美丽筒线虫呈世界性分布，人是偶然宿主，偶散在发病。卫生条件差和不良饮食习惯是造成感染的主要原因，如有些患者喜好烧烤或炒蝗虫、螳螂、甲虫等昆虫。防止感染主要是注意个人卫生、饮食卫生和环境卫生，特别应强调改变不良的饮食习惯。可用手术治疗取出虫体，局部涂抹普鲁卡因可刺激虫体逸出，因而不必服药治疗。

四、结膜吸吮线虫

结膜吸吮线虫(*Thelazia callipaeda* Railliet & Henry,1910)是一种主要寄生于狗、猫、兔等动物眼部的线虫,也可寄生于人眼,引起结膜吸吮线虫病。因此病多流行于亚洲地区,故又称为东方眼虫病。

案例分析

案例:患者,男,29岁,夏天在外乘凉睡觉时,左眼角似被一小昆虫舐吸,半个月后眼部有异物感、痒感、畏光、流泪、分泌物增多、上眼睑肿大、有痛感等症状而就诊。眼部检查:双眼视力1.0,左眼结膜中度充血,结膜囊有少量分泌物,结膜内可见白色线状虫体活动。医生用眼科镊取出一条长约2厘米的虫子,确诊为结膜吸吮线虫。

分析:结膜吸吮线虫是一种主要寄生于狗、猫、兔等动物眼部的线虫,偶尔寄生于人眼。雌虫直接产幼虫于宿主的结膜囊内,蝇类舐吸终宿主眼部分泌物时将其吸入体内,经2次蜕皮发育为感染期幼虫后进入蝇的头部口器。当蝇类再舐吸人或其他动物眼部时,感染期幼虫自蝇口器逸出并侵入宿主眼部,经15~20天发育为成虫。虫体的机械性损伤及虫体分泌物、排泄物的刺激引起眼结膜炎症反应。预防结膜吸吮线虫病应做到:防蝇,灭蝇,注意环境卫生;加强犬、猫等动物管理;注意个人卫生,特别注意眼部清洁是预防感染的主要措施。

(一)形态

1. 成虫

成虫呈乳白色、半透明的幼长圆柱体,虫体表面具有边缘锐利的环形皱褶,从侧面观其上下排列呈锯齿状。雌虫大小为(7.9~20.0)mm×(0.30~0.70)mm,雌虫直接产出幼虫,繁殖方式为卵胎生。雄虫大小为(7.7~17.0)mm×(0.20~0.70)mm,尾端向腹面弯曲,有2根长短不一的交合刺。雌、雄虫尾端肛门周围均有数对乳突。

2. 幼虫

幼虫形态为盘曲状,大小为(350~414)μm×(13~19)μm,体被鞘膜,尾部连一大的鞘膜囊。

(二)生活史

成虫主要寄生于犬、猫等动物的眼结膜囊及泪管内,偶尔寄生于人、兔等动物的眼部。结膜吸吮线虫的繁殖方式为卵胎生,雌虫直接产幼虫于结膜囊内,当中间宿主蝇类舐吸终宿主眼部分泌物时将其吸入蝇体内,经 2 次蜕皮发育为感染期幼虫后进入蝇的头部口器。当蝇再舐吸人或其他动物眼部时,感染期幼虫自蝇口器逸出并侵入宿主眼部,经 15~20 天发育为成虫。成虫寿命为 2 年以上。

(三)致病与实验诊断

成虫寄生于人眼结膜囊内,以上结膜囊外眦侧多见,也见于眼前房、泪小管、泪腺及眼睑、结膜下等处。成虫多侵犯一侧眼,少数病例为双眼感染。寄居虫数 1 条至数条,最多为 20 余条。虫体表面锐利环形皱折的摩擦、头端口囊吸附作用等的机械性损伤,加上虫体分泌物、排泄物的刺激及继发细菌感染等,可引起眼结膜炎症反应及肉芽肿形成。轻者无明显症状,或有眼部异物感、痒感、刺痛、流泪、畏光、分泌物增多、疼痛等,一般无视力障碍。婴幼儿不敢睁眼,并有手抓眼的动作,家长可发现患儿眼球有白色细小的虫体爬行。重感染者可发生结膜充血,形成小溃疡面、角膜混浊、眼睑外翻等。若寄生在眼前房,则有丝状阴影移动感、睫状体充血、房水浑浊、眼压升高、瞳孔扩大、视力下降等症状。若泪小管受损,则出现泪点外翻。

实验诊断主要用镊子或棉签自眼部取出虫体,置于盛有生理盐水的平皿中,可见虫体蠕动,用显微镜检查虫体特征即可作出明确诊断。

(四)流行与防治

结膜吸吮线虫主要分布在亚洲,印度、缅甸、菲律宾、泰国、日本、朝鲜及俄罗斯的远东地区均有病例报告。我国的病例报告始于 1917 年,为世界上最早发现结膜吸吮线虫的国家。现已知我国有 25 个省、市、自治区报道人体感染的病例,其中以江苏、湖北、安徽、河南、山东等地较多。近年已证实冈田绕眼果蝇是我国结膜吸吮线虫的中间宿主,是结膜吸吮线虫病的传播媒介。感染季节以夏秋季为主,与蝇类的季节消长吻合。感染者以婴幼儿为主,最小感染者 3 个月,最大感染者 88 岁。农村感染者多于城市。传染源主要为家犬,其次是猫、兔等动物。根据 1982—1991 年的调查,安徽淮北重流行地区的某些村镇家犬的感染率高达 76.7%,每犬的感染虫数为 30~60 条。保虫宿主家犬的普遍存在及媒介中间宿主果蝇的广泛分布,再加上幼童不洁的眼部卫生习惯,是结膜吸吮线虫病流行的主要因素。

防蝇,灭蝇,搞好环境卫生,加强犬、猫等动物管理,注意个人卫生,特别注意眼部清洁,是预防感染的主要措施。可用 1%~2% 可卡因或丁卡因溶液滴眼治疗,虫体受刺激从眼角爬出,或用镊子取出。

小　结

线虫隶属于线性动物门、线虫纲，是一类危害人体健康的蠕虫。寄生于人体并致病的重要线虫有蛔虫、鞭虫、蛲虫、钩虫、丝虫、旋毛虫等。根据其生活史有无中间宿主，分为2种类型：不需要中间宿主的土源性线虫和需要中间宿主的生物源性线虫。

大多数线虫寄生于人体消化道的不同部位，如蛔虫、鞭虫、蛲虫、钩虫，它们均为土源性线虫。蛔虫卵、鞭虫卵和钩虫卵随粪便排出，在土壤中分别发育为感染期虫卵和丝状蚴；蛲虫卵在肛周或外界环境中发育为感染期虫卵。除钩虫由丝状蚴经皮肤感染人体外，蛔虫、鞭虫、蛲虫都是由感染期虫卵经口感染人体。大多数线虫引起人体消化道症状，通过粪便检查虫卵而确诊。

丝虫的发育需要中间宿主蚊，为生物源性线虫，我国常见的丝虫为班氏丝虫和马来丝虫。成虫寄生于淋巴系统。雌虫产出的幼虫称为微丝蚴，微丝蚴寄生于血液系统，在蚊体内发育成丝状蚴，丝状蚴经叮咬皮肤感染人体，引起急性炎症如淋巴管炎、淋巴结炎以及慢性阻塞性病变，如象皮肿、阴囊鞘膜积液等。诊断丝虫病主要以外周血中查出微丝蚴为确诊依据。

旋毛虫的宿主为各种哺乳动物和人，被寄生的宿主既是终宿主，又是中间宿主，但须更换宿主才能继续生长。成虫寄生于小肠，幼虫寄生于肌细胞内。人因食用含旋毛虫囊包幼虫的猪肉或其他动物肉类而感染，临床表现复杂多样。以肌肉活检检测到囊包蚴为确诊依据。

思考题

1. 简述我国蛔虫感染率高的原因以及所致疾病。
2. 简述鞭虫的生活史。
3. 简述蛲虫所致疾病以及诊断方法。
4. 简述十二指肠钩虫和美洲钩虫成虫的区别。
5. 简述钩虫所致严重贫血的原因。
6. 简述班氏微丝蚴、马来微丝蚴的区别。
7. 简述丝虫所致的疾病以及诊断方法。
8. 简述旋毛虫病的防治原则。

（孟德娣）

第二十九章 原虫概述

> **学习目标**
> 1. 掌握：医学原虫的生活史类型。
> 2. 熟悉：医学原虫的形态。
> 3. 了解：医学原虫的分类。
> 4. 其他：掌握原虫的基本概念及研究范畴。

原虫(protozoa)是单细胞真核生物,属于原生动物亚界。原虫的整个机体虽仅由一个细胞构成,但能够完成全部的生命活动,如摄食、代谢、呼吸、排泄、运动及生殖等。医学原虫包括寄生于人体的致病性原虫和与人体共栖的非致病性原虫。目前发现的医学原虫有40种左右,严重危害人类健康的致病性原虫有溶组织内阿米巴、疟原虫、弓形虫等。

一、原虫的基本形态

(一)细胞膜

细胞膜也称表膜或质膜,是寄生性原虫与宿主细胞和其寄生环境直接接触的部位。

(二)细胞质

原虫的细胞质由基质、细胞器和内含物组成。原虫的代谢和营养储存均在细胞质内进行。

1. 基质

基质的主要成分是蛋白质。有些原虫的基质有内、外质之分。

2. 细胞器

大多数原虫具有线粒体、内质网、高尔基体、溶酶体、动基体等膜质细胞器。此外,原虫还具有伪足、鞭毛、波动膜和纤毛等运动细胞器。

(三)细胞核

原虫属于真核生物。细胞核是维持原虫生命和繁殖的重要结构,由核膜、核质、核仁和染色质构成。

二、医学原虫的生活史类型

(一)通过直接或间接方式由感染者传播给易感者的原虫

此类原虫的生活史简单,完成生活史只需一个宿主。

(二)通过循环方式传播的原虫

此类原虫在完成生活史和传播的过程中,需要一种以上的脊椎动物宿主作为终末宿主和中间宿主,其感染阶段可在两者之间进行传播。

(三)通过媒介昆虫传播的原虫

此类原虫只有在媒介昆虫体内才能发育至感染阶段。

三、医学原虫的生理功能

医学原虫的生理过程包括运动、摄食、代谢和生殖等。

(一)运动

原虫的运动主要由运动细胞器完成。运动方式主要取决于其所具有的运动细胞器类型,包括伪足运动、鞭毛运动、纤毛运动和其他运动方式。

(二)摄食

原虫摄取营养的方式有3种:①渗透。②胞饮。③吞噬。

(三)代谢

绝大多数寄生性原虫为兼性厌氧生物,尤其是在肠腔内寄生的原虫,几乎在无氧的环境下才能生长良好。

(四)生殖

原虫的生殖方式包括无性生殖和有性生殖2种。

1. 无性生殖

二分裂:细胞核先分裂为二,然后胞质分裂,最后形成两个虫体。多分裂:胞核先分裂为多个,胞质再分裂并包绕每个已分裂的细胞核。出芽生殖:母体细胞先经过不均等细胞分裂,产生一个或多个芽体,再分化发育成新个体。

2. 有性生殖

有性生殖是原虫的一种重要生殖方式。许多原虫的有性生殖过程是个体正常生活史中的一个阶段,往往与无性生殖阶段交替进行。有些原虫的正常生活史具有无性生殖和有性生殖2种方式交替进行的世代交替生殖方式。

四、医学原虫的致病性

1. 增殖致病

侵入人体的原虫经过增殖,数目增加到一定程度后,可导致2种后果:破坏细胞和播散作用。

2. 机会性致病

有些原虫在感染免疫功能正常的宿主时,宿主并不表现临床症状,暂时处于隐性感染状态。但当机体的抵抗力下降或免疫功能不全时,这些原虫的繁殖能力和致病力增强,使患者出现明显的临床症状,甚至危及生命。

五、医学原虫的分类和致病种类

在生物学分类上,原虫属于原生生物界、原生动物亚界中的三个门,即肉足鞭毛门、顶复门和纤毛门。

小 结

原虫是单细胞真核生物。原虫的整个机体虽仅由一个细胞构成,但能够完成全部的生命活动,如摄食、代谢、呼吸、排泄、运动及生殖等。原虫由细胞膜、细胞质和细胞核组成。原虫的生殖方式包括无性生殖和有性生殖2种。其致病具有增殖致病和机会性致病等特点。

思考题

1. 原虫的生活史方式有哪些?举例说明。
2. 原虫的致病特点有哪些?

(计永胜)

第三十章 溶组织内阿米巴

> **学习目标**
> 1. 掌握：溶组织内阿米巴的形态、生活史、致病机理和临床表现。
> 2. 熟悉：溶组织内阿米巴的流行特征和诊断方法。
> 3. 其他：通过溶组织内阿米巴的生活史理解其致病机制。

溶组织内阿米巴（*Entamoeba histolytica*）简称痢疾阿米巴，为阿米巴病的病原体，主要寄生于结肠，可引起阿米巴痢疾，也可引起各种肠外阿米巴病。

一、形态

溶组织内阿米巴的生活史中有滋养体和包囊2种形态(图30-1)。

1. 滋养体

滋养体为虫体活动期的形态，分为大滋养体和小滋养体。大滋养体大小为20~40 μm，胞质中常含有吞噬的红细胞，经铁苏木素染色后，可见滋养体有一个圆形的泡状核，直径为4~7 μm，纤薄的核膜内缘有一单层大小均匀、排列整齐的核周染色质粒；核仁位于核中央，其与核膜间有网状的核纤维。

2. 包囊

包囊为虫体不活动、不摄食阶段的形态。未成熟包囊有1~2个核。经铁苏木素染色后，可见呈棒状、两端钝圆的拟染色体。此外可见在染色过程中被溶解为空泡的糖原泡，核的结构与滋养体的核相似。成熟包囊有4个核，此时糖原泡和拟染色体可消失，称为感染期包囊。包囊的直径为5~20 μm，平均为12 μm。

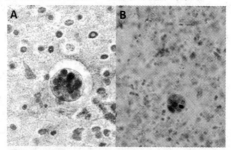

图30-1 溶组织内阿米巴滋养体(A)和包囊(B)形态

二、生活史

溶组织内阿米巴的生活史包括包囊和滋养体2个阶段(图30-2)。随宿主粪便排出的四核包囊污染食物或饮水,经口感染新宿主。当四核包囊移行到回肠末端或结肠时,在肠内中性或碱性环境中,囊内虫体活跃,囊壁变薄,虫体脱囊而出成四核的滋养体。四核滋养体即可摄食,并很快分裂成为4个单核滋养体,迅速再分裂为8个单核滋养体,在结肠上段摄食细菌并以二分裂法不断增殖。寄生于肠壁的滋养体以宿主的组织、细胞为食。当滋养体移行到横结肠后,由于肠内环境变化,滋养体停止活动,团缩形成圆形的前包囊,并由外质分泌物形成囊壁而成为包囊,再经二次分裂形成四核包囊,随宿主粪便排出体外。但当宿主有腹泻或排稀软便时,滋养体以原形随宿主粪便排出。

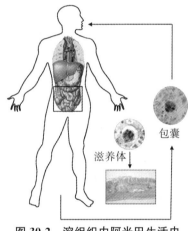

图30-2 溶组织内阿米巴生活史

三、致病

1. 致病机制

一般在宿主健康的情况下,溶组织内阿米巴在肠腔中对宿主的损害可能较轻;当宿主因饮酒、食物中毒、营养不良或饮食不节等造成肠蠕动失常而不通畅时,可诱发滋养体侵袭,尤其是虫体在回盲瓣滞留可加剧其侵袭程度。滋养体侵袭由局部肠黏膜损伤和黏膜下小脓肿发展为黏膜下层液化坏死灶,形成口小底大的烧瓶样溃疡。溃疡多见于回盲部及乙状结肠。若溃疡穿破肌层至浆膜,则也可穿破肠壁,造成局限性腹腔脓肿或弥漫性腹膜炎。肠黏膜下层或肌层的滋养体一旦进入血流,可经门静脉血流进入肝脏,或直接扩散,引起继发性阿米巴肝脓肿。肠壁溃疡病灶内的滋养体也可经血流或直接经横膈穿破胸腔入肺而致肺脓肿;侵入纵隔、心包、甚至脑、脾等部位,均可引起局部脓肿。若腹腔局部脓肿邻近体表,则脓肿也可穿孔侵袭皮肤而发生阿米巴皮肤溃疡;若累及生殖器官,则可引起阿米巴性阴道炎或前列腺炎等。

2. 临床表现

溶组织内阿米巴感染后,潜伏期一般约2周,短者仅2天,表现为起病突然或隐匿,具有暴发性或迁延性的特点。临床上分为无症状感染、肠阿米巴病和肠外阿米巴病。

(1)无症状感染　无症状感染指仅在粪检时查见包囊。

(2)肠阿米巴病　轻者表现为腹部不适、慢性或间歇性水样泻。急性直肠结肠炎表现为腹部不适、局限性腹痛、大便稀薄,有时表现为腹泻、大便略带脓血、呈痢疾样,常称为阿米巴痢疾。若病变继续发展,则表现为大便次数增加、粪便含脓血黏液、呈果酱状、腥臭明显、伴里急后重、腹痛加剧,并有胀气,同时回盲部、横结肠及左下腹均有压痛。急性直肠结肠炎治疗不彻底可转为慢性,症状持续存在或间歇发作且反复加剧。由于慢性非痢疾样结肠炎表现为间歇性腹泻、黏液便伴轻度腹痛、腹胀、体重下降,因此,很容易与其他炎性肠道疾病混淆。

(3)肠外阿米巴病　肠外阿米巴病以阿米巴肝脓肿多见,多由肠道阿米巴病所继发,以累及肝右叶居多。急性期起病急剧,右上腹或肝区疼痛明显,有时向右肩放射,并有畏寒、发热症状;慢性期起病多隐匿,可有畏寒、低热、腹泻、食欲不振、体重下降、营养不良性水肿、贫血及肝区钝痛症状。部分肝脓肿可破裂入胸腔、腹腔,甚至穿入心包,穿破腹壁,也可经血行播散到脑,引起阿米巴性脑脓肿。阿米巴性肺脓肿与普通化脓性肺脓肿的临床表现相似,但多发于右下叶,继发于肝脓肿,也可由肠阿米巴病经血行播散所致,表现为畏寒、发热、胸痛、咳嗽、咳巧克力色脓痰或血性脓痰。阿米巴性脑脓肿常为中枢皮质单一脓肿,部分可发展成为脑膜脑炎,而且大部分合并有肝脓肿,临床表现为头痛、头昏、恶心、呕吐、精神异常等。阿米巴性皮肤溃疡一般由局部病灶播散所致,直肠病灶播散到会阴,也可由会阴再散布到阴茎、阴道甚至子宫等。

四、诊断

1. 病原学诊断

病原学诊断常用的主要方法是粪便检查、人工培养法、结肠镜活组织检查或刮拭物涂片。粪便检查常用的方法是生理盐水涂片法和碘液染色法。

(1)生理盐水涂片法　生理盐水涂片法适用于检查急性直肠结肠炎患者的脓血便或黏液便中活动的滋养体。肠外阿米巴病的脓肿穿刺液亦可做涂片镜检。

(2)碘液染色法　碘液染色法以检查慢性病患者的软便或带虫者的成形粪便中的包囊为主。

(3)浓集法　浓集法可用汞碘醛离心沉淀法或醛醚沉淀法,以提高包囊的检出率。

2. 免疫学诊断

免疫学诊断最常用的方法是检测特异性抗体。

3. 核酸诊断

核酸诊断采用PCR技术诊断溶组织内阿米巴感染。

4. 其他检查

X线检查对肠外阿米巴病诊断有重要的参考价值。

五、流行

阿米巴病呈世界性分布,一般认为我国人群平均感染率为1%左右。

六、防治

查治患者和无症状的包囊携带者可控制传染源。首选药物为甲硝唑(灭滴灵),在治疗剂量范围内的不良反应,多数患者可以耐受且自限。其他抗肠腔阿米巴的药物有二氯尼特、巴龙霉素和双碘喹啉。加强粪便管理、保护水源为切断阿米巴病传播的主要环节。注意个人卫生和饮食卫生、做到饭前便后洗手、消灭蝇和蟑螂、搞好环境卫生是保护易感人群的重要措施。

小 结

溶组织内阿米巴是一种呈全球性分布的肠道原虫,主要寄生于结肠,在一定条件下可侵入肠壁血管引起阿米巴痢疾和各种组织内阿米巴病。溶组织内阿米巴的形态包括滋养体和包囊。溶组织内阿米巴的生活史:包囊—滋养体—包囊;感染期:四核包囊;感染方法:经口感染;寄生部位:主要寄生在结肠;病变部位:多见于盲肠或阑尾,也可累及乙状结肠和升结肠;滋养体在病变部位形成典型的口小底大的烧瓶样溃疡。该病的临床表现为腹部绞痛、里急后重、腹泻,典型粪便性状为酱红色黏液脓血便。阿米巴病根据起病及病程可分为急性阿米巴病和慢性阿米巴病。最常见的肠外阿米巴病为阿米巴肝脓肿。

思考题

1. 简述溶组织内阿米巴原虫的致病机制。
2. 试述溶组织内阿米巴的生活史。

(计永胜)

第三十一章　鞭毛虫

> **学习目标**
> 1.掌握：杜氏利什曼原虫、阴道毛滴虫和蓝氏贾第鞭毛虫的形态、生活史、致病机理和临床表现。
> 2.熟悉：杜氏利什曼原虫、阴道毛滴虫和蓝氏贾第鞭毛虫的流行特征和诊断方法。
> 3.了解：杜氏利什曼原虫、阴道毛滴虫和蓝氏贾第鞭毛虫的流行现状。
> 4.其他：通过杜氏利什曼原虫、阴道毛滴虫和蓝氏贾第鞭毛虫的生活史和致病机制解释其致病和诊断方法。

鞭毛虫属于肉足鞭毛门、动鞭纲,其形态特征是以鞭毛为运动细胞,有一根或多根鞭毛。营寄生生活的鞭毛虫主要寄生在宿主消化道(如蓝氏贾第鞭毛虫)、泌尿道(如阴道毛滴虫)、血液及组织内(如锥虫、利什曼原虫)。

第一节　杜氏利什曼原虫

案例分析

案例:患者,男,24岁,在陕西某县工作。1985年7月,自感头痛、发热、乏力,服用 APC、安乃近等解热镇痛药无效,持续2周,体温39.5 ℃,门诊以"发热待查"收入住院。体检:血压 90/60 mmHg(12/8 kPa),脉搏 120 次/分,贫血面容,牙少许出血,两腋窝及腹股沟可触及黄豆至蚕豆大小的肿大淋巴结,无压痛,脾肋下 10 cm,质软,肝肋下 2 cm,心肺(一)。血常规:RBC 1.80×10^{12}/L,WBC 1.8×10^{9}/L,血小板 46×10^{9}/L,Hb 40 g/L,A/G=25∶45。病原学检查:检出杜氏利什曼原虫。

分析:肝脏合成白蛋白减少,浆细胞增生产生球蛋白增多,浆细胞大量被破坏,球蛋白减少引起 A/G 倒置。

利什曼原虫是一种细胞内寄生虫,属于动鞭纲,以鞭毛为运动细胞。寄生于人体的利什曼原虫有多种,杜氏利什曼原虫(*L. donovani*)引起人体内脏利什曼病,又称为黑热病(Kala-azar);热带利什曼原虫和墨西哥利什曼原虫引起皮肤利什曼病;巴西利什曼原虫引起黏膜皮肤利什曼病。我国只有一种杜氏利什曼原虫。

一、形态

1. 无鞭毛体

无鞭毛体又称利杜体,呈圆形或卵圆形,大小为$(2.9\sim5.7)$ μm×$(1.8\sim4.0)$ μm。瑞氏液染色后于油镜下观察,细胞质呈淡蓝色或淡红色,有一个较大的呈红色或紫红色的圆形细胞核,通常位于体中部。有时可见核前或核旁有一个细小、杆状的动基体,其前端有一颗粒状的基体,后者发出一条根丝体。利杜体寄生于巨噬细胞内,在骨髓或淋巴结等穿刺液制片中,可散在于细胞外(图31-1A)。

2. 前鞭毛体

前鞭毛体寄生于白蛉的上消化道内。成熟虫体呈长梭形,大小为$(14.3\sim20)$ μm×$(1.5\sim1.8)$ μm。胞核位于虫体中部,动基体在其前,基体在动基体前,由此发出一根与虫体等长的游离的鞭毛,此为虫体的运动器官。活的前鞭毛体运动活泼,鞭毛不停地摆动,常聚集成团,排列成菊花状。经瑞氏液染色后,细胞质为淡蓝色,细胞核为紫色(图31-1B)。

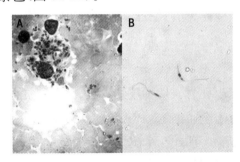

图 31-1　杜氏利什曼原虫无鞭毛体(A)和前鞭毛体(B)

二、生活史

杜氏利什曼原虫的生活史需要白蛉和人或其他哺乳动物,犬是重要的保虫宿主。当雌性白蛉叮刺患者或受感染动物时,血液或皮肤内含无鞭毛体的巨噬细胞被吸入白蛉胃内,巨噬细胞破裂散出的无鞭毛体伸出鞭毛,发育为早期前鞭毛体。鞭毛由短变长,发育为粗短形或梭形前鞭毛体,第3、4天发育为成熟前鞭毛体,活动力明显加强,并以纵二分裂法繁殖。一周后具有感染力的前鞭毛体大量聚集在口腔及喙中。

雌白蛉叮刺健康人体时,前鞭毛体随唾液侵入人体皮下组织,一部分被多形核白细胞吞噬,一部分侵入巨噬细胞而失去前鞭毛,形成纳虫空泡,虫体逐渐变圆,并向无鞭毛体期转化。无鞭毛体在巨噬细胞内分裂繁殖,增殖到一定数量时巨噬细胞破裂,释放出的无鞭毛体又侵入其他巨噬细胞,从而重复上述过程(图31-2)。

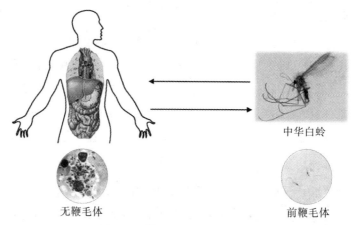

图 31-2　杜氏利什曼原虫生活史

三、致病

人体感染杜氏利什曼原虫后,经过 4～7 个月或 2 年以上的潜伏期,即可出现全身性症状和体征。

1. 内脏黑热病

内脏黑热病的临床表现为长期不规则发热、脾大和贫血。晚期患者的面部两颊可出现色素沉着。由于全血细胞减少、免疫受损,易并发各种感染性疾病,如坏死性口腔炎(走马疳)、肺炎等。急性粒细胞缺乏症是黑热病的另一种严重并发症,若不及时治疗,则病情不断恶化,可在 1～2 年内死亡。

2. 皮肤型黑热病

皮肤型黑热病常与内脏黑热病同时发生,或在内脏黑热病治愈后数年甚至十余年发生。患者的面部、颈部、四肢或躯干等部位有大小不等的肉芽肿结节,酷似瘤型麻风;有的呈暗色丘疹状,称为褪色斑型。

3. 淋巴结型黑热病

淋巴结型黑热病的主要临床表现是全身多处淋巴结肿大,以腹股沟和股部的淋巴结肿大最为多见,其次是颈部、耳后、锁骨和腋窝处。

人体对杜氏利什曼原虫无先天免疫力,但感染后可产生非消除性免疫,即患者体内的原虫未被完全清除(仍保持低密度水平),对再次同种利什曼原虫感染有很强的免疫力。

四、诊断

利什曼病易与疟疾、伤寒、结核病及各种痢疾等混淆,但结合临床表现和实验室检查可作出诊断。实验室诊断包括病原学检查、免疫学诊断和分子生物学检查技术。

1. 病原学检查

病原学检查以骨髓穿刺涂片法最为常用,其中髂骨穿刺简便、安全。

2. 免疫学诊断

皮内试验须在患者痊愈后,才呈阳性反应,且维持时间很长,甚至终生保持阳性,故不能作为现症患者的诊断技术。但免疫学诊断对疫区与非疫区的确定流行程度的判断及防治效果的考核具有一定的价值。

3. 分子生物学技术

聚合酶链反应(PCR)、DNA探针杂交技术等已用于黑热病的诊断,显示了良好的应用前景。

五、流行

利什曼病分布于全球80多个国家和地区,估计患病人数超过1500万,死亡人数约4.2万。根据传染源不同,我国黑热病在流行病学上大致分为3种不同类型。

1. 人源型(平原型)

人源型分布于黄淮地区的苏北、皖北、鲁南、豫东、冀南、鄂北、陕西关中和新疆南部的喀什等平原地区。

2. 犬源型(山丘型)

犬源型分布于甘肃、青海、宁夏、川北、陕北、冀东北、辽宁和北京市郊的山丘地区。

3. 自然疫源型(荒漠型)

自然疫源型多分布于新疆和内蒙古的某些荒漠地区。

六、防治

葡萄糖酸锑钠是治疗黑热病的首选药物。此药低毒高效,但有严重心、肝、肾疾病的患者禁用。对少数经锑剂反复治疗无效的患者,可用喷他脒或二脒替等芳香双脒剂治疗,或与锑剂合并使用效果更佳,但药物毒性大、疗程长,故仅用于抗锑剂患者。治疗皮肤利什曼病的方法与黑热病相同。两性霉素B对治疗黏膜皮肤利什曼病较好的效果。

对病犬应做到早发现、早捕杀。积极开展荒漠地区的疫源分布和保虫宿主的调查,是防治工作中重要的一环,但其防治对策仍需完善。根据传播媒介的生态习性,因地制宜地采取适当对策。用溴氰菊酯滞留喷洒对杀灭家栖或近家栖的长管白蛉有较好的效果。同时应加强个人防护,减少并避免被白蛉叮咬。

第二节 阴道毛滴虫

阴道毛滴虫(*Trichomonas vaginalis*)为泌尿生殖道鞭毛虫,主要寄生于女性阴道、尿道和男性尿道、前列腺等泌尿生殖器官,引起毛滴虫病(滴虫性阴道炎、尿道炎、前列腺炎)。该病为重要的性传播疾病。

一、形态

滋养体呈梨形或椭圆形,大小为(7~32) μm ×(5~15) μm,无色透明,有折光性(图 31-3)。经铁苏木素或姬氏染液染色后,可见虫体的前 1/3 处有一个椭圆形的细胞核,一根轴柱由前向后纵贯虫体中央并伸出体外。核的上缘有 5 颗排列成杯状的基体,由此发出 4 根前鞭毛和 1 根后鞭毛,后鞭毛向后伸展,连接波动膜外缘,但不游离于波动膜之外。波动膜是细胞质延伸形成的极薄的膜状物,较短,位于虫体前半部的一侧。

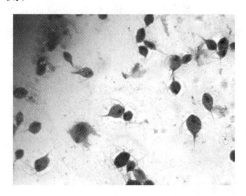

图 31-3 阴道毛滴虫滋养体

二、生活史

阴道毛滴虫仅有滋养体期,无包囊期。滋养体在泌尿生殖道内寄生,尤以女性阴道后穹窿部多见。虫体以二分裂法繁殖。滋养体期为感染阶段,对外界的抵抗力较强,可通过直接或间接接触的方式传播。

三、致病

滴虫性阴道炎的常见症状为外阴瘙痒、白带增多,分泌物多呈黄色泡沫状,伴有特殊气味。泌尿道如有感染,可出现尿急、尿频、尿痛等尿道刺激症状,妊娠期、产后或月经期症状加重。男性感染可致慢性前列腺炎。

四、诊断

在临床上,病原学诊断多从阴道后穹窿及阴道壁取分泌物,用生理盐水涂片镜检,可观察到活的滋养体。冬季检查要注意保温。

五、流行

阴道毛滴虫呈世界性分布,各地感染率不同,一般为 5‰~20‰。传染源为滴虫性阴道炎患者、带虫者和男性感染者。毛滴虫病的直接传播方式主要是性传播,间接传播方式主要是通过公共浴池、游泳池、坐式厕所等间接接触。

六、防治

开展卫生宣教、提倡淋浴、注意个人卫生(尤其是月经期卫生)、保持坐式公厕的清洁和杜绝娼妓是预防毛滴虫病的重要措施。此外,还应开展普查普治工作,及时治疗患者和带虫者,提倡夫妻双方同时治疗。常用口服药物有甲硝唑,此外,可用香葵油精栓剂或 1∶5000 高锰酸钾、1% 乳酸或 0.5% 醋酸溶液冲洗阴道,以保持阴道内清洁和酸性环境。

第三节　蓝氏贾第鞭毛虫

蓝氏贾第鞭毛虫(*Giardia lamblia*)简称贾第虫,是一种呈全球性分布的寄生性肠道原虫,主要寄生于人体十二指肠和胆囊,可引起以腹痛、腹泻、消化不良等为主要症状的蓝氏贾第鞭毛虫病。蓝氏贾第鞭毛虫病又称为"旅游者腹泻"。

一、形态

贾第虫的生活史中有滋养体和包囊 2 种形态(图 31-4)。

1. 滋养体

正面观滋养体呈倒梨形,两侧对称,前端钝圆,后端稍尖,大小为 (9~21) μm×(5~15) μm。侧面观背面隆起,腹面扁平。腹面前半部凹陷形成一个分左右 2 叶的吸盘状陷窝。经苏木素染色后,可见每叶陷窝的底部为卵圆形的泡状核。虫体有 1 对轴柱,纵贯虫体中部,不伸出体外,在轴柱中部可见 2 个半月形的中央小体。轴柱的前端、两核之间有 8 个基体,形成基体复合器,为 4 对鞭毛的发源处。4 对鞭毛按其位置分别为前侧鞭毛、后侧鞭毛、腹鞭毛和尾鞭毛。虫体可通过鞭毛摆动不断地翻滚运动。

2. 包囊

包囊为椭圆形,大小为$(8\sim14)~\mu m\times(7\sim10)~\mu m$,囊壁较厚,囊壁与虫体之间有明显的空隙,未成熟包囊有 2 个核,成熟包囊有 4 个核,多偏于一端。囊内还可见鞭毛、丝状物、中央小体和轴柱等。

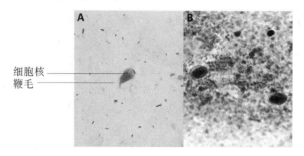

图 31-4　蓝氏贾第鞭毛虫的滋养体(A)和包囊(B)

二、生活史

滋养体寄生于人体的十二指肠,其次为空肠,有时也可寄生于胆道。虫体借助吸盘状陷窝吸附于肠壁,纵二分裂繁殖。落入肠腔的滋养体随肠内容物进入回肠下段或结肠内形成包囊,囊内核可再进行分裂,形成 4 个核的成熟包囊,随粪便排出体外。

成熟的包囊通过被污染的食物和饮用水,经口感染人体,在十二指肠内破囊逸出,分裂为 2 个滋养体,并在小肠内不断繁殖。大量的滋养体吸附在小肠黏膜上,对肠壁造成刺激,使肠功能紊乱。虫体随粪便大量排出,滋养体也可随腹泻者的粪便排出体外。

三、致病

典型患者表现为以腹泻为主的吸收不良综合征,腹泻呈水样性,量多、恶臭,一般无脓血,含较多脂肪颗粒,伴有胃肠胀气、呃逆和上中腹部痉挛性疼痛等急性期症状。这时要注意与急性肠阿米巴病、细菌性痢疾、食物中毒、急性病毒性肠炎和毒性大肠杆菌引起的腹泻进行区别。儿童患者可因腹泻引起贫血及营养不良,导致生长滞缓。急性期若不及时治疗,可转为亚急性期,表现为间歇性排粥样恶臭软便,伴腹胀、痉挛性腹痛、恶心、厌食等消化道症状。一旦发展为慢性期,则会反复发作,表现为周期性稀便、恶臭,病程可达数年。免疫功能低下者容易产生慢性腹泻和吸收不良等临床症状,故贾第虫也是机会致病性原虫。当滋养体寄生于胆囊、胆道时,可引起胆囊炎、胆管炎。

四、诊断

诊断贾第虫感染除根据临床症状外,还可通过病原学诊断在粪便、小肠液或小肠活体组织检测到病原体进行确诊。实验诊断方法有以下几种。

1. 病原学诊断

病原学诊断首选粪便检查。通常在成形粪便内查到包囊,仅在患者腹泻粪便中发现滋养体。

(1)粪便检查 对于急性期腹泻者,取其新鲜粪便,用生理盐水直接涂片后镜检,查找活滋养体。

(2)十二指肠液或胆汁检查 粪检多次呈阴性的临床可疑者,可采用引流十二指肠液或胆汁直接涂片,或离心后取沉渣检查活动的滋养体,可以提高检出率。但患者的依从性差,取材不便。

(3)肠检胶囊法 其检查效果与引流液检查相似,但与后者相比操作方便,患者能够接受。

(4)小肠活组织检查 利用纤维内窥镜在小肠 Treitz 韧带附近取黏膜活组织,先做压片镜检,再行固定、切片,用姬氏染色法染色后镜检。虫体染成紫色,肠上皮细胞染成粉红色,两者容易区别,方法准确而可靠。但患者一般不易接受,而且花费较高,不宜轻易使用。

2. 免疫学诊断

免疫学诊断有较高的敏感性和特异性,常用的方法有酶联免疫吸附试验(ELISA)和间接荧光抗体试验(IFA)等。

五、流行

贾第虫呈世界性分布,在发达国家和发展中国家均有流行,尤其多见于环境卫生条件差和医疗水平低的地区。

粪便内含有包囊的带虫者和患者为主要传染源。人体通过吞食被包囊污染的食物或饮用水而受到感染,因水源污染而引起贾第虫病流行在旅游者中更为多见,故此病有"旅游者腹泻"之称。

六、防治

治疗药物有甲硝唑,但该药有金属味,且有恶心、头晕、头痛、嗜睡等不良反应,服药期间同时饮酒可出现神经症状,故服药期间和停药后 24 h 内应禁止饮酒;孕妇和哺乳者禁用。也可用甲硝咪唑,成人 2 g 顿服;儿童 60 mg/kg 顿服。另外,呋喃唑酮、阿苯达唑、吡喹酮也有一定的疗效。

加强粪便和水源管理,注意饮食卫生和养成良好的个人卫生习惯,均能有效地防止贾第虫病传播。

小　结

　　杜氏利什曼原虫的生活史包括前鞭毛体和无鞭毛体,前鞭毛体寄生于白蛉的上消化道内,无鞭毛体主要寄生于人体的肝、脾、骨髓、淋巴结等器官的巨噬细胞内,可引起发热、肝脾大、贫血、鼻出血等全身症状。

　　阴道毛滴虫为泌尿生殖道鞭毛虫,主要寄生于女性阴道、尿道和男性尿道、前列腺等泌尿生殖器官,引起毛滴虫病(滴虫性阴道炎、尿道炎、前列腺炎)。本病为重要的性传播疾病。阴道毛滴虫的生活史中仅有滋养体期,无包囊期。病原学诊断主要采用生理盐水涂片法镜检活滋养体。

　　蓝氏贾第鞭毛虫简称贾第虫,主要寄生于人体的十二指肠和胆囊,生活史包括滋养体期和包囊期。蓝氏贾第鞭毛虫所致贾第虫病的临床表现为:急性期突发性恶臭水泻,慢性期间歇性或周期性恶臭、稀便。

思考题

1. 简述杜氏利什曼原虫的生活史和防治策略。
2. 简述痢疾阿米巴腹泻的典型粪便性状。
3. 简述阴道毛滴虫的致病机理。

(计永胜)

第三十二章 孢子虫

> **学习目标**
> 1. 掌握：疟原虫和弓形虫的形态、生活史、致病机理和临床表现。
> 2. 熟悉：疟原虫和弓形虫的流行特征和诊断方法。
> 3. 了解：疟原虫和弓形虫的流行现状。
> 4. 其他：通过疟原虫和弓形虫的生活史和致病机制解释其致病和诊断。

孢子虫属于顶复门、孢子虫纲，生活史较复杂且均营寄生生活，具有无性生殖和有性生殖两种生殖方式。这两种生殖方式可以在一个宿主或分别在两个不同宿主体内完成。对人体危害较严重的孢子虫有疟原虫、弓形虫等。

第一节 疟原虫

案例分析

实例：患者，男，23岁，海南某县农民。10月上旬，患者每天发冷、发热，伴头痛、全身酸痛，当地乡卫生院拟诊"感冒"，给予服速效伤风胶囊、银翘解毒片、肌注青霉素等3天，无效，收治入院。入院后体检：T 39.5 ℃，贫血貌，RBC 2.10×10^{12}/L，脾肋下3 cm，血涂片镜检查到红细胞内有疟原虫环状体与配子体，未见其他时期疟原虫。经抗疟治疗后，症状很快消失，患者自我感觉良好，治疗3天要求出院。11月下旬，患者又出现前述症状，并有恶心、呕吐、剧烈头痛，持续6天后因昏厥、神志不清、抽搐而送乡医院抢救。入院检查：T 40 ℃，贫血貌，瞳孔对光反射迟钝，颈强直；RBC 1.50×10^{12}/L，WBC 3.6×10^{9}/L，血涂片镜检查到红细胞内有疟原虫环状体与配子体。经抗疟治疗及连续抢救2天无效，于送县医院途中死亡。

分析：血液涂片只发现环状体和配子体可以初步确定患者被恶性疟原虫感染，而患者又出现病症是因为血液中有残存的红内期疟原虫，从患者死亡前神经症状可以判断患者最终死于脑型疟疾。

疟原虫(*Plasmodium*)属于孢子虫纲，是疟疾(malaria)的病原体，是一种严重危害人类健康的原虫，全世界约有4亿人受感染。已知约130种疟原虫，主要寄生于人和其他哺乳动物体内,少数寄生于鸟类和爬行类体内。寄生于人体的疟原虫有四种:间日疟原虫(P. vivax)、恶性疟原虫(P. falciparum)、三日疟原虫(P. malariae)和卵形疟原虫(P. ovale)。疟疾是一类很古老的疾病,早在公元前10～11世纪,商殷时代的甲骨文中已有"疟"的文字记载。古代医书指疟为瘴气,即"恶浊"之气。而国外古籍中称疟疾为"malaria",是由意大利文"mala"(恶)与"aria"(气)组成。

一、形态

在红细胞内发现疟原虫是确诊疟疾和鉴别虫种的依据,因此,必须熟悉红细胞内疟原虫的形态。疟原虫在红细胞内生长、发育、繁殖时形态变化很大,一般分为3个主要的发育期(图32-1、图32-2)。

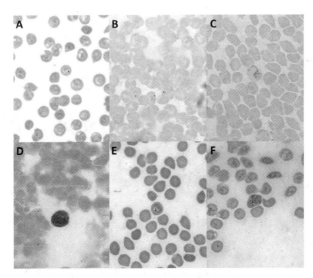

图 32-1　间日疟原虫在红内期的形态
环状体(A)、滋养体(B)、大滋养体(C)、裂殖体(D)、雄配子体(E)和雌配子体(F)

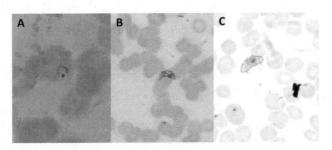

图 32-2　恶性疟原虫在红内期的形态
环状体(A)、雌配子体(B)和雄配子体(C)

(1) 滋养体　滋养体期有早期与晚期之分。早期滋养体的胞核小，胞质少，中间有空泡，虫体多呈环状，故又称为环状体。之后虫体长大，胞核增大，胞质增多，有时伸出伪足，胞质中开始出现疟色素。被间日疟原虫和三日疟原虫寄生的红细胞体积胀大，颜色变浅，开始出现薛氏小点，此时称为晚期滋养体，也称大滋养体。

(2) 裂殖体　晚期滋养体发育成熟，核开始分裂后即称为裂殖体。核经反复分裂，最后胞质随之分裂，每一个核都被部分胞质包裹，成为裂殖子。早期的裂殖体称为未成熟裂殖体，晚期含有裂殖子而且疟色素已经集中成团的裂殖体称为成熟裂殖体。

(3) 配子体　疟原虫经过数次裂体增殖后，部分裂殖子侵入红细胞中发育长大，核增大而不再分裂，胞质增多而无伪足，最后发育成为圆形、卵圆形或新月形的个体，称为配子体。配子体有雌雄（或大小）之分：虫体较大，胞质致密，疟色素多而粗大，核致密而偏于虫体一侧或居中为雌（大）配子体；虫体较小，胞质稀薄，疟色素少而细小，核疏松而位于虫体中央者为雄（小）配子体。

二、生活史

寄生于人体的疟原虫的生活史基本相同，需要人和按蚊两个宿主（图 32-3）。

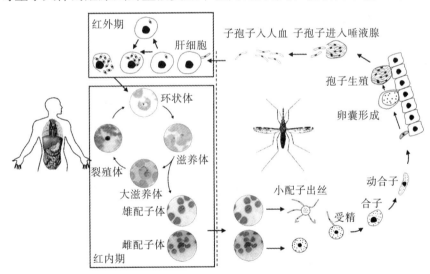

图 32-3　疟原虫生活史

1. 在人体内的发育

疟原虫在人体内的发育分细胞外发育和红细胞内发育 2 个阶段。

(1) 红细胞外期（简称红外期）　当唾液腺中带有成熟子孢子的雌性按蚊刺吸人血时，子孢子随唾液进入人体，随血流侵入肝细胞，摄取肝细胞内营养进行发育并裂体增殖，形成红外期裂殖体。肝细胞胀破后裂殖子释出，一部分裂殖子被巨噬细胞吞噬，其余部分侵入红细胞，开始红细胞内的发育。

目前认为,间日疟原虫和卵形疟原虫具有遗传学上两种不同类型的子孢子,即速发型子孢子和迟发型子孢子。当子孢子进入肝细胞后,速发型子孢子继续发育,完成红外期的裂体增殖;而迟发型子孢子视虫株的不同,经过一段或长或短(数月至年余)的休眠期后,才完成红外期的裂体增殖。经休眠期的子孢子被称为休眠子。恶性疟原虫和三日疟原虫无休眠子。

(2)红细胞内期(简称红内期)　红外期的裂殖子从肝细胞释放出来,进入血流后很快侵入红细胞。侵入的裂殖子先形成环状体,摄取营养,生长发育,分裂增殖,经大滋养体、未成熟裂殖体,最后形成含有一定数量裂殖子的成熟裂殖体。红细胞破裂后,裂殖子释出,一部分裂殖子被巨噬细胞吞噬;其余裂殖子再侵入其他正常红细胞,重复其红内期的裂体增殖过程。恶性疟原虫的早期滋养体在外周血液中经十几个小时的发育,逐渐隐匿于微血管、血窦或其他血流缓慢处,继续发育成晚期滋养体及裂殖体,这2个时期在外周血液中一般不易见到。

疟原虫经几代红内期裂体增殖后,部分裂殖子侵入红细胞后不再进行裂体增殖而是发育成雌、雄配子体。恶性疟原虫的配子体主要在肝、脾、骨髓等器官的血窦或微血管里发育,成熟后开始出现于外周血液中,在无性体出现后7～10天才在外周血液中出现。

2. 在按蚊体内的发育

当雌性按蚊刺吸患者或带虫者血液时,在红细胞内发育的各期原虫随血液进入按蚊胃内,仅雌、雄配子体能在蚊胃内继续发育,其余各期原虫均被消化。在蚊胃内,雌、雄配子体发育成雌、雄配子。雄配子钻进雌配子体内,受精形成合子。合子变长,能动,成为动合子。动合子穿过胃壁,在胃弹性纤维膜下形成圆球形的卵囊。卵囊长大,囊内的核和胞质反复分裂进行孢子增殖,生成成千上万的子孢子。子孢子随卵囊破裂释出或由囊壁上的微孔逸出,随血淋巴集中于按蚊的唾液腺。当受染按蚊再吸血时,子孢子即随唾液进入人体,又开始在人体内发育。

三、致病

疟原虫的致病性与侵入的虫种、虫株、数量和人体免疫状态有关,致病阶段为红细胞内裂体增殖期。

1. 潜伏期

潜伏期指子孢子侵入人体到疟疾发作的间隔时间,潜伏期的长短与进入人体的疟原虫种株、子孢子数量和机体免疫力有密切关系。我国间日疟原虫的短潜伏期为11～25天,长潜伏期为6～12个月或更长;恶性疟原虫的潜伏期为7～27天;三日疟原虫的潜伏期为18～35天。经输血感染诱发的疟疾潜伏期常较短;服抗疟药者的潜伏期可能延长。

2. 疟疾发作

引起疟疾发作的血中疟原虫数量的最低值称为发热阈值。一次典型的疟疾发作表现为寒战、高热和出汗退热3个连续阶段。开始发作时患者表现为四肢及全身发抖、牙齿打战、面色苍白、皮肤呈鸡皮样，此为寒战期。随后体温上升至40℃左右，外周血管扩张，面部及周身皮肤灼热发红，即进入发热期。数小时后进入发汗期，患者大汗淋漓，体温急剧下降，可出现头痛、全身酸痛、恶心呕吐等症状；严重时可发生惊厥、谵妄或昏迷。若无重复感染，则随着机体对疟原虫产生的免疫力逐渐增强或治疗及时，大部分原虫被消灭，发作可自行停止并进入间歇阶段。疟疾发作与红内期裂体增殖周期一致。典型的间日疟和卵形疟隔日发作一次；三日疟隔2天发作一次；恶性疟隔36～48 h发作一次。

3. 疟疾的再燃和复发

疟疾初发停止后，经过数周或数月，患者无再感染，体内残存的少量红内期疟原虫重新大量繁殖引起的疟疾发作称为疟疾的再燃。疟疾患者红内期原虫已被彻底消灭，未经蚊媒传播感染，经过一段无症状的潜隐期后又出现疟疾发作，称为复发。临床上常难以区分再燃和复发。关于复发的机制目前仍有争论，但一般认为由肝细胞内休眠子复苏、发育释放的裂殖子再进入红细胞内繁殖引起。子孢子休眠学说虽可较好地解释疟疾的复发，但导致休眠子复苏的因素尚不清楚。间日疟和卵形疟既有再燃，又有复发；恶性疟原虫和三日疟原虫无迟发型子孢子，故恶性疟和三日疟只有再燃而无复发。

4. 并发症

疟疾的病理改变主要是由单核-巨噬细胞系统增生所致。疟原虫在人体细胞内增殖，引起机体强烈反应，全身单核-巨噬细胞系统显著增生，血中单核细胞增多，血浆球蛋白升高。恶性疟原虫多在内脏微血管内增殖，其中以内脏受损为主，尤以脑部最为明显。随着疟疾发作次数的增加，患者出现一系列并发症，可概括为以下几个方面。

(1)脾、肝大　疟疾患者初次发作3～4天后，脾脏开始肿大，最后出现巨脾病，在亚洲和非洲的疟疾流行区称为热带巨脾综合征。晚期患者可出现门脉高压的临床表现。

(2)贫血　疟疾发作数次后可出现贫血，尤以恶性疟最为严重。由于红细胞被大量破坏，血红蛋白游离到血液中被肝脏的库普弗细胞吞噬，分解为胆红素和铁，造成高胆红素血症，从而引起黄疸。

(3)凶险型疟疾　脑型疟疾最为常见，临床表现为剧烈头痛、呕吐、谵妄、神经紊乱、高热、昏睡或昏迷、惊厥。病理改变为软脑膜充血、脑组织高度水肿、脑回增宽变性、大脑及小脑白质有散在出血点及灰质中可见疟色素沉着。镜检脑内微血

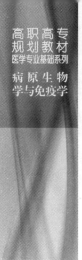

管明显充血,血管内有大量含虫红细胞和疟色素。

超高热型疟疾以起病急、体温高达41℃以上并持续不退为特点,患者呼吸急促、烦躁不安、谵妄或昏迷而死亡。厥冷型疟疾患者身体虚脱无力、体温下降、血压降低而导致循环衰竭。胃肠型疟疾患者可有急腹症症状,如腹痛、腹泻、恶心、呕吐和上消化道出血等,其中腹泻为水样便或带有血液、黏液和脓液。

(4)黑水热　有的疟疾患者突发寒战、高热,继以全身酸痛、腰痛、头痛、呕吐,尿呈茶色至黑色,巩膜及皮肤黄染、肝、脾大并伴有压痛、贫血,病情发展迅速,数小时内出现溶血性黄疸,尿量减少,重者可在几天内死亡,称之为黑水热。黑水热多见于恶性疟,偶见于间日疟和三日疟。

(5)疟性肾病　疟性肾病多见于严重恶性疟患者及长期未愈的三日疟儿童患者,可出现全身性水肿、腹水、蛋白尿和高血压症状。

5. 其他类型疟疾

其他类型疟疾主要包括先天性疟疾、妊娠期疟疾、婴幼儿疟疾和输血性疟疾。

四、诊断

1. 病原学诊断

(1)血膜染色法　该法通常从患者耳垂或指端采血,制成厚、薄血膜,经姬氏或瑞氏染剂染色后镜检查找疟原虫,简便易行,结果可靠,至今仍是最常用的方法。

(2)溶血离心沉淀法　该法不需特殊仪器设备,操作简便、快速,可提高检出率,适于基层医院使用。

(3)血沉棕黄层定量分析法　该法近年用于诊断疟疾,其原理是感染疟原虫的红细胞比正常红细胞轻,比白细胞略重,离心分层后集中分布于正常红细胞层的上部。

2. 免疫学诊断

(1)循环抗体检测　迄今为止,所有已应用的疟疾血清学试验仍是基于疟原虫无性期抗体的检测。

(2)循环抗原检测　利用血清学方法检测疟原虫循环抗原,能更好地说明受检对象是否有活动感染,是诊断现症患者或带虫者的重要方法。

3. 分子生物学技术

随着分子生物技术的发展和推广应用,核酸探针和聚合酶链反应已用于疟疾诊断。

五、流行

1. 疟疾分布

间日疟原虫主要分布于温带地区,恶性疟原虫主要分布于热带和亚热带地区,三日疟原虫主要分布于非洲局部地区,卵形疟原虫主要分布于非洲西海岸的较小范围内。

我国疟疾以间日疟最为常见,其次是恶性疟,三日疟和卵形疟少见,流行程度从北向南渐趋严重。

2. 流行环节

疟疾流行需具备下列3个环节。

(1)传染源　外周血中有配子体的患者和带虫者是疟疾的唯一传染源。

(2)传播媒介　疟疾的感染途径主要是阳性雌按蚊叮咬人体皮肤,此外也可经输血和胎盘感染。我国传播疟疾的按蚊主要是中华按蚊,其次是微小按蚊、嗜人按蚊和大劣按蚊。

(3)易感人群　除了由遗传因素决定的对某些疟原虫有先天免疫力的人、高疟区成人及从母体获得一定抵抗力的婴儿外,一般人对疟原虫普遍易感。

3. 流行特征

由于疟原虫及传播媒介的习性不同,因此,疟疾流行具有地方性和季节性等特征。

4. 影响因素

自然因素和社会因素。自然因素中温度和雨量最为重要,可影响按蚊的数量、吸血活动及原虫在按蚊体内的发育。社会因素如政治、经济、文化、卫生水平及人类的社会活动等可直接或间接地影响疟疾的传播与流行。

六、防治

防治原则为加强落实灭蚊和传染源防治的综合措施;解决治疗抗氯喹疟疾药物的研制和生产供应;严格执行流动人口疟疾管理和检测制度;执行因地制宜、分类指导、突出重点的方针。

1. 治疗

疟疾治疗既可解除患者疾苦,又能及时控制传染源,从而防止疟疾传播。常用抗疟药可分为作用于红内期原虫的药物,如磷酸氯喹、咯萘啶、甲氟喹啉、青蒿素及蒿甲醚等;杀灭红外期原虫及红内期配子体的药物,如伯氨喹和乙胺嘧啶等,具有抗复发和切断传播的作用。

对间日疟现症患者常采用氯喹和伯氨喹治疗,休止期治疗可用伯氨喹加乙胺嘧啶。恶性疟可单用氯喹,对氯喹有抗性的患者宜采用几种抗疟药联合治疗。国内研制的咯萘啶、蒿甲醚、青蒿琥酯对抗氯喹株均有较高的疗效。重症疟疾治疗首选青蒿素类药物。

2. 预防

预防采取服药及防蚊叮咬等措施,以保护易感人群。

3. 疫情检测

检测内容包括暴发的疫情报告、发病率、死亡率、个案调查、现场观察、人口及环境调查、蚊媒情况等。做好疫情检测对考核疟疾防治效果、完善防治策略和巩固防治成果均有重要的意义。

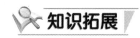

疟疾和诺贝尔奖

1. 夏尔·路易·阿方斯·拉韦郎(Charles Louis Alphonse Laveran,1845—1922年)是1907年诺贝尔生理学或医学奖获得者。他于1878年到法属殖民地阿尔及利亚研究疟疾,通过对疟疾患者尸体进行深入细致的解剖、观察,终于在1880年11月5日确定了疟疾的病原体是一种产生在患者红细胞中的名字叫原虫的单细胞生物,即疟原虫红内期虫体。

2. 罗纳德·罗斯(Ronald Ross,1857—1932年)是1902年诺贝尔生理学或医学奖获得者。他于1881年到印度行医,目标是研究蚊子与原虫的关系,并于1897年8月20日在一种按蚊的胃里找到拉韦朗报告的疟原虫。1898年,他成功地用按蚊胃里的疟原虫引发鸟类的疟疾,并且证实只有雌性按蚊才会传播疟疾。

3. 屠呦呦(1930—)是2015年诺贝尔生理学或医学奖获得者。屠呦呦多年从事中药和中西药结合研究,突出贡献是创制新型抗疟药青蒿素和双氢青蒿素。1972年,她成功提取到了一种分子式为$C_{15}H_{22}O_5$的无色结晶体,并将其命名为青蒿素。因为青蒿素作为治疗疟疾的药物挽救了全球特别是发展中国家的数百万人的生命,屠呦呦于2011年9月获得了"拉斯克临床医学研究奖"和葛兰素史克中国研发中心"生命科学杰出成就奖"。

第二节　刚地弓形虫

刚地弓形虫(*Toxoplasma gondii*)简称弓形虫,是猫科动物的肠道球虫,可感染人和动物,引起弓形虫病。弓形虫病为人兽共患病。弓形虫也是一种重要的机会致病性原虫。

一、形态

弓形虫的生活史较复杂,包括滋养体、包囊、裂殖体、配子体和卵囊等阶段。其中滋养体、包囊、卵囊等是对人体致病及与传播有关的发育阶段。

1. 滋养体

滋养体在中间宿主有核细胞内分裂繁殖,是急性感染阶段的形态,呈纺锤形或椭圆形。快速增殖的滋养体又称为速殖子,数个甚至十多个被宿主细胞膜包围的虫团称为假包囊。在包囊内缓慢增殖或相对静止的阶段称为缓殖子。速殖子大小为(4～7) μm×(2～4) μm,经瑞氏或姬氏染色后可见胞质呈淡蓝色,胞核为紫红色,胞核位于虫体中央稍近钝圆端,胞核常呈红色颗粒状。分裂中的虫体可见 2 个胞核,此时速殖子变宽大而呈梭形。游离的滋养体呈弓形或新月形,活虫体无色透明,一端较尖,一端圆钝。

2. 包囊

包囊呈圆形或椭圆形,直径为 5～100 μm,为慢性感染阶段虫体在宿主组织内的存在形式。包囊壁由虫体分泌而成,内含数个至数百个滋养体,称为缓殖子。包囊破裂后释出的缓殖子可再侵入新的宿主细胞内形成包囊,或形成假包囊进行快速增殖。

3. 裂殖体

裂殖体寄生于终宿主猫科动物小肠绒毛上皮细胞内。成熟的裂殖体呈长椭圆形,为扇状排列。

4. 配子体

配子体由裂殖子发育而成。雄配子体呈圆球形,直径约为 10 μm,姬氏染色后核呈红色,核质疏松;雌配子体圆形,直径为 15～20 μm,核小而致密,呈深红色。雌、雄配子体发育成熟后为雌、雄配子。

5. 卵囊

卵囊由雌、雄配子受精结合后的合子发育而来。卵囊为圆形或椭圆形,直径为 10～12 μm,囊壁分 2 层,光滑透明,刚排出时囊内含均匀的颗粒物质。成熟后的卵囊内含 2 个孢子囊,每个孢子囊内含 4 个新月形的子孢子。卵囊是经猫粪便向外界传播的感染阶段。

二、生活史

弓形虫的生活史包括有性生殖和无性生殖阶段。有性生殖仅见于终宿主猫科动物(主要为家猫)的小肠上皮细胞内。无性生殖在人及其他多种动物(如猫科动物)的肠上皮细胞及肠上皮细胞以外的其他有核细胞内进行。

中间宿主(如人、猪、牛、羊、鼠等)摄入猫粪中的卵囊或动物肉类中的包囊或速殖子后,虫体侵入肠壁,经血或淋巴进入单核吞噬细胞内寄生,并扩散至脑、淋巴结、肌肉、肝、心和肺等全身各组织器官,并在细胞内分裂繁殖,直至细胞破裂,释出的速殖子再侵入新的细胞。对于免疫功能正常的机体,滋养体在其细胞内增殖减慢,形成包囊。包囊在其体内可存活数月至数年,甚至终生。当宿主免疫力低下、长期使用免疫抑制剂、进行肿瘤放疗与化疗、器官移植以及患艾滋病等时，宿主组织内包囊破裂，缓殖子释出并侵入组织细胞内进行大量繁殖。包囊是中间宿主之间、中间宿主与终宿主之间相互传播的主要形式。

家猫(或其他猫科动物)可通过捕食中间宿主食入包囊或速殖子而感染，家猫食入被卵囊猫粪污染的食物后也可被感染。入侵的虫体主要在肠黏膜上皮细胞内分裂增殖，经数代裂体繁殖后，部分裂殖子发育为雌、雄配子体，经减数分裂后成为雌、雄配子，雌、雄配子受精成为合子，合子继续发育成为卵囊，卵囊随猫粪便排出体外。卵囊须在外界适宜条件下经2～4天才能发育成熟并具有感染性(图32-4)。

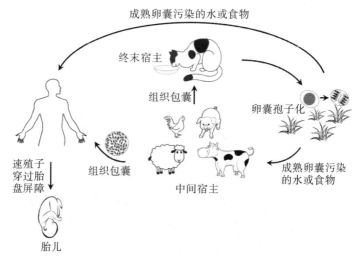

图 32-4　弓形虫生活史

家猫被感染后，虫体除在肠上皮细胞内进行有性生殖外，还可在其他组织细胞内进行无性生殖而形成包囊或假包囊，其发育过程与在其他中间宿主体内相同。

三、致病

1. 毒力相关抗原

弓形虫感染致病的严重程度与虫株毒力和宿主的免疫状态密切相关。

2. 临床类型

弓形虫病分为先天性与获得性两类。胎儿在孕期经胎盘传播感染虫体，可引起先天性弓形虫病。在早孕期间感染可导致死胎、流产、早产、畸胎和无脑儿、脑积水、小头畸形等。妊娠中、晚期感染，出生的婴儿多呈隐性感染，以后可出现脑钙化灶、视网膜脉络膜炎、精神运动障碍等先天性弓形虫病症状，亦可见发热、皮疹、消化道症状、肝脾大、心肌炎和癫痫等。获得性弓形虫病为出生后获得的感染，多无特异性的临床表现，常见淋巴结肿大，尤以颈后与颌下淋巴结肿大多见，其次有不规则低热、脑炎、脑膜脑炎等；亦可累及眼部，以视网膜脉络膜炎为主要特征。成人感染一般多为无症状带虫状态,仅表现为血清抗体阳性。当机体免疫功能受损时,隐性感染可转变为重症弓形虫病。重症弓形虫病常继发于艾滋病、霍奇金氏病、淋巴肉瘤、白血病及大剂量使用细胞毒类药物或免疫抑制剂。

四、诊断

1. 病原学诊断

由于弓形虫寄生于细胞内,且无组织器官选择性,因而病原学诊断较为困难。对可疑患者的体液及病变组织可用以下方法检查。

(1)直接涂片法 取急性感染患者的胸水、腹水、眼房水、脑脊液、羊水等离心沉淀,用沉渣做涂片,经瑞氏或姬氏染色后镜检;将待检组织做切片或印片染色镜检,查找速殖子或包囊。

(2)免疫酶染色法 将病变组织做冰冻切片,用免疫酶染色法检查弓形虫。也可用酶标记抗弓形虫单克隆抗体进行直接染色,或用弓形虫特异性抗血清与酶标第二抗体做间接免疫酶染色。组织内弓形虫还可用过氧化物酶-抗过氧化物酶法(PAP法)检测。

(3)虫体分离法 用患者体液或病理材料接种小鼠,1~3周后取小鼠腹腔渗出液查滋养体;或取鼠脑组织查包囊;或用培养细胞染色镜检,查假包囊或游离虫体。

2. 免疫学诊断

免疫学诊断是目前弓形虫病常用的重要实验诊断方法。若方法应用得当、结果判断准确,则能达到较好的辅助诊断目的。急性期以检出特异性IgM抗体或循环抗原为可靠指标,也可观察特异性IgG抗体的动态变化;慢性期则以检测IgG抗体为主。

(1)染色试验(DT) DT为弓形虫病特有的血清学诊断方法。

(2)间接血凝抑制试验(IHA) 由于该法简便、快速,且具有良好的特异性与敏感性,加之商品试剂易得,因此,目前已被广泛使用。

(3)间接荧光抗体试验(IFA) 以荧光标记为第二抗体,用完整的速殖子作抗原,检测待检血清中的IgM抗体或IgG抗体。

(4)酶联免疫吸附试验(ELISA) 该法特异性高、敏感性强、简便快速、操作易自动化控制。胎儿弓形虫感染可检测胎血中的特异性IgM抗体和IgA抗体,但应注意防止胎血被母血污染而出现假阳性。

五、流行

人群感染弓形虫病相当普遍。我国较大规模调查显示,人群血清的抗体阳性率为0.329%~11.793%,平均为5.3%;家畜阳性率可达50%。据文献报道,中国人群的弓形虫血清抗体阳性率为 7.88%。

家猫及多种家畜、家禽及野生动物为弓形虫病传染源。人类主要通过食入被猫粪中卵囊污染的食物和水,或生食、半生食被感染的肉类及蛋、乳等受感染。胎儿先天性感染来源于胎盘的垂直传播。速殖子也可通过损伤的皮肤黏膜感染,另外还有经输血与器官移植传播本病的报道。

六、防治

加强对畜禽饲养、肉类加工的检疫及食品卫生的管理及监测,不食用未熟肉类、蛋及乳制品,防止猫粪污染食物是预防弓形虫病的重要手段。定期对孕妇进行血清学检查,一旦发现感染应及时治疗或终止妊娠,以防止先天性弓形虫病的发生。仅表现为血清抗体阳性的隐性感染者,一般不需要治疗;但若长期接受免疫抑制治疗,则需进行严密的观察。急性期患者常用的治疗药物有复方磺胺甲恶唑、乙胺嘧啶,孕妇治疗可用乙酰螺旋霉素,疗程中适当配伍 γ-干扰素等细胞因子可提高疗效,目前药物治疗不足以在短期内杀灭组织内的包囊。

小 结

疟原虫寄生于红细胞内的形态有环状体、滋养体、成熟及未成熟裂殖体及雌、雄配子体,这些都是诊断疟疾的依据。疟原虫的感染期为子孢子,子孢子分为速发型子孢子和迟发型子孢子。速发型子孢子可迅速引起临床症状,迟发型子孢子是疟疾复发的根源。感染方式为经媒介昆虫感染,传播媒介为按蚊。疟原虫寄生于肝细胞和红细胞内引起疟疾的发作、再燃和复发。疟疾的主要病原学诊断方法是血膜染色法。间日疟治疗常采用氯喹和伯氨喹;恶性疟治疗可单独用氯喹,对氯喹有抗性的可采用几种抗疟药物联合治疗。

弓形虫的整个生活史需要 2 个宿主,中间宿主包括人和猪、牛、羊等动物,终宿主为猫科动物,生活史有世代交替现象。弓形虫寄生于中间宿主体内除红细胞外的各种有核细胞内,寄生于终宿主体内小肠上皮细胞内。感染时期包括弓形虫生活史中各个阶段,弓形虫主要导致先天性和获得性弓形虫病。实验诊断以血清学方法为主。

思考题

1. 简述疟疾再燃和复发的区别。
2. 简述间日疟原虫的生活史。
3. 根据弓形虫的生活史制订防治弓形虫感染的策略。

（计永胜）

第三十三章 医学节肢动物

> **学习目标**
> 1. 掌握：医学节肢动物对人体的危害；医学节肢动物与疾病的关系。
> 2. 熟悉：医学节肢动物的形态特征、生活习性和生活史。
> 3. 了解：医学节肢动物的防治原则。
> 4. 其他：通过学习医学节肢动物的形态、生活习性和生活史，认识医学节肢动物对人体的危害、所致疾病，并能够在实际工作中对常见的节肢动物进行有针对性地防治。

第一节 概 论

节肢动物门（Arthropoda）是动物界中最大的一门。节肢动物的主要特征：虫体两侧对称，身体及对称分布的附肢均分节；体表骨骼化，由几丁质及醌单宁蛋白组成的表皮也称为外骨骼；循环系统为开放式，整个循环系统的主体称为血腔，内含血淋巴；发育史大多经历蜕皮和变态（metamorphosis）。

节肢动物中有些种类可通过刺螫、寄生和传播病原生物体等方式危害人类健康。这类具有医学重要性的节肢动物称为医学节肢动物（medical arthropod）。医学节肢动物学是研究医学节肢动物的形态、分类、生活史、生态、地理分布、致病或传播规律以及如何对这些节肢动物进行防治的科学。

一、节肢动物的主要类群

节肢动物门分为10多个纲，与医学有关的是甲壳纲、多足纲、唇足纲、五口纲、蛛形纲及昆虫纲等6个纲，最重要的是蛛形纲及昆虫纲。昆虫纲的虫体分头、胸、腹3部分。头部着生触角1对，具有感觉功能；胸部有足3对，具有运动功能。昆虫纲包括蚊、白蛉、蝇、蚤、虱、蜚蠊等。蛛形纲的虫体分头胸和腹两部分或头、胸、腹愈合成一个整体，即躯体，成虫具足4对，无触角。与医学关系密切有蜱、革螨、恙螨、蠕形螨、疥螨等。

二、医学节肢动物对人体的危害

医学节肢动物对人体的危害是多方面的,大致可分为直接危害和间接危害两大类。

(一)直接危害

1. 骚扰和吸血

蚊、白蛉、虱、蜱、螨等昆虫都能叮刺、吸血,被叮刺处有痒感,重者出现丘疹样荨麻疹,影响工作和睡眠。

2. 螫刺和毒害

有些节肢动物如蜂、毒蜘蛛、蜱等有毒腺、毒毛或体液有毒,螫刺时可将毒液注入人体而使人受害。

3. 过敏反应

节肢动物的涎腺、分泌物、排泄物和脱落的表皮等都是异源性蛋白,可引起过敏反应,如尘螨引起的哮喘、鼻炎等。

4. 寄生

蝇类幼虫寄生引起蝇蛆病(myiasis),疥螨寄生于皮下引起疥疮,蠕形螨寄生于毛囊引起蠕形螨病等。

(二)间接危害

医学节肢动物携带病原微生物或寄生虫在人或动物之间传播,这种由节肢动物传播的疾病称为虫媒病(arbo-disease)。

1. 机械性传播

节肢动物在病原体的传播中发挥携带、输送的作用。病原体可以附着在节肢动物的体表、口器上或通过消化道传播,但其形态和数量均不发生变化,如蝇传播肠道细菌。

2. 生物性传播

病原体在节肢动物体内经历发育或(与)繁殖的阶段后才具有感染力,才能引起疾病的传播。对病原体来说,这是完成其生活史不可缺少的过程。病原体在适宜媒介昆虫体内,经过一定时间的发育或繁殖后才具有感染力。通常根据病原体在节肢动物体内的发育与繁殖的情况,将病原体与媒介节肢动物的关系分为4种:发育式、繁殖式、发育繁殖式、经卵传递式。

三、医学节肢动物的防治

医学节肢动物的防治方法包括环境治理、物理防治、化学防治、生物防治、遗传防治及法规防治6方面。

第二节 昆虫纲

昆虫纲的成虫躯体左右对称,分为头、胸、腹3部分。头部有触角(antenna)1对,为感觉器官,司嗅觉和触觉;复眼(compound eyes)1对。头部前方或腹面有取食器官,称为口器(mouthparts)。根据口器的形状和取食功能不同,可以分为多种形式。其中,与医学有关的有咀嚼式(如蜚蠊)、刺吸式(如蚊、蚤、虱)和舐吸式(如蝇)。胸部分前胸(prothorax)、中胸(mesothorax)和后胸(metathorax)3个胸节。各胸节的腹面有1对足,足分5节,末端具爪(claw)。多数昆虫的中胸及后胸的背侧各有1对翅。腹部分节,通常由11节组成,但各类昆虫的体节常有愈合变形,所以,外表可见的腹节数目差别很大。雌虫的尾端具有各种式样的产卵器,雄虫的尾端具有构造复杂的外生殖器。

昆虫从幼虫到成虫性成熟的整个发育过程经历从外部形态、内部结构、生理功能到生态习性及行为上的一系列变化,此过程称为变态(metamorphosis)。发育过程中需要经历蛹期的,称为完全变态(complete metamorphosis);蛹前的发育期称为幼虫,其外部形态、生活习性与成虫有显著差别,如蚊、蝇、白蛉及蚤等。发育过程不需要经过蛹期的,称为不完全变态(incomplete metamorphosis),成虫前的发育期称为若虫,其形态特征及生活习性与成虫差别不显著,通常仅表现为虫体较小、性器官未发育或未成熟发育,如虱、臭虫、蜚蠊等。幼虫发育为蛹的过程称为化蛹,成虫从蛹中脱出的过程称为羽化。

一、蚊

(一)形态与结构

1. 形态

蚊是小型昆虫,成蚊体长为1.6~12.6 mm,体色呈灰褐色、棕褐色或黑色,分为头、胸、腹3部分(图33-1)。

(1)头部 蚊的头部似半球形,有复眼和触角各1对。触角具轮毛,雌蚊的轮毛短而稀,雄蚊的轮毛长而密。头部有1对触须,两性按蚊的触须均与喙等长,雄蚊的触须末端膨大;库蚊、伊蚊的雌蚊触须甚短,不足喙的一半;库蚊的雄蚊触须长于喙,伊蚊的雄蚊触须与喙等长。蚊的口器常称为喙(proboscis),属刺吸式口器。雄蚊的上、下颚退化或几乎消失,不能刺入皮肤,因而不适于吸血。

(2)胸部 胸部分前胸、中胸和后胸。每胸节各有足1对,中胸有翅1对,后胸有1对平衡棒,是双翅目昆虫的特征。翅的后缘有较长的鳞片,鳞片可形成麻点、斑点或条纹,是按蚊分类的重要依据。蚊足上常有鳞片形成的黑白斑点和环纹,为重要的分类特征。

(3)腹部 腹部分11节,最末3节为外生殖器;雌蚊腹部末端有尾须1对,雄蚊则为钳状的抱器,是鉴别蚊种的重要依据。

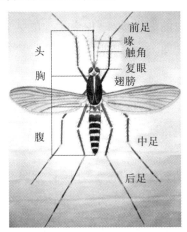

图33-1 雌性成蚊的外部结构图

2. 内部结构

蚊具有消化系统、排泄系统、呼吸系统、循环系统及生殖系统等。

(二) 生活史

蚊的发育属于全变态,生活史分4个时期,即卵、幼虫、蛹和成虫。前3个时期生活于水中,成虫生活于陆地。雌蚊产卵于水中,在30℃时经2~3天孵出幼虫;经3次脱皮后发育为4龄幼虫;5~7天变为蛹,2~3天后羽化成成虫(蚊)。蚊完成一个世代需7~15天,一年可繁殖7~8代。雌蚊的寿命为1~2月,雄蚊的寿命为1~3周。

按蚊属(Anopheles)、库蚊属(Culex)和伊蚊属(Aedes)生活史各期的主要鉴别特征见表33-1。

表33-1 按蚊属、库蚊属、伊蚊属生活史各期的主要鉴别特征

时期	按蚊	库蚊	伊蚊
卵	呈舟形,有浮囊;单个分散,常排成图案状浮于水面	圆锥形,无浮囊;集成卵筏,浮于水面	橄榄形,无浮囊;分散,沉于水底
幼虫	无呼吸管,具气门;有掌状毛;静止时与水面平行	呼吸管长而细,有呼吸管毛多对;无掌状毛;静止时头下垂与水面呈角度	呼吸管短而粗,有呼吸管毛1对;无掌状毛;静止时状态同库蚊
蛹	呼吸管短而粗,漏斗状口阔,具深裂隙	呼吸管长而细、管状、口小,无裂隙	呼吸管长短不一,口斜向或呈三角形,无裂隙
成虫	体大多呈灰褐色;雌、雄触须与喙等长,雄蚊末端膨大呈棒状;翅多具黑白斑,足不一定具有白环;停息时体与喙成一直线,与停落面呈一角度	体大多呈棕褐色;雌蚊触须甚短,短于喙的一半,雄蚊触须则比喙长;翅多无黑白斑,足多无白环;停息时身体与喙有角度,与停落面平行	体为黑色;雌蚊触须同库蚊,雄蚊触须;翅无黑白斑,足有白环;停息时同库蚊

(三) 生理与生态

1. 滋生习性

成蚊产卵的地点是幼虫的滋生地,蚊虫滋生地的区分在调查和防治上有重要的意义。蚊虫滋生地可分为5种类型:田塘型、缓流型、丛林型、污水型、容器型。

2. 成蚊交配

蚊羽化后1~2天便可交配,交配是在群舞时进行的。多数蚊种在清晨、黄昏或黑夜活动,而伊蚊多在白天活动。

3. 吸血习性

雄蚊不吸血,只吸植物汁液及花蜜。雌蚊必须吸食人或动物的血液,卵巢才能发育、产卵,同时在吸血过程中获得病原体而成为传播媒介。因蚊能兼吸人和动物的血,故能传播人兽共患疾病,如流行性乙型脑炎和黄热病。

4. 季节消长和越冬

我国大多数地区的6~9月是成蚊密度高峰季节。媒介蚊虫的季节消长与疾病流行的季节有关。越冬是蚊对气候季节性变化而产生的一种生理适应现象。雌蚊在10℃以下时,蚊卵巢发育停滞,营养物质转化为脂肪。以成蚊越冬的蚊有致倦库蚊、淡色库蚊、中华按蚊等;以幼虫越冬的蚊多见于清洁水体滋生的蚊种,如微小按蚊;以卵越冬的蚊多见于伊蚊。

(四) 重要传病蚊种及与疾病的关系

蚊类不仅可骚扰人类、叮刺吸血,而且可传播多种疾病。我国重要的传病蚊种如下。

1. 嗜人按蚊

嗜人按蚊(An. anthropophagus)的雌蚊触须较细,末端有两白环,常相互连接;翅前缘基部一致暗色;后足跗节仅有窄端白环;腹侧膜上无T形暗斑。该蚊是我国独有蚊种,分布在北纬34°以南的地区,是疟疾和马来丝虫病的重要媒介,传疟作用高于中华按蚊。

2. 中华按蚊

中华按蚊(An. sinensis)的雌蚊触须具有4个白环;翅前缘具有2个白斑;腹侧膜上有T形暗斑。该蚊分布在除新疆和青海以外的全国各省、市,特别是水稻种植区,是疟疾和马来丝虫病的重要媒介。虽然该蚊不是高效的传播者,但由于其种群数量大,可引起暴发性流行。

3. 微小按蚊

微小按蚊(An. minimus)的雌蚊触须具有3个白环;触须后半部有一较窄白

环;翅前缘具有 4 个白斑;各足跗节一致呈暗色。微小按蚊分布在北纬 32°以南的山地和丘陵地区,是该地区疟疾的主要传播媒介。

4. 大劣按蚊

大劣按蚊(An. dirus)的雌蚊触须具有 4 个白环;翅前缘脉具有 6 个白斑;各足股节和胫节都有白斑。该蚊主要分布于我国海南岛以及云南西部和广西南部的少数地区,通常有较高的自然感染率,是海南岛疟疾媒介防治的主要对象。

5. 淡色库蚊和致倦库蚊

淡色库蚊(Culex pipiens pallens)和致倦库蚊(Cx. p. quinque fasciatus)有褐色、红棕色或淡褐色中型蚊种。成蚊的共同特征是喙无白环;各足跗节无淡色环;腹部背面有白带。致倦库蚊和淡色库蚊的形态、生态习性近似,致倦库蚊分布在南方广大地区,淡色库蚊分布在长江流域及以北地区。两者都被称为"家蚊",是室内常见的刺叮吸血蚊虫,是城市灭蚊的主要对象。淡色库蚊和致倦库蚊是班氏丝虫病的主要媒介。

6. 三带喙库蚊

三带喙库蚊(Cx. tritaeniorhynchus)是棕褐色小型蚊种。喙中段有一宽阔白环,触须尖端为白色;各足跗节基部有一细窄的白环。该蚊广泛分布在除新疆维吾尔自治区以外的全国各地区,是绝大多数地区稻田蚊虫的优势种,是我国流行性乙型脑炎的主要媒介。

7. 埃及伊蚊

埃及伊蚊(Ae. aegypti)是深褐色或黑色且具有银白色或白色斑纹的中型蚊种。中胸背面两肩侧有一对长柄镰刀状斑,两白斑之间有一对金黄色纵线,形成一弦琴状斑纹。埃及伊蚊和白纹伊蚊是我国登革热的媒介,同时也是寨卡病毒的重要传播媒介。

(五)防治原则

当前多采用综合治理的方法,如环境治理、化学防治、生物防治及法规防治等。

1. 环境治理

通过环境处理和环境改造改变滋生环境。

2. 化学防治

化学防治常用的杀虫剂主要有菊酯类药物。

3. 生物防治

放养食蚊鱼类和施放生物杀虫剂。

4. 遗传防治

通过改变和取代遗传物质的方法，降低蚊的生殖潜能达到灭蚊的目的。

5. 法规防治

特别要加强对机场和港口的检疫，防止携带媒介入境。

二、白蛉

白蛉（sandflies）属于双翅目、长角亚目、白蛉科，是一种体小多毛的吸血昆虫。世界上已知有 600 余种白蛉，我国已报告 40 余种（亚种）。

白蛉成虫全身密被细毛；复眼大而黑，无单眼；口器为刺吸式。胸背隆起呈驼背状；翅狭长，末端尖，被有细毛；停息时两翅向上竖立且左右分开，与躯体约呈 45°。白蛉为完全变态昆虫，生活史有卵、幼虫、蛹和成虫 4 期。雄蛉不吸血，以植物汁液为食，雌蛉吸血。白蛉的飞翔能力弱，一般为跳跃式短距离飞翔，活动范围一般在直径 30 m 以内，活动时间通常为黄昏开始至黎明前。白蛉通常在 1 年中出现 3~5 个月。中华白蛉是黑热病的重要传播媒介。以药物杀灭成蛉为防治的主要措施，杀灭成蛉的药物有溴氰菊酯、氯氰菊酯和马拉硫磷等。

三、蝇

蝇（flies）属于双翅目、环裂亚目。全世界有蝇 10000 余种，我国记录有 1600 余种。我国与卫生有关的蝇类多属于花蝇科、厕蝇科、蝇科、丽蝇科、麻蝇科、狂蝇科等。

（一）形态

成虫体长为 4~14 mm。一类成虫体呈暗灰色、黑灰色、黄褐色、暗褐色等，另一类成虫多呈蓝绿色、青色、紫色等金属光泽。蝇的成虫全身被有鬃毛；虫体分头、胸、腹 3 部分（图 33-2）；头部近半球形；复眼大，头顶有 3 个排成三角形的单眼；颜面中央有 1 对触角，其基部前外侧有 1 根触角芒；非吸血蝇类的口器为舐吸式，吸血蝇类的口器为刺吸式；足上多毛，末端具爪和发达的爪垫各 1 对以及单一的刚毛状爪间突，爪垫密布纤毛，可分泌黏液，具黏附作用并能携带病原体。

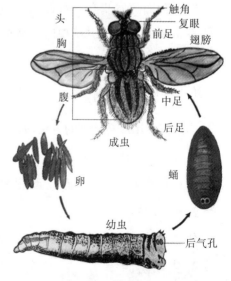

图 33-2 蝇的形态结构与生活史

（二）生活史

蝇为完全变态昆虫，生活史有卵、幼虫、蛹和成虫4期（图33-2）。多数种类的蝇产卵，有些种类的蝇直接产幼虫。在夏季，卵产出后1天即可孵化成幼虫，幼虫经4～7天成蛹，蛹一般经3～6天羽化，羽化1～2天后进行交配。在30℃时蝇的整个生活史为10～13天，成蝇寿命一般为1～2个月。在越冬状态下家蝇可生活半年。

（三）生 态

吸血蝇类以动物与人的血液为食，雌、雄性均吸血；非吸血蝇类的食性有蜜食性、粪食性和杂食性，后者即以腐败的动植物、人和动物的食物、排泄物、分泌物和脓血等为食。蝇取食频繁，且边吐、边吸、边排粪，该习性使成蝇可黏附（携带）大量的病原体。家蝇在30～35℃时最活跃。大多数蝇类在白天活动，夜间常栖息在白天活动的场所。蝇善飞翔，有时可随车、船、飞机等交通工具扩散。

（四）与疾病的关系

蝇除骚扰人类、污染食物和叮刺吸血外，更重要的是传播多种疾病及引起蝇蛆病。

1. 传播疾病

（1）机械性传播　非吸血蝇类通过蝇类体内外携带病原体以及蝇类特有的食性，将病原体传播扩散。蝇可传播肠道传染病、呼吸道传染病、皮肤病、眼病、神经系统疾病、寄生虫病等。

（2）生物性传播　舌蝇（*Glossina*）（采采蝇）能传播人体锥虫病（睡眠病），冈田绕眼果蝇（*Amiota okadai*）是结膜吸吮线虫的中间宿主。

2. 蝇蛆病

某些蝇类幼虫寄生于人体或动物组织器官中而引起的疾病称为蝇蛆病（myiasis）。按临床寄生部位分可为以下类型：①皮肤蝇蛆病。②眼蝇蛆病。③胃肠道蝇蛆病。④耳、鼻、咽和口腔蝇蛆病。⑤泌尿生殖道蝇蛆病。⑥创伤蝇蛆病。

（五）防治原则

灭蝇的基本环节是维护环境卫生、清除蝇的滋生场所。根据蝇的生态和生活习性，杀灭越冬虫态和早春第一代及秋末最后一代成蝇可达到事半功倍的效果。

1. 环境防治

采取多种方法限制蝇的滋生。例如，及时清除垃圾和粪便、生活垃圾装袋、堆肥和沼气发酵等。

2. 物理防治

用淹杀、闷杀、堆肥等方法杀灭幼虫及蛹;用直接拍打、捕蝇笼诱捕和粘蝇纸粘捕等方法杀灭成蝇;安装纱门、纱窗以防蝇飞入室内。

3. 化学防治

灭蝇常用的药物有敌百虫、敌敌畏、菊酯类等。在蝇滋生场所喷洒杀虫剂以杀灭幼虫,在杀虫剂中加入昆虫生长调节剂(如蚊蝇醚、杀虫隆)可提高灭蝇效果。

4. 生物防治

应用蝇类天敌和致病生物灭蝇,如寄生蜂寄生于蝇蛹、苏云金杆菌 H9 的外毒素能杀灭蝇的幼虫。

5. 遗传防治

通过射线处理,使雄蝇发生染色体移位,致其生育能力减弱。

四、蚤

蚤(fleas)属于蚤目,是哺乳动物和鸟类的体外寄生虫。全世界已知蚤有 2500 余种(亚种),我国已知有 640 种(亚种),其中仅少数种类与鼠疫等疾病传播有关,如印鼠客蚤和人蚤等,见图 33-3。

(一) 形态

成虫两侧扁平,呈棕黄色至深褐色,体长一般为 3 mm 左右。体表有许多毛、刺及鬃和栉,均为向后方生长,以适于毛间潜行。成虫的头部略呈三角形,头的前下方有刺吸式口器;胸部分 3 节;足长而发达,适于跳跃;腹部有 10 节,雌蚤腹部末端钝圆,在 7~8 腹节的位置上可见骨化较厚的受精囊。受精囊可分为头、尾 2 部分,其形状因种而异。

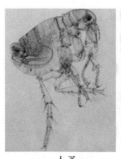 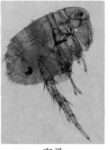

人蚤　　　客蚤

图 33-3　人蚤和客蚤(雌)

（二）生活史

蚤的发育为完全变态，生活史有卵、幼虫、蛹和成虫4期。卵呈椭圆形，长 0.4～2.0 mm，为暗黄色，表面光滑。卵在适宜的温度、湿度条件下，经3～7天孵出幼虫。幼虫形似蛆而小，体为白色或淡黄色，头部有咀嚼式口器和触角1对，无眼。在适宜条件下，幼虫经2～3周发育，蜕皮2次，变为成熟幼虫，其体长可达6 mm。成熟幼虫吐丝作茧，在茧内完成第3次蜕皮化蛹。茧呈黄白色，体外常粘着一些灰尘或碎屑。蛹具成虫雏形，头、胸、腹及足均已形成，并逐渐变为淡棕色。蛹期通常1～2周，有时可达1年，主要受温度和湿度影响。蛹羽化时需要外界的刺激，如空气震动、动物走近、接触压力以及温度升高等，均可诱使成虫破茧而出。成虫通常在吸血后进行交配，并在1～2天后产卵。雌蚤一生一般可产数百粒卵。蚤的寿命较短者为2～3个月，较长者可达2年。

（三）生态

1. 滋生地

雌蚤通常在宿主皮毛上和窝巢中产卵。由于卵壳缺乏黏性，宿主身上的卵最终都散落到其窝巢及活动场所。这些地方也就是幼虫的滋生地，如鼠洞、畜禽舍、屋角、墙缝、床下以及土坑等。幼虫以尘土中宿主脱落的皮屑、成虫排出的粪便及粪便中未消化的血块等有机物为食。阴暗、温湿的周围环境是幼虫和蛹发育的适宜条件。

2. 宿主

雄、雌蚤都吸血，通常一天需吸血数次，每次吸血2～10 min。蚤在低温条件下具有耐饥能力，有些种类可耐饥达9个月。蚤的宿主范围很广，包括哺乳动物和鸟类，但主要是小型哺乳动物，尤以啮齿类（鼠）为多。蚤善跳跃，对宿主选择性不严格的种类在传播疾病上意义较大。蚤成虫对宿主体温反应敏感，当宿主因发病而体温升高或在死亡后体温下降时，蚤都会很快离开，去寻找新的宿主。这一习性对了解蚤传播疾病具有重要的意义。

（四）与疾病的关系

蚤的危害有骚扰、吸血、寄生和传播疾病。被蚤叮咬后，局部皮肤出现红斑或丘疹，重者可出现丘疹样荨麻疹。潜蚤的雌蚤可寄生于动物和人体皮下，引起潜蚤病。蚤传播的疾病有鼠疫、地方性斑疹伤寒（又称鼠型斑疹伤寒）、绦虫病（如微小膜壳绦虫病、缩小膜壳绦虫病、犬复孔绦虫病等）等。

(五)防治原则

清除滋生地的措施有堵塞鼠洞、清扫禽畜棚圈、保持室内地面及墙角光洁等。灭蚤防蚤要定期用药液给狗、猫等家养动物洗澡。用敌百虫、敌敌畏、溴氰菊酯等药物喷洒室内及禽畜棚圈的地面以杀灭蚤及其幼虫。在鼠疫流行时,应采取紧急灭蚤措施,并加强个人防护。

五、虱

寄生于人体的虱有 2 种,即人虱(*Pediculus humanus*)和耻阴虱(*Pthirus pubis*)。人虱又分为两个亚种,即人体虱(*P. h. humanus*)和人头虱(*P. h. capitis*)。

(一)形态

1. 人虱

人虱(图 33-4)成虫背腹扁平,体狭长;头部小,略呈菱形,口器为刺吸式;3 对足大小相似,其末端有一弯曲的爪,爪与胫突合拢形成强有力的攫握器;雄虱的腹部末端圆钝。人头虱和人体虱形态区别甚微。

2. 耻阴虱

耻阴虱(图 33-4)成虫体形宽短似蟹;前足及爪均较细小,中、后足胫节和爪明显粗壮;第 5~8 腹节侧缘各具有锥形侧突,上有刚毛。

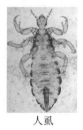

人虱　　　　耻阴虱

图 33-4　人虱和耻阴虱

(二)生活史与习性

虱的发育为不完全变态,生活史有卵、若虫和成虫 3 个时期。卵呈椭圆形,卵经 7~8 天孵化。若虫外形与成虫相似,每隔 3~5 天蜕皮 1 次。在人体内由卵发育为成虫需 18~25 天。成虫羽化后 12 h 即可交配,1~3 天内即可产卵。人虱寿命为 20~30 天,耻阴虱寿命稍短。人头虱寄生在人头上长有毛发处,产卵于发根;人体虱主要生活在贴身衣裤的衣缝、皱褶处,衣领和裤腰等处也较多见,卵多产于皱褶衣服的纤维上;耻阴虱寄生于体毛较粗而稀疏处,主要在阴部及肛周围等处,也可寄生在眼睫毛上。虱若虫和成虫都具有仅嗜吸人血、不耐饥饿且常边吸血边排粪的习性。虱对温度和湿度都极其敏感,怕热、怕湿又怕冷。由于正常人体表的温湿度也是虱的最适温湿度,因此,虱通常不会离开人体。当宿主患病或剧烈运动后体温升高、出汗或病死后尸体变冷时,虱即爬离原宿主。以上习性对了解虱的散布和疾病的传播都有重要意义。人虱主要通过人与人之间的直接或间接接触而散布,耻阴虱主要通过性接触散布。WHO已将耻阴虱感染列为性病之一。

(三)与疾病的关系

被虱叮咬后,局部皮肤可出现瘙痒和丘疹,搔破后可继发感染。寄生于睫毛上的耻阴虱多见于婴幼儿,可引起眼睑奇痒、睑缘充血等。人虱传播的疾病有流行性斑疹伤寒、虱媒回归热(又称为流行性回归热)等。

(四)防治原则

1. 注意个人卫生

勤换洗衣服和被褥单、勤洗发等,以防生虱。洁身自好,预防耻阴虱感染。

2. 灭虱

衣物可通过高温加热或-20 ℃冷冻一夜灭虱,也可用敌敌畏乳剂、倍硫磷粉剂、二氯苯醚菊酯乳剂喷洒、浸泡,或用环氧乙烷熏蒸。对人头虱和耻阴虱可剃去毛发,或用二氯苯醚菊酯等涂擦毛发灭虱。

第三节 蛛形纲

蛛形纲的特征是躯体分头胸部及腹部或头、胸、腹愈合为一体,无触角,无翅,成虫有足4对。蜱螨亚纲中许多种类可以传播多种疾病,是医学节肢动物中重要的类群。

蜱螨类是小型节肢动物,由颚体(gnathosoma)[又称为假头(capitulum)]与躯体(idiosoma)2部分组成。蜱螨类的生活史可分为卵、幼虫、若虫和成虫4期。幼虫有足3对,若虫与成虫有足4对。若虫与成虫的形态相似,但生殖器官未成熟。

本章将有重要医学意义的蜱螨按蜱、恙螨、革螨、疥螨、蠕形螨顺序进行阐述。

一、蜱

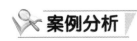

案例:患者,男,38岁,安徽省宣城市人,因嗜睡、呕吐伴发热5 h入院。患者于5 h前从山里打猎回家后突然感到头痛、发热、乏力。随后卧床嗜睡,唤之能醒，但意识模糊，答非所问，面无表情；呕吐 3 次，为非喷射性。遂来医院就诊，拟"嗜睡、呕吐原因待查"于 6 月 20 日收入院。体检：体温 38.5 ℃，呼吸 20 次/分，心率 66 次/分，血压 123/88 mmHg。患者嗜睡；两瞳孔等大、等圆，对光反射迟钝；颈软，无淋巴结肿大；两侧肺部听诊呼吸音清，心脏听诊心率齐，心音稍弱，无杂音；腹软，无压痛及反跳痛，肝脾肋下未及；在侧小腿外侧及右侧大腿内侧分别见 2 cm×3 cm、2 cm×4 cm 的淤斑；在右侧脚面见一蓖麻子大小的褐色昆虫；布氏征、克氏征均阴性。

实验室检查：

(1) 血常规检查：外周血白细胞计数减少，为 $1.0×10^9$/L，嗜中性粒细胞比例、淋巴细胞比例正常；血小板总数降低，为 $30×10^9$/L。

(2) 尿常规检查：蛋白尿（＋＋＋），血尿（＋）。

(3) 生化检查：乳酸脱氢酶、肌酸磷酸激酶、谷草转氨酶、谷丙转氨酶均升高。

(4) 病原学检查：血清新型布尼亚病毒核酸检测（＋）。

(5) 寄生虫镜下检查：证实从右侧脚面取下的蓖麻子大小的褐色昆虫为硬蜱。

分析：该患者最后被确诊为：①发热伴血小板减少综合征（新型布尼亚病毒感染）。②硬蜱叮咬。该患者入院后经过给予抗病毒、丙种球蛋白、营养支持等对症治疗于入院后第 7 天治愈出院。

发热伴血小板减少综合征是一种由新型布尼亚病毒引起的急性传染病，个别重症患者可因多脏器损害而救治无效死亡。目前，初步认定该类疾病主要通过蜱叮咬传播。蜱叮咬携带新型布尼亚病毒的野生动物、家畜或老鼠后，再叮咬人时病原体可随之进入人体而引起发病。根据蜱虫的生活习性，每年 4～8 月份是该病的高发季节，应当给予特别注意。

蜱（tick）属于蜱螨亚纲的寄螨目、蜱总科，比较重要的种类有全沟硬蜱、草原革蜱、亚东璃眼蜱和乳突钝缘蜱等。

（一）形 态

虫体呈椭圆形，未吸血时成虫体长为 2～10 mm；饱血后胀大如赤豆或蓖麻子大小，有时可长达 30 mm。表皮革质，背面或具壳质化盾板。虫体分颚体和躯体 2 部分。

1. 硬蜱

雄蜱背面的盾板几乎覆盖在整个背面；雌蜱的盾板仅占体背前部的一部分。第Ⅰ对足跗节的背缘近端部具有哈氏器，有嗅觉功能。硬蜱（图 33-5）具有气门 1 对，位于第Ⅳ对足基节的后外侧。

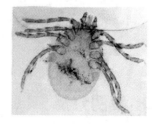

图 33-5 硬蜱

2. 软蜱

软蜱（图 33-6）颚体位于躯体腹面，从背面看不见。躯体背面无盾板，体表多呈颗粒状小疣，或具皱纹、盘状凹陷，两性特征不显著。

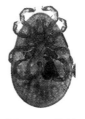

图 33-6　软蜱

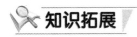

蜱虫俗称为狗鳖、草别子、牛虱、草蜱虫、狗豆子、牛鳖子、壁虱、扁虱、草爬子、狗爬子等。全世界已发现的蜱虫有 800 余种，记录的硬蜱科有 700 多种、软蜱科约 150 种、纳蜱科 1 种。我国已记录的硬蜱科约 100 种、软蜱科 10 种。蜱是许多种脊椎动物（包括狗、猫）体表的暂时性寄生虫，是一些人兽共患病的传播媒介和贮存宿主。2010 年夏天，河南省商城县有多人被蜱虫咬伤，不治身亡，引起村民恐慌。当地在 2009 年出现死亡病例，但 2010 年尤其多，且成为蜱虫"重灾区"。截至 2011 年 6 月，我国河南省、湖北省、山东省、安徽省、江苏省等报告蜱虫病病例 280 多人，死亡 10 多人。

（二）生活史与行为

1. 生活史

发育过程分为卵、幼虫、若虫和成虫 4 个时期。成虫吸血后交配，落地产卵。若虫在宿主身上吸血，落地后经 1～4 周蜕皮而成为成虫。硬蜱完成一代生活史需要 2 个月至 3 年不等。蜱在生活史中有更换宿主的现象。

2. 吸血

蜱的幼虫、若虫及雌、雄成虫都吸血。宿主包括陆生哺乳动物、鸟类、爬行动物和两栖动物，有些种类可侵袭人体。蜱的吸血量很大，各发育期饱血后可胀大几倍至几十倍，雌性硬蜱甚至可胀大 100 多倍。

3. 寻觅宿主

蜱的嗅觉敏锐，对动物的汗臭和 CO_2 很敏感。蜱的活动范围不大，一般为数十米。宿主的活动特别是候鸟的季节迁移，对蜱类的播散起着重要作用。蜱对宿主的寄生部位常有一定的选择性，一般在皮肤较薄、不易被搔动的部位。

（三）与疾病的关系

蜱叮咬、吸血时叮咬部位多无痛感，可造成局部充血、水肿，甚至引起继发性感染。某些硬蜱和软蜱在吸血过程中可由涎液分泌神经毒素，导致宿主运动性纤维传导阻滞，引起上行性肌肉麻痹，最终导致宿主呼吸衰竭而死亡，称为蜱瘫痪（tick paralysis）。

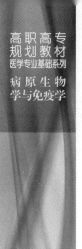

蜱传播的疾病主要有俄罗斯春夏脑炎(又称为森林脑炎)、克里米亚-刚果出血热(又称为新疆出血热)、北亚蜱媒斑疹伤寒、Q热、人埃立克体病、莱姆病、蜱媒回归热(又称为地方性回归热)、细菌性疾病、发热伴血小板减少综合征等。

(四)防治原则

清除滋生地、搞好个人防护,如进入有蜱地区要穿五紧服、长袜长靴和戴防护帽,外露部位要涂抹驱避剂,离开时应相互检查,勿将蜱带出疫区。

二、恙螨

恙螨(chigger mite)属于真螨目、恙螨科。恙螨的成虫和若虫营自生生活,幼虫寄生在家畜和其他动物体表,吸取宿主组织液,引起恙螨皮炎,传播恙虫病。我国已记录的恙螨有400多种及亚种,重要种类有地里纤恙螨和小盾纤恙螨等。

恙螨幼虫多呈椭圆形,饱食后体长为0.5 mm以上。

恙螨生活史分为卵、前幼虫、幼虫、若蛹、若虫、成蛹和成虫7个时期。完成一代需2~3个月,有的需1年。幼虫具有足3对,若虫与成虫具有足4对。恙螨幼虫的宿主范围很广泛,包括鼠类和人。大多数恙螨幼虫寄生在宿主体表,多在皮薄而湿润处,常寄生在人体的腰、腋窝、腹股沟、阴部等处。幼虫以宿主被分解的组织和淋巴液为食。除幼虫必须寄生外,恙螨生活史的其他时期都在地面浅表层生活。

由于恙螨幼虫的唾液能够溶解宿主皮下组织,因此,被叮刺处有痒感并出现红色丘疹,形成恙螨皮炎(trombiculosis),有时可继发细菌感染。恙螨可传播恙虫病东方体而引起恙虫病(tsutsugamushi disease),患者表现为持续高热、皮疹、局部或全身淋巴结肿大。此外,恙螨还可引起肾综合征出血热(hemorrhagic fever with renal syndrome)。

预防工作主要是维护环境卫生、清除杂草、堵塞鼠洞、灭鼠;药物杀螨;做好个人防护。

三、革螨

革螨(gamasid mite)属于寄螨目、革螨总科,其中有重要的医学意义的有柏氏禽刺螨、鸡皮刺螨、格氏血厉螨和毒厉螨等。

革螨成虫呈卵圆形,为黄色或褐色,膜质,具骨化的骨板。革螨长0.2~0.5 mm。虫体分颚体和躯体2部分。躯体背面具有背板,背板上的刚毛数目和排列的毛序因种而异。雌螨腹面有几块骨板,雄螨腹面的骨板常愈合为一块全腹板。

革螨的生活史分为卵、幼虫、第一若虫、第二若虫和成虫5个时期。卵呈椭圆形,一般在产出后1~2天孵出幼虫。一般情况下,1~2周内完成生活史。大多数革螨营自生生活。多数营寄生生活的革螨寄生在宿主的体表，以刺吸宿主的血液和组织液为食。

大多数革螨是整年活动，一般在9月以后密度逐渐增加，10～11月可出现高峰，入冬后渐降，春夏季最少。革螨可引起革螨皮炎、肾综合征出血热等疾病。

防治革螨的措施是平时要灭鼠、清理动物巢穴、药物灭螨及注意个人防护。

四、疥螨

疥螨(itch mite)属于真螨目、疥螨科，是一种永久性寄生螨类。疥螨寄生于人和其他哺乳动物的皮肤表皮层内，引起一种有剧烈瘙痒的顽固性皮肤病，称为疥疮(scabies)。寄生于人体的疥螨称为人疥螨。

疥螨成虫虫体近圆形或椭圆形，背面隆起。雌螨大小为$(0.3～0.5)$ mm$\times$$(0.25～0.4)$ mm；雄螨略小。雌、雄螨前2对足的末端均具有长柄的爪垫，称为吸垫，为感觉灵敏部分；雌、雄螨的后2对足的末端不同，雌虫的后2对足的末端有1根长刚毛，而雄虫的第3对足末端有1根长刚毛，第4对足末端具有吸垫。

疥螨的生活史分为卵、幼虫、前若虫、后若虫和成虫5个时期。疥螨常寄生于人体皮肤较柔软、嫩薄处，常见于指间、腕屈侧、肘窝、腋窝前后、腹股沟、外生殖器、乳房下等处；儿童皮肤嫩薄，全身均可被侵犯。疥螨寄生在宿主表皮角质层的深处，以角质组织和淋巴液为食，并挖掘皮肤组织，逐渐形成一条与皮肤平行的蜿蜒隧道；雌螨每天能挖0.5～5 mm。疥螨交配多在人体皮肤表面进行。雌后若虫在交配后20～30 min内钻入宿主皮内，蜕皮为雌虫，2～3天后即在隧道内产卵。

疥螨寄生部位的皮损为小丘疹、小疱及隧道，多为对称分布。疥疮丘疹呈淡红色，针头大小，可稀疏分布，中间皮肤正常；也可密集成群，但不融合。虫体常隐藏在隧道的盲端，呈针尖大小的灰白小点。剧烈瘙痒是疥疮最突出的症状，白天搔痒较轻，夜晚加剧，睡后更甚。因剧痒而搔抓可引起继发性细菌感染。

根据接触史及临床症状可作出初步诊断，但检出疥螨即可确诊。用消毒针尖挑破隧道的尽端，取出疥螨后镜检；或用消毒的矿物油滴于皮肤患处，再用刀片轻刮局部并将刮取物镜检，是常用的检查疥螨的方法。

疥螨的感染方式主要是直接接触。宿主夜间睡眠时，疥螨活动十分活跃，常在宿主皮肤表面爬行和交配，增加传播机会。患者的被服、手套、鞋袜等可起间接传播作用。公共浴室的更衣间是重要的传播场所。

预防工作主要是加强卫生宣教、注意个人卫生，避免与患者接触及使用患者的衣被。发现并及时治疗患者，对患者的衣服应采取煮沸消毒或药物消毒处理。治疗疥疮的常用药物有10%硫黄软膏、10%苯甲酸苄酯乳剂、10%优力肤霜及伊维菌素等。患者在用药前应先清洗患部，在患部及周边涂抹药物，每晚1次。用

药后1周无新皮损出现即为痊愈。

五、蠕形螨

蠕形螨(vermiform)俗称毛囊虫(follicle mite),是一类永久性寄生螨,寄生于人和其他哺乳动物的毛囊和皮脂腺内。寄生于人体的蠕形螨仅2种,即毛囊蠕形螨(*Demodex folliculorum*)和皮脂蠕形螨(*D. brevis*)。

寄生于人体的2种蠕形螨的形态基本相似,虫体细长呈蠕虫状,半透明。成虫体长0.1~0.4 mm,雌虫略大于雄虫。全身分颚体、足体和末体3部分。雄螨的阳茎位于足体背面的第2对足之间,雌螨的生殖孔在腹面第4对足之间。毛囊蠕形螨较长,末体占躯体长度的2/3~3/4,末端较钝圆;皮脂蠕形螨略短,末体约占躯体长度的1/2,末端略尖,呈锥状。

寄生于人体的2种蠕形螨的生活史相似,分为卵、幼虫、前若虫、若虫和成虫5个时期。毛囊蠕形螨成虫寄生于毛囊内,皮脂蠕形螨寄生于皮脂腺内。蠕形螨完成一代生活史约需半个月。蠕形螨的生活史各期均不需光,但对温度较敏感,发育最适宜的温度为37 ℃,对外界不良环境因素有一定的抵抗力。

蠕形螨主要寄生于人体的额、鼻、鼻沟、头皮、颏部、颧部和外耳道,也可寄生于颈、肩背、胸部、乳头、大阴唇、阴茎和肛门等处,以宿主细胞和皮脂腺分泌物、皮脂、角质蛋白和细胞代谢物为营养来源。

寄生于人体的蠕形螨可吞食毛囊上皮细胞,引起毛囊扩张。蠕形螨多时可引起真皮层的毛细血管增生和扩张。寄生在皮脂腺的蠕形螨还可引起皮脂腺分泌阻塞。此外,虫体的代谢产物可引起变态反应,临床上表现为鼻尖、鼻翼两侧、颊、须眉间等处血管扩张,患处轻度潮红、充血,继发红斑湿疹或散在针尖大小至粟粒大小的红色痤疮状丘疹、脓疱、结痂及脱屑,同时皮肤有痒感及烧灼感。另外,酒渣鼻、毛囊炎、痤疮、脂溢性皮炎和睑缘炎等皮肤病患者的蠕形螨感染率及感染度均显著高于健康人及一般皮肤病患者,这说明以上列举的皮肤病可能与蠕形螨感染有关。但在绝大多数情况下,蠕形螨感染者均为无症状的带虫者。

常用于检查蠕形螨的方法有2种,即挤压涂片法和透明胶纸粘贴法。

寄生于人体的蠕形螨可通过直接或间接接触而传播。口服甲硝唑及维生素B2,兼外用2%甲硝唑霜、10%硫黄软膏、苯甲酸苄酯乳剂或二氯苯醚菊酯霜剂等可有一定的疗效。

小　结

　　节肢动物对人体的危害可分为直接危害和间接危害两大类。直接危害包括骚扰、吸血、螫刺、毒害、过敏反应、寄生等；间接危害包括机械性传播和生物性传播，其中生物性传播又分为发育式、繁殖式、发育繁殖式、经卵传递式。

　　昆虫纲虫体分头、胸、腹3部分。头部有触角和口器；胸部有足3对。昆虫纲节肢动物包括蚊、白蛉、蝇、蚤、虱、蜚蠊等。有的经历完全变态，如蚊、蝇、白蛉及蚤等；有的经历不完全变态，如虱、蜚蠊等。昆虫纲节肢动物能传播疟疾、丝虫病、登革热、黑热病、乙型脑炎、鼠疫、细菌性痢疾、蝇蛆病、绦虫病等。

　　蛛形纲节肢动物的生活史可分为卵、幼虫、若虫和成虫4期。虫体分头胸和腹2部分，或者头、胸、腹愈合成一个整体。幼虫有足3对，但若虫、成虫有足4对，无触角。蛛形纲节肢动物包括蜱、革螨、恙螨、蠕形螨、疥螨等。有些蜱螨通过传播或贮藏病原体导致虫媒病，有些蜱螨通过叮咬、分泌毒液、寄生、过敏反应引起疾病。

　　医学节肢动物的防治包括环境治理、物理防治、化学防治、生物防治、遗传防治及法规防治6个方面。发热伴血小板减少综合征是一种由新型布尼亚病毒引起的急性传染病，个别重症患者可因多脏器损害而救治无效死亡。目前，初步认定该类疾病主要通过蜱叮咬传播。蜱叮咬携带新型布尼亚病毒的野生动物、家畜或老鼠后，再叮咬人时病原体可随之进入人体而引起发病。根据蜱的生活习性，每年4～8月份是该病的高发季节，应当给予特别注意。

思考题

1. 节肢动物的主要特征有哪些？
2. 试阐述医学节肢动物对人体的危害。
3. 蚊和蝇分别传播哪些疾病？
4. 如何防治蛛形纲虫种传播疾病？

（储德勇　刘　淼）

第三篇 医学免疫学基础

第三十四章 抗 原

学习目标

1. 掌握：抗原的概念和特性；抗原表位；抗原的种类。
2. 熟悉：影响抗原免疫原性的因素。
3. 了解：超抗原和免疫佐剂。
4. 其他：学会应用抗原的理论知识识别抗原的种类，解释相关的临床表现。

第一节 抗原的概念和特异性

一、抗原的概念

抗原(antigen,Ag)是一类能刺激机体免疫系统产生特异性免疫应答,并能与相应的免疫应答产物发生特异性结合的物质。抗原具有两种基本特性:①免疫原性(immunogenicity),指抗原刺激机体特定的免疫细胞(B 细胞和 T 细胞)活化、增殖、分化,产生效应物质（抗体或效应淋巴细胞）的特性。②抗原性(antigenicity),也称为免疫反应性(immunoreactivity),是指抗原与其诱导产生的相应抗体或效应淋巴细胞发生特异性结合,产生免疫反应的特性。

二、抗原的特异性

(一)抗原表位

抗原的特异性是指抗原刺激机体产生特异性的抗体或效应淋巴细胞,并能与之发生特异性结合的特性。抗原的特异性表现在两个方面:①免疫原性的特异性,即抗原只能刺激免疫系统产生针对该抗原的抗体或效应淋巴细胞。②抗原性的特异性,即抗原只能与相应的抗体或效应淋巴细胞结合。免疫原性和抗原性的特异性是统一的、相互一致的,是免疫学诊断与防治的理论依据。免疫应答的特异性由抗原的特异性决定,而抗原的特异性则由抗原表位(epitope)决定。

抗原表位又称为抗原决定基(antigenic determinant),是指抗原分子中决定抗原特异性的特殊化学基团,是抗原与淋巴细胞抗原受体(TCR 或 BCR)或抗体发生特异性结合的最小结构和功能单位。抗原表位通常由 5~15 个氨基酸残基、多糖残基或核苷酸组成。抗原表位与相应淋巴细胞表面的抗原受体(TCR 或 BCR)结合,诱导机体产生免疫应答;抗原表位与相应抗体特异性结合发生免疫反应。因此,抗原表位是免疫应答和免疫反应特异性的物质基础,其性质、数目和空间构象决定抗原的特异性,见表 34-1。

表 34-1 不同化学基团对抗原特异性的影响

抗血清	NH_2	NH_2 ... $COOH$	NH_2 ... SO_3H	NH_2 ... AsO_3H_2
抗苯胺血清	+	-	-	-
抗对氨基苯甲酸血清	-	+	-	-
抗对氨基苯磺酸血清	-	-	+	-
抗对氨基苯胂酸血清	-	-	-	+

抗原分子表面的决定基易被相应的淋巴细胞识别,从而启动免疫应答,故称为功能性抗原决定基。包绕在抗原分子内部的决定基,一般不能引起免疫应答反应,称为隐蔽性抗原决定基。但在某些理化因素的影响下,隐蔽性抗原决定基可能暴露,抗原结构发生改变,从而具有新的抗原特异性。例如某些疫苗,由于受理化因素影响,隐蔽性抗原决定基暴露,导致疫苗变性失效。

抗原分子表面能和相应抗体结合的功能性抗原决定基的数目称为抗原结合价。大多数天然抗原的分子结构复杂,由多种、多个抗原决定基组成,属于多价抗原,可以和多个抗体分子结合。

抗原表位的分类方法不一,如根据抗原表位的结构特点,可分为顺序表位和构象表位;根据结合受体细胞的不同,可分为 T 细胞表位和 B 细胞表位。顺序表位由连续线性排列的氨基酸构成,又称为线性表位;构象表位又称非线性表位,由不连续排列、在空间上彼此接近但形成一定构象的若干氨基酸构成。T 细胞表位由 TCR 识别,必须经降解加工处理后才能被 T 细胞识别;B 细胞表位由 BCR 或抗体直接识别。T 细胞表位与 B 细胞表位的特性比较见表 34-2。

表 34-2　T 细胞表位与 B 细胞表位的特性比较

	T 细胞表位	B 细胞表位
识别受体	TCR	BCR
MHC 分子	需要	不需要
表位性质	蛋白多肽	蛋白多肽、多糖、核酸、脂多糖等
表位大小	8～10 个氨基酸（MHC Ⅰ 类分子提呈） 13～17 个氨基酸（MHC Ⅱ 类分子提呈）	5～15 氨基酸、5～7 个单糖或核苷酸
表位类型	线性表位	构象表位或线性表位
表位位置	抗原分子任意部位	多在抗原分子表面

(二) 共同抗原与交叉反应

不同的抗原物质因具有不同的表位,表现出各自的特异性。两种不同的抗原物质之间可存在某些相同或相似的抗原表位,称为共同抗原。抗体与具有相同或相似表位的抗原之间的反应称为交叉反应。共同抗原的存在和交叉反应的发生并非否定抗原的特异性,而是反映了抗原的异质性。共同抗原在自然界,尤其在微生物中很常见。共同抗原和交叉反应可用来解释某些免疫病理现象,也可用来诊断某些传染病。

第二节　影响抗原免疫原性的因素

免疫原性是抗原最重要的特性,一种抗原能否诱导机体产生免疫应答取决于三方面的因素:①抗原的性质。②宿主的反应性。③免疫方式。其中前两者是构成抗原免疫原性的基础,后者是条件。

一、抗原的性质

抗原的性质决定抗原的免疫原性,是构成抗原免疫原性的主要条件,也是决定抗原特异性的重要基础。抗原的性质有以下几种。

(一) 异物性

抗原的异物性是指一种物质被机体的免疫系统识别为非己异物的特性。凡是化学结构与机体成分不同的外来物质均属于异物。除外源性异物外,一些结构发生改变的自身物质(如病毒感染的细胞、肿瘤细胞等)以及胚胎期与免疫系统隔绝的自身物质(如精子、眼晶状体蛋白等),也属于异物。抗原与宿主亲缘关系的远近对抗原免疫原性的强弱影响较大。从生物学角度看,抗原与宿主的亲缘关系越远,分子结构差异越大,抗原的免疫原性越强,越易诱导机体产生免疫应答。如微生物、异种动物血清对人是异物,为强抗原;鸡卵蛋白对鸭是弱抗原,而对哺乳动物则是强抗原;灵长类动物组织成分对人是弱抗原,但对啮齿类动物却为强抗原。即使是同一种属,不同个体间存在的抗原仍具有异物性,如同种异体器官移植。

(二)分子量的大小

抗原分子量的大小与抗原的免疫原性密切相关。一般抗原分子量大于 10 kDa 具有免疫原性,分子量越大,免疫原性就越强。其原因是:①分子量越大,抗原表位的种类和数量越多,越有利于刺激机体产生免疫应答。②结构相对稳定,不易降解,能持久地刺激淋巴细胞,诱导免疫应答的发生。分子量为 4.0~10 kDa 的物质也可具有免疫原性,如胰岛素(5734 Da);分子量小于 4.0 kDa 的物质一般无免疫原性,但也有例外,如胰高血糖素(3485 Da);分子量为 0.5~1 kDa 的物质,如血管紧张肽Ⅱ(分子量约为 1.0 kDa)仍有一定的免疫原性。由此可见,免疫原性的强弱不仅与抗原的分子量有关,还与抗原的化学结构有关。

(三)化学组成的复杂性

抗原分子的化学组成越复杂,构建的抗原表位越多,免疫原性也越强。例如,明胶由直链氨基酸组成,但缺乏芳香族氨基酸,虽然其分子量达到 100 kDa,但其免疫原性很弱。如在明胶分子中加入少量(2%)酪氨酸,其免疫原性明显增强。由单一氨基酸合成的线性聚合物,即使相对分子量足够大,仍无免疫原性;由多种氨基酸组成的聚合物有免疫原性,随着氨基酸种类增加,免疫原性也会随之增强。例如,胰岛素分子虽然分子量不大,但因含有酪氨酸等芳香族氨基酸,其免疫原性增强。多数蛋白质分子结构复杂,大约由 20 种氨基酸组成,免疫原性较强;多糖、脂类等分子的化学组成相对简单,免疫原性则较弱,但与蛋白质结合后免疫原性会明显增强;核酸分子一般无免疫原性,与蛋白质结合后具有免疫原性。

(四)抗原表位的可识别性

抗原表位是抗原分子中刺激机体产生免疫应答的化学基团,只有与淋巴细胞抗原受体结合,才能使抗原分子具有较强的免疫原性。抗原分子的表面构象只需发生细微改变,就可以改变抗原的免疫原性。如果这些化学基团在抗原分子的内部,则不易与淋巴细胞的抗原受体接近,不具有免疫原性。例如,人工合成的多聚赖氨酸-多聚丙氨酸复合物虽然分子量大,但缺乏免疫原性,当酪氨酸、谷氨酸残基连接于多聚丙氨酸外侧时才有较强的免疫原性。天然抗原(如溶菌酶)只有在与 B 细胞抗原受体和抗体结合的表位暴露在分子表面时,才具有免疫原性。

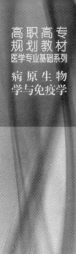

(五)物理性状

抗原免疫原性的强弱与抗原的物理性状有关。例如,聚合状态的蛋白质比其单体的免疫原性强;颗粒性的抗原比可溶性抗原的免疫原性强。一些免疫原性较低的抗原物质,如果吸附在大的颗粒表面,可增强其免疫原性。

二、宿主的反应性

(一)宿主的遗传因素

宿主对抗原的反应性受遗传因素影响。例如,不同品系的小鼠对同一种抗原的反应可能完全不同。父母双方是特应性体质,其子女发生超敏反应的概率比非特应性体质父母所生子女要高。在诸多遗传因素中,主要组织相容性复合体(major histocompatibility complex,MHC)是控制个体是否发生免疫应答以及应答强弱的最主要因素。

(二)宿主的免疫状态

宿主对抗原的反应性也与宿主的免疫状态密切相关。例如,个体是否有免疫缺陷或使用免疫抑制剂,是否曾经接触该抗原,均影响个体对抗原的反应性。

此外,宿主的年龄、性别、健康状况以及心理状态等因素都可影响宿主对抗原反应性的强弱。

三、免疫方式

抗原的性质和宿主的反应性是构成其免疫原性的基础,共同刺激机体产生免疫应答,两者缺一不可。免疫方式也是影响抗原免疫原性的重要因素。

抗原进入机体的途径、剂量、次数、间隔时间以及是否使用佐剂等均影响机体免疫应答的强度和效果。免疫剂量过高或过低都可产生免疫耐受,静脉小剂量反复注射也可诱发免疫耐受。经皮内注射产生的免疫应答最强,皮下注射次之,腹腔和静脉注射免疫应答较弱,口服易诱发免疫耐受。所以,为获得理想的免疫效果,疫苗接种对免疫途径、接种剂量、免疫次数、间隔时间等均有要求。

第三节 抗原的种类

抗原的种类很多,可采用不同的方法进行分类。

一、根据抗原的性质分类

(一)完全抗原

既具有免疫原性又具有抗原性的抗原称为完全抗原。完全抗原进入机体能诱导机体产生抗体或效应 T 细胞,并能与相应的抗体或效应 T 细胞结合诱导免疫应答。例如,大多数蛋白质、细菌、病毒、异种血清和各种疫苗等均是完全抗原。

(二)不完全抗原

不完全抗原又称半抗原(hapten),只具有抗原性而无免疫原性,即只能与抗体特异性结合,不能单独诱导机体产生抗体,如多糖、类脂、核酸、某些药物等。半抗原的分子量较小,无免疫原性,但与大分子蛋白质载体(如卵白蛋白、牛血清白蛋白等)结合后可成为完全抗原,具有免疫原性。

二、根据抗原与宿主的亲缘关系分类

(一)异种抗原

异种抗原(xenogenic antigen)指来源于不同物种的抗原。通常情况下,异种抗原的免疫原性较强,容易引起较强的免疫应答。与医学有关的异种抗原主要有以下几类。

1. 病原生物

病原生物如寄生虫、细菌、病毒和其他微生物等都是异种抗原,在感染宿主的同时可诱导机体发生免疫应答。病原生物的结构虽然简单,但其化学组成复杂,都是由多种抗原组成的复合体。以细菌为例,它们的结构如菌体、鞭毛、菌毛、荚膜等均具有免疫原性,不同种属的细菌结构虽然相似,但抗原成分不同。

2. 细菌的外毒素和类毒素

细菌外毒素是某些细菌在生长繁殖过程中分泌到菌体外的蛋白质,不仅毒性强,而且免疫原性也很强。外毒素经甲醛(0.3%~0.4%)处理后可失去毒性,保留免疫原性,称为类毒素(toxoid)。细菌产生的外毒素或免疫接种类毒素都可刺激宿主产生较强的免疫力。

3. 抗毒素

抗毒素是用类毒素免疫动物(如马)后,采取含有大量相应抗体的动物血清制备而成的免疫血清或抗体。这种抗毒素具有免疫二重性:既是抗体,可中和相应外毒素,具有防治疾病作用;又是抗原(动物血清),具有免疫原性,可刺激宿主发生超敏反应。

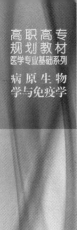

(二)同种异型抗原

存在于同一种属不同个体的细胞或组织间的特异性抗原,称为同种异型抗原(allogenic antigen)。这种抗原受遗传支配,可在遗传背景不同的个体间引起免疫应答。

1. 血型抗原

根据人类红细胞表面抗原物质的不同,可将人类血型分为不同型别。如根据红细胞表面是否表达 A 抗原或 B 抗原,可将血型分为 A 型、B 型、AB 型和 O 型;根据人类红细胞表面是否存在 Rh(D)抗原,可将血型分为 Rh 阳性和 Rh 阴性两种。异型输血可引起输血反应,因此,输血前需进行交叉配血试验。

2. 主要组织相容性抗原

主要组织相容性抗原是器官移植时决定受体与供体组织是否相容,诱发排斥反应的主要抗原。人类主要组织相容性抗原又称为人类白细胞抗原(human leukocyte antigen,HLA)。HLA 不同可引起同种异体器官移植的排斥反应。

(三)自身抗原

能引起免疫应答的自身组织成分称为自身抗原(autoantigen)。正常情况下,自身组织对机体无免疫原性。若机体受感染、电离辐射、外伤或药物等各种因素的影响,使自身组织的结构发生改变,则自身组织便会对机体产生免疫原性。此外,胚胎期免疫系统未接触的正常自身组织,出生后若因感染或外伤而与机体免疫活性细胞接触,也会被视为非己性异物,从而具有免疫原性。例如,眼的晶体蛋白、甲状腺球蛋白、精子等一旦释放入血,会被免疫系统视为"非己"物质。这种现象又可称为隐蔽抗原的释放。

(四)异嗜性抗原

异嗜性抗原(heterophile antigen)是指一类与种属特异性无关,存在于人、动植物和微生物之间的共同抗原。有些微生物与人体的某些组织有共同抗原,感染后可引起自身免疫性疾病。例如,A 族溶血性链球菌表面与肾小球基底膜及心肌组织存在共同抗原,故在链球菌感染后刺激机体产生的抗体,可与有共同抗原的心肌、肾组织发生交叉反应,引起心肌炎或肾小球肾炎。临床上可利用异嗜性抗原交叉反应辅助诊断某些疾病。例如,变形杆菌中某些 OX 菌株的菌体与立克次体存在共同抗原,可作为诊断抗原,辅助诊断立克次体病。

三、根据免疫应答机制分类

(一)胸腺依赖性抗原

绝大多数抗原需要 T 细胞(Th)辅助才能刺激 B 细胞转化为浆细胞,从而产生抗体,故称为胸腺依赖性抗原(thymus dependent antigen,TD-Ag)。TD 抗原大多由蛋白质组成,分子量大,结构复杂。TD 抗原既有 B 细胞表位,又有 T 细胞表位,可刺激淋巴细胞产生记忆性 T 细胞和记忆性 B 细胞,引发再次免疫应答现象。

(二)胸腺非依赖性抗原

胸腺非依赖性抗原(thymus independent antigen,TI-Ag)不需 Th 细胞辅助,直接激活 B 细胞分化成浆细胞而产生抗体。这类抗原多为大分子聚合物,降解缓慢,能与 B 细胞表面的多个抗原受体结合,直接激活 B 细胞,产生 IgM 类抗体,不需 Th 辅助,不产生免疫记忆。细菌脂多糖、荚膜多糖、鞭毛蛋白等均是 TI-Ag。TD-Ag 与 TI-Ag 的特性比较见表 34-3。

表 34-3 TD-Ag 与 TI-Ag 的特性比较

特性	TD-Ag	TI-Ag
化学性质	蛋白质及其化合物	多糖
化学结构	复杂,含 T 和 B 细胞表位	简单,含重复 B 细胞表位
T 细胞辅助	需要	不需要
MHC 限制	有	无
产生抗体类型	IgM、IgG、IgA 等	IgM
免疫应答类型	体液免疫和细胞免疫	体液免疫
免疫记忆	有	无

除此之外,抗原还有一些其他的分类方法。例如,根据抗原的来源,可分为外源性抗原和内源性抗原。外源性抗原指抗原提呈细胞(antigen-presenting cell,APC)摄取的细胞外的抗原,如吞噬的细胞或细菌等;内源性抗原指抗原提呈细胞内新合成的抗原,如病毒感染细胞新合成的病毒蛋白、肿瘤细胞内新合成的肿瘤抗原等。根据抗原的物理性状,可分为颗粒性抗原和可溶性抗原;颗粒性抗原包括细菌、支原体、立克次体、衣原体、病毒及红细胞等;可溶性抗原包括蛋白质、多糖、脂多糖、结合蛋白(糖蛋白、脂蛋白、核蛋白等)等。根据抗原的化学性质,可分为蛋白质抗原、多糖抗原及核酸抗原等。根据抗原的产生方式,可分为天然抗原、人工抗原和合成抗原。根据抗原引起的免疫应答的性质和特点,又可分为移植抗原、肿瘤抗原、变应原(allergen)、耐受原(tolerogen)等。

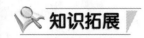

肿瘤相关抗原

肿瘤相关抗原(tumor associated antigen,TAA)是指肿瘤细胞或正常细胞组织均可表达的抗原。此抗原并非肿瘤细胞所特有,正常细胞可微量合成,但在细胞癌变时高度表达,因此,称为肿瘤相关抗原,包括胚胎性蛋白、糖蛋白抗原、鳞状细胞抗原等,常用于临床肿瘤的诊断。

常见的肿瘤相关抗原有:①CA125,常见于上皮性卵巢肿瘤患者的血清中。②甲胎蛋白(alpha-fetoprotein,AFP),可协助诊断原发性肝癌。③癌胚抗原(carcinoembryonic antigen,CEA),有助于原发性结肠癌患者的早期诊断。

第四节 超抗原和佐剂

一、超抗原

超抗原(superantigen,SAg)是一类由细菌外毒素和逆转录病毒蛋白构成的一类特殊的抗原性物质,一般为多肽抗原。普通抗原至少需要 mg/mL 浓度,才能激活 0.001%~0.01%的淋巴细胞;通常只需要极低浓度(1~10 ng/mL)SAg 就可激活 2%~20%的淋巴细胞,从而诱导强烈的免疫应答。

SAg 可分为两类:①外源性超抗原,如金黄色葡萄球菌肠毒素和中毒性休克综合征毒素 1、A 族链球菌 M 蛋白、致热性外毒素 A~C 和支原体丝裂原等。②内源性超抗原,如小鼠乳腺瘤逆转录病毒与某些 TCR β 链的 V 区结合,刺激 T 细胞增殖。超抗原与普通抗原不同,它不需抗原提呈细胞加工处理,不受 MHC 限制,直接与 MHC-Ⅱ类分子的 TCR 结合,激活 T 细胞,又可使 T 细胞产生免疫耐受或受抑制。超抗原-MHC-Ⅱ类分子复合物与 TCR 结合后,导致 T 细胞活化增殖,同时也使 B 细胞、单核细胞等活化表。超抗原与普通抗原的比较见 34-4。

表 34-4 超抗原与普通抗原的比较

特性	普通抗原	超抗原
化学性质	蛋白质、多糖	细菌外毒素、逆转录病毒蛋白
应答特点	由 APC 处理提呈后被 T 细胞识别	直接刺激 T 细胞活化
反应细胞	T 细胞、B 细胞	$CD4^+$ T 细胞
T 细胞反应频率	$10^{-6} \sim 10^{-4}$	5%~20%(1%~40%)
与 MHC-Ⅱ类分子结合部位	多态区肽结合槽	α1 区非多态区外侧
与 TCR 结合部位	α 链的 V、J 区和 β 链的 V、D、J 区	β 链的 V 区
MHC 限制性	+	−

超抗原除参与病原感染的毒性作用和炎症反应外,还与自身免疫病、AIDS、肿瘤等疾病的病理过程密切相关。

二、佐剂

佐剂(adjuvant)是指与抗原一起或先于抗原注入机体,可增强机体对该抗原的免疫应答能力或改变免疫应答类型的辅助物质。应用佐剂的目的是为了增强抗原的免疫原性,提高体液免疫应答和细胞免疫应答水平。

(一)佐剂的种类

1. 生物性佐剂

生物性佐剂包括卡介苗、枯草分枝杆菌、短小棒状杆菌、百日咳杆菌、内毒素(脂多糖)和细胞因子等。

2. 无机化合物佐剂

无机化合物佐剂包括氢氧化铝、磷酸铝、磷酸钙、液状石蜡、羊毛脂、表面活性剂、草酸钙等。

3. 人工合成佐剂

人工合成佐剂包括多聚核苷酸、免疫刺激复合物(immune stimulating complexes, ISCOMs)和CpG脱氧寡核苷酸等。

(二)佐剂的作用机制

佐剂的作用机制目前尚未完全明了,不同佐剂作用的机制也不尽相同,大致可归纳为以下几种:①改变抗原物理性状,使抗原在体内滞留或缓慢释放,延长抗原与免疫细胞作用的时间,从而增强抗原免疫原性。②诱导炎症反应,刺激单核细胞、巨噬细胞活化,增强其吞噬、加工处理并呈递抗原的能力。③刺激淋巴细胞增殖分化,从而增强和扩大免疫应答能力。

知识链接

弗氏佐剂

弗氏佐剂(Freund's adjuvant, FA)可分为弗氏不完全佐剂(Freund's incomplete adjuvant, FIA)和弗氏完全佐剂(Freund's complete adjuvant, FCA)。将抗原水溶液与油剂(液状石蜡或植物油)等量混合,再加乳化剂(羊毛脂或吐温-80)制成油包水抗原乳剂,即弗氏不完全佐剂。在弗氏不完全佐剂中加入分枝杆菌(如灭活的卡介苗)即弗氏完全佐剂,其中的分枝杆菌具有很强的免疫刺激作用,能够诱导机体产生高滴度的抗体,增强对抗原的免疫反应。

小 结

抗原是一类能刺激机体免疫系统产生特异性免疫应答,并能与相应的免疫应答产物发生特异性结合的物质。抗原具有两种特性:免疫原性和抗原性。抗原特异性是由抗原表位决定的。影响抗原免疫原性的因素主要有:①抗原的性质。②宿主的反应性。③免疫方式。抗原的分类方法很多,可根据抗原的性质分完全抗原和半抗原;还可根据抗原与宿主的亲缘关系以及免疫应答机制进行分类。免疫佐剂是和抗原一起或先于抗原注入机体,可增强机体对该抗原的免疫应答反应或改变免疫应答类型的辅助物质,用于免疫预防、临床诊断、治疗以及生命科学研究。

思考题

1. 简述抗原的概念及特性。
2. 抗原的分类方法有哪些?
3. 影响抗原免疫原性的主要因素有哪些?
4. 简述抗原表位的概念和分类。
5. 什么是超抗原和佐剂?

(刘 萍)

第三十五章 抗 体

> **学习目标**
> 1. 掌握：抗体、免疫球蛋白的概念及区别；抗体的基本结构和生物学功能。
> 2. 熟悉：五类抗体的特征及功能。
> 3. 了解：抗体的水解片段及其功能；人工制备抗体。
> 4. 其他：学会通过抗体的结构和功能解释机体抗感染的机制。

1890年，Von Behring 和 Kitasato 发现，用白喉或破伤风毒素免疫动物后，其血清中产生一种能中和该毒素的物质，称为抗毒素(antitoxin)，即抗体。1896年，Gruber 和 Durham 发现了能和细菌发生凝集的特异性抗体，称为凝集素。1897年，Kraus 发现了可与相应抗原发生沉淀反应的抗体，称为沉淀素。综上所述，细菌、细菌分泌的毒素以及其他多种蛋白质均可诱导机体产生相应的具有中和作用的抗体。

第一节 抗体的概念和结构

一、抗体的概念

抗体(antibody,Ab)是由 B 细胞识别抗原后活化、增殖分化形成的浆细胞合成并分泌，能与相应抗原发生特异性结合的免疫球蛋白。抗体是机体免疫应答的产物，主要存在于血清及其他体液和外分泌液中，可介导体液免疫。1937年，Tiselius 和 Kabat 对免疫后的抗血清进行电泳，发现抗体主要存在于丙种(γ)球蛋白区，因此，抗体也被称为γ球蛋白。后来的研究表明，具有抗体活性的球蛋白并不仅限于γ区；同样，γ区的球蛋白也并非都有抗体活性。

1968年，世界卫生组织提议将具有抗体活性或化学结构与抗体相似的球蛋白统称为免疫球蛋白(immunoglobulin,Ig)。免疫球蛋白可分为分泌型免疫球蛋白和膜型免疫球蛋白，前者主要存在于血液及组织液中，具有抗体的特性；后者为 B 细胞表面的抗原受体。免疫球蛋白是化学结构上的概念，包括抗体和虽无抗体活性、但结构上与抗体相似的球蛋白。抗体是生物学功能上的概念,所有的抗体都是免疫球蛋白,但免疫球蛋白并非都是抗体。

二、抗体的基本结构

抗体的基本结构为 4 条多肽链,包括 2 条相同的重链和 2 条相同的轻链,链间通过二硫键相连,形成一个对称的"Y"形的单体分子结构(图 35-1)。

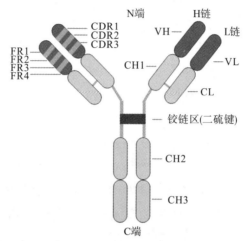

图 35-1 抗体(IgG)基本结构示意图

(一)重链和轻链

重链(heavy chain,H 链)由 450～550 个氨基酸残基组成,分子量为 50～75 kDa。不同的抗体分子中重链的氨基酸组成和排列顺序不同。根据重链恒定区抗原性的差异,可将重链分为 5 种,即 γ 链、μ 链、α 链、δ 链和 ε 链,分别与相应的轻链组成 IgG、IgM、IgA、IgD 和 IgE 五类不同的抗体。轻链(light chain,L 链)由约 214 个氨基酸残基组成,分子量约为 25 kDa。根据轻链恒定区抗原性的差异,可将其分为 κ 和 λ 两型。各类抗体的轻链均含有 κ 型和 λ 型,但一个抗体分子上两条轻链的型别总是相同的。正常人血清抗体中,κ 和 λ 两型抗体的比例约为 2∶1。

(二)可变区、恒定区和铰链区

1. 可变区

可变区(variable region,V 区)位于轻链近 N 端的 1/2 和重链近 N 端的 1/4(γ、α、δ)或 1/5(μ、ε)区域。这部分区域的氨基酸组成与排列顺序变化较大,故称为可变区。轻链和重链的 V 区分别用 VL 和 VH 表示。在 VL 和 VH 内,各有 3 个区域的氨基酸组成与排列顺序高度可变,称为高变区(hypervariable region,HVR)。HVR 是直接与抗原结合的部位,其空间结构与抗原表位互补,故又称为互补性决定区(complementary determining region,CDR)。VL 和 VH 各有 3 个

CDR,分别为CDR1、CDR2和CDR3(图35-1)。V区中高变区以外的区域氨基酸组成和排列顺序相对稳定,称为骨架区(framework region,FR),对维持CDR的空间构型起着重要的作用。

2. 恒定区

恒定区(constant region,C区)位于轻链近C端的1/2和重链近C端的3/4(γ、α、δ)或4/5(μ、ε)区域。这部分区域的氨基酸组成与排列顺序相对稳定,故称为恒定区。轻链和重链的C区可表示为CL和CH。

3. 铰链区

铰链区位于重链的CH1和CH2之间,约含30个氨基酸残基。此区含有大量的脯氨酸,富有弹性和伸展性,不仅有利于抗体分子与不同距离的抗原表位结合,而且易使抗体上的补体结合位点暴露,从而启动补体的活化。此外,由于铰链区富含脯氨酸,对蛋白水解酶敏感,因此,易被木瓜蛋白酶和胃蛋白酶等水解。

(三)其他结构

1. 连接链

连接链(joining chain,J链)是由黏膜固有层浆细胞合成的多肽链,富含半胱氨酸,分子量约为15 kDa。其主要功能是将2个或2个以上的抗体单体分子连接在一起,形成二聚体或多聚体。IgM是由5个抗体单体分子通过J链连接成的五聚体;sIgA是由2个抗体单体分子通过J链连接成的二聚体(图35-2);其他3类抗体分子常为单体,无J链。

2. 分泌片

分泌片(secretory piece,SP)又称分泌成分(secretory component,SC),是黏膜上皮细胞合成和分泌的一种多肽,分子量约为75 kDa。分泌片能与穿越黏膜上皮细胞的二聚体IgA结合,形成分泌型IgA。SP可保护sIgA免受外分泌液中蛋白水解酶的降解作用,并介导sIgA从黏膜下转运到黏膜腔内发挥特异性黏膜免疫功能。

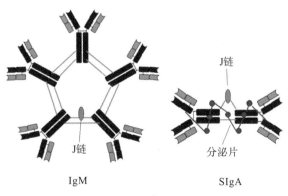

图35-2 抗体的连接链和分泌片

(四)抗体的功能区

抗体分子的 H 链和 L 链通过折叠,由二硫键连接成一个个球形结构区域,称为抗体的功能区。每个功能区约有 110 个氨基酸残基,具有不同的生物学功能。L 链的 V 区和 C 区各有一个功能区(VL 和 CL);重链的 V 区有一个功能区(VH),IgG、IgA、IgD 的 C 区有 3 个功能区(CH1、CH2、CH3),而 IgM 和 IgE 的 C 区有 4 个功能区(CH1、CH2、CH3、CH4)。

抗体各功能区的主要功能为:①VH 和 VL 是特异性识别和结合抗原的部位。②CH1 和 CL 具有某些同种异型遗传标志。③IgG 的 CH2 区和 IgM 的 CH3 区有补体 C1q 分子的结合位点,两者的结合可激活补体活化的经典途径;IgG 和 sIgA 借助 CH2 分别通过胎盘屏障和黏膜上皮细胞,进入胎儿体内以及到达黏膜表面。④IgG 的 CH3 区与吞噬细胞、B 细胞、NK 细胞表面的 IgG Fc 受体结合;IgE 的 CH4 区具有亲细胞性,能与肥大细胞和嗜碱性粒细胞表面的 IgE Fc 受体结合,发挥相应的免疫学效应。

(五)抗体的水解片段

某些抗体的铰链区易被一些蛋白水解酶水解成各种片段。常用的蛋白水解酶有木瓜蛋白酶和胃蛋白酶。

1. 木瓜蛋白酶

木瓜蛋白酶(papain)可从 IgG 重链的铰链区近 N 端处将其裂解,形成 3 个片段,其中 2 个片段完全相同,具有结合抗原的能力,称为抗原结合片段(fragment of antigen binding,Fab),有单价抗体活性。另一个片段在低温下易结晶,称为可结晶片段(fragment crystallizable,Fc)。Fc 段包括 IgG 重链 CH2 和 CH3 区,具有结合补体、与细胞表面高亲和力抗体的 Fc 受体结合等功能。

2. 胃蛋白酶

胃蛋白酶(pepsin)可从 IgG 重链的铰链区近 C 端将其裂解,形成一个大分子片段和若干个小分子多肽碎片。大分子片段是由二硫键连接的 2 个 Fab 段,具有双价抗体活性,称为 $F(ab')_2$。其余部分被胃蛋白酶水解为若干个小分子片段,称为 pFc′,无生物学活性(图 35-3)。

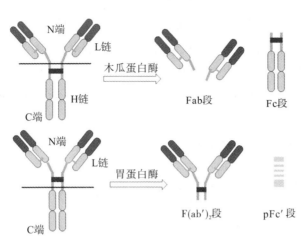

图 35-3 抗体(IgG)水解片段示意图

利用蛋白水解酶水解抗体分子,不仅是研究抗体基本结构和功能特点的重要手段,还对生物制品的生产、各种基因工程抗体的构建具有重要意义。例如,通过胃蛋白酶水解的抗毒素去除 Fc 段后,可得到纯化抗体,既能提高疗效,又可减轻因 Fc 段的免疫原性引起的超敏反应。

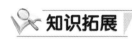

抗体的血清型

抗体除了可与相应的抗原发生特异性结合外,其本身也是一种抗原物质,可引起特异性免疫反应。抗体的抗原性可用血清学方法进行测定和分析,故又称为血清型。根据抗体分子上抗原表位的不同,可分为 3 种血清型:①同种型(isotype)是指同一种属不同个体的所有抗体分子共同的抗原特异性标志,为种属型标志,存在于抗体的 C 区。②同种异型(allotype)是指同一种属不同个体之间的抗体分子具有不同的抗原特异性标志,为个体型标志,主要存在于抗体的 C 区。③独特型(idiotype,Id)是指在同一个体内的不同抗体所特有的抗原特异性标志,存在于抗体的 V 区。

第二节　抗体的生物学功能

抗体是体液免疫中最重要的效应分子,具有多种生物学功能。抗体的生物学功能与其分子结构密切相关,可通过不同的功能区实现:抗体与抗原的特异性结合由可变区决定,而抗体与抗原结合后所激发的多种不同的生物学效应则是由恒定区介导。

一、识别并特异性结合抗原

抗体最主要的生物学功能是识别并特异性结合相应的抗原。其结合的特异性是由抗体的 V 区,尤其是高变区的氨基酸组成及空间构型决定的。只有与相应的抗原表位互补,才能发生两者的特异性结合。抗体有单体、二聚体和五聚体,因此,结合抗原表位的数目也不相同。一个抗体单体分子可结合 2 个抗原表位,结合价为 2 价;sIgA 为 4 价;五聚体 IgM 分子在理论上为 10 价,但因立体构型的空间位阻,常表现为 5 价。

抗体在体内通过 V 区与相应抗原结合后,可产生多种生物学效应。例如,抗毒素与毒素结合,可中和其毒性;抗病毒抗体与病毒结合,可阻止病毒侵入易感细胞。各种抗原、抗体可在体外结合,有利于进行抗原和抗体的检测和功能判断。

二、激活补体

当 IgG(IgG1、IgG2、IgG3)和 IgM 类抗体与相应抗原结合后,其构型发生改变,可使 IgG CH2 或 IgM CH3 区的补体结合位点暴露出来。补体 C1q 与之结合后,可通过经典激活途径激活补体系统,产生免疫效应。聚集的 IgA、IgG4 和 IgE 可通过旁路途径激活补体系统(详见第三十六章第二节)。

三、与细胞表面的 Fc 受体结合

体内吞噬细胞、B 细胞、NK 细胞、肥大细胞和嗜碱性粒细胞的表面具有抗体的 Fc 受体。抗体可通过其 Fc 段与具有相应 Fc 受体的细胞结合,发挥不同的生物学效应。

(一)调理作用

IgG1、IgG3 与细菌等颗粒性抗原结合后,可通过其 Fc 段与巨噬细胞及中性粒细胞表面的 FcγR 结合,增强吞噬细胞的吞噬功能,称为抗体的调理作用。

(二)抗体依赖的细胞介导的细胞毒作用

当 IgG 与靶细胞上的相应抗原结合后,其 Fc 段与 NK 细胞、巨噬细胞或中性粒细胞表面相应的 FcγR 结合,可增强上述细胞对靶细胞的杀伤作用,称为抗体依赖的细胞介导的细胞素作用(antibody-dependent cell-mediated cytotoxicity,ADCC)。其中,NK 细胞是发挥 ADCC 效应的主要细胞。

(三)介导 I 型超敏反应

IgE 作为亲细胞抗体,能在不结合抗原的情况下与肥大细胞和嗜碱性粒细胞表面的高亲和力受体 FcεR I 结合,并使其致敏。当相同抗原再次进入机体时,可通过与致敏靶细胞表面的 IgE 特异性结合,促使靶细胞脱颗粒释放炎性生物活性介质,引起 I 型超敏反应(详见第三十八章第一节)。

四、穿过胎盘和黏膜

IgG 借助 Fc 段选择性地与胎盘母体一侧滋养层细胞表面的 IgG Fc 受体结合,介导其转移到滋养层细胞内,通过胎盘屏障进入胎儿的血液循环。IgG 穿过胎盘的作用是一种体内极为重要的自然被动免疫,对新生儿抗感染具有重要意义。sIgA 经黏膜上皮细胞进入呼吸道及消化道黏膜腔内,可发挥局部黏膜特异性抗感染作用。

五、免疫调节作用

此外,某些类别的抗体还对免疫应答具有正向和负向调节作用。

第三节 各类抗体的特性与功能

五类抗体都具有特异性结合抗原的特性,但其分子结构和功能有所不同,特性也各不相同。

一、IgG

IgG 是单体分子,由脾脏和淋巴结中的浆细胞合成,半衰期最长,存在于血液及其他体液中,在血清中含量最高,约占血清抗体总量的 75%。IgG 可分为 4 个亚类,即 IgG1、IgG2、IgG3 和 IgG4,于婴儿出生后 3 个月开始合成,3~5 岁接近成人水平,40 岁以后逐渐下降。

IgG 是机体抗感染的主要抗体,同时也是再次免疫应答的主要抗体,在抗菌、抗病毒和抗毒素机制中发挥重要作用。IgG 是唯一能够通过胎盘的抗体,对防止新生儿感染具有重要的作用。IgG 与相应抗原结合后,可通过经典途径激活补体。IgG 的 Fc 段与中性粒细胞、巨噬细胞、NK 细胞表面的 FcγR 结合,可发挥调理吞噬和介导 ADCC 的作用。IgG 的 Fc 段与葡萄球菌 A 蛋白(SPA)结合,可进行协同凝集试验,用于免疫诊断。

二、IgM

单体 IgM 以膜结合型(mIgM)表达于 B 细胞表面,构成 B 细胞抗原受体(BCR)。分泌型 IgM 为五聚体,是由 5 个 IgM 单体通过 J 链聚合而成,分子量最大,又称为巨球蛋白。五聚体的 IgM 一般不易透过血管,主要分布在血液中,占血清抗体总量的 5%~10%。IgM 是个体发育中最早合成和分泌的抗体,在胚胎发育晚期合成。母体的 IgM 不能通过胎盘，若脐带血中 IgM 升高，则提示胎儿可能发生宫内感染。IgM 也是机体受感染或接种疫苗后最早产生的抗体，IgM 水平升高，说明有近期感染或疫苗接种成功。

IgM 结合抗原的能力最强，激活补体、调理及凝集作用均高于 IgG，在感染早期发挥重要作用。但因其在血清中含量低、半衰期短，故中和毒素和抗病毒的能力不如 IgG。IgM 为天然的血型抗体，同时也参与Ⅱ、Ⅲ型超敏反应。

三、IgA

IgA 分血清型和分泌型 2 种，主要由肠系膜淋巴组织及消化道黏膜固有层中的浆细胞合成。IgA 在出生后 4~6 个月开始合成，4~12 岁达成人水平。

血清型 IgA 是单体分子，存在于血清中，占血清抗体总量的 10%~20%。血清型 IgA 具有中和毒素、调理吞噬等多种生物学效应。分泌型 IgA(sIgA)为二聚体，由 2 个 IgA 单体、1 个 J 链和 1 个分泌片组成。sIgA 分布于呼吸道、消化道、泌尿生殖道黏膜表面以及唾液、泪液、初乳等外分泌液中，能阻止病原微生物对黏膜上皮细胞的黏附，具有抗菌、抗病毒和中和毒素等作用，对局部黏膜抗感染有重要作用。初乳中含有大量 sIgA，对新生儿抵抗呼吸道及消化道感染具有重要作用。

四、IgD

IgD 为单体分子，半衰期短(仅为 3 天)，在血清中的含量很低，仅占血清抗体总量的 1%。IgD 的功能尚不明确。膜结合型 IgD(mIgD)可在成熟 B 细胞膜表面表达，是 B 细胞成熟的重要标志。不成熟的 B 细胞仅表达 mIgM，成熟的初始 B 细胞则同时表达 mIgM 和 mIgD。

五、IgE

IgE 为单体分子，由呼吸道和胃肠道等处黏膜固有层中的浆细胞合成，在个体发育过程中出现最晚，半衰期短，是血清中含量最低的抗体，仅占血清抗体总量的 0.002%。在过敏性疾病和某些寄生虫感染患者的血清中，IgE 的含量明显增高。IgE 又称为亲细胞抗体，对肥大细胞或嗜碱性粒细胞有亲和性，可介导Ⅰ型超敏反应。

各类抗体的理化及生物学特性比较见表 35-1。

表 35-1　各类抗体的主要特性

特性	IgG	IgM	IgA	IgD	IgE
主要存在形式	单体	五聚体	单体/二聚体	单体	单体
重链类型	γ	μ	α	δ	ε
轻链类型	κ、λ	κ、λ	κ、λ	κ、λ	κ、λ
分子量(kDa)	150	900	160 或 400	180	190
血清含量(g/L)	6~16	0.6~2	2~5	0.03~0.05	0.002
占血清 Ig 总量(%)	75	10	10~15	<1	<0.001
半衰期(d)	23	5	5	3	3
穿过胎盘	+	−	−	−	−
激活补体	++	++++	+	−	−
调理吞噬	+	±	−	−	−
参与Ⅰ型超敏反应	−	−	−	−	++++
结合 SPA	+	−	−	−	−

第四节　人工制备抗体

抗体是一种重要的生物活性物质,在疾病的诊断、免疫防治及其基础研究中发挥着重要作用,因此,需要通过各种方法大量制备抗体用于研究与临床。

一、多克隆抗体

多克隆抗体(polyclonal antibody,pAb)是用天然的多价抗原刺激机体、激活 B 细胞,产生的针对该抗原多种抗原表位的抗体的混合物,称为第一代人工抗体。利用纯化的抗原免疫动物后,可获得多克隆抗体;另外,也可从恢复期患者的血清或免疫接种人群的血清中获得多克隆抗体。以上方法为传统的抗体制备方法,其优点是来源广泛、易于制备,但多克隆抗体是混合抗体,缺乏特异性,易出现交叉反应。

二、单克隆抗体

单克隆抗体(monoclonal antibody,mAb)是由单一克隆 B 细胞杂交瘤细胞产生的,只识别一种抗原表位的具有高度特异性的抗体,又称为第二代人工抗体。

制备单克隆抗体要先获得能合成专一性抗体的单克隆 B 淋巴细胞,但 B 淋巴细胞不能在体外长时间生长。1975 年,德国科学家 Kohler 和英国科学家 Milstein 建立了体外细胞融合技术,将能产生抗体的 B 淋巴细胞与多发性骨髓瘤细胞进行融合,形成杂交瘤细胞。骨髓瘤细胞虽不能分泌抗体,但可在体外无限扩增。融合后的杂交瘤细胞既具有 B 淋巴细胞合成专一性抗体的特性,也具有骨髓瘤细胞大量扩增和永生的特性，可制备针对某一种抗原表位的特异性抗体。

单克隆抗体在疾病的诊断和免疫防治方面，具有特异性强、纯度高、制备成本低等优点，但技术要求高、周期长。目前，单克隆抗体多为鼠源性，临床使用时可能引起超敏反应，因此，其应用受到了一定程度的限制。

知识链接

单克隆抗体的制备过程

1. 免疫动物　用已知抗原免疫小鼠，产生致敏 B 淋巴细胞。
2. 细胞融合　将同系骨髓瘤细胞与小鼠脾细胞按一定的比例融合成杂交瘤细胞。
3. 选择性培养　采用 HAT 培养基筛选出融合的杂交瘤细胞。
4. 杂交瘤阳性克隆的筛选与克隆化　采用有限稀释法筛选出少数能分泌特异性抗体的阳性杂交瘤细胞，并进行克隆扩增。
5. 单克隆抗体的大量制备　采用动物体内诱生法和体外培养法大量制备单克隆抗体。

三、基因工程抗体

在 80 年代早期，人们开始利用基因工程技术制备抗体，以降低鼠源抗体不良反应的发生。由基因重组技术制备的基因工程抗体又称为重组抗体，或称为第三代人工抗体。基因工程抗体的原理是借助 DNA 重组和蛋白质工程技术，在基因的水平上对抗体的基因进行切割、拼接或修饰，构成新型的抗体分子。目前，多采用人抗体的部分氨基酸序列代替某些鼠源性抗体的序列，通过修饰制备基因工程抗体。基因工程抗体主要包括以下类型。

1. 嵌合抗体

嵌合抗体(chimeric antibody)是最早制备的基因工程抗体。它是由鼠源性抗体的 V 区基因与人抗体的 C 区基因拼接为嵌合基因，然后插入载体，转染骨髓瘤细胞表达的抗体分子。因其减少了鼠源性成分，故在一定程度上降低了鼠源性抗体引起的不良反应，有助于提高疗效。

2. 人源化抗体

采用基因克隆及 DNA 重组技术改造鼠源性单克隆抗体，将其除 CDR 区之外的所有氨基酸序列用人源化序列取代，得到的抗体称为人源化抗体或改型抗体。这种改造后的抗体保留了抗体的特异性和亲和力，降低了抗体的异源性。

3. 单链抗体

将 Ig 的 H 链和 L 链的 V 区基因相连，转染大肠杆菌表达的抗体分子，又称为单链抗体。其多肽链能自发折叠成天然构象,穿透力强,易进入局部组织发挥作用。

4. 双特异性抗体

抗体分子中的 2 个抗原结合部位可分别结合不同的抗原表位,成为双功能性抗体,故称为双特异性抗体。双特异性抗体中的一个 V 区可与靶细胞表面抗原结合,另一个 V 区可与效应细胞结合,从而直接作用于靶细胞发挥作用。

小　结

抗体是由 B 细胞识别抗原后活化、增殖分化形成的浆细胞合成并分泌,能与相应抗原发生特异性结合的免疫球蛋白。抗体主要存在于血清及其他体液和外分泌液中,是介导体液免疫的重要效应分子。抗体是由 2 条相同的重链和 2 条相同的轻链通过二硫键相连而成的"Y"形单体分子结构,可分为可变区和恒定区。可变区能特异性识别并结合抗原,恒定区能介导多种生物学效应。根据抗体重链和轻链抗原性的差异,可分别将其分为 5 种类别和 2 种型别。人工制备的抗体类型有多克隆抗体、单克隆抗体和基因工程抗体,广泛用于临床诊断、治疗和科学研究。

思考题

1. 简述抗体与免疫球蛋白的概念与关系。
2. 试述抗体的基本结构和生物学功能。
3. 简述五类抗体分子的特性和功能。
4. 简述抗体的水解片段及其意义。

(刘　萍)

第三十六章 免疫系统

> **学习目标**
>
> 1.掌握：免疫器官的组成和功能；补体系统的生物学功能；细胞因子的共同特点；经典的HLA分子的结构、分布和功能；免疫细胞的分类及其表面标记分子。
>
> 2.熟悉：免疫系统的组成；补体激活的三条途径；细胞因子的种类；各类免疫细胞的功能。
>
> 3.了解：免疫器官的结构；白细胞分化抗原的种类；HLA复合体的结构以及HLA在医学上的意义；淋巴细胞的分化发育。
>
> 4.其他：学会应用免疫分子和细胞的特点解释与医学相关的现象，分析临床疾病的发生机制。

人体的免疫功能是由一个完善的免疫系统（immune system）来执行，包括免疫器官和组织、免疫细胞和免疫分子（图36-1）。

```
       ┌ 免疫   ┌ 中枢免疫器官   胸腺、骨髓（法氏囊）
       │ 器官   └ 外周免疫器官   淋巴结、脾脏、黏膜相关淋巴组织等
免疫   │ 免疫   ┌ 固有免疫细胞   吞噬细胞、树突状细胞、NK细胞、NKT细胞等
系统 ──┤ 细胞   └ 适应性免疫细胞 T淋巴细胞、B淋巴细胞
       │ 免疫   ┌ 膜型分子    TCR、BCR、MHC分子、CD分子、黏附分子等
       └ 分子   └ 分泌型分子  抗体、补体、细胞因子等
```

图36-1 免疫系统的组成

第一节 免疫器官和组织

免疫器官（immune organ）按其发生和功能不同，可分为中枢免疫器官和外周免疫器官，两者通过血液循环及淋巴循环相互联系。中枢免疫器官发生较早，由骨髓及胸腺组成；外周免疫器官发生较晚，由淋巴结和脾脏等组成。免疫组织（immune tissue）又称为淋巴组织（lymphoid tissue），在人体内分布广泛，其中胃

肠道、呼吸道、泌尿生殖道等黏膜下含有大量非包膜化的弥散性淋巴组织(diffuse lymphoid tissue)和淋巴小结(lymphoid nodule),在黏膜局部抗感染免疫中发挥主要作用(图 36-2)。

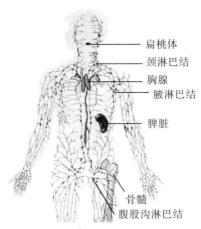

图 36-2 人体的免疫器官

一、中枢免疫器官

中枢免疫器官(central immune organ)又称为初级淋巴器官(primary lymphoid organ),是免疫细胞发生、分化、发育和成熟的场所。中枢免疫器官包括骨髓(法氏囊)和胸腺。法氏囊又称为腔上囊,是鸟类特有的初级淋巴组织,相当于哺乳类动物的骨髓。

(一) 骨髓

骨髓(bone marrow)是各种血细胞和免疫细胞发生和分化的场所,是机体重要的中枢免疫器官。

1. 骨髓的结构

骨髓位于骨髓腔中,分为红骨髓和黄骨髓。红骨髓具有活跃的造血功能,由造血组织和血窦构成。造血组织主要由基质细胞和造血细胞组成。基质细胞包括网状细胞、成纤维细胞、血管内皮细胞、巨噬细胞等。基质细胞及其分泌的多种造血生长因子与细胞外基质共同构成了造血细胞生长、分化、发育的造血诱导微环境。

2. 骨髓的功能

(1)各类血细胞和免疫细胞发生的场所 骨髓内含有大量的造血干细胞(hematopoietic stem cell,HSC)。造血干细胞具有分化成不同血细胞的能力。

(2)B 细胞和 NK 细胞分化成熟的场所 骨髓产生各种淋巴细胞的前体细胞,一部分会随血流进入胸腺,发育为成熟 T 细胞;另一部分则在骨髓内继续分化为成熟 B 细胞或 NK 细胞。

(3) 体液免疫应答发生的场所　骨髓也是发生再次体液免疫应答的主要部位，所产生的抗体是血清抗体的主要来源。

(二) 胸腺

胸腺 (thymus) 是 T 细胞分化、发育、成熟的场所。

1. 胸腺的结构

胸腺位于胸腔纵隔上部、胸骨后方，分左右两叶，表面覆盖一层结缔组织被膜，被膜伸入胸腺实质，将实质分隔成若干胸腺小叶。胸腺小叶的外层为皮质，内层为髓质，皮-髓质交界处含有大量血管。胸腺内还有大量的胸腺细胞（处于不同分化阶段的未成熟 T 细胞）和胸腺基质细胞（胸腺上皮细胞、树突状细胞、巨噬细胞和成纤维细胞等）。胸腺基质细胞及其分泌的胸腺素、细胞因子构成了胸腺细胞分化发育的微环境。

胸腺出现于胚胎第 9 周，在第 20 周发育成熟，此时已具有正常胸腺的结构，是发生最早的免疫器官。人胸腺的大小和结构随年龄的不同而有明显差异。新生期胸腺重 15~20 g，以后逐渐增大，至青春期重 30~40 g。青春期以后，胸腺随年龄增长而逐渐萎缩退化，表现为胸腺细胞减少，间质细胞增多并含有大量脂肪细胞。老年期胸腺萎缩，多被脂肪组织取代，功能衰退，致使人体免疫力下降，容易诱发感染和肿瘤。

2. 胸腺的功能

胸腺是 T 细胞发育的主要场所。从骨髓经血液循环迁入的淋巴样前体细胞，在胸腺微环境作用下，经历阳性选择和阴性选择的过程，最终产生功能性 $CD4^+$ T 细胞及 $CD8^+$ T 细胞。成熟 T 细胞输出胸腺，定位于末梢淋巴器官及组织，发挥细胞免疫和辅助体液免疫功能。

二、外周免疫器官和组织

外周免疫器官 (peripheral immune organ) 又称为次级淋巴器官 (secondary lymphoid organ)，是成熟淋巴细胞（T 细胞和 B 细胞）定居的场所，也是发生免疫应答的主要部位。外周免疫器官和组织包括淋巴结、脾脏和黏膜相关淋巴组织等。

(一) 淋巴结

人体有 500~600 个淋巴结 (lymph node)，是结构完整的外周免疫器官，广泛分布于全身非黏膜部位的淋巴通道。淋巴结内含有大量 T 细胞、B 细胞、巨噬细胞和树突状细胞。

1. 淋巴结的结构

淋巴结表面覆盖有致密的结缔组织被膜,被膜结缔组织深入实质,构成小梁,作为淋巴结的支架。输入淋巴管由被膜外侧接入,输出淋巴管则由淋巴结门部离开。淋巴结的实质分为皮质区和髓质区2个部分。

(1)皮质区　皮质区分为浅皮质区和深皮质区。靠近被膜下为浅皮质区,是B细胞定居的场所。在该区内,大量B细胞聚集形成淋巴滤泡(lymphoid follicle)或称淋巴小结,又称为非胸腺依赖区(thymus-independent area)。浅皮质区与髓质之间的深皮质区是T细胞定居的场所,称为胸腺依赖区(thymus-dependent area)或副皮质区(paracortical area)。副皮质区中含有的高内皮微静脉(high endothelial venule, HEV)是沟通血液循环和淋巴循环的重要通道。

(2)髓质区　髓质区由髓索和髓窦组成。髓索由致密聚集的淋巴细胞组成,主要为B细胞和浆细胞,也含部分T细胞及巨噬细胞。髓窦内富含巨噬细胞。

2. 淋巴结的功能

(1)T细胞和B细胞定居的场所　淋巴结是成熟T细胞、B细胞的主要定居部位。其中,T细胞约占淋巴结内淋巴细胞总数的75%,B细胞约占25%。

(2)免疫应答发生的场所　巨噬细胞或树突状细胞等抗原提呈细胞摄取抗原后迁移至淋巴结,并将加工、处理的抗原肽提呈给T细胞,使其活化、增殖、分化为效应T细胞。淋巴结中的B细胞可识别和结合游离的抗原,通过与T细胞的协同作用,增殖、分化为浆细胞,并分泌抗体。抗体和效应T细胞再分布至全身,发挥免疫效应。淋巴结主要对引流淋巴液而来的抗原产生免疫应答。

(3)参与淋巴细胞再循环　淋巴结深皮质区的HEV在淋巴细胞再循环中起重要作用。来自血液循环的淋巴细胞穿过HEV进入淋巴结实质,然后通过输出淋巴管汇入胸导管,最终通过左锁骨下静脉返回血液循环。

(4)过滤作用　淋巴结可杀伤、清除淋巴液中的病原微生物,以防止其进一步扩散,从而达到过滤的作用。侵入机体的病原微生物、毒素或其他有害异物,可随淋巴液进入局部淋巴结,被淋巴窦中的巨噬细胞吞噬。

(二)脾 脏

脾脏(spleen)是人体最大的外周免疫器官。

1. 脾脏的结构

脾外层为结缔组织被膜,被膜向脾内伸展形成若干小梁。脾实质可分为白髓和红髓。

(1)白髓　白髓为密集的淋巴组织,由围绕中央动脉而分布的动脉周围淋巴鞘、淋巴滤泡和边缘区组成。动脉周围淋巴鞘为T细胞区,主要由密集的T细胞

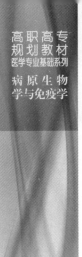

构成。淋巴滤泡又称为脾小结,为B细胞区,内含大量B细胞。边缘区是淋巴细胞由血液进入淋巴组织的重要通道,内含T细胞、B细胞和较多的巨噬细胞。

(2)红髓　红髓由脾索和脾血窦组成,分布于被膜下、小梁周围及白髓边缘区外侧的广大区域。脾索主要含B细胞、浆细胞、巨噬细胞和树突状细胞,脾血窦内充满血液。脾索和脾血窦壁上的巨噬细胞能吞噬和清除衰老的血细胞、抗原-抗体复合物或其他异物。

2. 脾脏的功能

(1)T细胞和B细胞定居的场所　脾脏是各种成熟淋巴细胞定居的场所。其中,B细胞约占脾脏中淋巴细胞总数的60%,T细胞约占40%。

(2)免疫应答发生的场所　血液中的病原体等抗原性异物通过血液循环进入脾脏,可刺激T细胞和B细胞活化、增殖,产生效应T细胞和浆细胞并分泌抗体,发挥免疫效应。脾脏是机体对血源性抗原产生免疫应答的主要场所。

(3)合成某些生物活性物质　脾脏可合成补体、干扰素等重要生物活性物质。

(4)过滤作用　体内约90%的循环血液要流经脾脏,脾脏内大量的巨噬细胞和网状内皮细胞均有较强的吞噬作用,可有效清除血液中的病原体、衰老的红细胞、白细胞、免疫复合物和异物。

(三)黏膜相关淋巴组织

黏膜相关淋巴组织(mucosa-associated lymphoid tissue,MALT)也称为黏膜免疫系统(mucosal immune system,MIS),主要指呼吸道、胃肠道及泌尿生殖道黏膜固有层和上皮细胞下散在的无被膜淋巴组织,以及扁桃体、小肠派尔集合淋巴结及阑尾等含有生发中心的器官化的淋巴组织,是发生局部特异性黏膜免疫应答的主要部位,是人体重要的防御屏障。

1. MALT的组成

MALT主要包括肠相关淋巴组织、鼻相关淋巴组织和支气管相关淋巴组织等。

(1)肠相关淋巴组织(gut-associated lymphoid tissue,GALT)　肠相关淋巴组织是位于肠黏膜下的淋巴组织,由小肠派尔集合淋巴结、阑尾、孤立淋巴小结、上皮内淋巴细胞及固有层中弥散分布的淋巴细胞组成,主要作用是抵御侵入肠道的病原微生物感染。

(2)鼻相关淋巴组织(nasal-associated lymphoid tissue,NALT)　鼻相关淋巴组织包括咽扁桃体、腭扁桃体、舌扁桃体及鼻后部其他淋巴组织,主要作用是抵御经空气传播的病原微生物感染。

(3)支气管相关淋巴组织(bronchial-associated lymphoid tissue,BALT)　支气管相关淋巴组织主要分布于各肺叶的支气管上皮下。滤泡中的淋巴细胞受抗原刺激后增殖，形成生发中心，其中主要是B细胞。

2. MALT 的功能

(1) 参与黏膜局部免疫应答　MALT 在肠道、呼吸道及泌尿生殖道黏膜构成了一道免疫屏障，是参与局部免疫应答的主要部位，在黏膜局部抗感染免疫防御中发挥至关重要的作用。

(2) 产生分泌型 IgA　MALT 中的 B 细胞多为产生 sIgA 的 B 细胞。B 细胞在黏膜局部受抗原刺激后产生大量的 sIgA，经黏膜上皮细胞分泌至黏膜表面，发挥黏膜局部抵御病原微生物感染的作用，使肠道免疫成为全身免疫的一部分。

第二节　免疫分子

一、补体系统

1895 年，比利时医生 Jules Bordet 发现在可以溶解细菌的新鲜血清中，除了存在能凝集细菌的抗体外，还存在一种不耐热的成分。这种成分可以辅助抗体介导的溶菌作用，现被称为补体（complement，C）。该发现获得了 1919 年的诺贝尔生理学或医学奖。目前已知补体并非单一的成分，而是由 30 多个成员组成的具有精密调控机制的蛋白质反应系统，广泛存在于血清、组织液以及某些细胞膜表面，故称为补体系统。该系统在进化过程中是非常古老的生物反应系统，不仅是固有免疫的重要组分，还是体液免疫的效应机制之一。

(一) 补体的来源和理化性质

体内多种组织细胞均能合成补体。其中，肝细胞和巨噬细胞是补体的主要来源。补体的化学性质均为糖蛋白，在血清中以 C3 含量最高、D 因子含量最低。正常情况下，补体各成分含量相对稳定，但在某些疾病情况下可有波动。补体性质很不稳定，对许多理化因素敏感，其中某些固有成分对热敏感，56 ℃条件下 30 min 即可被灭活。

(二) 补体系统的组成

1. 补体固有成分

补体固有成分存在于体液中，参与补体激活过程。补体固有成分包括：①经典途径的 C1（含 C1q、C1r 和 C1s）、C2、C4。②旁路途径的 B 因子、D 因子、P 因子。③凝集素途径的 MBL、FCN 和 MASP。④补体活化的共同成分 C3、C5、C6、C7、C8、C9。

2. 补体调节蛋白

补体调节蛋白存在于体液和细胞膜表面,参与调控补体的激活,如 C1 抑制物、I 因子、H 因子、C4 结合蛋白等。

3. 补体受体

补体受体存在于细胞膜上,与补体激活后的裂解片段结合,介导多种生物学效应,如 CR1~CR5、C3aR 等。

补体系统的命名原则为:参与经典途径的固有成分按其被发现的先后顺序分别命名为 C1~C9;其他成分以英文大写字母表示,如 B 因子、D 因子;调节蛋白以其功能命名,如 C1 抑制物、I 因子;补体活化后的裂解片段以该成分的符号后加小写英文字母表示,如 C3a、C3b;灭活的补体片段在其符号前加 i,如 iC3b。

(三)补体激活途径

生理情况下,血清中的补体成分以无活性的酶原形式存在,只有在激活物的作用下,才依次被激活,生成具有活性的产物。此反应为酶促级联反应。传统的补体激活途径分为经典途径、旁路途径和凝集素途径,3 条途径的前端过程不同,但有共同的终末反应,即从 C5 转化酶裂解 C5 到攻膜复合物的形成是完全相同的。

1. 经典途径

激活物主要是抗原-抗体复合物(或免疫复合物,immune complex,IC),其中抗体是 IgG 或 IgM 分子。C1q 与激活物结合,依次活化 C1r 和 C1s。C1s 具有丝氨酸蛋白酶活性,先后裂解 C4 和 C2,分别形成 C4a 和 C4b、C2a 和 C2b。其中,C4b 和 C2a 结合成复合物,形成 C3 转化酶(C4b2a),可裂解 C3 为 C3a 和 C3b,C3b 可与 C4b2a 结合,形成 C5 转化酶(C4b2a3b)(图 36-3)。C5 转化酶裂解 C5 为 C5a 和 C5b,C5a 释放入液相,C5b 结合在细胞表面,依次与 C6、C7、C8 以及多个 C9 分子结合,形成 C5b6789 复合物,即攻膜复合物(membrane attack complex,MAC),插入细胞膜,导致靶细胞溶解(图 36-6)。

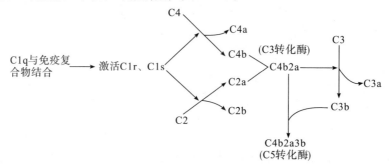

图 36-3 补体经典激活途径的前端反应

2. 旁路途径

激活物是微生物颗粒或外源性异物颗粒。生理条件下,C3 受血清中蛋白酶的作用可发生缓慢而持久的水解,产生低水平的C3b。当激活物进入机体时,C3b就会结合于激活物表面。B因子与C3b结合为C3bB。D因子将B因子裂解为Ba和Bb,形成C3转化酶(C3bBb)。P因子可稳定C3转化酶,防止其被降解。C3转化酶可以裂解更多的C3,部分新生的C3b又可与Bb结合为新的C3bBb,形成C3正反馈放大环路。部分C3b可与C3bBb结合为C5转化酶(C3bBb3b),其后的过程与经典途径完全相同(图36-4)。

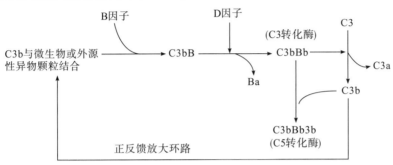

图36-4 补体旁路激活途径的前端反应

3. 凝集素途径

激活物是病原体表面的特殊糖结构,主要是以甘露糖、N-乙酰甘露糖胺、N-乙酰葡萄糖胺和岩藻糖等为末端糖基的糖结构。甘露糖结合凝集素(mannose-binding lectin,MBL)或纤维胶原素(ficolin,FCN)识别激活物,使MBL相关丝氨酸蛋白酶(MBL-associated serine protease,MASP)活化。MASP与C1r、C1s同属丝氨酸蛋白酶超家族。其中,MASP2可以高效地裂解C4和C2,形成C3转化酶(C4b2a),裂解C3后再与之形成C5转化酶(C4b2a3b),按经典途径往后激活。MASP1能直接裂解C3产生C3b,在B因子、D因子以及P因子的作用下,依次形成C3转化酶(C3bBb)和C5转化酶(C3bBb3b),按旁路途径往后激活。因此,凝集素途径对经典途径和旁路途径有交叉促进作用(图36-5)。3条传统激活途径的特点比较见表36-1。

表36-1 三条补体激活途径的比较

	经典途径	旁路途径	凝集素途径
激活物	免疫复合物	微生物颗粒或外源性异物颗粒	病原体表面特殊糖结构
识别分子	C1q	无	MBL、FCN
参与成分	C1~C9	C3、C5~C9、B因子、D因子、P因子	C2~C9、B因子、D因子、P因子
C3转化酶	C4b2a	C3bBb	C4b2a、C3bBb
C5转化酶	C4b2a3b	C3bBb3b	C4b2a3b、C3bBb3b
作用	体液免疫的效应机制	固有免疫	固有免疫
意义	感染后期起作用,或抵御再次感染	感染早期起作用	感染早期起作用

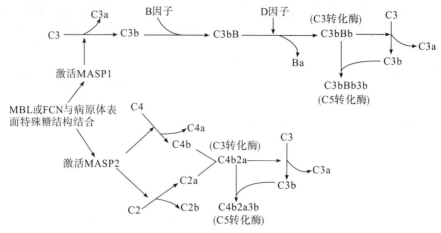

图 36-5 补体凝集素激活途径的前端反应

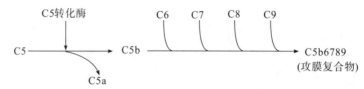

图 36-6 三条补体激活途径的共同末端通路

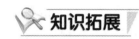

新发现的补体激活途径

近年来,科学家们又发现了 2 条新的补体激活途径,即备解素途径和蛋白酶解途径。在备解素途径中,备解素(即 P 因子)能特异性识别并非共价结合于靶细胞表面,进而招募体液中的 C3b 和 B 因子,形成 C3bBP,在 D 因子作用下生成 C3bBbP,即该途径的 C3 转化酶。在蛋白酶解途径中,某些蛋白酶可直接激活补体,如凝血酶能直接裂解 C3 和 C5,巨噬细胞(诱导性)和中性粒细胞(组成性)表达的膜型丝氨酸蛋白酶也可裂解 C3 和 C5。这 2 条途径汇集于 C3b,其后的激活过程与 3 条传统的激活途径相同。

(四)补体的生物学功能

补体活化的共同末端效应是在细胞膜上组装攻膜复合物,导致细胞溶解。此外,补体激活过程中产生的裂解片段也有多种生物学功能。

1. 溶解细胞

补体系统通过不同途径被激活,最后均在靶细胞表面形成攻膜复合物,导致靶细胞溶解。因此,当微生物入侵后,该作用是宿主抗感染的重要机制之一。病理情况下,该作用也参与溶血反应或自身抗体对自身组织细胞的破坏。

2. 调理作用

补体激活过程中产生的 C3b、C4b、iC3b 可以与细菌或其他颗粒物质结合,另一端与吞噬细胞表面的相应受体(CR1、CR3 和 CR4)结合,从而促进吞噬细胞的吞噬杀伤作用(图 36-7),这可能是机体抵御全身性细菌感染和真菌感染的主要机制之一。

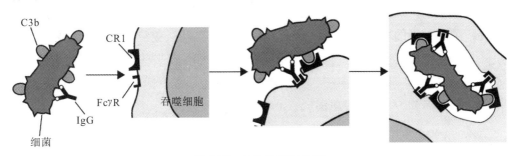

图 36-7　补体的调理作用

3. 炎症介质作用

补体活化过程中产生多种具有炎症介质作用的片段,如 C5a、C3a,它们可与肥大细胞或嗜碱性粒细胞表面的相应受体(C5aR、C3aR)结合,触发细胞脱颗粒,释放多种生物活性介质,引起血管扩张、毛细血管通透性增加、平滑肌收缩等,介导局部炎症反应。C5a 对中性粒细胞还有很强的趋化活性,能吸引中性粒细胞到达炎症部位,刺激其产生氧自由基、前列腺素和花生四烯酸等。

4. 清除免疫复合物

可溶性 IC 的体积小,难以被巨噬细胞捕获,激活补体后可产生 C3b。而 C3b 可与可溶性 IC 结合,然后再与红细胞、血小板表面的相应受体(CR1)结合,从而将 IC 运送到肝、脾,被那里大量的巨噬细胞吞噬清除(图 36-8)。C3b 还可以与抗体共价结合,在空间上干扰 Fab 段与抗原的结合或 Fc 段间的相互作用,从而抑制新的 IC 形成,或使已形成的 IC 解离。

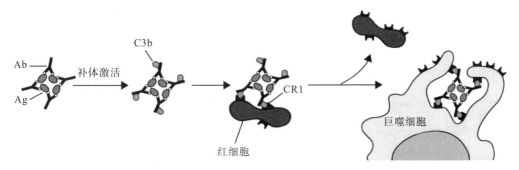

图 36-8　补体的清除免疫复合物作用

二、细胞因子

免疫细胞在相互作用的过程中,既可以通过细胞表面配体-受体分子的相互作用,又可以通过产生的细胞因子来传递信息。细胞因子(cytokine,CK)是由免疫细胞或某些组织细胞分泌的、在细胞间发挥相互调控作用的一类可溶性小分子多肽。细胞因子的生物学作用广泛而复杂,在免疫应答、免疫细胞的分化发育、组织修复、炎症反应、造血等过程中发挥重要功能。此外,某些病理过程如炎症、肿瘤、移植排斥反应、代谢性疾病,常伴有细胞因子的异常表达。细胞因子的表达直接影响着疾病的发生、发展和预后。

(一)细胞因子的共同特点

1)细胞因子的分子量多为8~80 kDa,半衰期极短,多数为单体,少数以二聚体或三聚体形式存在。

2)一种细胞因子可由不同类型的细胞产生,一种细胞也可以产生多种细胞因子。

3)细胞因子产生后,只有通过结合靶细胞表面的相应受体才能发挥作用,且亲和力极高,故极微量的细胞因子即具有显著的生物学功能。

4)细胞因子多数为近距离发挥作用,主要是旁分泌(产生细胞因子的细胞和其靶细胞是邻近的细胞)和自分泌(产生细胞因子的细胞和其靶细胞是同一细胞)。一定条件下,也可以以内分泌的方式作用于远处的靶细胞(图36-9)。

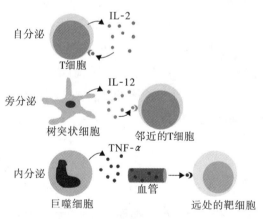

图36-9 细胞因子的作用方式

5)细胞因子的功能特点:①多效性,一种细胞因子可以作用于多种不同的靶细胞,产生多种生物学效应。②重叠性,各种不同的细胞因子可以作用于同一靶细胞,产生相同或相似的效应。③协同性,一种细胞因子可以加强另一种细胞因子的作用。④拮抗性,一种细胞因子可以抑制另一种细胞因子的功能(图36-10)。

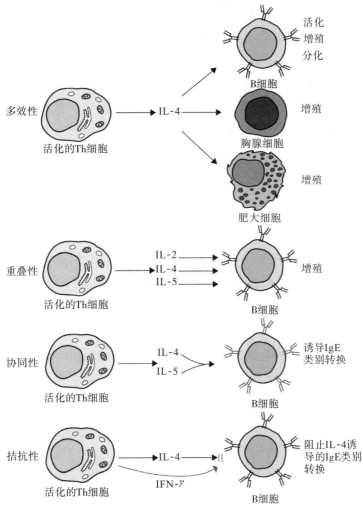

图 36-10 细胞因子的功能特点

(二)细胞因子的种类

细胞因子种类繁多,通常情况下分为 6 类,即白细胞介素、肿瘤坏死因子、干扰素、集落刺激因子、趋化因子和生长因子。

1. 白细胞介素

最初发现细胞因子是由白细胞产生又在白细胞间发挥作用,故得名白细胞介素(interleukin,IL)。目前已知该家族的成员也可由其他细胞产生,迄今为止已命名 IL-1~IL-38,在免疫细胞的成熟、活化、增殖和免疫调节等过程中发挥重要作用。

2. 肿瘤坏死因子

肿瘤坏死因子(tumor necrosis factor,TNF)是 1975 年发现的能使肿瘤发生出血、坏死的物质。该家族包括约 20 个成员,如 TNF-α、TNF-β、LIGHT、CD40L、

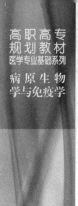

FasL 等，除了 TNF-β 外，均属于Ⅱ型膜蛋白，以三聚体膜分子或可溶性分子的形式发挥作用。

3. 干扰素

干扰素(interferon，IFN)是 1957 年在流感病毒鸡胚实验中发现的能干扰病毒感染的物质。事实上干扰素本身并不直接杀伤病毒，而主要是通过作用于靶细胞表面受体，使细胞产生抗病毒蛋白，从而抑制病毒的复制。IFN 根据其分子结构分为 3 个亚类：Ⅰ型包括 IFN-α、IFN-β、IFN-ε、IFN-κ、IFN-ω、IFN-δ、IFN-τ、IFN-υ 和 IFN-ζ，Ⅱ型即 IFN-γ，Ⅲ型即 IFN-λ1、IFN-λ2 和 IFN-λ3。

4. 集落刺激因子

集落刺激因子(colony stimulating factor，CSF)是能选择性刺激造血干细胞增殖、分化为某一谱系的细胞因子，可刺激不同造血细胞系或不同分化阶段的细胞在半固体培养基中形成细胞集落。CSF 主要包括多能 CSF(multi-CSF，即 IL-3)、粒细胞 CSF(granulocyte-CSF，G-CSF)、巨噬细胞 CSF(macrophage-CSF，M-CSF)、粒细胞-巨噬细胞 CSF(GM-CSF)、红细胞生成素(erythropoietin，EPO)、血小板生成素(thrombopoietin，TPO)、干细胞因子(stem cell factor，SCF)等。

5. 趋化因子

趋化因子(chemokine)是一类能够吸引细胞移行到感染部位的细胞因子，种类繁多但结构相似。目前已发现 47 种人趋化因子，根据 N 端半胱氨酸的数目及间隔可分为 CX3C、CXC、CC、C 4 个亚家族，可对不同细胞发挥趋化作用。如 IL-8 可趋化中性粒细胞至炎症部位，单核细胞趋化蛋白对单核细胞、T 细胞、嗜碱性粒细胞具有趋化作用。

6. 生长因子

生长因子(growth factor，GF)是一类介导不同类型细胞生长和分化的细胞因子，如表皮生长因子(epithelial growth factor，EGF)、血管内皮细胞生长因子(vascular endothelial growth factor，VEGF)、成纤维细胞生长因子(fibroblast growth factor，FGF)、神经生长因子(nerve growth factor，NGF)等。

(三)细胞因子与临床

细胞因子既可参与免疫应答，发挥抗感染、抗肿瘤等功能，在一定条件下也可参与多种疾病的发生。例如，IL-1、TNF-α 和 IL-6 为内源性致热原，可作用于下丘脑体温调节中枢，引起发热；心脏黏液瘤、子宫颈癌及膀胱癌细胞均异常高分泌 IL-6；IL-4 可促进 IgE 合成，参与Ⅰ型超敏反应；类风湿性关节炎、强直性脊柱炎、银屑病患者体内 TNF-α 水平明显升高。

采用现代生物技术研制开发的重组细胞因子药物(表 36-2)、细胞因子受体、细胞因子受体拮抗剂以及抗细胞因子抗体已获得了广泛的临床应用。

表 36-2　已用于临床治疗的重组细胞因子药物

名称	适应病症
IL-2	肾细胞癌、转移性黑色素瘤
IL-11	放疗、化疗所致血小板减少
IFN-α	Kaposi 肉瘤、病毒性肝炎
IFN-β	多发性硬化
IFN-γ	慢性肉芽肿、过敏性皮炎、类风湿性关节炎
EPO	慢性肾衰竭所致贫血、化疗所致贫血
G-CSF	放疗、化疗所致粒细胞减少
GM-CSF	放疗、化疗所致粒细胞减少

三、白细胞分化抗原

免疫应答依赖于免疫细胞之间的相互作用,主要依赖于免疫细胞表面表达的膜分子。这些膜分子不仅是细胞发挥功能的分子基础,还是对细胞进行鉴定和分离的依据。由于早期多采用单克隆抗体检测白细胞的膜分子,因此,将免疫细胞膜分子称为白细胞分化抗原(leukocyte differentiation antigen, LDA)。

白细胞分化抗原是指造血干细胞在分化为不同谱系、各个谱系分化的不同阶段,以及成熟细胞活化过程中表达的细胞膜分子。LDA 种类繁多、分布广泛,除了表达于白细胞表面,还分布于红细胞、血小板、血管内皮细胞、成纤维细胞、上皮细胞等多种细胞表面。大多数白细胞分化抗原为跨膜的糖蛋白,某些是以糖基化磷脂酰肌醇(glycosylphosphatidylinositol, GPI)连接方式锚定在细胞膜上,少数是碳水化合物。

在研究初期,不同实验室制备的、针对同一膜分子的单克隆抗体有不同的名称,命名较为混乱。1982 年,人类 LDA 国际研讨会将来自不同实验室的单克隆抗体所识别的同一分化抗原归为一个分化群(cluster of differentiation, CD)。迄今为止,人 CD 已按序号命名至 CD363,可划分为 14 个组,包括 T 细胞、B 细胞、髓样细胞、NK 细胞、血小板、黏附分子、内皮细胞、细胞因子受体、非谱系、碳水化合物、树突状细胞、干细胞/祖细胞、基质细胞、红细胞。

(一)参与抗原提呈及 T 细胞、B 细胞激活的膜分子

1. 参与抗原提呈的膜分子

参与抗原提呈的膜分子包括参与抗原摄取的 Ig Fc 受体和补体受体以及提呈

脂类抗原的 CD1。

2. 参与 T 细胞识别抗原与活化的膜分子

参与 T 细胞识别抗原与活化的膜分子包括 TCR、CD2、CD3、CD4、CD8、CD28、ICOS 等。

3. 参与 B 细胞识别抗原与活化的膜分子

参与 B 细胞识别抗原与活化的膜分子包括 CD79a、CD79b、CD19、CD20、CD21、CD40 等。

(二) 参与免疫效应的膜分子

1. 补体受体

补体受体包括 CR1～CR5、C3aR、C5aR 和 C1qR。

2. 细胞因子受体

细胞因子受体包括Ⅰ型细胞因子受体家族、Ⅱ型细胞因子受体家族、Ⅲ型细胞因子受体家族、Ⅳ型细胞因子受体家族和趋化因子受体家族。

3. Ig Fc 受体

Ig Fc 受体包括 FcγRⅠ(CD64)、FcγRⅡ(CD32)、FcγRⅢ(CD16)、FcαR(CD89)、FcεRⅠ和 FcεRⅡ(CD23)。

4. 凋亡相关膜分子

凋亡相关膜分子包括 Fas(CD95) 和 FasL(CD178)。

(三) 参与免疫细胞黏附的膜分子

黏附分子(adhesion molecule, AM)是一类介导细胞与细胞间、细胞与细胞外基质间相互接触的分子。AM 以配体-受体的形式发挥作用,参与细胞的识别、活化、信号转导、增殖与分化、移动,在免疫应答、炎症发生、凝血、肿瘤转移及创伤愈合等过程中发挥重要作用。

1. 选择素家族

选择素家族包括血小板(platelet, P)-选择素、内皮细胞(endothelial, E)-选择素和白细胞(leukocyte, L)-选择素。

2. 黏蛋白样家族

黏蛋白样家族包括 CD34、糖酰化依赖的细胞黏附分子-1 和 P 选择素糖蛋白配体。

3. 整合素家族

整合素家族包括迟现抗原亚家族、白细胞整合素亚家族、细胞黏附素亚家族等。

4. 免疫球蛋白超家族

免疫球蛋白超家族包括细胞间黏附分子、血管细胞黏附分子、黏膜地址素细胞黏附分子-1、Ig超家族NK细胞受体等。

5. 钙依赖细胞黏附素家族

钙依赖细胞黏附素家族（Ca^{2+} dependent cell adhesion molecule family, Cadherin）包括E-Cadherin（见于成人上皮细胞）、N-Cadherin（见于成人神经、肌肉组织）和P-Cadherin（见于胎盘和上皮组织，也可在发育阶段见于其他组织）。

四、主要组织相容性复合体及其编码分子

20世纪初，研究发现在同一种属不同个体之间进行正常组织或肿瘤移植时，会发生排斥反应。该现象的本质是一种免疫应答，由细胞表面的同种异型抗原诱导。此类抗原称为组织相容性抗原。参与排斥反应的抗原系统超20种，其中能引起强烈而迅速的排斥反应的抗原称为主要组织相容性抗原。编码主要组织相容性抗原的基因称为主要组织相容性复合体（major histocompatibility complex, MHC）。目前认为MHC是一组决定移植组织是否相容、与免疫应答密切相关、紧密连锁的基因群。各类脊椎动物都有MHC。最早由Snell发现并命名的是小鼠的MHC，即H-2（histocompatibility-2）复合体，而Dausset在人白细胞表面发现的MHC被称为人白细胞抗原（human leukocyte antigen, HLA）复合体。事实上，自然界中并不存在个体间的组织或器官交换现象，MHC的存在必然有其固有的生理功能。现在认为MHC基因的表达产物（即MHC分子）的主要功能是提呈抗原肽，进而激活T细胞，在免疫应答的启动中发挥重要作用。

（一）HLA复合体的结构

HLA复合体位于人第6号染色体短臂6p21.31，长度为3600 kb，含224个基因座位，其中128个为有产物表达的功能性基因，96个为假基因。根据编码分子的特性不同，可将HLA基因分为Ⅰ类、Ⅱ类、Ⅲ类。其中，编码产物直接参与抗原提呈并决定个体组织相容性的称为经典的HLA基因，而不涉及抗原提呈、但参与调控固有免疫或抗原加工的称为免疫功能相关基因。

经典HLA Ⅰ类基因在远离着丝粒的一端，包括B、C、A三个座位，编码Ⅰ类分子的α链（β_2m链由第15号染色体上的基因编码）。经典HLA Ⅱ类基因在靠近着丝粒的一端，由DP、DQ、DR三个亚区组成，每一亚区又包括A、B两种基因座位，分别编码Ⅱ类分子的α链和β链（图36-11）。

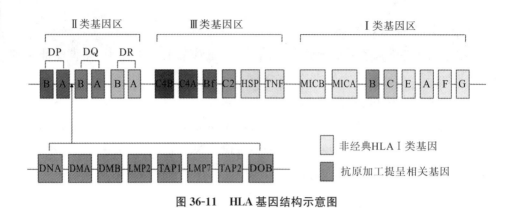

图 36-11　HLA 基因结构示意图

(二) HLA 复合体的遗传特点

HLA 复合体具有区别于其他真核基因系统的遗传特点，包括多态性、单体型和连锁不平衡。

1. 多态性

群体中单个基因座位存在 2 个以上不同等位基因的现象。HLA 复合体是人体多态性最丰富的基因系统，高度多态性极大地扩展了处于病原体感染威胁的个体和群体所能提呈抗原肽种类的范围。这是抵御不利环境因素的一种适应性表现。此外，人群中不同个体间的 HLA 型别完全相同的概率极低。每个个体所携带的 HLA 等位基因及其产物是个体的独特性标志，给器官移植中的供者选择造成了很大困难。

2. 单体型

同一染色体上紧密连锁的 HLA 等位基因的组合在遗传过程中作为一个完整的遗传单位，由亲代传给子代。

3. 连锁不平衡

分属 2 个或 2 个以上基因座位的等位基因同时出现在一条染色体上的概率高于随机出现的概率，即某些基因可能比其他基因能更多或更少地连锁在一起。

(三) HLA 分子的结构及其与抗原肽的相互作用

HLA I 类分子分布于所有的有核细胞表面，由 α 链和 β_2m 链构成。α 链从 N 端开始分别是 α1、α2、α3 结构域，C 端插入细胞膜；β_2m 链不插入细胞膜，以非共价键与 α3 相互作用，对维持 I 类分子结构的稳定性及其分子表达非常重要。I 类分子的肽结合槽由 α1 和 α2 构成，是与抗原肽结合的部位，也是被 TCR 识别的部位。I 类分子肽结合槽两端封闭，接纳的抗原肽长度有限，为 8～10 个氨基酸残基。α3 属于免疫球蛋白超家族，是与 T 细胞表面 CD8 分子结合的部位。I 类分子的功能是将内源性抗原肽提呈给 CD8$^+$ T 细胞,体内任何有核细胞都有可能被病毒或胞内菌感染,因此,其广泛分布具有重要的生物学意义。

HLA Ⅱ 类分子表达于专职的抗原提呈细胞表面,由 2 条结构相似的 α 链和 β 链构成。α 链包含 α1 和 α2,β 链包含 β1 和 β2,2 条链的 C 端均插入细胞膜。α1 和 β1 构成 Ⅱ 类分子的肽结合槽,肽结合槽两端开放,接纳的抗原肽长度变化较大,为 13~17 个氨基酸残基。α2 和 β2 也属于免疫球蛋白超家族。其中,β2 是与 T 细胞表面 CD4 分子结合的部位。Ⅱ 类分子的功能是将外源性抗原肽提呈给 CD4$^+$ T 细胞。这种相对局限的分布无疑是经济有效的。两类分子结构见图 36-12。

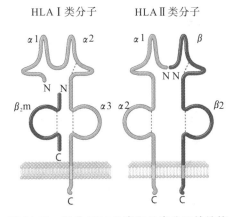

图 36-12　经典 HLA Ⅰ 类和 Ⅱ 类分子的结构

HLA 分子以一定的亲和力与抗原肽结合成复合物,表达于细胞表面。抗原肽上有 2 个或 2 个以上与 HLA 分子的肽结合槽相结合的关键部位,称为锚定位,该位置的氨基酸残基称为锚定残基。如 HLA-A2 分子结合的抗原肽,其第 2 位和第 9 位是锚定位,第 2 位的亮氨酸(L)和第 9 位的缬氨酸(V)、异亮氨酸(I)、亮氨酸(L)为锚定残基,由此构成能与该 HLA 分子结合的共同基序 x-Y-x-x-x-x-x-x-V/I/L(x 代表任意氨基酸残基)。HLA 分子与抗原肽的结合并非严格的一对一关系,一种 HLA 分子可以结合一群具有共同基序的肽段,显示一定的包容性。

(四) HLA 分子的功能

1. 经典的 HLA 基因编码产物作为抗原提呈分子参与适应性免疫应答

经典的 HLA Ⅰ 类和 Ⅱ 类分子的主要功能是提呈抗原肽,进而激活 T 细胞,参与适应性免疫应答。T 细胞以其 TCR 同时识别抗原肽和与之结合为复合物的 MHC 分子,且 T 细胞只能识别自身 MHC 分子提呈的抗原肽,由此形成 T 细胞在识别抗原过程中的 MHC 限制性(MHC restriction)。

2. 免疫功能相关基因编码产物作为调节分子参与固有免疫应答

补体成分参与炎症反应、对病原体的杀伤作用,非经典 Ⅰ 类基因和 MICA 基

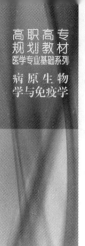

因产物可调节NK细胞的活性,抗原加工相关分子参与抗原的2条加工途径,而炎症相关基因的产物多和炎症反应有关。

(五)HLA在医学上的意义

1. HLA与器官移植

器官移植的成败取决于供体和受体HLA等位基因的匹配程度。通常情况下,移植物存活率由高到低的顺序是:同卵双胞胎＞同胞＞亲属＞无血缘关系者。

2. HLA与亲子鉴定和法医学

每个人所拥有的HLA等位基因型别一般终身不变,而且两个无亲缘关系的个体在所有HLA基因座位上拥有相同等位基因的概率几乎为零。所以,HLA基因分型在法医学上被用于亲子鉴定和死者身份鉴定。

3. HLA与疾病关联

半个世纪前,研究发现某些疾病与特定HLA分子型别呈非随机分布,如北美白人强直性脊柱炎患者有91％以上携带HLA-B27分子。2个遗传学性状在群体中同时出现且呈非随机分布,称为关联。特定疾病与某种HLA分子型别的关联可通过相对危险性(relative risk,RR)进行评估。RR值越大,表示携带此分子者患某病的危险性越大;RR<1,表示携带此分子者对某病有抵抗性,见36-3。

表36-3 HLA分子与疾病的相关性

疾病	HLA分子型别	RR
强直性脊柱炎	B27	87.4
疱疹性皮炎	DR3	15.4
天疱疮	DR4	14.4
亚急性甲状腺炎	B35	13.7
乳糜泻	DR3	10.8
急性前葡萄膜炎	B27	10.4
系统性红斑狼疮	DR3	5.8
类风湿性关节炎	DR4	4.2
多发性硬化症	DR2	4.1
胰岛素依赖性糖尿病	DR3	3.3
桥本甲状腺炎	DR5	3.2

4. HLA分子异常表达与疾病的关系

肿瘤细胞的HLA I类分子往往表达缺失或下调,不能被$CD8^+$T细胞识别和攻击,从而逃避免疫监视。而某些器官特异性自身免疫病的靶细胞可异常表达HLA II类分子,可能以组织特异性的方式将自身组织抗原提呈给自身反应性T细胞,从而启动致病性自身免疫应答。

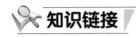

强直性脊柱炎

强直性脊柱炎(ankylosing spondylitis,AS)属自身免疫性疾病,是以骶髂关节和脊柱附着点炎症为主要症状的疾病。该病起病隐匿,绝大多数首先侵犯骶髂关节,以后上行发展,表现为腰椎、胸椎、颈椎及周围关节病变。除此以外,AS还可侵犯全身多个系统,如心脏、眼、耳、肺、神经系统等。X线检查对AS的诊断有极为重要的意义。此外,HLA-B27抗原的表达与AS有高度的相关性,目前常用流式细胞术检测人外周血淋巴细胞表面HLA-B27抗原的表达,灵敏度和特异性都很高。

第三节 免疫细胞

免疫细胞是机体免疫应答的参与者。广义的免疫细胞包括所有参与免疫应答或与免疫应答相关的细胞。免疫细胞均来源于造血干细胞。造血干细胞是具有自我更新、高度增殖及多分化潜能的细胞,在骨髓和胸腺微环境的作用下可分化为淋巴样干细胞和髓样干细胞。淋巴样干细胞进一步分化为T细胞、B细胞和NK细胞,髓样干细胞进一步分化为红细胞、粒细胞和单核细胞等(图36-13)。

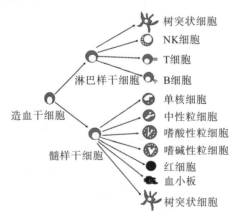

图 36-13 造血干细胞的分化发育

免疫细胞是一群分类极为复杂的细胞,根据参与免疫应答类型的不同,分为固有免疫细胞和适应性免疫细胞。

一、固有免疫细胞及其主要生物学作用

固有免疫细胞包括单核细胞、巨噬细胞、NK细胞、γδT细胞、B1细胞、各类粒细胞及肥大细胞等,主要参与固有免疫应答。固有免疫细胞的共同特征为不表达特异

性抗原识别受体,主要通过模式识别受体或有限多样性抗原识别受体对病原体及其感染细胞或衰老损伤和畸变细胞表面某些共有特定表位分子进行识别结合,产生非特异性抗感染、抗肿瘤等免疫保护作用,同时启动和参与适应性免疫应答。

(一) 吞噬细胞

吞噬细胞(phagocyte)包括血液中的单核细胞、中性粒细胞和组织器官中的巨噬细胞,在固有免疫中发挥重要作用,是清除病原体的重要效应细胞。

1. 巨噬细胞

巨噬细胞(macrophage,Mφ)由定居和游走两类细胞组成。定居在不同组织中的巨噬细胞有不同的命名,如肝脏中的库普弗细胞、中枢神经系统中的小胶质细胞、骨组织中的破骨细胞等。游走巨噬细胞广泛分布在结缔组织中,寿命较长(数月),胞质内富含溶酶体颗粒及与其相关的酶类物质,具有很强的变形运动和吞噬、杀伤、清除病原体等抗原性异物的能力。

(1) 巨噬细胞表面受体及其识别的配体

1) 模式识别受体(pattern recognition receptor,PRR)。PRR即吞噬细胞和树突状细胞等细胞表面、胞内器室膜上和血清中的一类能够直接识别病原体及其产物或宿主凋亡细胞和衰老细胞表面某些共有特定分子结构的受体。PRR识别结合的配体即病原相关模式分子(pathogen associated molecular,PAMP),是指某些病原体或其产物所共有的、高度保守、可被模式识别受体结合的特定分子。

2) 调理性受体。调理性受体包括IgG Fc受体和补体受体。

3) 细胞因子受体。巨噬细胞表面表达 MCP-1、MIP-1α/β、IFN-γ、M-CSF、GM-CSF等细胞因子受体。

(2) 巨噬细胞的主要生物学功能

1) 清除杀伤病原体。巨噬细胞通过氧依赖杀菌系统和氧非依赖杀菌系统两条途径发挥杀伤作用。破坏的病原体在吞噬溶酶体内蛋白酶、核酸酶、脂酶和磷酸酶等多种水解酶的作用下,可被进一步消化降解。

2) 参与炎症反应。感染部位产生的 MCP-1、GM-CSF 和 IFN-γ 等细胞因子可募集和活化巨噬细胞,活化的巨噬细胞又分泌多种促炎细胞因子或其他炎症介质参与和促进炎症反应。

3) 杀伤胞内寄生菌和肿瘤等靶细胞。巨噬细胞接受 Th 细胞反馈刺激以及被 LPS 或 IFN-γ、GM-CSF 等细胞因子激活后,可有效杀伤胞内寄生菌和某些肿瘤细胞,还能通过 ADCC 效应杀伤肿瘤和病毒感染的靶细胞。

4) 加工提呈抗原。巨噬细胞作为专职抗原提呈细胞,可将摄入的外源性抗原加工处理为具有免疫原性的小分子肽段,然后以抗原肽-MHCⅡ类分子复合物的形式提供给 CD4$^+$T 细胞识别,并使之活化,产生适应性免疫应答。

5)免疫调节。活化的巨噬细胞可分泌多种细胞因子发挥免疫调节作用。

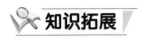

巨噬细胞在肿瘤形成中的作用

巨噬细胞在肿瘤发生、发展过程发挥着非常重要的作用。在肿瘤发生初期,巨噬细胞活化后可以介导肿瘤细胞发生细胞毒作用,从而抑制肿瘤细胞生长。但在肿瘤发展的恶化阶段,巨噬细胞可通过分泌一些炎性抑制因子促进肿瘤细胞生长,在肿瘤对周围正常组织侵袭、肿瘤细胞增殖和存活以及远端转移过程中扮演着非常重要的角色,因此,又被称为肿瘤相关巨噬细胞(tumor-associated macrophages,TAM)。

2. 中性粒细胞

中性粒细胞(neutrophil)胞质中含髓过氧化物酶、酸性磷酸酶、碱性磷酸酶、溶菌酶和防御素等。中性粒细胞主要通过氧依赖和氧非依赖系统杀伤病原体。中性粒细胞表达多种趋化因子受体(IL-8R、C5aR)、PRR 和调理性受体,具有很强的趋化和吞噬能力。局部感染时,中性粒细胞可迅速穿越血管内皮细胞进入感染部位,吞噬杀伤和清除病原体;也可通过调理作用或 ADCC 效应使其吞噬杀菌能力显著增强,或使某些病原体感染的组织细胞裂解、破坏。

(二)自然杀伤细胞

自然杀伤细胞(natural killer,NK)来源于骨髓淋巴样干细胞,其分化、发育依赖于骨髓微环境,主要分布于骨髓、外周血、肝脏、脾脏、肺脏和淋巴结。目前,将 TCR$^-$、mIg$^-$、CD56$^+$、CD16$^+$ 淋巴样细胞鉴定为人 NK 细胞。

NK 细胞不表达特异性抗原识别受体,通过活化性受体和抑制性受体之间的平衡实现对自身组织细胞和异常的肿瘤或病毒感染细胞识别,是不同于 T 淋巴细胞、B 淋巴细胞的一类淋巴样细胞,执行机体免疫监视作用。它们无需抗原预先致敏,即可直接杀伤某些肿瘤和病毒感染的靶细胞;也可通过 ADCC 效应定向杀伤 IgG 抗体特异性结合的肿瘤和病毒感染的靶细胞。NK 细胞表达多种与其趋化和活化相关的细胞因子受体,可被招募到肿瘤和病毒感染部位,在 IFN-γ 和 IL-2 等细胞因子作用下活化,显著增强抗肿瘤、抗病毒作用。活化 NK 细胞还可通过分泌 IFN-γ 和 TNF-α 等细胞因子发挥免疫调节作用。

(三)$\gamma\delta$T 细胞

$\gamma\delta$T 细胞在胸腺中分化发育,主要分布于黏膜和皮下组织,多为 CD4$^-$CD8$^-$

双阴性。其 TCR 缺乏多样性,可直接识别某些完整的多肽抗原。所识别的抗原种类有限,包括:①感染细胞表达的热休克蛋白 HSP。②感染细胞表面 CD1 分子提呈的脂类抗原。③某些病毒蛋白或表达于感染细胞表面的病毒蛋白。④细菌裂解产物中的磷酸化抗原。γδT 细胞是皮肤黏膜局部参与早期抗感染免疫的主要效应细胞,也有杀瘤作用,还可分泌多种细胞因子参与免疫调节。

(四) B1 细胞

B1 细胞在个体发育中出现较早(胚胎期),主要分布于腹膜腔、胸膜腔和肠道固有层,具有自我更新能力。其 BCR 缺乏多样性,识别的抗原主要包括:①某些细菌表面共有的多糖抗原。②某些变性的自身抗原。B1 细胞产生的抗体具有多反应性,即可对多种细菌和变性自身抗原起作用。B1 细胞在机体早期抗感染免疫和维持自稳中具有重要作用。接受多糖抗原刺激后,48 h 内即可产生以 IgM 为主的低亲和力抗体,不发生 Ig 类别转换,无免疫记忆。

(五) 其他固有免疫细胞

1. 肥大细胞

肥大细胞主要分布于皮肤、黏膜下结缔组织和血管壁周围组织中,表面具有 PRR、C3a 和 C5a 受体及 FcεR Ⅰ,可与相应配体结合而被激活。活化肥大细胞可合成并释放炎性介质,引发炎症反应和 Ⅰ 型超敏反应。

2. 自然杀伤 T 细胞

自然杀伤 T 细胞(NKT 细胞)是指既表达 NK 细胞表面标志 CD56(小鼠 NK1.1),又表达 T 细胞表面标志 TCR-CD3 复合物的淋巴细胞,主要分布于骨髓、肝脏和胸腺,少量存在于脾脏、淋巴结和外周血中,多为 CD4⁻ CD8⁻ 双阴性。其 TCR 缺乏多样性,抗原识别谱窄,可直接识别靶细胞表面 CD1 分子提呈的磷脂和糖脂类抗原,并迅速活化产生应答,也可被 IL-12 和 IFN-γ 等细胞因子激活,迅速产生应答。活化 NKT 细胞可通过分泌穿孔素、颗粒酶或 Fas/FasL 途径杀伤某些靶细胞;也可通过分泌 IL-4 或 IFN-γ,分别诱导初始 T 细胞向 Th2 或 Th1 细胞分化,参与体液免疫应答或细胞免疫应答,增强机体抗感染和抗肿瘤作用。

二、适应性免疫细胞及其主要生物学作用

参与适应性免疫应答的细胞包括 T 淋巴细胞、B 淋巴细胞和抗原提呈细胞(详见第三十七章)。

(一) T 淋巴细胞

T 淋巴细胞(T lymphocyte)简称 T 细胞,来源于骨髓中的淋巴样干细胞,在

胸腺中发育成熟。T细胞可分为不同亚群,其主要功能是介导细胞免疫和免疫调节,在胸腺依赖性抗原诱导的体液免疫应答中也发挥重要的辅助作用。

1. T细胞的分化发育

来源于骨髓的祖T细胞在胸腺中分化发育,成熟的T细胞不仅可表达功能性TCR,还有MHC限制性和自身免疫耐受2个重要的生物学特性。

(1)双阴性阶段 刚进入胸腺的祖T细胞,既不表达CD4分子,也不表达CD8分子,故称为双阴性(double negative,DN)T细胞,即$CD4^-CD8^-$T细胞,此时也不表达CD3。

(2)双阳性阶段 此时T细胞表达CD4和CD8分子,称为双阳性(double positive,DP)T细胞,即$CD4^+CD8^+$T细胞;先表达TCRβ链和pTCRα,而后表达功能性αβTCR及CD3。

(3)单阳性阶段 双阳性T细胞进一步分化为$CD4^+$T细胞或$CD8^+$T细胞,即为单阳性(single positive,SP)T细胞。

(4)T细胞的阳性选择和阴性选择

1)阳性选择(positive selection)。在胸腺皮质中,$CD4^+CD8^+$双阳性T细胞的TCR能与胸腺基质细胞表面的MHC Ⅰ、Ⅱ类分子-抗原肽结合。具有适当亲和力的DP细胞可分化为单阳性(SP)T细胞,其中与Ⅰ类分子结合的DP细胞分化为$CD8^+$T细胞(SP);与Ⅱ类分子结合的DP细胞分化为$CD4^+$T细胞(SP)。不能与MHC-抗原肽结合或亲和力过高的DP细胞则发生凋亡被克隆清除,此过程也称为胸腺的阳性选择,其生物学意义在于赋予成熟的T细胞MHC限制性。

2)阴性选择(negative selection)。经历阳性选择的SP细胞在胸腺的皮髓质交界处及髓质区还需经阴性选择。凡是能识别自身抗原-MHC复合物,且具有高亲和力的SP细胞发生凋亡被克隆清除,其实质是清除自身反应性T细胞。阴性选择的生物学意义在于赋予成熟的T细胞自身免疫耐受的特性。

2. T细胞表面的分子及作用

T细胞表面具有许多重要的膜分子,可参与T细胞识别抗原和T细胞的活化、增殖、分化及效应功能的发挥。其中,有些膜分子还是区分T细胞及其亚群的重要分子标志。

(1)TCR-CD3复合物 T细胞抗原受体(T cell receptor,TCR)为所有T细胞表面的特征性标志,以非共价键与CD3分子结合,形成TCR-CD3复合物,共同表达于成熟T细胞表面。TCR的作用是识别抗原,但TCR不能直接识别蛋白质抗原表面的表位,只能特异性识别抗原提呈细胞或靶细胞表面的抗原肽-MHC分子复合物。而且,TCR识别抗原肽-MHC分子复合物时,具有双重特异性,既识别抗原肽的表位,也识别自身MHC分子的多态性部位。TCR识别自身MHC分子的多态性部位也是 T 细胞识别抗原具有自身 MHC 限制性的原因。

TCR 是由 2 条不同肽链构成的异二聚体,构成 TCR 的肽链有 α、β、γ、δ 4 种类型。根据所含肽链的不同,TCR 分为 TCRαβ 和 TCRγδ 2 种类型。CD3 分子具有 5 种肽链,即 γ、δ、ε、ζ 及 η,均为跨膜蛋白,跨膜区具有带负电荷的氨基酸残基,与 TCR 跨膜区带正电荷的氨基酸残基形成盐桥。γ、δ 和 ε 肽链的胞外区各有一个免疫球蛋白样结构域。通过这些结构域之间的相互作用,γ 链与 ε 链、δ 链与 ε 链结合形成 γε 和 δε 2 种二聚体。不同于 γ、δ 和 ε 肽链,ζ 和 η 肽链的细胞外区很短,以二硫键连接,形成 ζζ 二聚体或 ζη 二聚体。γ、δ、ε、ζ 和 η 肽链的胞浆区较长,均有免疫受体酪氨酸活化基序(immunoreceptor tyrosine-based activation motif, ITAM)(图 36-14)。

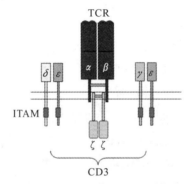

图 36-14　TCR 复合物结构模式图

(2)CD4 分子和 CD8 分子　成熟的 T 细胞为单阳性 T 淋巴细胞,即 CD4$^+$T 细胞或 CD8$^+$T 细胞。CD4 分子和 CD8 分子的主要功能是辅助 TCR 识别抗原和参与 T 细胞活化信号的转导,因此,又称为 TCR 的共受体。

CD4 分子是单链跨膜蛋白。胞外区具有 4 个 Ig 样结构域,其中远膜端的 2 个结构域能够与 MHC Ⅱ 类分子的 β2 结构域结合。CD8 分子由 α 和 β 肽链组成,2 条肽链均为跨膜蛋白,由二硫键连接,细胞外区各含一个 Ig 样结构域,能够与 MHC Ⅰ 类分子的 α3 结构域结合。CD8 分子和 CD4 分子可分别与 MHC Ⅰ 和 Ⅱ 类分子结合是 CD8$^+$T 细胞识别抗原和 CD4$^+$T 细胞识别抗原具有自身 MHC Ⅰ 类和 Ⅱ 类限制性的原因。CD4 分子还是人类免疫缺陷病毒(HIV)的受体。HIV 的壳膜蛋白 gp120 与 CD4 分子结合是 HIV 侵入并感染 CD4$^+$T 细胞或巨噬细胞的重要机制。

(3)共刺激分子(co-stimulatory molecule)　初始 T 细胞的完全活化需要两种活化信号的协同作用。第一信号由 TCR 识别抗原产生,经 CD3 分子将信号转导至细胞内。第二信号(或称为共刺激信号)则由抗原提呈细胞(APC)或靶细胞表面的共刺激分子与 T 细胞表面相应的共刺激分子受体相互作用而产生。若缺乏共刺激信号,则 T 细胞将因无法活化而致克隆失能。

1)CD28。CD28 是由 2 条相同肽链组成的同源二聚体,表达于 90% CD4$^+$ T 细胞和 50% CD8$^+$ T 细胞。CD28 是共刺激分子 B7 的受体。B7 分子包括 B7.1(CD80)和 B7.2(CD86),表达于专职性 APC 表面。CD28 分子与 B7 分子结合产生的共刺激信号在 T 细胞活化中发挥重要作用,可促进 T 细胞增殖和 IL-2 生成。其作用机制包括诱导 T 细胞表达抗细胞凋亡蛋白(Bcl-x),刺激 T 细胞合成 IL-2 及其他细胞因子,以及促进 T 细胞增殖和分化。

2)CTLA-4(cytotoxic T lymphocyte associated antigen-4)。CTLA-4 表达于活化的 CD4$^+$ T 细胞和 CD8$^+$ T 细胞。CTLA-4 配体也是 B7 分子,其与 B7 分子的亲和力显著高于 CD28。与 CD28 相反,CTLA-4 与 B7 分子结合将产生抑制性信号,终止 T 细胞活化。这是因为 CTLA-4 分子的胞浆区有 I/VxYxxL 序列的免疫受体酪氨酸抑制基序(immunoreceptor tyrosine-based inhibitory motif, ITIM)。ITIM 中的酪氨酸残基被磷酸化后,可与蛋白酪氨酸磷酸酶(SHP-1)和肌醇 5-磷酸酶(SHIP)结合,从而抑制 T 细胞活化信号的转导。

3)CD40L(CD154)。CD40L 主要表达于活化的 CD4$^+$ T 细胞,其受体 CD40 表达于 APC(B 细胞、巨噬细胞、树突状细胞)。CD40L 与 CD40 结合所产生的效应是双向性的。一方面,促进 APC 活化、B7 分子表达和细胞因子(如 IL-12)合成;另一方面,APC 高表达 B7 分子,且分泌促进 T 细胞分化的细胞因子,也促进 T 细胞活化。在 TD-Ag 诱导的免疫应答中,活化的 Th 细胞表达的 CD40L 与 B 细胞表面的 CD40 结合可促进 B 细胞增殖、分化、抗体生成和抗体类别转换,诱导记忆性 B 细胞分化。

4)CD2。CD2 即淋巴细胞功能相关抗原-2(lymphocyte function associated antigen-2,LFA-2),又称为绵羊红细胞(SRBC)受体。人的 CD2 分子表达于 95% 成熟 T 细胞、50%~70% 胸腺细胞以及部分 NK 细胞。CD2 分子的配体包括 LFA-3(CD58)、CD59 和 CD48(小鼠和大鼠)。CD2 除作为黏附分子,介导 T 细胞与抗原提呈细胞或靶细胞之间的黏附外,还介导 T 细胞旁路激活途径,为效应 T 细胞提供活化信号。

5)LFA-1 和 ICAM-1。淋巴细胞功能相关抗原-1(LFA-1)和细胞间黏附分子-1(intercellular cell adhesion molecular 1,ICAM-1)分子的作用是介导 T 细胞与抗原提呈细胞或靶细胞黏附。T 细胞表面的 LFA-1 的配体是抗原提呈细胞或靶细胞表面的 ICAM-1,T 细胞表面的 ICAM-1 的配体是抗原提呈细胞或靶细胞表面的 LFA-1。

6)丝裂原结合分子。T 细胞表面还表达多种能结合丝裂原的膜分子,其结合丝裂原的特异性由糖基特点决定。与相应丝裂原结合后,可直接诱导静息 T 细胞活化、增殖和分化。刀豆蛋白 A(concanavalin,ConA)、植物血凝素(phytohaemagglutinin,PHA)

是最常用的T细胞丝裂原。美洲商陆丝裂原(pokeweed mitogen,PWM)除诱导T细胞活化外,还可诱导B细胞活化。丝裂原对T细胞的活化作用无特异性。

3. T细胞亚群及其功能

T细胞根据不同的分类方法可以分为不同的亚群,不同亚群间相互协调共同发挥免疫学功能。

(1)根据所处的活化阶段　根据所处的活化阶段可将T细胞分为初始T细胞(naive T cell)、效应T细胞(effector T cell)和记忆性T细胞(memory T cell)。

初始T细胞是指从未接受过抗原刺激的成熟T细胞。处于细胞周期的G0期,存活期短,参与淋巴细胞再循环。初始T细胞的主要功能是识别抗原,无免疫效应功能。初始T细胞在外周淋巴器官内接受抗原刺激而活化,并最终分化为效应T细胞和记忆性T细胞。效应T细胞与初始T细胞不同,不参与淋巴细胞再循环,主要向外周炎症组织迁移。在炎症组织内,效应T细胞仍需与抗原提呈细胞或靶细胞相互作用,被再次活化后才能发挥免疫效应功能。记忆性T细胞与初始T细胞相似,也处于细胞周期的G0期,但存活期长,可达数年。记忆性T细胞可介导再次免疫应答,接受抗原刺激后可迅速活化,并分化为记忆T细胞和效应T细胞。

(2)根据表达TCR的类型　根据表达TCR的类型,可将T细胞分为$\alpha\beta$T细胞和$\gamma\delta$T细胞。

$\gamma\delta$T细胞数量可因组织和种属的不同而有很大差异,但不超过T细胞总数的5%。大多数$\gamma\delta$T细胞为$CD4^-$T细胞及$CD8^-$T细胞,少数$\gamma\delta$T细胞可表达CD8分子。$\gamma\delta$T细胞主要分布于皮肤和黏膜组织,是皮肤的表皮内淋巴细胞和黏膜组织的上皮内淋巴细胞的组成部分。

$\alpha\beta$T细胞和$\gamma\delta$T细胞之间在抗原识别方面存在显著不同,见表36-4。$\alpha\beta$T细胞识别由MHC分子提呈的抗原肽,并且具有自身MHC限制性。$\gamma\delta$T细胞识别非肽类分子,包括由CD1分子(非多态性MHC I类分子)呈递的糖脂、某些病毒的糖蛋白、分枝杆菌的磷酸糖和核苷酸衍生物等。$\gamma\delta$T细胞识别抗原无MHC限制性。$\alpha\beta$T细胞和$\gamma\delta$T细胞之间的另一显著区别是$\gamma\delta$T细胞的抗原受体缺乏多样性,只能识别多种病原体表达的共同抗原成分。$\gamma\delta$T细胞具有抗感染和抗肿瘤作用,可杀伤病毒或细胞内细菌感染的靶细胞、表达热休克蛋白和异常表达CD1分子的靶细胞,以及杀伤对NK细胞敏感和不敏感的肿瘤细胞,其杀伤机制与$\alpha\beta$T细胞相同。活化的$\gamma\delta$T细胞可通过分泌多种细胞因子发挥免疫调节作用和介导炎症反应。$\gamma\delta$T细胞分泌的细胞因子包括IL-2、IL-3、IL-4、IL-5、IL-6、GM-CSF、TNF-α、IFN-γ等。

表 36-4　αβT 细胞与 γδT 细胞的特征及功能的比较

特征		αβ T 细胞	γδT 细胞
TCR 多样性		多	少
识别抗原		氨基酸组成的多肽	脂类、多糖类抗原
MHC 限制性		有	无
提呈抗原需要		经典 MHC 分子	MHC I 类分子
杀伤细胞		CTL	γδT 活性细胞
辅助细胞		Th 细胞	无
分布	外周血	60%～70%	5%～15%
	组织	外周淋巴组织	表皮及皮下黏膜
表型	CD3CD2	100%	100%
	$CD4^+CD8^-$	60%～65%	<1%
	$CD4^-CD8^+$	30%～35%	20%～50%
	$CD4^-CD8^-$	<5%	>50%

(3) 根据是否表达 CD4 或 CD8 分子　根据是否表达 CD4 分子或 CD8 分子，可将 T 细胞分为 $CD4^+$ T 细胞和 $CD8^+$ T 细胞。

CD4 分子表达于 60%～65% αβT 细胞及部分 NKT 细胞。巨噬细胞和树突状细胞也可表达 CD4 分子，但表达水平低。CD8 分子表达于 30%～35% αβT 细胞和部分 γδT 细胞。"$CD4^+$ T 细胞"和"$CD8^+$ T 细胞"两个术语通常指表达 TCRαβ 的 T 细胞。$CD4^+$ T 细胞和 $CD8^+$ T 细胞的功能不同。$CD4^+$ T 细胞识别由 13～17 个氨基酸残基组成的外源性抗原肽，受自身 MHC II 类分子限制。活化后，分化的效应细胞主要为 Th 细胞，但也有少数 $CD4^+$ 效应 T 细胞具有细胞毒作用和免疫抑制作用。$CD8^+$ T 细胞识别由 8～10 个氨基酸残基组成的内源性抗原肽，受自身 MHC I 分子限制。活化后，分化的效应细胞为 Tc(CTL)细胞，具有细胞毒作用，可特异性杀伤靶细胞。

(4) 根据免疫效应功能　根据免疫效应功能，可将 T 细胞分为辅助性 T 细胞(helper T cell, Th)、细胞毒性 T 细胞(cytotoxic T cell, Tc 或 CTL)、调节性 T 细胞(regulatory T cell, Treg)。

1) Th 细胞。初始 $CD4^+$ T 细胞可分化为 Th1、Th2、Th3、Th17 和滤泡辅助性 T 细胞(follicular helper T cell, Tfh)5 类效应细胞，分别分泌不同的细胞因子，发挥不同的免疫效应。其中，Th1 细胞主要分泌 IL-2、IFN-γ、TNF，介导细胞免疫；Th2 细胞主要分泌 IL-3、IL-4、IL-5、IL-6、IL-10，介导体液免疫；Th3 细胞主要分泌 TGF-β，发挥免疫调节作用；Th17 细胞主要分泌 IL-17、IL-21、IL-22、IL-26、TNF-α，参与固有免疫和某些炎症的发生；Tfh 主要通过分泌 IL-21 在 B 细胞分化为浆细胞、产生抗体和 Ig 类别转换中发挥重要作用。另外，$CD4^+$ T 细胞还可分化为 Tr1 细胞。Tr1 细胞也具有免疫抑制功能，但与 Th3 细胞不同的是，Tr1 细胞分泌的细胞因子以 IL-10 为主,而不是以 TGF-β 为主。

2)CTL(Tc)细胞。$CD8^+$ 杀伤性 T 细胞($CD8^+$ CTL 细胞)的主要功能是特异性直接杀伤靶细胞。CTL 细胞主要通过 2 种机制发挥细胞毒作用:一是分泌穿孔素、颗粒酶、颗粒溶素及淋巴毒素等物质直接杀伤靶细胞;二是通过 Fas/FasL 途径诱导靶细胞凋亡。CTL 细胞首先通过其表面的 TCR 特异性识别靶细胞表面的抗原肽-MHC I 类分子复合物,与靶细胞紧密接触,以胞吐方式释放颗粒内容物。穿孔素在靶细胞膜聚合,形成跨膜通道,使靶细胞膜出现大量的小孔;水分子进入靶细胞内,导致渗透压发生改变,细胞因渗透性溶解而死亡。颗粒酶经穿孔素形成的跨膜通道进入细胞内,激活半胱天冬蛋白酶-10(caspase10),诱导靶细胞凋亡。CTL 细胞还可通过高表达的 FasL 与靶细胞表面的 Fas 结合,激活半胱天冬蛋白酶-8(caspase8),导致靶细胞凋亡。颗粒溶解素进入靶细胞,可直接溶解瘤细胞或杀灭靶细胞内的病原体。CTL 在杀伤靶细胞的过程中自身不受伤害,可连续杀伤多个靶细胞。

3)调节性 T 细胞。此类细胞又称 $CD4^+$ $CD25^+$ 调节性 T 细胞,在免疫应答的负调节及自身免疫耐受中发挥重要的作用。Treg 表达 IL-2R 的 α 链(CD25),主要发挥免疫负调节作用,抑制抗原特异性 T 细胞增殖,抑制抗原提呈细胞的功能,在免疫耐受中发挥重要作用。

(二)B 淋巴细胞

B 淋巴细胞(B lymphocyte)简称 B 细胞,由哺乳动物骨髓或禽类法氏囊中的淋巴样干细胞分化、发育而来。成熟 B 细胞主要定居于外周淋巴器官的淋巴滤泡内,约占外周淋巴细胞总数的 20%。B 细胞表面的多种膜分子在其分化和功能执行中有重要作用。B 细胞不仅能通过产生抗体发挥特异性体液免疫功能,还是重要的抗原提呈细胞,并参与免疫调节。

1. B 细胞的分化发育

B 细胞的分化发育分为中枢发育和外周发育 2 个阶段。B 细胞在骨髓中发育经历祖 B 细胞、前 B 细胞、未成熟 B 细胞等分化、发育阶段发育为成熟 B 细胞的过程称为中枢发育阶段,是非抗原依赖性发育期。通过此期的分化发育,成熟的 B 细胞完成功能性 BCR 的表达,并形成自身免疫耐受。成熟 B 细胞迁移至外周淋巴器官和组织,接受外来抗原刺激后,分化为可产生抗体的浆细胞,此为外周发育阶段,是抗原依赖性发育期。

2. B 细胞的表面分子及其作用

B 细胞表面有众多的膜分子,它们在 B 细胞识别抗原、活化、增殖以及抗体产生等过程中发挥作用。

(1)BCR 复合物 B 细胞表面最重要的分子是 B 细胞抗原受体(B cell receptor,BCR)复合物(图 36-15)。BCR 复合物由识别和结合抗原的膜表面免疫球蛋白(mIg)和传递抗原刺激信号的 Igα/Igβ(CD79a/CD79b)异二聚体组成。mIg 是 B 细胞的特征性表面标志。mIg 以单体形式存在,能特异性结合抗原,但由于其胞质区很短,不能直接将抗原刺激的信号传递到 B 细胞内,需要其他分子辅助来完成 BCR 结合抗原后信号的传递。Igα 和 Igβ 均属于免疫球蛋白超家族,有胞外区、跨膜区和相对较长的胞质区。Igα 和 Igβ 在胞外区的近胞膜处由二硫键相连,构成二聚体。Igα、Igβ 和 mIg 的跨膜区均有极性氨基酸,借静电吸引组成稳定的 BCR 复合物。Igα、Igβ 胞质区含有免疫受体 ITAM,可通过募集下游信号分子,转导抗原与 BCR 结合所产生的信号。

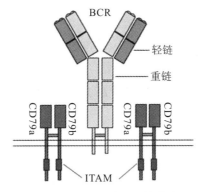

图 36-15 BCR 复合物结构模式图

(2)B 细胞共受体 B 细胞表面的 CD19 与 CD21 及 CD81 非共价相连,形成 B 细胞的多分子共受体,能增强 BCR 与抗原结合的稳定性,并与 Igα/Igβ 共同传递 B 细胞活化的第一信号。在复合体中,CD21(即 CR2)可结合 C3d,形成 CD21-C3d-抗原-BCR 复合物,发挥 B 细胞共受体的作用;CD19 传递活化信号;CD81 可能具有稳定此共受体复合物的作用。CD21 也是 EB 病毒受体,与 EB 病毒选择性感染 B 细胞有关。

(3)共刺激分子 抗原与 B 细胞的 BCR 结合,所产生的信号由 Igα/Igβ 和 CD19 转导至细胞内。此即为 B 细胞活化的第一信号,但仅有第一信号不足以使 B 细胞活化,还需要第二信号(共刺激信号)。第二信号主要由 Th 细胞和 B 细胞表面的共刺激分子间的相互作用产生。在共刺激信号的作用下,B 细胞活化、增殖产生适应性体液免疫应答。

1)CD40。CD40 属于肿瘤坏死因子受体超家族,组成性地表达于成熟 B 细胞。CD40 的配体(CD40L,即 CD154)表达于活化 T 细胞。CD40 与 CD40L 的结合是 B 细胞活化的第二信号,对 B 细胞分化成熟和抗体产生起重要的作用。

2)CD80 和 CD86。CD80(B7-1)和 CD86(B7-2)在静息 B 细胞中不表达或低表达,在活化 B 细胞中表达增强,可与 T 细胞表面的 CD28 和 CTLA-4 相互作用。

CD28 提供 T 细胞活化的第二信号，CTLA-4 抑制 T 细胞活化信号。

(4) 其他表面分子

1) CD20。CD20 表达于除浆细胞外的各发育阶段的 B 细胞，可调节钙离子跨膜流动，从而调控 B 细胞的增殖和分化。CD20 是 B 细胞的特异性标志，是治疗性单抗识别的靶分子。

2) CD22。CD22 特异性表达于 B 细胞表面，其胞内段含有 ITIM，是 B 细胞的抑制性受体，能负调节 CD19/CD21/CD81 共受体。

3) CD32。CD32 有 a、b 2 个亚型，其中 CD32b 即 FcγR Ⅱ B，能负反馈调节 B 细胞活化及抗体的分泌。

3. B 细胞的分类

外周的成熟 B 细胞根据是否表达 CD5 分子，可分为 $CD5^+$ B1 细胞和 $CD5^-$ B2 细胞 2 个亚群。B1 细胞主要产生低亲和力的 IgM，参与固有免疫；B2 细胞即通常所指的 B 细胞，是参与适应性体液免疫的主要细胞。

(1) B1 细胞　B1 细胞占 B 细胞总数的 5%～10%，主要定居于腹膜腔、胸膜腔和肠道黏膜固有层中。B1 细胞在个体发育胚胎期产生，具有自我更新能力。慢性淋巴细胞白血病中的 B 细胞均表达 CD5，一般认为其来源于 B1 细胞。

B1 细胞表达的免疫球蛋白可变区相对保守，主要针对碳水化合物（如细菌多糖等）产生较强的应答，无需 Th 细胞辅助，不发生免疫球蛋白的类别转换。B1 细胞所合成的低亲和力 IgM 能与多种不同的抗原表位结合，表现为多反应性。在无明显外源性抗原刺激的情况下，B1 细胞能自发分泌针对微生物脂多糖和某些自身抗原的 IgM，这些抗体称为天然抗体。B1 细胞属于固有免疫细胞，在免疫应答的早期发挥作用，尤其在腹膜腔等部位能对病原微生物感染迅速产生抗体，构成了机体免疫的第一道防线。B1 细胞也能产生多种针对自身抗原的抗体，与自身免疫病的发生有关。

(2) B2 细胞　B2 细胞是分泌抗体参与体液免疫应答的主要细胞。B2 细胞在个体发育中出现相对较晚，定居于外周淋巴器官。在抗原刺激和 Th 细胞的辅助下，B2 细胞最终分化成浆细胞，产生抗体，行使体液免疫功能。初次免疫应答后保留下来的部分高亲和力细胞分化成为记忆 B 细胞 (memory B cell)，当再次感染时，记忆 B 细胞可以快速分化为浆细胞，迅速地介导再次免疫应答。B1 细胞和 B2 细胞在表面特征、免疫应答等多方面存在着明显的不同，见表 36-5。

表 36-5　B1 细胞和 B2 细胞的比较

	B1 细胞	B2 细胞
CD5 表达情况	表达	不表达
更新方式	自我更新	由骨髓产生
识别抗原	碳水化合物	蛋白质类
产生 Ig 类型	IgM 为主	IgG 为主
特异性	特异性低下或无	特异性高
免疫记忆性	无	有

4. B 淋巴细胞的功能

B 细胞的主要功能是产生抗体介导的体液免疫应答。除此之外,活化的 B 细胞不仅可作为专职性抗原提呈细胞提呈可溶性抗原激活 T 细胞,还可以通过分泌多种细胞因子广泛参与免疫调节。

小　结

免疫系统由免疫器官和组织、免疫分子和免疫细胞组成。免疫器官分为中枢免疫器官和外周免疫器官。中枢免疫器官包括骨髓和胸腺,外周免疫器官由淋巴结、脾脏和黏膜相关淋巴组织组成。中枢免疫器官是淋巴细胞发生、分化、发育、成熟的场所,而外周免疫器官是淋巴细胞定居和发生免疫应答的场所。

补体系统在激活物的作用下,按不同途径而激活,最终形成攻膜复合物,通过溶细胞效应发挥作用;此外,补体活化过程中产生的多种活性片段也参与免疫调节和炎症反应。细胞因子是细胞分泌的小分子蛋白质,作为生物信息分子发挥多种重要的生理功能,也可导致许多病理损伤。白细胞分化抗原是重要的免疫细胞表面功能分子,许多白细胞分化抗原以 CD 命名。经典 MHC 的生物学功能是以其产物提呈抗原肽供 T 细胞识别,启动适应性免疫应答。

免疫细胞根据其参与免疫应答类型的不同,分为固有免疫细胞和适应性免疫细胞。固有免疫细胞包括单核细胞、巨噬细胞、NK 细胞、γδT 细胞、B1 细胞、各类粒细胞及肥大细胞等,主要参与固有免疫应答;适应性免疫细胞包括 T 淋巴细胞、B 淋巴细胞和抗原提呈细胞。T 淋巴细胞、B 淋巴细胞表面有多种表面标志,可以分为不同的亚群,发挥不同的免疫学功能。

思考题

1. 简述免疫系统的组成和免疫器官的功能。
2. 补体激活主要有哪 3 条途径？各自具有什么特点？
3. 补体有哪些生物学功能？
4. 简述细胞因子的共同特点。
5. 简述白细胞分化抗原和 CD 分子的概念。
6. 比较 HLA Ⅰ类分子和Ⅱ类分子在结构、分布和功能方面的特点。
7. 简述 TCR 复合物和 BCR 复合物的组成及其功能。
8. 简述 T 细胞亚群的分类及其分类依据。
9. 什么是 T 细胞发育过程中的阴性选择和阳性选择？其生物学意义是什么？

（胡汪来　吴　萍）

第三十七章 免疫应答

> **学习目标**
> 1. 掌握：免疫应答的概念、类型；适应性免疫应答的特点和机制。
> 2. 熟悉：内源性抗原和外源性抗原的加工提呈途径；免疫耐受的概念。
> 3. 了解：免疫耐受类型、发生机制及其研究意义。
> 4. 其他：学会应用免疫应答发生的机制，分析一些常见疾病的免疫应答类型。

第一节 概 述

一、免疫应答的概念

免疫应答(immune response)是指机体的免疫系统识别和清除抗原性异物的生理反应过程。免疫应答的生物学意义是及时清除体内抗原性异物，维持机体的生理平衡和内环境的稳定。异常的免疫应答也可导致机体的病理性损伤。

二、免疫应答的类型

根据参与免疫应答的细胞种类以及应答特点，可将免疫应答分为固有免疫应答和适应性免疫应答。固有免疫应答是生物体在长期种系进化过程中逐渐形成的天然防御能力，同一种属不同个体间免疫应答水平无明显差别，是机体的固有免疫细胞和分子在识别病原体及其产物或体内衰老损伤、突变细胞等抗原性异物后，迅速活化并进行吞噬杀伤，以清除该抗原性异物的过程。适应性免疫应答是机体在后天环境中接触某种抗原刺激后引发的特异性免疫应答过程，本章探讨的免疫应答属于后者。适应性免疫应答又可分为T细胞介导的细胞免疫应答和B细胞介导的体液免疫应答。

根据免疫应答发生时接触抗原的次数，可将免疫应答分为初次应答和再次应答；根据机体淋巴细胞对抗原的反应特点，可将免疫应答分为正性免疫应答和负性免疫应答。

三、免疫应答的过程

免疫应答的过程可大致划分为3个阶段:①识别阶段,指抗原进入机体后,抗原提呈细胞捕获、加工和提呈抗原,以及T细胞、B细胞特异性识别抗原的阶段。②反应阶段,指T细胞、B细胞特异性识别抗原后,活化、增殖、分化成效应细胞,产生效应物质的阶段。③效应阶段,指效应T细胞、B细胞发挥作用的阶段,如效应T细胞分泌细胞因子或直接杀伤发挥细胞免疫作用,B细胞分化成浆细胞分泌抗体发挥体液免疫作用。

四、免疫应答的特点

相对于固有免疫应答,适应性免疫应答具有特异性、记忆性和耐受性3个主要的特点。

(一)特异性

某种抗原刺激机体产生的免疫应答对其他抗原无免疫反应。抗原与该抗原诱导的免疫应答之间具有很强的特异性。

(二)记忆性

抗原可刺激机体产生免疫应答。一段时间后,当同一抗原再次进入机体时,可迅速诱导免疫系统产生再次应答,表现为免疫反应更迅速、免疫效应更强。

(三)耐受性

由于在胚胎期能与自身组织成分反应的淋巴细胞克隆被删除或禁忌,出生后成熟的淋巴细胞克隆丧失了对自身组织成分的反应性,但完好保留了针对非己性抗原异物的识别和反应能力。此现象称为免疫耐受(immunological tolerance),其机制是免疫系统正确识别"自己"和"非己"的关键。

五、免疫应答的调节

在免疫应答过程中,免疫分子与免疫细胞之间、免疫细胞与免疫细胞之间以及免疫系统与机体其他系统之间相互作用,构成一个相互制约、相互调控的网络,感知免疫应答的强度并进行调节,将其控制在适当的强度,清除抗原的同时减少对正常组织细胞的损伤。免疫应答主要的调节机制包括免疫分子的调节、免疫细胞的调节以及机体整体水平的调节。

第二节 适应性免疫应答

一、抗原提呈细胞及抗原提呈

抗原提呈细胞(antigen presenting cell, APC)是一类能够摄取并加工处理的抗原,最终以 MHC-抗原肽复合物的形式将抗原信息提呈给 T 淋巴细胞。根据 APC 表面膜分子表达差异,通常可将其分为专职 APC 和非专职 APC 两大类。

专职 APC 包括树突状细胞(见后述)、巨噬细胞(见第三十六章第三节)和 B 淋巴细胞(见第三十六章第三节),可组成性表达 MHC II 类分子和诱导 T 细胞活化的共刺激分子。非专职 APC 包括血管内皮细胞、各种上皮及间皮细胞、成纤维细胞以及活化的 T 细胞等。在正常情况下不表达 MHC II 类分子和共刺激分子,但在炎症过程中或细胞因子的刺激后可诱导其表达,从而具备抗原提呈的功能。

树突状细胞(dendritic cell, DC)是机体内最重要、功能最强的专职 APC,可启动抗原特异性 T 细胞应答,激发初次免疫应答。DC 是一类异质性的细胞群,来源于多能造血干细胞,既可以由髓样干细胞分化而来,也可以由淋巴样干细胞分化而来。DC 含量很少,但广泛分布于机体各组织和器官,按其组织分布可将 DC 分为 3 类:①淋巴样组织中 DC,包括并指状 DC、滤泡 DC 和胸腺 DC。②非淋巴样组织中 DC,包括间质性 DC、朗格汉斯细胞等。③体液中 DC,包括隐蔽细胞和外周血中 DC。

抗原加工指抗原提呈细胞将摄取的抗原降解、加工成抗原肽,并与自身 MHC 分子结合,再将抗原肽-MHC 分子复合物转运到细胞表面的过程,属于 APC 细胞内部事件。抗原提呈是转运到 APC 表面的抗原肽-MHC 分子复合物被 T 细胞表面的 TCR 识别,诱导 T 细胞活化的过程。

根据来源不同,可以将 APC 提呈的抗原分为两大类:①APC 从细胞外摄入的抗原,又称为外源性抗原,如被吞噬的细菌、细胞或异种蛋白。②细胞内合成的抗原,又称为内源性抗原,如病毒感染细胞后新合成的病毒蛋白、肿瘤细胞表达的肿瘤抗原等。

(一)内源性抗原的加工提呈途径

内源性抗原的加工提呈途径(以病毒感染的宿主细胞加工提呈病毒蛋白为例说明,图 37-1):①病毒感染宿主细胞(靶细胞)后,将基因组释放至细胞质,通过转录、翻译在细胞质中合成病毒蛋白抗原。②病毒抗原被细胞质中蛋白酶降解成抗原肽。③镶嵌在内质网膜上的抗原加工相关转运体(transporter associated with antigen processing，TAP)将胞质中的抗原肽转运至内质网中,在一系列酶的作用下加工修饰成能与MHCⅠ类分子结合的抗原肽。④修饰后的抗原肽与内质网中合成的MHCⅠ类分子结合,形成抗原肽-MHCⅠ类分子复合物。⑤该复合物通过高尔基体,以分泌小泡的形式转运至细胞表面,供$CD8^+$ T细胞识别。

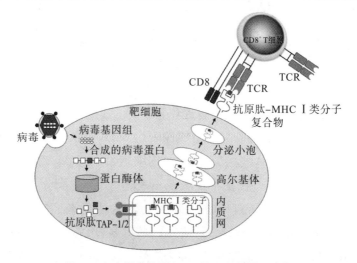

图37-1 内源性抗原加工、处理和提呈示意图

(二)外源性抗原的加工提呈途径

APC对外源性抗原的加工提呈途径(图37-2):①APC通过吞噬、胞饮或受体介导的内吞等方式,将外源性抗原摄入细胞质形成吞噬体。②吞噬体和溶酶体融合形成吞噬溶酶体。③抗原在吞噬溶酶体中被蛋白酶降解成抗原肽。④内质网中合成的MHCⅡ类分子进入高尔基体,通过分泌小泡与吞噬溶酶体融合,使MHCⅡ类分子与抗原肽结合形成抗原肽-MHCⅡ类分子复合物。⑤该复合物转运到APC表面,供$CD4^+$ T细胞识别。

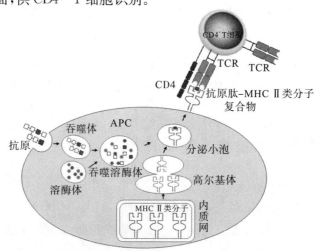

图37-2 外源性抗原加工、处理和提呈示意图

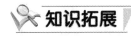

交叉提呈

抗原的交叉提呈(cross-presentation)是指有别于正常的抗原提呈途径,将内源性抗原通过 MHC Ⅱ 类分子途径进行加工、处理和提呈给 $CD4^+$ T 细胞,或将外源性抗原通过 MHC Ⅰ 类分子途径进行加工、处理和提呈给 $CD8^+$ T 细胞。抗原的交叉提呈参与机体的抗感染和大多数肿瘤的免疫应答,但不是抗原提呈的主要途径,也不涉及 MHC 分子的合成。

二、T 细胞介导的细胞免疫应答

初始 T 细胞通过其 TCR 与 APC 表面的抗原肽-MHC 分子复合物(pMHC)特异性结合后,可活化、增殖和分化成效应 T 细胞,清除非己抗原,介导特异性细胞免疫应答。细胞免疫应答可分为 3 个阶段:①T 细胞对抗原的特异性识别。②T 细胞的活化、增殖和分化。③T 细胞发挥免疫效应。

(一)T 细胞对抗原的识别

侵入机体任何部位的非己抗原均可被 APC 捕获,通过外源性或内源性 2 条途径进行加工提呈(参考第一节)。APC 摄取的外源性抗原经加工后与 MHC Ⅱ 类分子结合,表达于细胞表面,供 $CD4^+$ T 细胞识别;而内源性抗原被靶细胞加工后与 MHC Ⅰ 类分子结合,表达于细胞表面,供 $CD8^+$ T 细胞识别。

(二)T 细胞的活化、增殖和分化

1. $CD4^+$ T 细胞的活化、增殖和分化

$CD4^+$ T 细胞的完全活化需要双信号和细胞因子的共同作用(图 37-3)。只有完全活化的 T 细胞才能继续进入增殖和分化阶段。

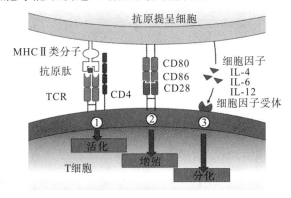

图 37-3 $CD4^+$ T 细胞激活的双信号和细胞因子作用示意图

(1) $CD4^+$ T 细胞的活化 ①第一信号，即抗原刺激信号。APC 将其表面的抗原肽-MHC Ⅱ 分子复合物提呈给 $CD4^+$ T 细胞，TCR 双重特异性识别结合在 MHC 分子肽结合槽中的抗原肽和自身 MHC Ⅱ 类分子，通过 CD3 分子向 T 细胞胞内传递抗原刺激信号；同时，CD4 分子与 MHC Ⅱ 类分子结合，活化下游信号通路，启动 T 细胞活化的第一信号。此为第一信号的双识别机制。②第二信号，即共刺激信号，通过 T 细胞和 APC 表面多对共刺激分子的相互作用而产生。其中，最重要的一对共刺激分子对是表达于 T 细胞表面的 CD28 和 APC 表面的 B7 (CD80、CD86)。如果只有第一信号而没有第二信号，$CD4^+$ T 细胞不仅不能完全活化，还会进入克隆失能状态 (图 37-4)。③细胞因子参与 $CD4^+$ T 细胞的激活。除上述双信号外，T 细胞的增殖、分化还有赖于多种细胞因子的参与。如 IL-1 和 IL-2 对 T 细胞的增殖至关重要，经克隆扩增后，特异性 $CD4^+$ T 细胞数量可增加 1000 倍以上；此外，IL-4 和 IL-12 等参与 T 细胞的分化。

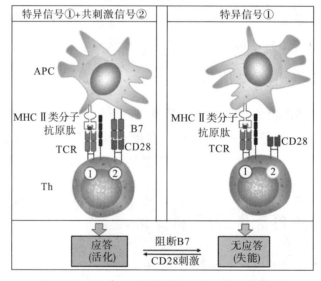

图 37-4　$CD4^+$ T 细胞活化信号相关分子示意图

(2) $CD4^+$ T 细胞的增殖、分化　上述 2 种活化信号可诱导 $CD4^+$ T 细胞表达多种细胞因子和细胞因子受体，而活化的 APC 也可产生细胞因子，共同促进 T 细胞的增殖和分化。其中，IL-2 是 T 细胞最重要的促增殖因子。通过克隆扩增的 $CD4^+$ T 细胞在不同细胞因子的诱导下可以分化成不同的 Th 细胞功能亚群。例如，IL-12 可诱导 Th1 细胞分化；IL-4 可诱导 Th2 细胞分化；IL-6 和 TGF-β 共同作用可诱导 T 细胞分化成 Th17 细胞；但目前诱导 Tfh 细胞亚群分化的机制尚不清楚。部分活化的 Th 细胞还可分化为长寿命的记忆性细胞，介导再次免疫应答。

2. $CD8^+$ T 细胞的活化、增殖和分化

初始 $CD8^+$ T 细胞的活化比 $CD4^+$ T 细胞需要更强的共刺激信号。活化 $CD8^+$ T 细胞主要有 2 种方式 (图 37-5)。

(1) 直接激活　成熟的 DC 被病毒感染后完全活化,高表达共刺激分子,直接向初始 $CD8^+$ T 细胞提供活化所必需的第一、第二信号,刺激其产生 IL-2,诱导 $CD8^+$ T 细胞增殖并分化成细胞毒性 T 细胞(cytotoxic lymphocyte,CTL)。该过程无需 Th 细胞辅助,又称为 Th 细胞非依赖性激活。

(2) 间接激活　多数情况下,病毒感染的靶细胞(非 DC)虽然能通过 MHC I 类分子提呈抗原肽,但其共刺激分子表达较低,不能直接激活 $CD8^+$ T 细胞,因此,需要 $CD4^+$ Th 细胞的辅助激活。其机制为:病毒感染的靶细胞以凋亡或其他方式被 APC 摄取病毒抗原后,可分别通过 MHC I、MHC II 类分子提呈病毒抗原肽,同时结合 $CD4^+$ Th 细胞和 $CD8^+$ T 细胞;$CD4^+$ Th 细胞旁分泌 IL-2,诱导 $CD8^+$ T 细胞活化、增殖和分化。间接激活又称为 Th 细胞依赖性激活。

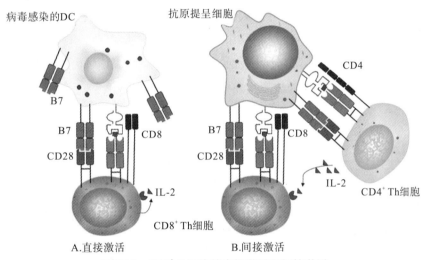

图 37-5　$CD8^+$ T 细胞的直接激活和间接激活

(三) T 细胞的免疫效应

1. Th 细胞的免疫效应

初始 T 细胞活化后,能分化成不同的效应 T 细胞亚群。各 T 细胞亚群具有不同的特点和免疫效应。

(1) Th1 细胞的免疫效应　Th1 细胞在机体抗细胞内感染过程中发挥重要作用,有以下 2 种机制:诱导 CTL 分化,直接杀伤被感染的靶细胞;分泌细胞因子募集、活化淋巴细胞、单核细胞和巨噬细胞,促进病原体的清除,诱导炎症反应。因此,Th1 细胞也被称为炎性 T 细胞。

(2) Th2 细胞的免疫效应　Th2 细胞通过产生 IL-4、IL-10 等细胞因子促进 B 细胞分化并产生抗体,在抗蠕虫感染中发挥重要作用,还可以干扰 Th1 细胞介导的抗胞内感染。

(3) Th17 细胞的免疫效应　Th17 细胞通过分泌 IL-17、IL-22 等细胞因子在炎症反应中发挥重要作用,也参与一些免疫病理反应。

(4)Tfh细胞的免疫效应　Tfh细胞通过分泌IL-21以及直接接触的方式,辅助B细胞在生发中心活化、增殖,在B细胞向浆细胞分化、抗体类别转换和抗体亲和力成熟过程中发挥重要作用。

2. CTL的免疫效应

CTL具有抗原特异性、MHC Ⅰ类分子限制性,能高效以及连续性地杀伤病毒或胞内寄生菌感染的宿主细胞、肿瘤细胞等,而不损害正常细胞。CTL主要通过以下2种方式杀伤靶细胞。

(1)穿孔素和颗粒酶　穿孔素和颗粒酶存在于CTL胞浆颗粒中。当CTL与靶细胞特异性结合后,可脱颗粒,释放2种物质。穿孔素与补体蛋白C9类似,在钙离子的参与下,多个穿孔素可插入靶细胞膜形成16 nm左右的孔道。一方面,使靶细胞的渗透压降低,导致细胞溶解;另一方面,颗粒酶是一类丝氨酸蛋白酶,通过此孔道进入靶细胞内部后,可激活凋亡相关的酶系统,从而诱导细胞凋亡。

(2)死亡受体　CTL可通过表达膜型FasL和分泌可溶性FasL或TNF-α,与靶细胞表面的Fas或TNF受体结合,激活靶细胞胞内凋亡信号通路,诱导其凋亡。

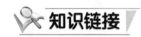

器官移植排斥反应

同种异体器官移植(如肾移植)一般都会发生移植排斥反应,其本质是受体免疫系统对供体移植物产生的免疫应答。T细胞是参与同种异体器官移植排斥反应的主要效应细胞。目前认为,T细胞可通过直接识别、间接识别和半直接识别3种方式识别同种异型抗原。

在急性排斥反应中晚期和慢性排斥反应中,间接识别机制发挥重要的作用。间接识别的发生机制:供体移植物脱落的细胞或供体的MHC分子经过受体APC加工处理成抗原肽后,以供体抗原肽-受体MHC分子复合物的形式提呈给受体T细胞,活化的受体T细胞对供体组织细胞发生免疫排斥反应。

三、B细胞介导的体液免疫应答

B细胞主要通过产生抗体发挥免疫效应,由于抗体存在于血清等体液中,因此,B细胞介导的免疫应答也称为体液免疫应答。根据刺激B细胞产生免疫应答是否依赖T细胞的辅助,可将抗原分为TD-Ag和TI-Ag,两者刺激机体产生应答的机制不同。本章主要介绍B细胞对TD-Ag应答的机制和规律。其应答过程与T细胞介导的细胞免疫应答过程相似,也包括3个阶段:①B细胞对TD-Ag的识别。②B细胞的活化、增殖和分化。③B细胞的免疫效应。

(一) B 细胞对 TD-Ag 的识别

B 细胞通过特异性抗原受体 BCR 识别抗原。与 TCR 识别机制不同的是，BCR 除识别蛋白质抗原外，还能识别多糖、脂类和小分子化合物等抗原；此外，BCR 可直接识别抗原，无需 APC 的加工和提呈，因此，无 MHC 限制性。

(二) B 细胞的活化、增殖和分化

与 T 细胞相似，B 细胞的活化也需要双信号和细胞因子参与。

1. B 细胞活化的第一信号

B 细胞通过 BCR 直接特异性识别抗原表面的表位，获得 B 细胞活化的第一信号。Igα/Igβ 与 BCR 非共价结合形成 BCR 复合体并将第一信号传递至细胞内，CD19/CD21/CD81 作为 BCR 共受体，增强 BCR 复合体转导的第一信号，明显降低抗原激活 B 细胞的阈值。

2. B 细胞活化的第二信号

初始 B 细胞的完全活化还依赖于 Th 细胞的辅助信号。此信号由 Th 细胞与 B 细胞表面多对共刺激分子对相互作用产生。其中，B 细胞表面 CD40 和活化 T 细胞表面 CD40L 的相互作用尤为关键。与 T 细胞类似，缺乏第二信号会导致 B 细胞克隆失能。

3. 细胞因子的作用

IL-1、IL-4 等可诱导 B 细胞表达多种细胞因子受体，与活化 Th 细胞分泌的细胞因子(如 IL-4、IL-6、IL-21)相互作用，诱导 B 细胞增殖形成生发中心和进一步分化成浆细胞；同时，生发中心内部分 B 细胞分化成记忆性 B 细胞(memory B cell, Bm)。相同抗原再次进入机体时，Bm 可迅速增殖、分化成浆细胞，产生大量抗体，发挥免疫效应。

4. B 细胞和 Th 细胞间相互作用

Th 细胞辅助 B 细胞的免疫应答表现在 2 个方面：①表面的共刺激分子提供 B 细胞活化的第二信号。②分泌的细胞因子促进 B 细胞的活化、增殖和分化。

在再次体液免疫应答中，B 细胞和 Th 细胞间的作用是双向的。①活化的 B 细胞作为 APC 激活 T 细胞。BCR 识别抗原后，启动 B 细胞活化的第一信号，上调 B7 分子表达。随后抗原-BCR 复合物被内化降解成抗原肽，以抗原肽-MHC II 类分子复合物的形式表达于 B 细胞表面，与 Th 细胞 TCR 结合，启动 T 细胞活化第一信号。B 细胞上调的 B7 分子与 T 细胞表面 CD28 结合，提供 T 细胞活化所必需的第二信号。②活化的 Th 细胞辅助 B 细胞的免疫应答。活化的 Th 细胞诱

导表达 CD40L,与 B 细胞表面表达的 CD40 结合,提供 B 细胞活化的第二信号。除此以外,活化的 Th 细胞可通过产生多种细胞因子(如 IL-4、IL-6、IL-21 等)诱导 B 细胞增殖分化和抗体产生(图 37-6)。

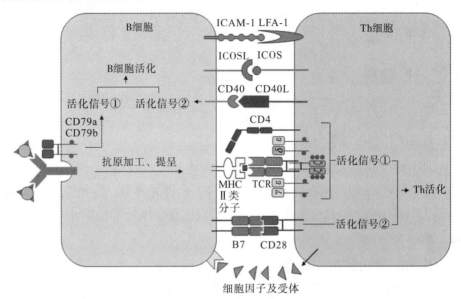

图 37-6　B 细胞和 Th 细胞的相互作用

(三) B 细胞的免疫效应

B 细胞的免疫应答主要通过分泌抗体发挥免疫效应。抗体能特异性识别抗原,但不具有直接杀伤或清除非己抗原的能力,需要借助机体的其他免疫细胞(如巨噬细胞、NK 细胞)或免疫分子(如补体)的协同作用。抗体发挥的效应作用包括中和作用、激活补体、调理作用、ADCC,在阻止细胞外病原体在体内扩散和引起再感染方面具有重要作用。但在一定条件下,抗体也能引起超敏反应、自身免疫性疾病等免疫病理反应。

除了产生抗体外,活化的 B 细胞也能产生多种细胞因子,对不同免疫细胞发挥调节功能。

(四) 抗体产生的一般规律

TD 抗原初次侵入机体引发的免疫应答称为初次应答。初次应答中形成的记忆细胞再次接触相同的抗原刺激时,引发的免疫应答称为再次应答。

1. 初次应答

在初次应答中,机体产生的抗体有如下特点:①潜伏期长,抗原首次进入机体后,需经过 2 周左右的时间才能在血液中检测到特异性抗体。潜伏期长短受机体状态、抗原性质及进入机体途径等因素影响。②产生抗体的浓度低。③抗体在体内持续时间短。④抗体亲和力低,以 IgM 为主。

2. 再次应答

相同抗原再次侵入机体后,免疫系统可迅速、高效地产生特异性免疫应答。由于 Bm 细胞在分化过程中经历了突变和选择,所表达的 BCR 亲和力增高,高表达共刺激分子,可作为 APC 激活记忆 T 细胞并获得其辅助,使 Bm 细胞迅速分化成浆细胞并产生抗体。再次应答的特点是:①潜伏期短,一般为 1～3 天。②产生的抗体浓度高。③抗体在体内持续时间长。④抗体亲和力高,以 IgG 为主(图 37-7)。

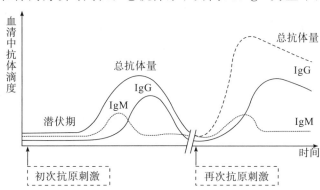

图 37-7　初次应答与再次应答中抗体产生的一般规律

抗体产生的一般规律对医学实践有重要的指导意义:①疫苗接种或制备动物免疫血清应采用多次加强免疫,以产生高浓度、高亲和力的抗体。②在免疫应答中,IgM 抗体产生早、消退快,因此,检测特异性 IgM 类抗体可以作为病原体早期感染的诊断指标。③分别比较感染早期和恢复期双份血液标本中抗体的浓度可作为某种病原体感染的辅助诊断方法。

(五)B 细胞对 TI-Ag 的应答

TI-Ag 大多为细菌多糖、鞭毛素、脂多糖等,能直接激活初始 B 细胞产生抗体而无需 Th 细胞辅助。与 TD-Ag 相比,TI-Ag 引发体液免疫应答具有下列特点:①直接激活 B 细胞活化,不需要 APC 加工提呈,不需要 Th 细胞辅助。②不产生 Bm,因此,无再次免疫应答。

B 细胞对 TI-Ag 的应答具有重要的生理意义。大多数胞外菌有胞壁多糖,能抵抗吞噬细胞的直接吞噬作用。B 细胞可针对胞壁多糖等 TI-Ag 产生抗体,通过免疫调理作用,促进吞噬细胞对病原体的吞噬、杀伤。

第三节 免疫耐受

一、免疫耐受的概念

免疫耐受是指机体免疫系统接触某种抗原作用后形成的特异性免疫无应答状态。对特定抗原形成免疫耐受的个体，再次接受该抗原刺激后，不发生可检测到的应答反应，但对其他抗原仍然保持正常的免疫应答能力。

值得注意的是，免疫耐受和免疫缺陷、免疫抑制截然不同。前者是只针对某特定抗原的无应答或低应答，并不影响机体对其他抗原的应答水平。后两者是非特异性的，机体对任何抗原均无应答或低应答，主要由以下原因引起：①遗传导致免疫系统缺陷或免疫功能障碍。②后天应用免疫抑制类药物等抑制了免疫系统正常应答能力。③某些病毒（如 HIV）感染免疫细胞导致免疫功能障碍。

免疫耐受可天然形成，如机体对自身组织抗原的免疫耐受；也可后天诱导形成，如人工注射某种抗原诱导机体产生免疫耐受。诱导耐受形成的抗原称为耐受原。同一抗原既可是耐受原，也可是免疫原，这取决于抗原的理化性质、进入机体的途径、机体遗传背景等因素。免疫应答和免疫耐受为一正一负，两者相辅相成，两者的平衡对免疫系统的自身稳定具有非常关键的作用。

二、免疫耐受的类型

（一）天然免疫耐受

Owen 于 1945 年观察到部分异卵双生小牛的胎盘血管融合导致血液交流。出生后，两头小牛体内均存在两种不同血型抗原的红细胞，构成红细胞嵌合体。研究发现，将一头小牛的皮肤移植给另一头小牛，也不产生免疫排斥，但这两头小牛不能接受其他小牛的皮肤移植。由此推测，这种耐受具有抗原特异性。此即为首次发现的天然免疫耐受现象。

Burnet 等人认为，由于胚胎期免疫系统尚未发育成熟，同种异型红细胞进入胎牛体内，可使识别该抗原的免疫细胞克隆得以清除或受到抑制。因此，出生后的小牛对胚胎期接触过的抗原仍然保持免疫无应答状态。

（二）人工诱导免疫耐受

依据上述现象，Medawar 等人于 1953 年进行了人工诱导免疫耐受的实验，并成功复制了胚胎期诱导耐受的动物模型。他们首先将 CBA 品系黑鼠的脾细胞注入 A 系白鼠胚胎内，A 系白鼠成长后可接受 CBA 品系黑鼠的皮肤移植物而不发生免疫排斥，但仍然排斥其他品系小鼠的皮肤移植物。这一实验结果表明处于发育阶段的免疫细胞若接触某种抗原,即可产生针对该抗原的特异性无应答,这就是人工诱导的免疫耐受。

三、诱导免疫耐受的条件

抗原进入机体是否诱导免疫耐受取决于抗原和机体两方面的因素。

(一)抗原因素

1. 抗原性质

一般而言,小分子、可溶性、非聚合单体物质,如非聚合的血清蛋白、脂多糖、多糖等常为耐受原。而大分子颗粒物或蛋白质聚合物则是良好的免疫原,易被吞噬细胞摄取、加工提呈给淋巴细胞,从而诱导免疫应答。

2. 抗原剂量

研究发现,TD-Ag 剂量过高或过低均可诱导 T 细胞产生免疫耐受,而 TI-Ag 只有在高剂量时才能诱导 B 细胞产生耐受。高剂量 TD-Ag 可诱导 T 细胞和 B 细胞耐受,称为高带耐受;低剂量 TI-Ag 仅诱导 T 细胞耐受,称为低带耐受。诱导耐受所需的剂量随抗原种类、性质、动物的品系和年龄而不同。

3. 抗原进入机体的途径

一般而言,抗原通过口服或静脉注射最易诱导免疫耐受的产生,其次为腹腔注射,肌肉或皮下注射最难诱导免疫耐受。

(二)机体因素

免疫耐受是机体对特定抗原的刺激而产生的负向免疫应答。因此,机体的免疫功能状态、遗传背景以及免疫系统发育成熟程度等都将影响免疫耐受的形成。

1. 机体发育阶段或年龄

免疫耐受的诱导与发育阶段密切相关,一般在胚胎期最易诱导免疫耐受,新生期次之,成年期最难。未成熟的免疫细胞较成熟免疫细胞更易诱导免疫耐受。

2. 生理状态

单独使用抗原在成年动物中不易诱导免疫耐受,但与免疫抑制措施联合作用则可诱导免疫耐受的形成。常见的免疫抑制措施有:①全身淋巴组织放射性照射,破坏外周淋巴器官中成熟的淋巴细胞,造成类似新生期的状态。②注射抗淋巴细胞抗体,可清除某一亚群的淋巴细胞。③免疫抑制药物,如环磷酰胺、糖皮质激素、环孢霉素 A 等。

3. 遗传背景

某些遗传背景对特定抗原呈现先天性免疫耐受状态。例如,一些个体注射乙肝疫苗不会产生抗体。

四、研究免疫耐受的意义

免疫耐受与多种临床疾病的发生、发展密切相关。一方面,机体丧失对自身抗原的免疫耐受会导致自身免疫性疾病的发生;另一方面,对病原体或肿瘤抗原的免疫耐受会抑制正常的免疫应答,导致病毒持续性感染或肿瘤的发生。目前,与免疫耐受有关的研究方向有:通过诱导和维持免疫耐受,防治超敏反应、自身免疫性疾病和器官移植排斥反应;通过解除免疫耐受,恢复正常免疫应答,促进病原体的清除,杀伤肿瘤细胞,防止慢性感染和肿瘤的发生。

小 结

免疫应答是指抗原刺激机体产生一系列免疫反应,从而清除抗原的过程。T细胞、B细胞介导的适应性免疫应答可分为识别阶段、反应阶段和效应阶段。APC通过MHC Ⅰ类、MHC Ⅱ类分子分别提呈内源性抗原和外源性抗原,形成抗原肽-MHC分子复合物供TCR识别,而BCR可以直接识别抗原。T细胞、B细胞的活化都依赖于"双信号"刺激,除上述识别阶段提供的第一信号外,还需要共刺激分子对提供的第二信号。最终,$CD4^+$ T细胞分化成Th1、Th2等效应细胞,通过分泌多种细胞因子,调节免疫应答;$CD8^+$ T细胞分化成CTL,发挥免疫效应;B细胞分化成浆细胞,产生抗体以及记忆B细胞,发挥免疫效应。抗原刺激机体形成对该抗原的特异性无应答状态,称为免疫耐受。

思考题

1. 以病毒感染靶细胞为例,说明内源性抗原的加工提呈途径。
2. 适应性免疫应答的特点是什么?
3. 简述T细胞、B细胞活化的双信号。
4. 简述抗体产生的一般规律。
5. 免疫耐受在临床中有哪些应用前景?

(徐 龙)

第三十八章　超敏反应

> **学习目标**
> 1.掌握：掌握超敏反应和变应原的概念；4种超敏反应的发生机制和临床相关疾病。
> 2.了解：Ⅰ型超敏反应的防治原则。
> 3.其他：学会灵活运用超敏反应的发生机制，分析临床相关疾病。

超敏反应(hypersensitivity)，又称为变态反应(allergy)，是机体受到某些抗原刺激时，出现的以生理功能紊乱或组织细胞损伤为主的异常的适应性免疫应答。根据超敏反应的发生机制和临床特点，可将其分为四型：Ⅰ型超敏反应，即速发型超敏反应；Ⅱ型超敏反应，即细胞毒型或细胞溶解型超敏反应；Ⅲ型超敏反应，即免疫复合物型或血管炎型超敏反应；Ⅳ型超敏反应，即迟发型超敏反应。

第一节　Ⅰ型超敏反应

Ⅰ型超敏反应又称过敏反应(anaphylaxis)主要由特异性 IgE 抗体介导产生，可发生于局部，也可发生于全身。其主要特征是：①发生快，消退也快。②常引起生理功能紊乱，几乎不发生严重的组织细胞损伤。③具有明显的个体差异和遗传背景。

一、参与反应的主要成分

(一)变应原

变应原(allergen)是指能够选择性诱导机体产生特异性 IgE 抗体的免疫应答，引起速发型超敏反应的抗原物质。变应原主要包括：①某些药物或化学物质，如青霉素、磺胺、普鲁卡因、有机碘化合物等，其本身为半抗原，因与某种蛋白结合而获得免疫原性，成为变应原。②吸入性变应原，如花粉颗粒、尘螨排泄物、真菌菌丝及孢子、昆虫毒液、动物皮毛等。③食入性变应原，如奶、蛋、鱼、虾、蟹、贝等食物蛋白或部分肽类物质。④某些酶类物质，如细菌酶类物质枯草菌溶素。

(二)IgE 及其受体

针对某种变应原的特异性 IgE 抗体是引起 I 型超敏反应的主要因素。正常人血清中 IgE 抗体含量极低,而发生过敏反应的患者体内,IgE 含量则显著增高。现已知有 2 种不同的 IgE 受体,即 FcεR I 和 FcεR II (CD23)。IgE 可通过 Fc 段与表达于肥大细胞和嗜碱性粒细胞表面的高亲和力受体 FcεR I 结合,使机体处于致敏状态。FcεR II 为低亲和力受体,分布比较广泛,膜表面 FcεR II 与 IgE 结合,可抑制 IgE 抗体的产生。而可溶型 FcεR II 与 B 细胞表面的 CD21 结合可促进 IgE 的合成。

(三)参与细胞

1. 肥大细胞和嗜碱性粒细胞

肥大细胞主要分布于呼吸道、胃肠道和泌尿生殖道的黏膜上皮及皮肤下的结缔组织内靠近血管处。嗜碱性粒细胞主要分布于外周血中,数量较少,但也可被招募到变态反应发生部位发挥作用。两种细胞表面都表达高亲和力的 FcεR I,胞质中含有嗜碱性颗粒,内含参与过敏反应的生物活性介质,如肝素、白三烯(leukotriene,LT)和组胺等。

2. 嗜酸性粒细胞

嗜酸性粒细胞主要分布于呼吸道、消化道和泌尿生殖道黏膜上皮下的结缔组织内,少量存在于循环血中。嗜酸性粒细胞活化可使其胞质中的嗜酸性颗粒脱出,释放一系列生物活性介质,包括白三烯、血小板活化因子(platelet activating factor,PAF)及具有毒性作用的颗粒蛋白和酶类物质等。这些毒性物质可杀伤寄生虫和病原微生物。嗜酸性粒细胞对 I 型超敏反应具有双向调控作用:一方面,活化的嗜酸性粒细胞释放的白三烯等生物活性介质可参与 I 型超敏反应的晚期反应;另一方面,活化的嗜酸性粒细胞释放的组胺酶和芳基硫酸酯酶能灭活组胺和白三烯,对炎症反应起到一定的抑制作用。

二、发生机制

(一)致敏阶段

变应原进入机体后,可选择性地诱导变应原特异性 B 细胞产生 IgE 类抗体应答。IgE 以其 Fc 段与肥大细胞或嗜碱性粒细胞表面相应的 FcεR I 结合,使机体处于对该变应原的致敏状态(图 38-1)。通常致敏状态可维持数月甚至更长时间。如长期不接触相应变应原,致敏状态可逐渐消失。

(二) 发敏阶段

处于对某种变应原致敏状态的机体再次接触相同变应原时,变应原与肥大细胞或嗜碱性粒细胞表面的2个或2个以上相邻IgE抗体结合,发生FcεRⅠ桥联,使细胞脱颗粒释放预先形成的生物活性介质(如组胺)(图38-1)。此外,FcεRⅠ桥联后导致细胞将新合成一些生物学活性物质,主要有LTs、前列腺素D2(PGD2)、PAF及多种细胞因子。

(三) 效应阶段

肥大细胞或嗜碱性粒细胞释放的生物活性介质作用于效应组织和器官,引起局部或全身性的过敏反应。例如,支气管、胃肠道等处平滑肌痉挛;小静脉和毛细血管扩张,通透性增强;腺体分泌增加,表现为流泪、流涕、痰多、腹泻等;引起痒感。

根据效应发生快慢和持续时间长短,可分为早期反应(immediate reaction)和晚期反应(late-phase reaction)两种类型。早期反应通常在接触变应原后数秒内发生,可持续数小时,主要由组胺、前列腺素等引起,表现为血管通透性增强、平滑肌快速收缩。晚期反应主要发生在变应原刺激4~6 h,可持续数天或更长时间,主要由LTs、PAF及部分细胞因子引起。晚期反应的主要表现为嗜酸性粒细胞浸润、平滑肌持续痉挛等,在持续性哮喘的支气管黏膜的炎症反应及组织损伤中发挥重要作用(图38-1)。

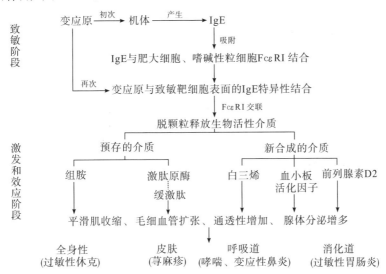

图 38-1　Ⅰ型超敏反应的发生机制

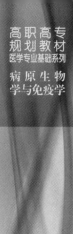

三、临床常见疾病

(一)全身过敏性反应

1. 药物过敏性休克

药物过敏性休克以青霉素过敏最为常见,此外,头孢菌素、链霉素、普鲁卡因等也可引起药物过敏性休克。青霉素本身无免疫原性,但其降解产物如青霉噻唑醛酸或青霉烯酸,与体内组织蛋白共价结合后,可诱发机体过敏反应,重者可发生过敏性休克甚至死亡。青霉素制剂在弱碱性溶液中易形成青霉烯酸,因此,使用青霉素时应现配现用,放置 2 h 后不宜使用。临床发现少数人在初次注射青霉素时也可发生过敏性休克,这可能与其曾经使用被青霉素污染的注射器等医疗器械,或吸入空气中的青霉菌孢子而使机体处于致敏状态有关。

2. 血清过敏性休克

临床应用动物免疫血清(如破伤风抗毒素、白喉抗毒素)进行治疗或紧急预防时,有些患者可因曾经注射相同的动物血清制剂时已被致敏而发生过敏性休克,重者可在短时间内死亡。

(二)局部过敏反应

1. 呼吸道过敏反应

呼吸道过敏反应常因吸入花粉、尘螨、真菌和毛屑等变应原或呼吸道病原微生物引起。过敏性鼻炎和过敏性哮喘是临床常见的呼吸道过敏反应。

2. 消化道过敏反应

少数人进食鱼、虾、蟹、蛋、奶等食物后可发生过敏性胃肠炎,出现恶心、呕吐、腹痛和腹泻等症状,严重者也可发生过敏性休克。

3. 皮肤过敏反应

皮肤过敏反应主要包括荨麻疹、特应性皮炎(湿疹)和血管神经性水肿。这些皮肤过敏反应可由药物、食物、肠道寄生虫或冷热刺激等引起。

四、防治原则

(一)变应原检测

查明变应原,避免与之接触是预防Ⅰ型超敏反应发生的最有效方法。临床检测变应原最常采用的方法是皮肤试验。通常是将容易引起过敏反应的药物、生物制品或其他可疑变应原稀释后,在受试者前臂内侧做皮内注射,15～20 min 后观察结果。局部皮肤出现红晕、风团直径＞1 cm 者,为皮试阳性。

(二) 脱敏治疗

1. 异种免疫血清脱敏疗法

抗毒素皮试阳性但又必须使用者,可采用小剂量、短间隔(20～30 min)、多次注射抗毒素血清的方法进行脱敏治疗。其机制可能是:小剂量变应原进入体内与有限数量致敏靶细胞作用后,释放的生物活性介质较少,不足以引起明显的临床症状;同时,介质作用时间短,无累积效应。因此,短时间、小剂量、多次注射变应原(抗毒素血清)可使体内致敏靶细胞分期分批脱敏,最终全部解除致敏状态。此时,即便大剂量注射抗毒素血清也不会发生过敏反应。但此种脱敏是暂时的,一定时间后机体又可重新被致敏。

2. 特异性变应原脱敏疗法

对已查明而难以避免接触的变应原,如花粉、尘螨等,可采用小剂量、间隔较长时间、反复多次皮下注射相应变应原的方法进行脱敏治疗。其作用机制可能是:①通过改变抗原进入途径,诱导机体产生大量特异性 IgG 类抗体,降低 IgE 抗体应答。②这种 IgG 类抗体可通过与相应变应原结合,影响或阻断变应原与致敏靶细胞上的 IgE 结合,故又称为封闭抗体。

(三) 药物治疗

1. 抑制生物活性介质合成和释放的药物

阿司匹林为环氧合酶抑制剂,可抑制前列腺素等介质生成。色甘酸钠可稳定细胞膜,阻止致敏靶细胞脱颗粒释放生物活性介质。肾上腺素、异丙肾上腺素和前列腺素 E 可通过激活腺苷酸环化酶促进 cAMP 合成;甲基黄嘌呤和氨茶碱可通过抑制磷酸二酯酶阻止 cAMP 分解。两者均可升高细胞内 cAMP 水平,抑制靶细胞脱颗粒、释放生物活性介质。

2. 生物活性介质拮抗药

苯海拉明、扑尔敏、异丙嗪等为抗组胺药物。阿司匹林为缓激肽拮抗剂。孟鲁司特钠可拮抗白三烯。

3. 改善效应器官反应性的药物

肾上腺素不仅可解除支气管平滑肌痉挛,还可使外周毛细血管收缩,升高血压,因此,在抢救过敏性休克患者时具有重要作用。葡萄糖酸钙、氯化钙、维生素 C 等除可解除痉挛外,还能降低毛细血管通透性和减轻皮肤与黏膜的炎症反应。

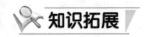

卫生假说

一部分人接触普通抗原物质后易发生Ⅰ型超敏反应性疾病,通常称为特应性个体。Ⅰ型超敏反应性疾病的发生除了与个体遗传因素有关,还与个体所处的环境密切相关。

环境因素增加超敏反应概率主要是因为儿童早期接触感染性疾病、暴露于动物和土壤微生物环境中及肠道正常微生物群不足。目前提出的"卫生假说"认为,儿童早期接触相对较差的卫生环境,特别是易引起感染的环境,有助于防止特应症和过敏性哮喘的发生。

第二节　Ⅱ型超敏反应

Ⅱ型超敏反应是由 IgG 或 IgM 类抗体与靶细胞表面相应抗原结合后,在补体、吞噬细胞和 NK 细胞参与下引起的,以细胞溶解或组织损伤为主的病理性免疫反应,发生较快。

一、发生机制

(一)靶细胞及其表面抗原

正常组织细胞、改变的自身组织细胞和被抗原或抗原表位结合修饰的自身组织细胞,均可成为Ⅱ型超敏反应中被攻击、杀伤的靶细胞。靶细胞表面的抗原主要包括:①同种异型抗原,如 ABO 血型抗原、HLA 抗原和 Rh 抗原。②异嗜性抗原,如链球菌胞壁的成分与心脏瓣膜、关节组织之间的共同抗原。③自身抗原,如化学修饰、感染改变的自身抗原。

(二)抗体、补体和效应细胞的作用

参与Ⅱ型超敏反应的抗体主要是 IgG 和 IgM 类抗体。针对靶细胞表面抗原的抗体通过与补体和效应细胞(巨噬细胞、中性粒细胞和 NK 细胞)相互作用,杀伤靶细胞。其主要杀伤机制如下:

1)IgG 或 IgM 抗体与靶细胞表面抗原结合后,通过补体活化的经典途径激活补体,以补体裂解产物 C3b、C4b、iC3b 介导调理作用,溶解、破坏靶细胞(图 38-2)。

2)IgG 抗体与靶细胞特异性结合后,其 Fc 段与效应细胞表面存在的 Fc 受体结合,调理吞噬和(或)ADCC 作用,吞噬、破坏靶细胞(图 38-2)。

此外,抗细胞表面受体的自身抗体与相应受体结合,可导致细胞功能紊乱,表现为受体介导的对靶细胞的刺激或抑制作用。

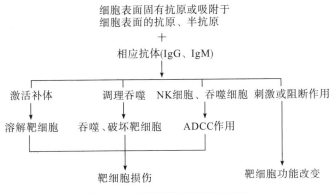

图 38-2　Ⅱ型超敏反应发生机制

二、临床常见疾病

1. 输血反应

输血反应多发生于 ABO 血型不符的输血。如将 A 型供血者的血误输给 B 型受血者,由于 A 型血红细胞表面有 A 抗原,受血者血清中有天然抗 A 抗体(IgM),两者结合后激活补体可使红细胞溶解、破坏,引起溶血反应。

2. 新生儿溶血症

母子间 Rh 血型不符是引起新生儿溶血症的主要原因。Rh 血型抗原由紧密连锁的 *RhD* 和 *RhCcEc* 基因编码。其中,D 抗原具有很强的免疫原性,在临床上更为重要。血型为 Rh^- 的母亲由于输血、流产或分娩等原因接受红细胞表面 Rh 抗原刺激后,可产生 Rh 抗体。此类血型抗体为 IgG 类抗体,可通过胎盘。当体内产生 Rh 抗体的母亲再次妊娠,且胎儿血型为 Rh^+ 时,母体内的 Rh 抗体便可通过胎盘进入胎儿体内,与其红细胞结合使之溶解、破坏,引起流产或新生儿溶血。初次分娩后,72 h 内给母体注射 Rh 抗体,及时清除进入母体内的 Rh^+ 红细胞,可有效预防再次妊娠时发生新生儿溶血症。母子间 ABO 血型不合引起的新生儿溶血症多见于母亲为 O 型血、新生儿为 A 型或 B 型血。这种血型不合也不少见,但症状较轻,目前尚无有效的预防办法。

3. 自身免疫性溶血性贫血

服用甲基多巴类药物,或某些病毒如流感病毒、EB 病毒感染机体后,能使红细胞膜表面成分发生改变,从而刺激机体产生红细胞自身抗体。这种抗体与自身改变的红细胞特异性结合,可引起自身免疫性溶血性贫血。

4. 药物过敏性血细胞减少症

青霉素、磺胺、安替比林、奎尼丁和非那西汀等药物抗原表位能与血细胞膜蛋白或血浆蛋白结合获得免疫原性,从而刺激机体产生药物抗原表位特异性的抗体。这种抗体与药物结合的红细胞、粒细胞或血小板作用,或与药物结合形成抗原-抗体复合物后,再与具有 FcγR 的血细胞结合,可引起药物性溶血性贫血、粒细胞减少症和血小板减少性紫癜。

5. 肺出血-肾炎综合征

肺出血-肾炎综合征(Goodpasture's syndrome)产生针对基底膜抗原的自身 IgG 类抗体,如抗Ⅳ型胶原的抗体。肺泡基底膜和肾小球基底膜之间存在共同抗原,此种抗体可以和 2 种组织的基底膜结合,激活补体,或通过调理作用导致肺出血和肾炎。

6. 甲状腺功能亢进

甲状腺功能亢进又称为 Graves 病,是一种特殊的Ⅱ型超敏反应,即抗体刺激型超敏反应。该病患者体内可产生针对甲状腺细胞表面的甲状腺刺激素(thyroid stimulating hormone,TSH)受体的自身抗体。此抗体与甲状腺细胞表面 TSH 受体结合,可刺激甲状腺细胞合成并分泌甲状腺素,引起甲状腺功能亢进,而不破坏甲状腺细胞。此类超敏反应可视为特殊的Ⅱ型超敏反应。

案例分析

案例:患儿,出生后 30 min 出现皮肤和巩膜黄染,并迅速加重;嗜睡,四肢松软;血清胆红素浓度达 102.6 μmol/L。患儿母亲的血型为 Rh 阴性,曾有流产史。

分析:根据患儿母亲的血型为 Rh 阴性(曾有流产史)、患儿的临床表现及相关实验室检查(如血清未结合胆红素上升、患儿红细胞直接抗人球蛋白实验阳性),即可确诊新生儿 Rh 溶血症。

治疗原则:重点是降低胆红素,防止胆红素脑病。

1. 光照疗法　首先给予蓝光照射,促进胆红素从胆汁、尿液中排除,从而降低血清胆红素。

2. 药物治疗　如供给白蛋白,可增加胆红素与白蛋白联结,减少胆红素脑病的发生。

3. 换血疗法　如病情继续发展,尤其是确诊为 Rh 溶血病,需进行换血疗法,防止发生胆红素脑病。换血疗法是治疗新生儿严重胆红素脑病的有效方法。

第三节　Ⅲ型超敏反应

Ⅲ型超敏反应又称为免疫复合物型或血管炎型超敏反应,是由可溶性免疫复合物沉积于血管壁或组织间隙,通过激活补体,在血小板和中性粒细胞等参与作用下引起的,以充血水肿、局部坏死和中性粒细胞浸润为主要特征的炎症反应和组织损伤。

一、发生机制

(一)免疫复合物沉积

存在于血液循环的可溶性抗原与相应抗体(IgG 或 IgM 类抗体)结合形成免疫复合物(IC)。生理情况下,大分子 IC 可被单核-巨噬细胞吞噬清除,小分子 IC 可通过肾小球滤过清除。只有中等大小可溶性 IC 不能有效地被清除,长期存在于血液循环中,从而沉积于毛细血管基底膜,引起炎症反应和组织损伤(图 38-3)。

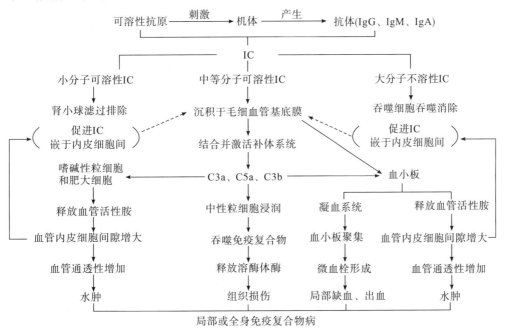

图 38-3 Ⅲ型超敏反应发生机制

下列因素与中等大小可溶性 IC 的沉积有关:①血管通透性增加。可溶性免疫复合物激活补体系统,产生的 C3a、C5a 和 C3b 可刺激肥大细胞和嗜碱性粒细胞释放组胺等血管活性介质,使局部血管通透性增高,促进 IC 向血管内皮细胞间隙沉积。②局部解剖和血流动力学因素的作用。循环 IC 容易沉积于血压较高的毛细血管迂回处,如肾小球基底膜和关节滑膜等处的毛细血管。

(二)免疫复合物沉积引起的组织损伤机制

IC 并不直接损伤组织,而是通过以下方式引起免疫损伤。

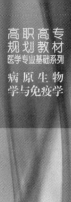

1. 补体的作用

沉积的 IC 激活补体系统,产生的裂解片段 C3a、C5a 刺激肥大细胞和嗜碱性粒细胞活化,释放组胺等生物活性介质,使局部毛细血管的通透性增加、渗出物增多,导致水肿。同时 C3a 和 C5a 又可吸引中性粒细胞在免疫复合物沉积部位聚集。

2. 中性粒细胞的作用

聚集的中性粒细胞在吞噬 IC 的过程中,释放溶酶体酶、蛋白水解酶和胶原酶,造成血管基底膜和周围组织损伤。

3. 血小板的作用

局部血小板集聚,促进血栓形成,引起局部缺血、出血及坏死。

二、临床常见疾病

(一)局部免疫复合物病

1. Arthus 反应

Arthus 于 1903 年发现用马血清经皮下反复免疫家兔数周后,可在注射局部出现红肿、出血和坏死等剧烈炎症反应。此现象被称为 Arthus 反应。

2. 类 Arthus 反应

类 Arthus 反应可见于胰岛素依赖型糖尿病患者。局部反复注射胰岛素可刺激机体产生相应的 IgG 类抗体,若此时再次注射胰岛素,则可在注射局部出现红肿、出血和坏死等与 Arthus 反应类似的局部炎症反应。

(二)全身免疫复合物病

1. 血清病

临床大剂量注射异种动物的免疫血清(马血清)后 1~2 周,部分患者表现为发热、皮疹、淋巴结肿大、关节肿痛和一过性蛋白尿等。这是由于患者体内产生的抗动物血清抗体与残留的动物血清结合形成可溶性 IC。血清病具有自限性,停止注射抗毒素后症状可自行消退。临床上大剂量青霉素、磺胺等药物也可引起类似血清病的反应,称为药物热。

2. 链球菌感染后肾小球肾炎

链球菌感染后肾小球肾炎多见于 A 族溶血性链球菌感染后 2~3 周。这是由于体内产生的抗链球菌抗体与链球菌细胞壁蛋白结合,形成循环 IC,沉积在肾小球基底膜上,引起免疫复合物型肾炎。其他病原微生物如葡萄球菌、肺炎双球菌、乙肝病毒或疟原虫的感染也可引起此病。

3. 类风湿性关节炎

类风湿性关节炎可能与病毒或支原体的持续感染有关。目前认为,上述病原体或其代谢产物能使机体 IgG 分子发生变性,从而刺激机体产生抗变性 IgG 的 IgM 类自身抗体,即类风湿因子(rheumatoid factor,RF)。反复产生的 RF 与自身变性 IgG 结合形成 IC,沉积于小关节滑膜毛细血管壁即可引起类风湿性关节炎。

第四节　Ⅳ型超敏反应

Ⅳ型超敏反应为抗原诱导的一种细胞免疫应答,是效应 T 细胞再次接触相同的抗原后引起的,以单个核细胞浸润和组织损伤为主的炎症反应。此型超敏反应发生较慢,通常在接触相同抗原后 24～72 h 出现炎症反应,因此,又称为迟发型超敏反应。此型超敏反应的发生由 T 细胞介导,与抗体和补体无关。

一、发生机制

(一) 抗原与相关细胞

引起Ⅳ型超敏反应的抗原主要有胞内寄生菌、病毒、寄生虫和化学物质。这些抗原进入机体后,经 APC 加工处理后形成抗原肽-MHC 分子复合物,表达于 APC 表面,被具有相应抗原识别受体的 T 细胞识别,使 $CD4^+$ Th 细胞和 $CD8^+$ CTL 活化,并导致单核细胞等进入抗原所在部位,进一步扩大炎症反应。

(二) T 细胞介导炎症反应和组织损伤

胞内寄生菌等抗原经 APC 加工处理,可导致 $CD4^+$ Th 细胞和 $CD8^+$ CTL 活化而使机体致敏。当相同的抗原再次进入机体时,通过效应性 T 细胞引起组织损伤。①$CD4^+$ Th 细胞活化后,释放多种细胞因子如 IFN-γ、TNF、IL-2、趋化因子等,使巨噬细胞和淋巴细胞在抗原存在部位聚集,产生以单核细胞及淋巴细胞浸润为主的炎症反应和组织损伤。②$CD8^+$ CTL 与靶细胞(表面有相应抗原)结合后,通过释放穿孔素和颗粒酶,以 Fas/FasL 途经引起靶细胞溶解和凋亡。

二、临床常见疾病

(一) 感染性迟发型超敏反应

感染性迟发型超敏反应一般发生于胞内寄生病原体感染,如分枝杆菌、病毒、真菌和某些原虫感染等。例如,胞内感染结核杆菌的巨噬细胞在 $CD4^+$ Th 细胞释放的 IFN-γ 作用下活化,可将结核杆菌杀死。但是,若结核杆菌抵抗活化巨噬细胞的杀伤作用,则发展为慢性炎症,形成肉芽肿。肉芽肿中心是巨噬细胞融合而成的巨细胞,在缺氧和巨噬细胞的细胞毒作用下,可形成干酪样坏死。结核结节是由感染引起的典型的肉芽肿反应。结核菌素试验也是典型的实验性、传染性的迟发型超敏反应。

(二)接触性迟发型超敏反应

接触性皮炎为典型的接触性迟发型超敏反应,是指机体再次接触小分子半抗原物质,如农药、染料、油漆、化妆品和某些药物(磺胺和青霉素)等,引起的以皮肤损伤为主要特征的迟发型超敏反应。小分子的半抗原与体内蛋白质结合成完全抗原,经朗格罕氏细胞摄取、提呈给 T 细胞,并刺激 T 细胞活化、分化为效应 T 细胞。当机体再次接触相应抗原时,即可发生接触性皮炎。一般在接触 24 h 后发生,表现为局部皮肤出现红斑、皮疹、水疱,严重者可出现剥脱性皮炎。

小 结

超敏反应是指机体受到某些抗原刺激时,出现生理功能紊乱或组织细胞损伤的异常的适应性免疫应答。根据发生机制可将超敏反应分为 4 种类型,但有些超敏反应性疾病可由多种免疫损伤机制引起。同一抗原在不同情况下可引起不同类型的超敏反应。Ⅰ型、Ⅱ型和Ⅲ型超敏反应主要由抗体介导。其中,Ⅰ型超敏反应主要由 IgE 类抗体介导,可通过患者血清被动转移;Ⅱ型超敏反应主要由 IgG 或 IgM 类抗体介导;Ⅲ型超敏反应主要由 IgG 类抗体介导。而Ⅳ型超敏反应是由 T 细胞介导的细胞免疫应答。不同的免疫细胞和免疫分子参与各型超敏反应的炎症性损伤,但所起作用的大小不尽相同。肥大细胞、嗜碱性粒细胞和嗜酸性粒细胞在Ⅰ型超敏反应中起主要作用。补体、吞噬细胞和 NK 细胞在以细胞溶解和组织损伤为主的Ⅱ型超敏反应中起主要作用。补体、血小板、嗜碱性粒细胞和中性粒细胞在以充血水肿、中性粒细胞浸润致血管炎性反应和组织损伤为主的Ⅲ型超敏反应中起主要作用。而在Ⅳ型超敏反应中则是以单核-巨噬细胞和淋巴细胞为主,可引起炎症反应和组织损伤。同一种抗原物质如青霉素,可引起Ⅰ、Ⅱ、Ⅲ和Ⅳ型超敏反应。同一疾病如链球菌感染后肾小球肾炎和系统性红斑狼疮(SLE),均可通过Ⅱ、Ⅲ型超敏反应引起。

思考题

1. 简述超敏反应的概念及类型。
2. 以青霉素为例,简述Ⅰ型超敏反应的发病机制及临床常见疾病。
3. 试述4种超敏反应的发生机制有何不同。

(宋　蔚)

第三十九章　临床免疫

> **学习目标**
>
> 1.掌握：自身免疫性疾病、免疫缺陷病、移植抗原和肿瘤抗原的基本概念。
>
> 2.熟悉：自身免疫性疾病和免疫缺陷病的特征；移植排斥反应的机制和肿瘤逃避机体免疫的主要机制。
>
> 3.了解：常见的自身免疫性疾病和免疫缺陷病；自身免疫性疾病和免疫缺陷病的治疗原则；移植排斥反应的类型和肿瘤抗原的分类。
>
> 4.其他：学会应用免疫学理论对临床免疫疾病进行解释和分析。

第一节　自身免疫性疾病

正常情况下,机体免疫系统能识别"自己"与"非己",对自身组织成分无免疫应答反应或微弱应答状态,即免疫耐受。在免疫耐受的情况下,机体存在一定量的自身抗体或致敏淋巴细胞,对清除衰老变性的自身成分、保持内环境稳定具有积极的意义,称为自身免疫。自身免疫可以是生理性的,也可以是病理性的。机体在某些诱因下,出现过度持久的自身免疫应答,造成自身组织损伤或功能障碍的一类疾病,称为自身免疫性疾病(autoimmune disease,AID)

一、自身免疫性疾病的基本特征

自身免疫性疾病具有以下几种基本特征:①患者血液中出现高效价的自身抗体或自身反应性致敏淋巴细胞。②自身抗体或致敏淋巴细胞作用于自身抗原,产生适应性免疫应答,造成组织损伤或功能障碍。③疾病转归与自身免疫反应强度有关。④女性多于男性,老年多于青少年,有遗传倾向。⑤病程一般较长,发作与缓解交替出现,仅有少数为自限性,免疫抑制剂有一定效果。⑥实验可以复制相似的动物模型。

二、自身免疫性疾病发病的相关因素

自身免疫性疾病的病因尚未完全阐明,一般认为是在抗原、免疫系统及遗传等多种因素的相互作用下发生。

(一) 抗原因素

1. 隐蔽抗原的释放

隐蔽抗原如脑、精子、眼等部位的某些成分与免疫系统相对隔离,在免疫系统发育过程中未诱导相应淋巴细胞建立免疫耐受。一旦手术、外伤、感染等原因破坏隔绝屏障,免疫系统将其误认为"异物",可引发自身免疫应答,导致自身免疫性疾病的发生。

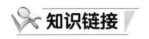

交感性眼炎

交感性眼炎(sympathetic ophthalmia)又称为自身免疫性交感性眼炎,表现为一只眼穿通伤后双侧眼的肉芽肿性葡萄膜炎。受伤眼称为诱发眼,未受伤眼称为交感眼。交感性眼炎为其总称,其发病与免疫因素有关:眼外伤使眼晶状体蛋白进入血液,激活免疫系统产生CTL,引发自身免疫反应,对未受伤眼组织发动攻击,从而引发自身免疫性交感性眼炎。

2. 自身抗原改变

生物、物理、化学(包括药物)等因素可使自身抗原发生改变,从而诱导机体的免疫应答。一些小分子药物可以吸附到红细胞表面,引起药物相关的溶血性贫血。

3. 分子模拟

有些微生物与人的细胞或细胞外成分有相同或类似的抗原表位,感染人体后发生的免疫应答也能攻击人体的细胞或细胞外成分,引起自身免疫性疾病,即分子模拟。如EB病毒感染可引发多发性硬化症。

(二) 免疫系统因素

1. 免疫忽视被打破

免疫忽视(immunological ignorance)是免疫系统对低水平抗原或低亲和力抗原不发生免疫应答的现象。若胚胎期由于免疫忽视造成一些针对低水平或低亲和力抗原的淋巴细胞克隆未被清除而进入外周,在多种因素影响下(如微生物感染),免疫忽视被打破,这些淋巴细胞克隆将对自身成分进行应答。

2. 表位扩展

一个抗原可能有多个表位，包括优势表位和隐蔽表位。免疫系统首先对优势表位进行免疫应答，若抗原未被及时清除，可相继对隐藏于抗原内部或密度较低的隐蔽抗原进行应答，称为表位扩展（epitope spreading）。如在系统性红斑狼疮（SLE）的进程中，免疫系统不断损伤自身组织，表位扩展使隐蔽抗原不断受到攻击，先后对细胞膜抗原、细胞核组蛋白抗原及 dsDNA 进行免疫应答，导致疾病不断发展（图 39-1）。

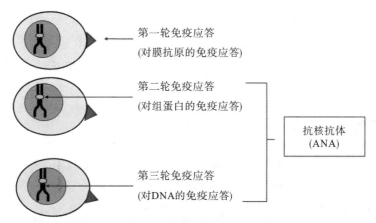

图 39-1　SLE 病情发展中出现的表位扩展现象

（三）遗传因素

自身免疫性疾病的易感性与遗传因素密切相关。若同卵双生子中一人患胰岛素依赖性糖尿病、多发性硬化、类风湿性关节炎或系统性红斑狼疮，则另一人患同样疾病的概率约为 20%，而异卵双生子间患同样疾病的概率仅为 5%。

三、自身免疫性疾病的分类

自身免疫性疾病根据诱因可分为原发性自身免疫性疾病和继发性自身免疫性疾病。其中，继发性自身免疫性疾病与感染、药物、外伤等因素有关，去除诱因后常能治愈。

原发性自身免疫性疾病又可分为器官特异性自身免疫性疾病和非器官特异性（系统性）自身免疫性疾病。前者病变局限于某特定器官，后者病变见于多种器官及结缔组织，又称为结缔组织病或胶原病。原发性自身免疫性疾病与遗传关系密切，多数预后不良。

四、自身免疫性疾病的免疫损伤机制及典型疾病

在抗原、免疫系统及遗传等因素的相互作用下，机体出现自身抗体和（或）自

身反应性T淋巴细胞介导对自身细胞或自身成分的免疫应答,造成自身免疫病理损伤,导致自身免疫性疾病的发生,其发病机制与超敏反应的机制相同。

人类的典型自身免疫性疾病主要有:①自身抗体介导的疾病,如自身免疫性溶血性贫血、自身免疫性血小板减少性紫癜、肺出血肾炎综合征、弥漫性甲状腺肿、重症肌无力等,均为器官特异性自身免疫性疾病。②免疫复合物介导的疾病,如强直性脊柱炎、类风湿性关节炎、系统性红斑狼疮等,均为系统性自身免疫性疾病。③自身T细胞介导的疾病,如桥本氏甲状腺炎和胰岛素依赖性糖尿病等器官特异性自身免疫性疾病,以及多发性硬化等系统性自身免疫性疾病。

五、自身免疫性疾病的治疗原则

(一)预防和控制微生物感染

应用疫苗和抗生素控制微生物感染,可降低自身免疫性疾病的发生率。

(二)应用免疫抑制剂

环孢素A和他克莫司(FK-506)可通过抑制T细胞分化、增殖,达到良好的疗效。

(三)应用抗细胞因子及受体的抗体或阻断剂

例如,应用TNF单抗可治疗类风湿性关节炎。

(四)重建对自身抗原的免疫耐受

重建对自身抗原的免疫耐受是治疗自身免疫性疾病的理想方法,如临床尝试口服胰岛素,通过诱导口服耐受治疗糖尿病。

第二节 免疫缺陷病

免疫缺陷病(immunodeficiency disease,IDD)是由遗传因素或其他多种原因造成的免疫系统先天发育不全或后天损伤所致的免疫成分缺失、功能障碍所致的临床综合征(图39-2)。

IDD根据病因不同可分为原发性(先天性)免疫缺陷病(primary immunodeficiency disease,PIDD)和获得性(继发性)免疫缺陷病(acquired immunodeficiency disease,AIDD)两大类;按主要累及的免疫系统成分不同,可分为体液免疫缺陷、细胞免疫缺陷、联合免疫缺陷、吞噬细胞缺陷和补体缺陷等。

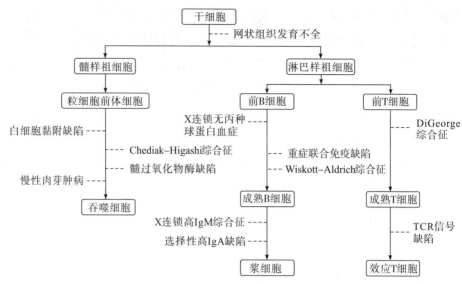

图 39-2 部分免疫细胞发育异常与免疫缺陷病

一、免疫缺陷病的共同特点

免疫缺陷病具有以下共同特征：①易并发反复、慢性和难以控制的感染，是患者死亡的主要原因。②常伴发自身免疫性疾病、超敏反应和炎症性疾病，IDD 患者自身免疫病的发病率高达 14%。③肿瘤发生率高，特别是淋巴系统恶性肿瘤。④多数 PIDD 有遗传倾向性。

二、原发性免疫缺陷病

原发性免疫缺陷病（PIDD）是由免疫系统遗传基因异常或先天性发育障碍而致免疫功能不全引起的疾病，常见于婴幼儿。

（一）B 细胞免疫缺陷病

1. X-性连锁无丙种球蛋白血症

X-性连锁无丙种球蛋白血症（X-linked agammaglobulinaemia，XLA）又称为 Bruton 病，为最常见的 B 细胞免疫缺陷病，是一种 X-连锁隐性遗传病，多见于男性儿童。其发病机制是位于 X 染色体上的 Bruton 酪氨酸蛋白激酶发生突变。该类激酶广泛参与细胞信号传导，是 B 细胞发育成熟的关键因素。临床上以反复细菌感染为特征，外周血或淋巴组织中的 B 细胞很少或缺如，淋巴结很小，无生发中心，扁桃体缺如，血清中多种 Ig 水平低下或无法检测，T 淋巴细胞数量及功能正常。

2. 选择性 IgA 缺陷

选择性 IgA 缺陷为最常见的一种选择性 Ig 缺陷，为常染色体显性或隐性遗传。其病因为B细胞发育障碍,不能分化成可产生IgA的浆细胞。临床表现极不一致,约半数以上完全无症状,有的偶尔出现呼吸道感染或腹泻,极少数出现严重反复感染,并伴有自身免疫性疾病。患者血清IgA水平异常低下,IgM和IgG水平正常或代偿性升高,T淋巴细胞数量及功能正常。

(二) T细胞免疫缺陷病

先天性胸腺发育不全(DiGeorge综合征)是因胚胎期第三、四对咽囊发育障碍而使来源于它的器官,如胸腺、甲状旁腺、主动脉弓等发育不全。临床特征为抗感染能力低下,出生后出现反复感染。新生儿出现低钙血症和手足抽搐,伴有先天性心血管畸形,外周血T细胞缺乏,接种卡介苗等减毒活疫苗可引起全身感染甚至死亡。

(三) T、B细胞联合免疫缺陷病

重症联合免疫缺陷(severe combined immunodeficiency disease,SCID)由源自骨髓干细胞的T细胞、B细胞发育障碍或缺乏细胞间相互作用所致,分为常染色体隐性遗传和X性连锁隐性遗传。特征为T细胞、B细胞发育障碍,淋巴细胞数量减少,体液免疫及细胞免疫几乎完全缺陷。患儿出现严重感染,并迅速恶化,若无干细胞移植,一般两岁内死亡。

(四) 吞噬细胞免疫缺陷病

慢性肉芽肿病(chronic granulomatous disease,CGD)多为X性连锁隐性遗传,少数为常染色体隐性遗传。机体编码还原型辅酶Ⅱ(NADPH)氧化酶系统的基因有缺陷,使中性粒细胞缺乏该酶,导致氧依赖性杀伤功能减弱。中性粒细胞吞入细菌后,细菌不能被杀死,并随细胞游走而扩散;易反复发生全身各部位的化脓性感染,在各受累器官中形成慢性化脓性肉芽肿。

(五) 补体缺陷

补体缺陷多为常染色体隐性遗传,少数为显性遗传。补体固有成分缺陷的患者主要表现为抗感染能力低下和自身免疫性疾病。调节蛋白及受体缺陷除抗感染能力低下外,还表现某些特有的症状和体征,见表39-1。

表 39-1　部分补体成分异常与免疫缺陷病

补体成分	临床表现
补体调节成分	
C1INH	遗传性血管神经性水肿
DAF(CD55)/MIRL(CD59)	阵发性睡眠性血红蛋白尿
补体固有成分	
C1~C4	易发生荚膜菌感染，C1、C2、C4 缺陷与 SLE 相关
C3	反复化脓性细菌感染
MAC	易发生奈瑟菌引起的脑膜炎、败血症

三、获得性免疫缺陷病

获得性免疫缺陷病（AIDD）即继发性免疫缺陷病，是由后天因素造成的一类疾病，继发于其他疾病或使用药物后产生的免疫系统损伤或功能障碍。

引起获得性免疫缺陷病的原因很多，分为非感染因素和感染性因素。前者有营养不良、恶性肿瘤、免疫抑制剂等，后者常见的病原微生物有人类免疫缺陷病毒（human immunodeficiency virus，HIV）、麻疹病毒、巨细胞病毒、结核分枝杆菌等。其中，对人类危害最大的是感染 HIV 引起的获得性免疫缺陷综合征（acquired immunodeficiency syndrome，AIDS）。AIDS 常称为艾滋病，是 HIV 感染人体而引起的免疫细胞严重缺陷，表现为以机会感染、恶性肿瘤和神经系统病变为特征的临床综合征。HIV 主要侵犯表达 CD4 的细胞，主要为 T 细胞，以及单核-吞噬细胞、树突状细胞等。AIDS 可经血液传播、性接触传播及母婴传播，流行广泛，病死率高，目前尚无有效的治疗方法。

案例分析

案例：患者，男，35 岁，发热、乏力、消瘦半年就诊。5 年前曾输过血，有冶游史。查体见颈部及腋窝淋巴结肿大，无压痛，肝脾大。WBC 3.2×10^9/L，血清 HIV(+)。

分析：根据患者病史、临床表现及实验室诊断，初步诊断为艾滋病。下一步进行淋巴结活检、PPD、肝脏病毒学检查，排除恶性淋巴瘤、结核及病毒性肝炎。

治疗：①对症治疗。②抗 HIV 治疗。

四、免疫缺陷病的治疗原则

免疫缺陷病的基本治疗原则为尽可能减少感染并及时控制感染；通过过继免疫或移植免疫器官替代受损或缺失的免疫系统成分。

(一)抗感染

应用抗生素治疗反复发作的细菌感染,同时应用抗真菌、抗原虫、抗支原体、抗病毒药物治疗,控制感染。注意避免免疫活疫苗的接种。

(二)免疫重建

借助造血干细胞移植以补充免疫细胞,重建免疫功能。目前,已用于治疗SCID、CGD等疾病。

(三)基因治疗

某些原发性免疫缺陷病是由单基因缺陷所致,基因治疗效果良好。比如用带有腺苷脱氨酶基因的反转录病毒转染患者淋巴细胞后回输体内,可成功治疗腺苷脱氨酶缺陷导致的SCID。

(四)免疫制剂

通过输注免疫球蛋白、新鲜血浆(补体)、中性粒细胞治疗抗体缺陷病、补体缺陷和吞噬细胞缺陷病。

第三节 移植免疫

移植(transplantation)是应用异体或自体正常细胞、组织、器官置换病变的或功能缺损的细胞、组织、器官,从而维持和重建机体生理功能。移植免疫学(transplantation immunology)是一门研究移植物与受体之间相互作用引起免疫应答的理论和实践的科学。

根据移植物的来源不同,可将移植分为4种类型:①自体移植(autologous transplantation),移植物来源于自身组织,不发生排斥反应。②同系移植(syngeneic transplantation),是遗传基因完全相同或基本相似的个体间的移植。例如,同卵双生子之间的移植,一般也都会成功。③同种(异体)移植(allogeneic transplantation),是同一种属中具有不同遗传基因的个体间的移植。临床移植大多属于此类型,常出现排斥反应。④异种移植(xenogeneic transplantation),是不同种属个体间的移植。例如,把动物的脏器移植给人,可出现严重的排斥反应。本节重点介绍同种异体移植。

一、移植排斥反应的机制

同种异体移植的排斥反应本质是受体免疫系统对供体移植物产生的一种特异性免疫应答。

(一) 移植抗原

引起移植排斥的抗原即移植抗原或组织相容性抗原，主要有以下几种：

1. 主要组织相容性抗原

主要组织相容性抗原（MHC 抗原）引起的免疫排斥反应快且强烈，是移植免疫中主要涉及的抗原。人类 HLA 是急性移植排斥反应的主要原因。

2. 次要组织相容性抗原

次要组织相容性抗原（minor histocompatibility antigen，mH 抗原）引起的免疫排斥反应发生慢而弱，可分为与性别相关的 mH 抗原和常染色体编码的 mH 抗原。HLA 完全相同的个体间移植发生的排斥反应主要由 mH 抗原引起。

3. 其他参与排斥反应的抗原

其他参与排斥反应的抗原有人类 ABO 血型抗原、组织特异性抗原等。

(二) T 细胞识别同种异型抗原的机制

参与同种异体移植排斥反应的 T 细胞对抗原的识别方式有 2 种（图 39-3）。

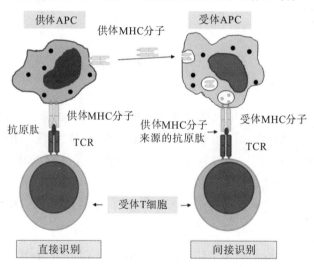

图 39-3 T 细胞对同种异型抗原的直接识别和间接识别

1. 直接识别

直接识别是指受体同种反应性 T 细胞（alloreactive T cell）直接识别供体 APC 表面的抗原肽-同种异体 MHC 分子复合物，并产生免疫应答。直接识别在急性排斥反应的早期起重要作用。

2. 间接识别

间接识别指供体移植物脱落后，经受体 APC 摄取、加工，以供体来源的同种异体抗原(主要为MHC抗原)的抗原肽-受体MHC分子复合物的形式提呈给受体T细胞,启动特异性免疫应答。间接识别在急性排斥反应的中晚期和慢性移植排斥反应中发挥重要作用。

(三)移植排斥反应的效应机制

1. 针对移植物的细胞免疫应答

细胞免疫应答在移植排斥反应中发挥关键作用,主要机制有:①Th1细胞分泌IL-2等细胞因子,聚集炎症细胞,导致迟发型超敏反应。②CTL细胞可直接杀伤移植物细胞。③Th17细胞释放IL-17,招募中性粒细胞,介导炎性细胞浸润和组织损伤。

2. 针对移植物的体液免疫应答

移植抗原也可诱导抗体产生,通过调理作用、活化补体及ADCC等机制,导致细胞损伤。抗体是超急性排斥反应中的主要效应分子,也在急性排斥反应中发挥一定作用。

3. 参与移植排斥反应的固有免疫应答

外科手术的机械损伤、移植物的缺血-再灌注损伤等综合效应诱导细胞产生损伤相关的分子模式,活化炎症细胞,进一步导致移植物细胞损伤和死亡。

二、同种异型移植排斥反应的类型

移植排斥反应的类型分为宿主抗移植物反应和移植物抗宿主反应两大类。

(一)宿主抗移植物反应

在进行同种异体移植后,移植抗原(即组织相容性抗原)可刺激受体的免疫系统发生免疫应答,导致移植物被排斥,称为宿主抗移植物反应(host versus graft reaction,HVGR)。HVGR可表现为以下几种类型。

1. 超急性排斥反应

超急性排斥反应发生在移植器官与受体血管接通后数分钟至24 h内的排斥反应。由受体体内预先存在的抗供体组织抗原的抗体(包括抗供体ABO血型抗原、血小板抗原、HLA抗原以及血管内皮细胞抗原的抗体)引起,通过激活补体和凝血系统,导致移植器官发生不可逆性缺血、变性和坏死。病情较严重,免疫抑制剂的疗效不佳。

2. 急性排斥反应

急性排斥反应是同种异体移植中最常见的排斥反应类型,一般在术后数天至2

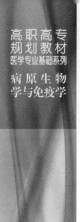

周左右出现。其中,细胞免疫应答发挥主要作用,病理学检查可见移植物组织中出现大量巨噬细胞和淋巴细胞浸润。若通过及时、适当的免疫抑制剂治疗,则大多可缓解。

3. 慢性排斥反应

慢性排斥反应在移植数周、数月甚至数年后发生,病理改变主要是移植物组织结构损伤、纤维增生和血管壁增厚。其机制尚不清楚,且对免疫抑制剂不敏感,影响移植物的长期存活。

(二)移植物抗宿主反应

移植物中的抗原特异性淋巴细胞可针对宿主体内组织相容性抗原发生免疫应答,导致移植失败,甚至威胁受体生命,称为移植物抗宿主反应(graft versus host reaction,GVHR)。GVHR 的发生需要一定条件:①供体与受体 HLA 型别不符。②移植物中含有足量的免疫活性细胞。③受体免疫功能低下或丧失排斥移植物的功能。GVHR 主要见于骨髓移植或反复大量输血治疗。

三、移植排斥反应的防治

移植排斥反应的防治直接影响器官移植手术的成败,其主要原则是选择合适的供体、抑制受体免疫应答及移植后的免疫学监视等。

(一)选择合适的供体

尽可能地选择较理想的供体,即 ABO 和 Rh 血型抗原相符,组织相容性抗原尽可能接近。在移植前进行常规 HLA 分型和受体血清中细胞毒抗体测定。

(二)使用非特异性免疫抑制疗法

由于 HLA 抗原系统非常复杂,要获得完全匹配的 HLA 几乎不可能,因此,仍应适当使用免疫抑制剂。此外,移植物局部照射、血浆置换、受体脾切除等也是提高移植物存活率的手段。

(三)移植后的免疫学监视

对免疫排斥反应进行监测,有助于及早采取措施,尽量延长移植物存活期。但所能观察的免疫学指标(淋巴细胞亚群百分比及功能检测、免疫分子水平测定等)均为非特异性指标,只能作为一种参考,受体体内移植物的生理功能才是监测的关键。

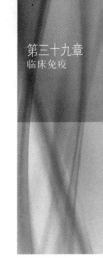

第四节 肿瘤免疫

肿瘤与免疫系统关系密切,是机体自身组织细胞失去正常生长调控机制、发生恶性转化后异常增生的一类疾病,严重危害人类健康。肿瘤免疫学是研究肿瘤抗原的种类和性质、机体对肿瘤的免疫效应机制、肿瘤的逃逸机制及肿瘤的免疫诊断和免疫防治的科学。

一、肿瘤抗原

肿瘤抗原是指细胞癌变过程中出现的新抗原或过度表达的抗原物质。其分类方法很多。

(一)根据肿瘤抗原特异性分类

1. 肿瘤特异性抗原

肿瘤特异性抗原(tumor-specific antigen,TSA)为肿瘤细胞所特有,只表达于肿瘤细胞,而不存在于任何不同发育阶段的正常细胞。

2. 肿瘤相关抗原

肿瘤相关抗原(tumor-associated antigen,TAA)指非肿瘤细胞所特有的抗原成分,少量存在于正常细胞,但在肿瘤发生的机体可异常升高。

(二)根据诱发肿瘤的原因及肿瘤发生情况分类

1. 化学和物理致癌因素诱发的肿瘤抗原

化学致癌剂(如氨基偶氮染料)或物理因素(如紫外线)均可造成正常基因突变,诱发肿瘤。

2. 病毒诱发的肿瘤抗原

某些病毒的感染可以诱发肿瘤。例如,HPV与人宫颈癌发生有关,EB病毒与B细胞淋巴瘤和鼻咽癌发生有关。

3. 自发性肿瘤抗原

自发性肿瘤即无明确诱发因素的肿瘤,癌基因的活化和抑癌基因的失活是其发生的原因之一。

4. 胚胎抗原或分化抗原

胚胎组织的正常抗原在出生后逐渐消失或减少,但当细胞癌变时又大量出现。由于此类抗原在某些细胞的特定分化阶段表达,因此,又称为分化抗原,如原发性肝癌患者血清中出现的甲胎蛋白(alpha-fetoprotein,AFP)、结肠癌患者血清中出现的癌胚抗原(carcinoembryonic antigen,CEA)。

二、机体抗肿瘤的免疫效应机制

机体的免疫系统针对肿瘤抗原的免疫反应既有固有性免疫应答参与,又有适应性免疫应答参与。固有性免疫应答中的 NK 细胞、巨噬细胞、$\gamma\delta T$ 细胞和多种细胞因子等均可发挥抗肿瘤作用,主要针对免疫原性弱的肿瘤抗原。对于大多数免疫原性较强的肿瘤抗原,机体则主要通过适应性免疫应答发挥抗肿瘤作用。适应性免疫应答包括体液免疫和细胞免疫,其中以细胞免疫为主,体液免疫为辅。由于肿瘤细胞组织来源、生长方式不同,免疫原性不同,宿主的免疫功能也会有差异,因此,机体对不同类型肿瘤产生的免疫应答的强弱不同。

针对免疫原性较强的肿瘤抗原发生的适应性免疫应答中,$CD8^+$ CTL 介导的细胞免疫应答发挥重要作用,$CD4^+$ Th 细胞可通过分泌细胞因子辅助 $CD8^+$ CTL 抗肿瘤。肿瘤抗原也可诱导体液免疫应答,所产生的抗体可通过活化补体、调理作用、ADCC 等方式抗肿瘤。总体来说,肿瘤抗原的免疫原性普遍较弱,在肿瘤患者体内自然产生的抗体不是重要的效应因素。相反,在某些情况下,肿瘤特异性抗体反而干扰特异性细胞免疫应答对肿瘤细胞的杀伤作用,这种促进肿瘤生长的抗体被称为增强抗体(enhancing antibody)。

三、肿瘤的免疫逃逸机制

尽管免疫监视对肿瘤有一定的控制作用,但肿瘤仍然能在机体的抗肿瘤免疫答应作用下进行生长,表明肿瘤细胞可以逃避宿主免疫系统的攻击,或是通过某种免疫机制使机体不能产生有效的抗肿瘤免疫应答。肿瘤的免疫逃逸机制相当复杂,目前尚无定论。

(一)肿瘤细胞本身因素

1. 肿瘤细胞的抗原缺失

肿瘤抗原与正常蛋白差别较小,故免疫原性弱,无法诱导机体产生有效的免疫应答。

2. 肿瘤细胞漏逸

肿瘤细胞生长迅速,超越了免疫系统抗肿瘤反应的限度,使机体不能及时有效地清除肿瘤细胞。

3. 肿瘤细胞 MHC I 类分子表达低下

肿瘤细胞大多存在 MHC I 类分子缺陷或表达功能低下,致使细胞提呈抗原能力减低或缺失,无法诱导 CTL 细胞应答。

4. 肿瘤细胞分泌免疫抑制因子

肿瘤细胞分泌的免疫抑制因子包括具有抑制免疫细胞作用的 TGF-β、IL-10 等细胞因子。

5. 肿瘤细胞共刺激信号异常

肿瘤细胞很少表达 CD80 和 CD86 等正性共刺激分子,却表达 PD-L1 等负性共刺激分子,易导致 T 细胞失能,从而使机体对肿瘤产生免疫耐受。

6. 肿瘤细胞的抗凋亡作用

肿瘤细胞高表达多种抗凋亡分子(如 Bcl-2),不表达或弱表达 Fas 等凋亡诱导分子,从而抵抗 CTL 等诱导的凋亡。某些肿瘤细胞表面可表达 FasL 和抑制性分子,诱导肿瘤特异性 T 细胞凋亡和抑制 T 细胞活化与增殖。

(二)宿主免疫功能的影响

宿主免疫功能的高低也是肿瘤细胞能否免疫逃逸的关键。宿主服用免疫抑制剂或受感染,或者体内存在一定量的"增强抗体"等,都会使肿瘤细胞逃避宿主免疫系统的攻击。

四、肿瘤的免疫诊断和免疫治疗

(一)肿瘤的免疫诊断

检测肿瘤抗原是目前最常用的肿瘤免疫诊断方法。例如,AFP 的检测有助于诊断原发性肝癌、生殖系统肿瘤(睾丸癌、卵巢癌),CEA 的检测有助于诊断结肠直肠癌,CA199 的检测有助于诊断胰腺癌,PSA 的检测有助于诊断前列腺癌。除此之外,还可通过特异性单抗对某些肿瘤细胞表面肿瘤标志物进行检测,对肿瘤的治疗和预后提供依据。

(二)肿瘤的免疫治疗

肿瘤的免疫治疗是通过激发和增强机体的免疫功能,清除少量的或播散的肿瘤细胞,对晚期负荷较大的实体瘤的疗效有限。故常将其作为辅助疗法,与手术、化疗、放疗等常规治疗联合应用。

主动免疫治疗和被动免疫治疗是肿瘤免疫治疗的 2 条基本途径。主动免疫治疗是利用肿瘤抗原的免疫原性,通过给荷瘤宿主注射具有免疫原性的瘤苗等方法,诱导宿主的抗肿瘤免疫应答。被动免疫治疗则是给机体输注外源性免疫效应物质(如抗体、细胞因子、免疫效应细胞等),由这些外源性效应物质发挥抗肿瘤作用。近年来,应用基因工程抗体抗肿瘤也取得了令人瞩目的进展。

(三)肿瘤的免疫预防

肿瘤的免疫预防主要针对已知病原体感染所致的肿瘤,如宫颈癌(HPV感染)、鼻咽癌(EBV感染)、原发性肝癌(HBV或HCV感染)等。通过制备相关的病原体疫苗或探索一些新的干预方式,有可能降低这些肿瘤的发生率。

知识拓展

赫赛汀

目前,基因工程抗体治疗肿瘤已经广泛应用于临床。例如,用于治疗乳腺癌的基因工程抗体赫赛汀(herceptin)(商品名),是一种重组DNA衍生的人源化单克隆抗体,由悬养于无菌培养基的哺乳动物细胞产生。其靶向抗原为人类表皮生长因子受体-2(Her-2)。赫赛汀对Her-2过度表达的转移性乳腺癌有较好的疗效。

小 结

AID是在抗原、免疫系统及遗传等因素的相互作用下发生的病理性自身免疫性疾病,可以分为器官特异性自身免疫性疾病和非器官特异性自身免疫性疾病,机制类似于超敏反应。

IDD是由遗传因素或其他多种原因造成、免疫系统先天发育不全或后天损伤所致、免疫成分缺失或功能障碍所引起的临床综合征,分为PIDD和AIDD。IDD的3个临床特征:反复感染、高发恶性肿瘤和自身免疫性疾病。

同种异型移植排斥反应的本质是受体免疫系统对供体移植物产生的一种特异性免疫应答。急性排斥反应是最常见的排斥反应类型,HLA是其发生的主要原因。

肿瘤免疫以细胞免疫为主,肿瘤抗原的免疫原性低下和机体的免疫功能缺陷是导致肿瘤逃逸的主要原因。

思考题

1. 简述自身免疫性疾病、免疫缺陷病、移植抗原和肿瘤抗原的概念。
2. 自身免疫性疾病和免疫缺陷病有哪些基本特征?
3. 简述移植排斥反应的机制。
4. 肿瘤是如何逃避机体的免疫监视的?

（吴亚欧）

第四十章 免疫学应用

> **学习目标**
> 1. 掌握：免疫预防和免疫治疗的基本原理；人工主动免疫和人工被动免疫的概念。
> 2. 熟悉：免疫学检测和免疫治疗的常用方法。
> 3. 了解：免疫标记技术和流式细胞术的应用。
> 4. 其他：学会应用免疫学理论对临床疾病进行相应的诊断、预防和治疗。

免疫学应用不仅包括应用免疫学理论阐明疾病的发生机制，还包括应用免疫学原理和技术诊断和防治疾病。本章主要介绍常见的免疫学检测技术和免疫学防治方法。

第一节 免疫学检测技术

免疫学检测技术指借助免疫学和其他相关学科理论与技术，对免疫分子和免疫细胞进行定性、定量或定位检测的实验技术和方法。免疫学检测技术不断发展和完善，已成为当今生命科学和基础医学重要的研究手段，为临床疾病的诊断、预后判断、防治和药物疗效评价提供了重要的方法。

一、抗原或抗体的体外检测

抗原抗体反应是指抗原与相应抗体在体内或体外发生的特异性结合反应。抗体主要存在于血清中，因此，体外的抗原抗体反应又称为血清学反应。

（一）抗原抗体反应的特点

1. 特异性

抗原与抗体的结合具有高度特异性，即一种抗原通常只能与其刺激机体产生的相应抗体结合。该特异性由抗原表位与抗体分子高变区互补性结合所决定。

2. 可逆性

抗原与抗体间主要以氢键、静电吸引、范德华力和疏水键等分子表面的化学基团之间的非共价方式结合。这种非共价键易受温度、酸碱度和离子强度的影响而解离，解离后的抗原和抗体仍能保持原有的理化特性和生物学活性。

3. 可见性

抗原与抗体结合后在体外一定条件下可出现肉眼可见的反应。可见反应出现与否取决于两者的浓度和比例。在一定浓度范围内，两者比例适当，抗原-抗体复合物体积大、数量多，出现肉眼可见的反应；若抗原或抗体过剩，则抗原-抗体复合物的体积小、数量少，不能出现肉眼可见的反应。

（二）抗原抗体反应的影响因素

1. 电解质

抗原或抗体在中性或弱碱性条件下带有较多的负电荷。适当浓度的电解质会使其失去一部分负电荷，促进两者的相互结合，出现肉眼可见的凝集或沉淀现象。

2. 温度

适当提高温度可增加抗原与抗体分子的碰撞机会，加速两者的结合。但温度过高，可使抗原或抗体变性失活，影响实验结果。通常情况下抗原抗体反应的最适温度为37℃。

3. 酸碱度

抗原抗体反应的最适pH值为6~8。pH值过高或过低，均可影响抗原或抗体的理化性质。此外，当抗原抗体反应液的pH值接近抗原或抗体的等电点时，抗原抗体所带正、负电荷相等，因自身吸引而致凝集，引起非特异性反应，出现假阳性反应。

（三）抗原抗体反应的常用检测方法

1. 凝集反应

细菌、红细胞等颗粒性抗原与相应抗体结合，在一定条件下出现肉眼可见的凝集现象，称为凝集反应（agglutination reaction）。

（1）直接凝集反应　颗粒性抗原直接与相应抗体反应出现的凝集现象，称为直接凝集反应，可分为玻片凝集试验和试管凝集试验。玻片凝集试验为定性试验，常用于细菌的鉴定和人类ABO血型的鉴定等。试管凝集试验为半定量试验，常用于检测抗体的滴度或效价，如临床诊断伤寒或副伤寒的肥达氏反应。

（2）间接凝集反应　将可溶性抗原先吸附在与免疫无关的载体颗粒上，再与相应抗体反应出现的凝集现象，称为间接凝集反应。常用的颗粒载体有人O型红细胞、聚苯乙烯乳胶颗粒、活性炭颗粒等。若将抗体吸附在载体颗粒上检测未知抗原，则称为反向间接凝集反应。用于检测单价抗体的抗人球蛋白试验又称为库姆试验（Coomb's test），属于此类反应，临床可用于新生儿Rh溶血症的诊断。

(3) 间接凝集抑制反应　由间接凝集反应衍生而来，先将可溶性抗原与抗体反应一定时间后，再加入致敏的载体颗粒，由于抗体与抗原结合而被消耗，则不出现凝集现象。临床用于检测孕妇尿液中所含人绒毛膜促性腺激素（human chorionic gonadotrophin，HCG）的免疫妊娠试验属于此类反应。

2. 沉淀反应

毒素、血清或组织浸液中的可溶性蛋白与相应抗体结合，在一定条件下出现肉眼可见的沉淀现象，称为沉淀反应（precipitation reaction）。沉淀反应可在液体中进行（如环状和絮状沉淀反应），也可在半固体琼脂凝胶中进行（如琼脂扩散试验）。沉淀反应大多在琼脂凝胶中进行，可溶性抗原和抗体在凝胶中扩散，在比例合适处形成肉眼可见的白色沉淀。

(1) 单向琼脂扩散　单向琼脂扩散是一种半定量试验。将一定量已知抗体混匀在溶化的琼脂中，制成琼脂凝胶板，间隔适当距离打孔，并在孔中加入待测抗原使其向四周扩散。抗原与琼脂中相应的抗体相遇并结合，在比例适宜处形成肉眼可见的白色沉淀环。沉淀环的直径与待测抗原的浓度相关，可从标准曲线中查出样品中抗原的含量。

(2) 双向琼脂扩散　双向琼脂扩散主要用于定性试验。将抗原和抗体分别加入琼脂凝胶板的不同孔中，使两者同时在琼脂中自由扩散，在两者对应且比例适宜处形成肉眼可见的白色沉淀线。根据沉淀线的形状和位置，可对抗原（或抗体）的成分进行分析（图40-1）。

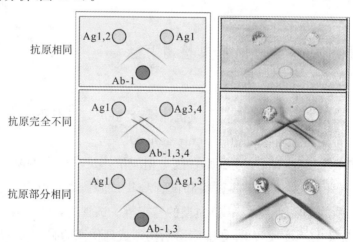

图40-1　双向琼脂扩散示意图

(3) 免疫电泳　免疫电泳是一种将电泳技术和双向琼脂扩散结合的对多种抗原混合物进行定性分析的检测方法。在琼脂板上对待检样品进行蛋白电泳，将不同分子量的蛋白成分分开,然后在琼脂板上沿电泳方向挖一个与之平行的槽,加入抗体进行双向扩散。电泳后处在不同区域的抗原与相应抗体结合,在比例适宜处形成肉眼可见的沉淀弧。将沉淀弧的数量、位置和形状与标准品比较,可对样品的成分和性质进行判断。本试验主要用于血清蛋白的成分分析。

3. 免疫标记技术

免疫标记技术(immunolabelling technique)是将抗原抗体反应与标记技术相结合,将已知的抗体或抗原标记上示踪物质(如酶、荧光素、放射性核素、胶体金及化学发光物质等),通过检测标记物而间接测定抗原-抗体复合物的一种检测方法。免疫标记技术不仅极大地提高了抗原抗体反应检测的灵敏度,还能对抗原或抗体进行定性、定量甚至定位检测,是目前应用最广泛的免疫学检测技术。

(1)酶免疫测定法(enzyme immunoassay,EIA) 酶免疫测定法是一种用酶标记一抗或二抗检测特异性抗原或抗体的方法。本方法将抗原抗体反应的高度特异性和酶对底物的高效催化性结合起来,利用酶标仪测定酶分解底物产生的有色产物的光密度值(OD),以反映抗原或抗体的含量。常用于标记的酶有辣根过氧化物酶(horseradish peroxidase,HRP)和碱性磷酸酶(alkaline phosphatase,AP)。常用的方法有酶联免疫吸附试验(enzyme-linked immunosorbent assay,ELISA)和酶免疫组化法(enzyme immunohistochemistry assay)。ELISA是酶免疫测定法中应用最广泛的技术,可对可溶性抗原或抗体进行快速、方便、微量的检测。ELISA的基本方法是将已知可溶性抗原或抗体吸附在固相载体表面,使抗原抗体反应在固相表面进行,通过洗涤将游离成分去除,最后加底物显色检测。ELISA的主要操作方法有双抗体夹心法和间接法(图40-2),前者适用于检测血清、脑脊液、胸腹水等各种液相中的可溶性抗原,后者适用于检测液相中的抗体。酶免疫组化技术是应用已知特异性抗体对组织或细胞中的相应抗原进行定位、定性和定量检测的酶标记技术。

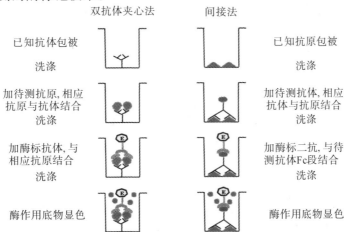

图40-2　酶联免疫吸附试验(ELISA)示意图

(2) 免疫荧光法 (immunofluorescence assay)　免疫荧光法是用荧光素标记的抗体检测细胞或组织切片中特异性抗原的一种免疫组化技术。常用的荧光素有异硫氰酸荧光素 (fluorescein isothiocyanate, FITC) 和藻红蛋白 (phycoerythrin, PE)。若荧光抗体与标本中相应抗原结合, 则在荧光显微镜下能观察到黄绿色或红色的荧光, 以此对标本中的抗原进行鉴定和定位。常用的方法有直接免疫荧光法和间接免疫荧光法, 前者针对不同的待检测抗原需要制备不同的特异性荧光抗体, 而后者荧光标记的二抗可用于多种不同抗原的检测 (图 40-3)。

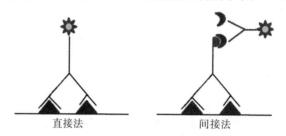

图 40-3　免疫荧光法示意图

(3) 放射免疫测定法 (radioimmunoassay, RIA)　放射免疫测定法是用放射性核素标记抗原或抗体进行的免疫测定方法。常用的放射性核素有 ^{125}I 和 ^{131}I 等。本法主要用于微量物质如胰岛素、生长激素、甲状腺素、孕酮及 IgE 等的测定。

(4) 免疫胶体金技术 (immunological colloidal gold signature, ICS)　免疫胶体金技术是用胶体金颗粒标记抗体或抗原, 检测未知抗原或抗体的技术, 目前主要用于病原菌、毒品类药物、激素和某些肿瘤标记物的检测。临床用于检测受检者尿液中的人绒毛膜促性腺激素的免疫胶体金层析试验, 因结果显现快、试剂干化、操作简便, 可作为妊娠的早期诊断方法 (图 40-4)。

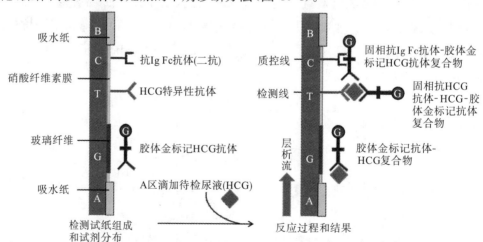

图 40-4　免疫胶体金层析试验示意图

(5) 免疫印迹技术 (immunoblotting/western blotting)　该法将高分辨率的凝胶电泳与固相免疫技术相结合, 将十二烷基磺酸钠-聚丙烯酰胺凝胶电泳 (SDS-

PAGE)分离得到的蛋白质转移至固相载体(硝酸纤维素膜)后,再用酶免疫、放射免疫或化学发光免疫等技术进行检测。该法鉴定蛋白质的敏感性为 1~5 ng,常用于病毒抗体或可溶性抗原的检测及目的基因表达产物的鉴定。

二、免疫细胞及其功能检测

检测免疫细胞的数量和功能是判断机体免疫功能状态的重要指标。用于检测的免疫细胞主要来源于外周血。对外周血中 T 淋巴细胞、B 淋巴细胞的数量和功能的检测有助于某些疾病的辅助诊断、疗效观察和预后分析。

(一)免疫细胞的分离

1. 外周血单个核细胞的分离

外周血单个核细胞(peripheral blood mononuclear cell,PBMC)包括淋巴细胞和单核细胞。PBMC 是免疫学实验最常用的细胞。PBMC 分离是分离纯化 T 淋巴细胞、B 淋巴细胞的首要步骤。常用的分离方法是葡聚糖-泛影葡胺(ficoll-hypaque,相对密度为 1.077,又称为淋巴细胞分离液)密度梯度离心法。其原理是根据外周血中各种血细胞比重不同,在离心沉降过程中不同密度的细胞呈梯度分布。红细胞和粒细胞的相对密度最大(约为 1.092),沉于管底,单个核细胞(相对密度约为 1.075)则分布于最上层的血浆层与淋巴细胞分离液界面。

2. 淋巴细胞及其亚群的分离

(1)玻璃黏附法 鉴于单个核细胞具有很强的附壁性,可将 PBMC 置于玻璃培养皿中隔夜培养,未黏附细胞即为相对较纯的淋巴细胞。

(2)尼龙毛分离法 根据 B 淋巴细胞能与尼龙毛(聚酰胺纤维)黏附而 T 淋巴细胞不能与之黏附的特性,可将 PBMC 悬液通过尼龙毛柱,以达到将 T 淋巴细胞、B 淋巴细胞分离的目的。

(3)E 玫瑰花结形成分离法 成熟 T 细胞表达绵羊红细胞受体(即 CD2),能与绵羊红细胞(sheep red blood cell,SRBC)直接结合形成 E 玫瑰花结。通过密度梯度离心使花结形成细胞沉于管底,再用低渗法裂解花结中的绵羊红细胞,可获得纯化的 T 淋巴细胞。

(4)免疫吸附分离法 将已知抗淋巴细胞表面的特异性标志的抗体包被在聚苯乙烯培养板上,加入 PBMC 悬液,表达相应表面标志的淋巴细胞结合在培养板上,最后通过洗脱、分离得到具有相应表面标志的淋巴细胞。

(5)免疫磁珠分离法 免疫磁珠分离法是目前广泛应用于特异性分离所需淋巴细胞的一种方法。将特异性抗体(如抗 CD3、抗 CD4 或抗 CD8 等)吸附在磁珠表面并与细胞悬液反应,在磁场作用下可分别收获与免疫磁珠结合的细胞(即阳性分选),以及细胞悬液中未与免疫磁珠结合的细胞(即阴性分选)。

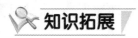

流式细胞术

流式细胞术(flow cytometry,FCM)又称为荧光激活细胞分选(fluorescence activated cell sorting,FACS),是借助荧光激活细胞分类仪(简称流式细胞仪)对荧光抗体标记的细胞进行快速准确鉴定和分类的方法。流式细胞术集光学、流体力学、电力学和计算机技术于一体,可分选细胞。其对细胞的分选不仅纯度高,而且可保持细胞的活性以供进一步研究使用。流式细胞仪还能对细胞进行鉴定和分析,可用于免疫细胞分类和百分计数、定量分析鉴定活细胞表面或胞内表达的特异分子、细胞周期和凋亡细胞的检测以及临床上白血病和淋巴瘤的免疫学分型。

(二)免疫细胞功能测定

1. T 淋巴细胞功能测定

(1)T 细胞增殖试验　T 细胞增殖试验是检测机体细胞免疫功能常用的技术。特异性抗原(如结核菌素)或丝裂原(PHA、ConA)能刺激 T 细胞发生增殖,可通过以下 2 种方法检测:^{3}H-TdR 掺入法和 MTT 法。^{3}H-TdR 掺入法是将 PBMC 与 PHA 共同培养,在终止培养前 8~15 h 加入氚标记的胸腺嘧啶核苷(^{3}H-TdR)。由于^{3}H-TdR 能掺入细胞新合成的 DNA 中,且掺入量与细胞增殖水平呈正比。培养结束后收集细胞,用液体闪烁仪测定样品的放射活性,可确定细胞的增殖水平。MTT 法是将 MTT 掺入细胞中,在细胞增殖过程中作为胞内线粒体琥珀酸脱氢酶的底物参与反应,形成紫褐色的甲䐶颗粒,该颗粒被随后加入的异丙醇或二甲基亚砜溶解。借助酶标仪检测细胞培养液的 OD 值,即可反映细胞的增殖水平。MTT 法的灵敏度虽不及^{3}H-TdR 掺入法,但是操作简便,无放射性污染。

(2)迟发型超敏反应皮肤试验　该试验用于体内细胞免疫功能的检测。其原理是正常机体对某种抗原的刺激产生免疫应答后,如果再用相同的抗原做皮试,可导致以局部皮肤红肿和硬结为特征的迟发型超敏反应。细胞免疫功能低下者呈弱阳性或阴性反应。临床上常用于检测结核杆菌、麻风杆菌等胞内寄生菌感染以及免疫缺陷病患者和肿瘤患者的细胞免疫功能。皮试常用的生物性抗原有结核杆菌素、麻风菌素、链激酶-链道酶和腮腺炎病毒等。

2. B 淋巴细胞功能测定

(1)血清免疫球蛋白含量测定　可通过单向琼脂扩散法、ELISA 等测定标本中的 IgG、IgA 和 IgM 等各类 Ig 的含量,以判断 B 淋巴细胞功能。

(2) 抗体形成细胞测定　抗体形成细胞测定又称为溶血空斑试验,可用于检测产生抗体的 B 细胞数量。以 SRBC 为抗原免疫动物后取其脾细胞,内含分泌抗 SRBC 抗体的 B 细胞(浆细胞)。将脾细胞和 SRBC 在琼脂糖溶液中混匀并倾注于平皿中培养,浆细胞所产生的抗体与周围的 SRBC 结合而被致敏。在平皿表面加入新鲜补体后,致敏 SRBC 激活补体溶解细胞,在浆细胞周围出现肉眼可见的溶血空斑。一个空斑代表一个浆细胞,通过计算空斑数目可知分泌特异性抗体的 B 细胞的数目。

3. 细胞毒试验

细胞毒试验是对 CTL、NK 细胞等杀伤靶细胞活性的检测方法,主要用于肿瘤免疫、移植排斥反应和病毒感染等方面的研究。

(1) ^{51}Cr 释放法　用 $Na_2^{51}CrO_4$ 标记靶细胞并与待检效应细胞按一定比例混合培养,若效应细胞能杀伤靶细胞,则 ^{51}Cr 从破坏的靶细胞内释放。以 γ 计数仪测定释放的 ^{51}Cr 的放射活性,即可反映效应细胞的杀伤活性。

(2) 乳酸脱氢酶释放法　将待检的效应细胞与靶细胞按一定比例混合培养,若靶细胞被杀伤,则其胞内的乳酸脱氢酶(lactate dehydrogenase,LDH)被释放至培养液中。释出的 LDH 可催化其底物形成有色的甲基化合物,通过读取上清液的 OD 值,可计算出效应细胞的细胞毒活性。

(3) 凋亡细胞检测法　靶细胞和效应细胞相互作用后,可通过诱导细胞凋亡杀伤靶细胞。常用的检测细胞凋亡的方法有梯度凝胶电泳法和流式细胞术。前者的原理为:凋亡细胞的 DNA 被核酸内切酶在核小体间切割成 180~200 bp 及其倍数的片段,在琼脂糖凝胶电泳时呈现梯状的 DNA 区带图谱,可以此判定细胞凋亡。而流式细胞术通过检测正常细胞 DNA 的二倍体峰前是否出现一个亚二倍体峰来判断细胞凋亡,且可根据峰值判断细胞凋亡的百分率。

知识链接

细胞凋亡

细胞凋亡(apoptosis)是一种由基因控制、形态学特征与坏死截然不同的自主性死亡方式。其形态学特征为细胞皱缩、染色质浓集伴随胞核片段化、胞膜内陷并包裹胞内成分形成凋亡小体。细胞凋亡过程可分为 2 个阶段:开始阶段和效应阶段。开始阶段又可分为通过 TNF 受体家族(如 CD95)的受体与配体结合开始的外源性凋亡途径和内源性凋亡途径(又称为线粒体凋亡途径)。分别通过外源性和内源性凋亡途径激活的半胱氨酸天冬氨酸蛋白酶(caspase-8 和 caspase-9)能进一步激活下游的效应 caspase-3,6,7,最后导致死亡底物的降解,引发细胞凋亡。机体中多数细胞主要通过凋亡方式死亡,凋亡细胞可被吞噬细胞快速吞噬而不激发炎症反应。细胞凋亡机制失衡可导致一系列疾病的发生,如自身免疫性疾病、肿瘤及病毒感染。

4. 吞噬细胞功能测定

将待测的巨噬细胞与某种可被吞噬又易于计数的颗粒性物质(如鸡红细胞或荧光标记的颗粒)混合温育后,颗粒物质被巨噬细胞吞噬,其吞噬百分率即可反映巨噬细胞的吞噬能力。

5. 细胞因子的检测

可溶性细胞因子的检测方法主要为 ELISA(双抗体夹心法)和酶联免疫斑点试验(enzyme-linked immunospot assay,ELISPOT)。几乎所有的细胞因子都可以用 ELISA(双抗体夹心法)进行检测。而 ELISPOT 不仅可用于检测 T 细胞产生的细胞因子,还可用于检测 B 细胞产生的特异性抗体(图 40-5)。细胞因子的检测有助于了解其在免疫调节中的作用,鉴定分离的淋巴细胞类型及监测某些疾病状态的机体细胞免疫功能状况。

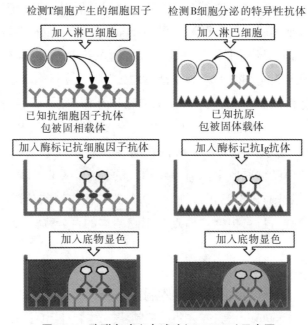

图 40-5　酶联免疫斑点试验(ELISPOT)示意图

第二节　免疫学防治

应用免疫学理论对疾病进行预防和治疗,是医学免疫学的一项重要任务。随着免疫学理论和技术的飞速发展,免疫学防治不再局限于传染性疾病的防控,目前已广泛深入肿瘤、自身免疫性疾病和免疫缺陷病的防治等领域。

一、免疫预防

免疫预防是指利用各种生物或非生物制剂在人体诱导免疫应答,达到预防疾病的目的。适应性免疫的获得方式有自然免疫和人工免疫两种。自然免疫主要指机体感染病原体后建立的适应性免疫,也包括胎儿或新生儿经胎盘或乳汁从母体获得抗体。人工免疫则是人为地使机体获得适应性免疫,包括人工主动免疫(artificial active immunization)和人工被动免疫(artificial passive immunization),两者的主要区别见表40-1。

表40-1 人工主动免疫和人工被动免疫的比较

	人工主动免疫	人工被动免疫
接种物	抗原(疫苗、类毒素)	抗体(抗毒素、人免疫球蛋白)
免疫力产生时间	慢,1~4周产生	快,接种后立即产生
免疫力维持时间	长,数月~数年	短,2~3周
临床应用	主要用于预防	用于治疗或紧急预防

(一) 人工主动免疫

人工主动免疫是用抗原性物质刺激机体产生特异性免疫应答,从而获得对相应病原体抵抗力的免疫方法,也称为预防接种。通常将细菌、病毒等病原体制备的生物制品和类毒素等生物制剂统称为疫苗。

1. 灭活疫苗

灭活疫苗又称死疫苗,是选用免疫原性强的病原体,经人工大量培养后,用理化方法灭活制成。常用的灭活疫苗有伤寒、霍乱、百日咳、乙脑、流脑、斑疹伤寒、狂犬病疫苗等。灭活疫苗的优点是易于制备,稳定易保存;其缺点是不能在宿主细胞内增殖,需多次重复接种才能获得较好的免疫力。另外,由于灭活疫苗主要诱导机体的体液免疫应答,难以诱导细胞免疫应答,因此,免疫效果有一定局限性。

2. 减毒活疫苗

减毒活疫苗是用减毒或无毒力的活病原微生物制成。常用的减毒活疫苗有牛型结核杆菌在人工培养基上多次传代后制成的卡介苗、脊髓灰质炎病毒在猴肾细胞中反复传代制成的脊髓灰质炎减毒活疫苗等。活疫苗在体内有一定的增殖能力,其接种类似隐性感染或轻症感染。活疫苗的优点在于接种剂量小,能同时诱导体液免疫和细胞免疫应答,免疫效果好;其不足之处在于不易保存,且在体内存在回复突变的危险。

3. 类毒素

类毒素是用0.3%~0.4%甲醛处理细菌外毒素制成。处理后的外毒素丧失毒性而保留其免疫原性，接种后可诱导机体产生抗毒素。常用的类毒素有白喉类毒素和破伤风类毒素，两者可与百日咳灭活疫苗混合制成白百破三联疫苗。

4. 新型疫苗

随着分子生物学和免疫学技术的发展，推动了疫苗的研制朝着更为高效、安全且实用的方向发展，产生了一系列新型疫苗。

(1)亚单位疫苗　亚单位疫苗是去除病原体中与激发保护性免疫无关或有害的成分，保留有效免疫原成分的疫苗。目前，研制成功的亚单位疫苗有肺炎球菌、脑膜炎球菌荚膜多糖疫苗、流感病毒血凝素和神经氨酸酶亚单位疫苗和百日咳杆菌丝状血凝素亚单位疫苗等。

(2)结合疫苗　结合疫苗是将细菌荚膜多糖连接于细菌类毒素，使之成为 TD 抗原，可诱导机体产生 IgG 类抗体。目前，已获准使用的结合疫苗有 b 型流感杆菌疫苗、脑膜炎球菌疫苗和肺炎球菌疫苗等。

(3)合成肽疫苗　合成肽疫苗是将有效免疫原的氨基酸序列与适当载体或佐剂结合，使之同时具有 B 细胞表位和 T 细胞表位的新合成疫苗。目前，根据疟原虫孢子表位设计合成的疟疾疫苗已进入临床试验阶段。

(4)基因工程疫苗　基因工程疫苗是指利用基因重组技术生产的重组抗原疫苗、重组载体疫苗和 DNA 疫苗等。目前，临床获准使用的基因工程疫苗有乙型肝炎重组抗原疫苗、口蹄疫疫苗和莱姆病疫苗等，而一些 DNA 疫苗（如疟疾、HIV DNA 疫苗）也已进入临床试验阶段。

（二）人工被动免疫

人工被动免疫是指通过注射含特异性抗体的生物制品，使人体获得特异性免疫力，以治疗或紧急预防疾病的措施。由于该制品并非由接种者体内产生，因而其免疫力难以持久，一般作用时间仅 2～3 周。

1. 抗毒素

使用类毒素免疫动物（通常采用马）制备的免疫血清，具有中和细菌外毒素的作用。临床主要用于治疗和紧急预防外毒素所致的疾病。常用的抗毒素有破伤风抗毒素、白喉抗毒素等。

2. 人免疫球蛋白

人免疫球蛋白是从正常人血浆或健康产妇胎盘血中分离制成的免疫球蛋白浓缩制剂，分别称为人血浆免疫球蛋白和胎盘免疫球蛋白。临床可用于麻疹、脊髓灰质炎和甲型肝炎等病毒感染性疾病的紧急预防。

(三)计划免疫

计划免疫(planed immunization)是根据某些特定传染病的疫情监测和人群免疫状况分析,按照规定的免疫程序有计划地进行人群免疫接种,提高人群免疫水平,达到控制及最终消灭相应传染病而采取的重要措施。目前,我国实施的儿童计划免疫程序见表40-2。2007年,国家扩大了计划免疫免费提供疫苗种类,新增了甲肝、乙脑、流脑、风疹、腮腺炎、钩体病、流行性出血热和炭疽疫苗。

表 40-2 我国儿童计划免疫程序

接种年龄	疫苗
出生时	卡介苗、乙肝疫苗(第1针)
1 个月	乙肝疫苗(第2针)
2 个月	二价脊髓灰质炎疫苗(第1丸)
3 个月	二价脊髓灰质炎疫苗(第2丸)、白百破三联疫苗(第1针)
4 个月	二价脊髓灰质炎疫苗(第3丸)、白百破三联疫苗(第2针)
5 个月	白百破三联疫苗(第3针)
6 个月	乙肝疫苗(第3针)
8 个月	麻风疫苗、乙脑减毒活疫苗
1.5～2 岁	白百破三联疫苗(加强)、麻腮风疫苗、乙脑减毒活疫苗
3 岁	A 群 C 群流脑多糖疫苗
4 岁	二价脊髓灰质炎疫苗(第4丸)
6 岁	白破疫苗、A 群 C 群流脑多糖疫苗

二、免疫治疗

免疫治疗(immunotherapy)是指应用免疫学原理,针对机体免疫功能低下或亢进,采用生物制剂人为调整机体的免疫功能,以达到治疗疾病目的而采取的措施。免疫治疗的基本策略是从分子、细胞和整体水平对机体免疫功能进行干预和调整。

(一)以分子为基础的免疫治疗

1. 分子疫苗

治疗性疫苗包括肿瘤抗原疫苗和微生物抗原疫苗。人工合成的肿瘤相关抗原多肽可诱导特异性 CTL 的抗肿瘤效应;乙型肝炎多肽疫苗可诱导抗病毒感染的免疫效应。

2. 抗体

(1)多克隆抗体 多克隆抗体即采用传统方法用抗原免疫动物后制备的免疫血清制剂,主要包括 2 种:一种是抗感染的免疫血清,即抗毒素和人免疫球蛋白制

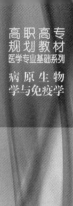

剂;另一种是抗淋巴细胞丙种球蛋白,主要用于抑制移植排斥反应和治疗某些自身免疫性疾病。

(2)单克隆抗体和基因工程抗体　单克隆抗体因其特异性高、均一性好,在临床中的应用已从体外诊断发展到体内影像诊断和治疗。但鼠源性的抗体易使人体产生人抗鼠抗体,影响治疗的效果。而基因工程抗体具有免疫原性低、分子量小、易穿透并进入局部等优点,有更好的临床应用前景。目前,美国FDA已批准了多个治疗性单抗,用于治疗肿瘤、自身免疫性疾病、感染性疾病、心血管疾病和移植排斥反应等。例如,抗CD20单抗可用于治疗非霍奇金淋巴瘤;抗Her2/CD340单抗可用于治疗转移性乳腺癌;抗TNF-α单抗可用于治疗类风湿性关节炎;抗CD3单抗可用于治疗肾移植后急性排斥反应。

3. 细胞因子

重组细胞因子目前已广泛用于肿瘤、感染、造血障碍等疾病的治疗。例如,IFN-α对毛细胞白血病的疗效显著;G-CSF和GM-CSF可用于治疗各种粒细胞低下等。针对细胞因子及其受体的拮抗疗法在临床治疗中具有一定的意义。例如,重组I型可溶性TNF受体可减轻类风湿性关节炎的炎症损伤,也可缓解感染性休克。

(二)以细胞为基础的免疫治疗

细胞免疫治疗是给患者输入正常免疫细胞、免疫效应细胞和肿瘤细胞疫苗,以激活或增强机体免疫应答能力的方法。

1. 造血干细胞移植

移植造血干细胞能使患者免疫系统得以重建或恢复造血功能,目前已成为临床治疗癌症、造血系统疾病和自身免疫性疾病的重要手段。移植所用的造血干细胞可来源于HLA型别相同的供体骨髓、外周血和脐血细胞。其中,脐血干细胞由于HLA表达低下、免疫原性弱,是一种较好的干细胞来源。

2. 过继免疫治疗

过继免疫治疗是将自体淋巴细胞经体外激活、增殖后回输给患者,直接杀伤肿瘤或激发机体抗肿瘤免疫效应的治疗手段。用于过继免疫治疗的免疫效应细胞主要包括肿瘤浸润淋巴细胞(tumor infiltrating lymphocyte,TIL)和细胞因子诱导的杀伤细胞(cytokine-induced killer cell,CIK)。此疗法已广泛用于实体瘤、白血病以及慢性病毒感染的临床治疗。

3. 肿瘤细胞疫苗

肿瘤细胞疫苗可通过增强机体的免疫应答效应而发挥抗瘤作用,主要包括灭活/异构疫苗、基因修饰的瘤苗和树突状细胞瘤苗。例如,肿瘤抗原致敏的树突状细胞疫苗已获准用于皮肤 T 细胞淋巴瘤的治疗。

(三) 以药物为基础的免疫治疗

1. 生物应答调节剂

生物应答调节剂又称为免疫增强剂,是具有促进或调节免疫功能的生物制剂,通常对免疫功能正常者无影响,而对免疫功能异常,特别是免疫功能低下者有促进或调节作用,已广泛用于肿瘤、感染、自身免疫性疾病及免疫缺陷病的治疗。常见的生物应答调节剂有微生物制剂(如卡介苗、短小棒状杆菌等)、细胞因子(如 IFN、IL-2 等)、某些化学合成物质(如聚肌胞苷酸、吡喃共聚物、嘧啶等)以及胸腺素等。

2. 免疫抑制剂

免疫抑制剂能抑制机体的免疫功能,主要用于抗移植排斥反应、超敏反应性疾病以及自身免性疾疫病的治疗。常见的免疫抑制剂包括化学合成药物(如糖皮质激素、环磷酰胺等)、微生物制剂(环孢素 A、FK-506 等)以及某些中草药(如雷公藤多苷、川芎等)等。免疫抑制剂大多有毒副作用,可引起骨髓抑制和肝肾毒性,长期或不当使用可导致机体免疫功能下降,可能引发严重感染和肿瘤。

小 结

免疫学检测的基本原理是抗原抗体反应的特异性,其检测方法有凝集反应、沉淀反应和免疫标记技术。免疫标记技术因其灵敏度高,且能定性和定量等优点而得以广泛应用。通过人工免疫的方法可使机体获得适应性免疫,常用的制剂是疫苗和抗体制剂。常规疫苗中减毒活疫苗的效果显著优于灭活疫苗。计划免疫能充分发挥疫苗的效果,有效控制传染病的流行。免疫治疗是通过人为调整机体的免疫功能,以达到治疗目的而采取的措施,主要包括免疫分子治疗和免疫细胞治疗,以及使用生物应答调节剂和免疫抑制剂治疗。

思考题

1. 简述体外抗原抗体反应的特点和影响因素。
2. 常用的抗原和抗体检测方法有哪些?
3. 常用的人工主动免疫制剂有哪些?
4. 免疫治疗主要包括哪些手段?

(叶 艳)

参考文献

[1] 闻玉梅. 现代医学微生物学[M]. 上海：上海医科大学出版社，1999.

[2] 陆德源. 医学微生物学(第五版)[M]. 北京：人民卫生出版社，2002.

[3] 周德庆. 微生物学教程(第二版)[M]. 北京：高等教育出版社，2002.

[4] 周正任. 医学微生物学(第6版)[M]. 北京：人民卫生出版社，2003.

[5] 沈萍，陈向东. 微生物学(第2版)[M]. 北京：高等教育出版社，2006.

[6] 张佩，李咏梅. 医学微生物学[M]. 北京：科学出版社，2007.

[7] 戚中田. 医学微生物学(第二版)[M]. 北京：科学出版社，2009.

[8] 陈兴保，肖纯凌. 病原生物学和免疫学(第6版)[M]. 北京：人民卫生出版社，2009.

[9] 何维. 医学免疫学(第2版)[M]. 北京：人民卫生出版社，2010.

[10] Brooks G, Carroll K, Butel J, et al. Jawetz, Melnick, & Adelberg's Medical Microbiology[M]. 25th ed. New York：McGraw-Hill Education，2010.

[11] 贾文祥. 医学微生物学(第2版)[M]. 北京：人民卫生出版社，2010.

[12] 顾兵，郑明华，陈兴国. 检验与临床的沟通——案例分析200例[M]. 北京：人民卫生出版社，2011.

[13] 安云庆. 医学免疫学(第3版)[M]. 北京：人民卫生出版社，2012.

[14] [美]里奇曼，惠特利，海登. 临床病毒学(原书第三版)[M]. 陈敬贤，周荣，彭涛，等译. 北京：科学出版社，2012.

[15] 倪语星，尚红. 临床微生物学检验(第5版)[M]. 北京：人民卫生出版社，2012.

[16] 曹雪涛. 医学免疫学(第6版)[M]. 北京：人民卫生出版社，2013.

[17] 李凡，徐志凯. 医学微生物学(第8版)[M]. 北京：人民卫生出版社，2013.

[18] 李凡，刘晶星. 医学微生物学(第8版)[M]. 北京：人民卫生出版社，2013.

[19] 诸欣平，苏川. 人体寄生虫学(第8版)[M]. 北京：人民卫生出版社，2013.

[20] 甘晓玲，李剑平. 微生物学检验(第4版)[M]. 北京：人民卫生出版

社,2014.

[21]龚非力.医学免疫学(第4版)[M].北京:科学出版社,2016.

[22]黄汉菊.医学微生物学(第3版)[M].北京:高等教育出版社,2015.

[23]沈继龙,张进顺.临床寄生虫学检验(第4版)[M].人民卫生出版社,2012.

[24]王岚.病原生物学与免疫学[M].北京:教育科学出版社,2015.

[25]肖纯凌,赵富玺.病原生物学和免疫学(第7版)[M].北京:人民卫生出版社,2014.

[26]肖洋,高锐.病原生物与免疫学基础(第3版)[M].北京:高等教育出版社,2014.

[27]李明远,徐志凯.医学微生物学(第3版)[M].北京:人民卫生出版社,2015.

[28]严俊,胡桃,雷正龙.全国重点寄生虫病的防控形势与挑战[J].中国寄生虫学与寄生虫病杂志,2015,33(6):412－417.